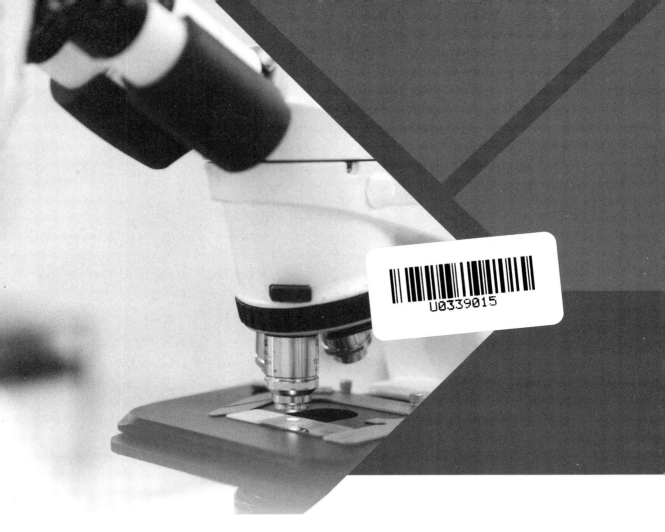

精编医学检验技术
理论与临床应用

※主编 戴 薇 侯临平 何彩云
　　　 蔡惠兴 罗金刚 张 梅

天津出版传媒集团

天津科学技术出版社

图书在版编目(CIP)数据

精编医学检验技术理论与临床应用 / 戴薇等主编
. ——天津：天津科学技术出版社，2023.4
ISBN 978-7-5742-1065-3

Ⅰ.①精… Ⅱ.①戴… Ⅲ.①医学检验 Ⅳ.
①R446

中国国家版本馆CIP数据核字(2023)第058083号

精编医学检验技术理论与临床应用
JINGBIAN YIXUE JIANYAN JISHU LILUN YU LINCHUANG YINGYONG

责任编辑：李　彬
责任印制：兰　毅

出　　　版：天津出版传媒集团
　　　　　　天津科学技术出版社
地　　　址：天津市西康路 35 号
邮　　　编：300051
电　　　话：(022) 23332377
网　　　址：www.tjkjcbs.com.cn
发　　　行：新华书店经销
印　　　刷：北京厚诚则铭印刷科技有限公司

开本 787×1092　1/16　印张 22.25　字数　540 000
2023 年 4 月第 1 版第 1 次印刷
定价：125.00 元

《精编医学检验技术理论与临床应用》编委会

主 编

戴　薇　　赣州市人民医院
侯临平　　临汾市人民医院
何彩云　　佛山市第二人民医院
蔡惠兴　　佛山市中医院
罗金刚　　厦门大学附属翔安医院
张　梅　　广州医科大学附属第六医院（清远市人民医院）

副主编

张素英　　太原市妇幼保健院
孙　雨　　重庆市临港中西医结合医院
陈龙庆　　遵义医科大学附属医院
王　帅　　临汾市中心医院
刘　昕　　中国人民解放军总医院第八医学中心
周青阳　　楚雄彝族自治州人民医院

编 委

余珈漫　　云南省老年病医院

前　言

　　医学检验学是采用现代物理化学方法、手段进行医学诊断的一门学科,主要研究如何通过实验室技术、医疗仪器设备为临床诊断、治疗提供依据。随着现代科学技术的发展,基础医学尤其是免疫学及分子生物学研究的深入,新知识、新技术层出不穷,使检验医学从理念上、技术上、学科建设上都出现了许多新变化。为更好地为临床服务,检验人员必须不断地学习、补充新的检验相关知识才能跟上医学检验学的发展步伐。鉴于此,我们特组织一批经验丰富的临床检验医师编写了本书。

　　本书首先介绍的是临床检验基础,包括血液检验技术、骨髓细胞检查技术、尿液检验技术、粪便检验技术、体液一般检验技术。其次介绍了临床生物化学检验,涉及的内容有光谱分析技术、酶学检验技术、蛋白质检验、糖代谢紊乱的生物化学诊断。然后重点介绍了临床分子生物检验,内容涵盖核酸与核酸分离纯化技术、核酸分子杂交技术、重组 DNA 技术、蛋白质组学技术、分子生物检验技术,以及病毒感染性疾病、细菌感染性疾病分子生物学检验等。最后详细介绍了临床免疫检验,内容涉及常用的免疫分析技术,自身免疫性疾病、免疫增生病的免疫学检验等。本书内容系统全面、简繁得当、知识新颖,对于从事临床检验的低年资医师、相关专业在校研究生,是一本很有价值的参考书。

　　尽管编者尽心尽力,力求精益求精,但由于水平有限,加之编写时间紧迫,书中难免存在不足之处,敬请同行专家、读者批评指正。

编　者

目 录

第一章　血液检验技术

第一节　血细胞分析

一、血细胞分析的质量要求

1.人员

(1)实验室专业技术人员:应有明确的岗位职责,包括标本的采集与处理,样本检测,质量保证,报告的完成、审核与签发,检验结果的解释等岗位的职责和要求。

(2)形态学检查技术主管:应有专业技术培训(如进修学习、参加形态学检查培训班等)的考核记录(如合格证、学分证及岗位培训证等),其他形态学检查人员应有定期培训及考核记录。

(3)血液形态学检验人员的配置:宜满足工作需求,如血细胞分析复检标本的数量在每日 100 份以下时,宜配备 2 人;复检标本量在每日 100~200 份时,宜配备 3~4 人;若采用自动化仪器进行形态学筛查时,可适当减少人员数量。

(4)应有人员培训计划:包括但不限于如下内容,培训目的、培训时间和培训内容(包括专业理论和操作技能),接受培训人员,可供使用的参考资料等。

(5)应每年评估员工的工作能力:对新进员工,尤其是从事血液学形态识别的人员,在最初 6 个月内应至少进行 2 次能力评估。当职责变更时,或离岗 6 个月以上再上岗时,或政策、程序、技术有变更时,应对员工进行再培训和再评估。没有通过评估的人员应经再培训和再评审,合格后才可继续上岗,并记录。

(6)工作人员应对患者隐私及结果保密并签署声明。

2.设施与环境条件

(1)实验室应具备满足工作需要的空间。

(2)如设置了不同的控制区域,应制订针对性的防护措施及合适的警告。

(3)应依据所用检测设备和实验过程对环境温湿度的要求,制订温湿度控制要求并记录。温度失控时应有处理措施并记录。

(4)应有足够的、温度适宜的储存空间(如冰箱),用以保存临床样品和试剂,设置目标温度和允许范围,温度失控时应有处理措施。

3.实验室设备

(1)血液分析仪的性能验证:新仪器使用前应进行性能验证,内容至少应包括精密度、正确度、可报告范围等,验证方法和要求见卫生行业标准(WS/T406—2012《临床血液学检验常规项目分析质量要求》)。要求至少每年对每台血液分析仪的性能进行评审。

(2)血液分析仪的校准应符合如下要求:依照卫生行业标准(WS/T 347—2011《血液分析仪的校准指南》)的要求实施校准;应对每一台仪器进行校准;应制订校准程序,内容包括校准物的来源、名称,校准方法和步骤,校准周期等;应对不同吸样模式(自动、手动和预稀释模式等)进行校准或比对;可使用制造商提供的配套校准物或校准实验室提供的定值新鲜血进行校准;至少6个月进行一次校准。

（3）试剂与耗材的要求:应提供试剂和耗材检查、接收、贮存和使用的记录。商品试剂使用记录应包括使用效期和启用日期,自配试剂记录应包括试剂名称或成分、规格、储存条件、制备或复溶日期、有效期、配制人等。

（4）电源配置:必要时,实验室可配置不间断电源(UPS)和(或)双路电源以保证关键设备的正常工作。

（5）设备故障原因分析:设备发生故障后,应首先分析故障原因,如设备故障可能影响了方法学性能,于故障修复后,可通过以下合适的方式进行相关的检测、验证:可校准的项目实施校准;质控物检验;与其他仪器或方法比对;以前检验过的样品再检验。

4.检验前程序

（1）所有类型的样品应有采集说明(一些由临床工作人员负责采集的样品不要求实验室准备详细的采集说明,如骨髓样品的采集;但实验室需提出相关要求,如合格样品的要求和运输条件等)。

（2）血细胞分析标本的采集应使用EDTA抗凝剂,除少数静脉取血有困难的患者(如婴儿、大面积烧伤或需频繁采血进行检查的患者)外,宜尽可能使用静脉穿刺方式采集标本;血液与抗凝剂的体积比一般为9∶1。

（3）应根据检验项目明确列出不合格标本的类型(如有凝块、采集量不足、肉眼观察有溶血的标本等)和处理措施。

（4）用于疟原虫检查的静脉血标本,应在采集后1小时内同时制备厚片和薄片。如超过1小时,应在报告单上标注处理时间。

5.检验程序

（1）应制订血细胞分析项目的标准操作程序。

（2）应制订血细胞分析的显微镜复检标准并对复检标准进行验证;要求复检后结果的假阴性率≤5%;应用软件有助于显微镜复检的有效实施;显微镜复检应保存记录;复检涂片至少保留2周。

（3）应规定检测结果超出仪器线性范围时的识别和解决方法(如对血样进行适当稀释和重复检验)。

（4）当检测样本存在影响因素(如有核红细胞、红细胞凝集、疟原虫、巨型血小板等)时,对仪器检测结果可靠性的判定和纠正措施应有规定。

（5）血液寄生虫检查的要求见第四篇。

（6）如使用自建检测系统,应有程序评估并确认精密度、正确度、可报告范围、参考区间等分析性能符合预期用途。

（7）可由制造商或其他机构建立参考区间后,由使用相同分析系统的实验室对参考区间进行验证或评审。实验室内部有相同的分析系统(仪器型号、试剂批号及消耗品等相同)时,可调用相同的参考区间。当临床需要时,应根据年龄和(或)性别分组建立参考区间。中国成人血细胞分析参考区间可采纳行业标准(WS/T 405—2012《血细胞分析参考区间》)。

6.检验程序的质量保证

（1）实验室内部质量控制应符合如下要求

1）质控品的选择:宜使用配套质控品,使用非配套质控品时应评价其质量和适用性。

2）质控品的浓度水平：至少使用 2 个浓度水平（正常和异常水平）的质控品。

3）质控项目：认可的所有检测项目均应开展室内质量控制。

4）质控频度：根据检验标本量定期实施，检测当天至少 1 次。

5）质控图：应使用 Levey-Jennings 质控图；质控图或类似的质量控制记录应包含以下信息：检测质控品的时间范围、质控图的中心线和控制界线、仪器/方法名称、质控品的名称、浓度水平、批号和有效期、试剂名称和批号、每个数据点的日期、操作人员的记录。

6）质控图中心线的确定：血细胞计数质控品的测定应在不同时段至少检测 3 天，使用 10 个以上检测结果的均值画出质控图的中心线；每个新批号的质控品在日常使用前，应通过检测确定质控品均值，制造商规定的"标准值"只能作为参考。

7）标准差的确定：标准差的计算方法参见 GB/T 20468-2006。

8）失控判断规则：应规定质控规则，全血细胞计数至少使用 13s 和 22s 规则。

9）失控报告：必要时宜包括失控情况的描述、核查方法、原因分析、纠正措施及纠正效果的评价等内容；应检查失控对之前患者样品检测结果的影响。

10）质控数据的管理：按质控品批次或每月统计 1 次，记录至少保存 2 年。

11）记录：实验室负责人应对每批次或每月室内质量控制记录进行审查并签字。

（2）所开展的检验项目应参加相应的室间质评要求使用相同的检测系统检测质控样本与患者样本；应由从事常规检验工作的人员实施室间质评样品的检测；应有禁止与其他实验室核对上报室间质评结果的规定；应保留参加室间质评的结果和证书。实验室应对"不满意"和"不合格"的室间质评结果进行分析并采取纠正措施。实验室负责人应监控室间质量评价活动的结果，并在评价报告上签字。

（3）对未开展室间质评检验项目的比对要求：应通过与其他实验室（如使用相同检测方法的实验室、使用配套系统的实验室）比对的方式，判断检验结果的可接受性，并应满足如下要求。

1）规定比对实验室的选择原则。

2）样品数量：至少 5 份，包括正常和异常水平。

3）频率：至少每年 2 次。

4）判定标准：应有≥80%的结果符合要求。当实验室间比对不可行或不适用时，实验室应制订评价检验结果与临床诊断一致性的方法，判断检验结果的可接受性。每年至少评价 2 次，并有记录。

（4）实验室内部结果比对应符合如下要求

1）检验同一项目的不同方法、不同分析系统应定期（至少 6 个月）进行结果的比对。血液分析仪等血液学检测设备，确认分析系统的有效性并确认其性能指标符合要求后，每年至少使用 20 份临床标本（含正常和异常标本）进行比对（可分批进行），结果应符合卫生行业标准（WS/T 406-2012《临床血液学检验常规项目分析质量要求》）。

2）应定期（至少每 3 个月 1 次，每次至少 5 份临床样本）进行形态学检验人员的结果比对、考核并记录。

3）比对记录应由实验室负责人审核并签字，记录至少保留 2 年。

7.结果报告

（1）如收到溶血标本，宜重新采集，否则检验报告中应注明标本溶血。

（2）危急值通常用于患者血液检验的首次结果。

二、血红蛋白测定

氰化高铁血红蛋白（hemoglobin cyanide，HiCN）分光光度法是世界卫生组织和国际血液学标准化委员会（International Council for Standardization in Haematology，ICSH）推荐的参考方法，该方法的测定结果是其他血红蛋白测定方法的溯源标准。常规实验室多使用血液分析仪或血红蛋白计进行测定，无论采用何种原理的测定方法，均要求实验室通过使用血液分析仪配套校准物或溯源至参考方法的定值新鲜血实施校准，以保证 Hb 测定结果的准确性。

（一）检测方法

1.氰化高铁血红蛋白分光光度法

（1）原理：血红蛋白（除硫化血红蛋白外）中的亚铁离子（Fe^{2+}）被高铁氰化钾氧化成高铁离子（Fe^{3+}），血红蛋白转化成高铁血红蛋白。高铁血红蛋白与氰根离子（CN^-）结合，生成稳定的氰化高铁血红蛋白（HiCN）。用分光光度计检测时，氰化高铁血红蛋白在波长 540nm 处有一个较宽的吸收峰，在 540nm 处的吸光度与其在溶液中的浓度呈正比。

（2）试剂：HiCN 试剂。氰化钾（KCN）0.050g、高铁氰化钾[$K_3Fe(CN)_6$]0.200g、无水磷酸二氢钾（KH_2PO_4）0.140g、非离子表面活性剂[可用 Triton X-100，Saponic218 等]0.5~1.0mL。

分别溶于蒸馏水中，混合，再加蒸馏水至1000mL，混匀。试剂为淡黄色透明溶液，pH 在 7.0~7.4，用冰点渗透压仪测定的渗透量应在（6~7）mOsm/（kg·H_2O）。血红蛋白应在 5 分钟内完全转化为高铁血红蛋白。

（3）操作程序

1）标准曲线制备：将氰化高铁血红蛋白（HiCN）参考液稀释为四种浓度（200g/L，100g/L，50g/L，25g/L），然后以 HiCN 试剂调零，分别测定其在 540nm 处的吸光值。以血红蛋白浓度（g/L）为横坐标，其对应的吸光度为纵坐标，在坐标纸上描点。用 $Y(A_{540}) = a+bX(C)$ 进行直线回归处理。

2）常规检测血红蛋白：先将 20μL 血用 5.0mL HiCN 试剂稀释，混匀，静置 5 分钟后，测定待检标本在 540nm 下的吸光值，按下面公式计算，从而得出待检标本的血红蛋白浓度。

$$C = \frac{A_{540} - a}{b} = (A_{540} - a) \times \frac{1}{b}$$

式中，A_{540}——患者待测 HiCN 在波长为 540nm 的吸光值；C——血红蛋白浓度，g/L；a——截距；b——斜率。

（4）注意事项

1）血红蛋白测定方法很多，但无论采用何种方法，都应溯源至氰化高铁血红蛋白分光光度法的结果。

2）试剂应贮存在棕色硼硅有塞玻璃瓶中，不能贮存于塑料瓶中，否则会使 CN^- 丢失，造成测定结果偏低。

3）试剂应置于 2~8℃保存，不可冷冻，结冰可引起高铁氰化钾破坏，使试剂失效。

4）试剂应保持新鲜，至少一个月配制一次。

5）氰化钾是剧毒品，配试剂时要严格按剧毒品管理程序操作。

6）脂血症或标本中存在大量脂蛋白可产生混浊，可引起血红蛋白假性升高。白细胞数>

$20 \times 10^9/L$、血小板计数 $>700 \times 10^9/L$ 及异常球蛋白增高也可出现混浊,均可使血红蛋白假性升高。煤气中毒或大量吸烟引起血液内碳氧血红蛋白增多,也可使测定值增高。若因白细胞数过多引起的混浊,可离心后取上清液比色;若因球蛋白异常增高(如肝硬化患者)引起的混浊,可向比色液中加入少许固体氯化钠(约 0.25g)或碳酸钾(约 0.1g),混匀后可使溶液澄清。

7)测定后的 HiCN 比色液不能与酸性溶液混合(目前大都用流动比色,共用 1 个废液瓶,尤须注意这一点),因为氰化钾遇酸可产生剧毒的氢氰酸气体。

8)为防止氰化钾污染环境,比色测定后的废液集中于广口瓶中处理。废液处理:①首先以水稀释废液(1∶1),再按每升上述稀释废液加入次氯酸钠 35mL,充分混匀后敞开容器口放置 15 小时以上,使 CN^- 氧化成 CO_2 和 N_2 挥发,或水解成 CO_3^{2-} 和 NH_4^+,再排入下水道;②碱性硫酸亚铁除毒:硫酸亚铁和 KCN 在碱性溶液中反应,生成无毒的亚铁氰化钾,取硫酸亚铁($FeSO_4 \cdot 7H_2O$)50g,氢氧化锂 50g,加水至 1000mL,搅匀制成悬液。每升 HiCN 废液,加上述碱性硫酸亚铁悬液 40mL,不时搅匀,置 3 小时后排入下水道,但该方法的除毒效果不如前者好。

9)HiCN 参考液的纯度检查:①波长 450~750nm 的吸收光谱曲线形态应符合文献所述;②A540nm/A504nm 的吸光度比值应为 1.59~1.63;③用 HiCN 试剂作空白,波长 710~800nm 处,比色杯光径 1.0cm 时,吸光度应小于 0.002。

(10)血液标本使用静脉血,静脉血用乙二胺四乙酸二钾(EDTA-K_2)抗凝。

2.十二烷基硫酸钠血红蛋白测定法 由于 HiCN 法会污染环境,对环境保护不利。为此各国均相继研发不含 KCN 测定血红蛋白的方法,如十二烷基硫酸钠血红蛋白(sodium lauryl sulfate hemoglobin,SLS-Hb)测定方法,但其测定结果应溯源到 HiCN 分光光度法。

(1)原理:除硫化血红蛋白(SHb)外,血液中各种血红蛋白均可与十二烷基硫酸钠(sodium lauryl sulfate,SLS)作用,生成 SLS-Hb 棕色化合物,SLS-Hb 波峰在 538nm,波谷在 500nm。本法可用 HiCN 法定值的新鲜血,对血液分析仪进行校准或绘制标准曲线。

(2)试剂

1)血液分析仪商品试剂。

2)自配试剂:①60g/L 十二烷基硫酸钠的磷酸盐缓冲液:称取 60g 十二烷基硫酸钠溶解于 33.3mmol/L 磷酸盐缓冲液(pH 7.2)中,加 TritonX-100 70mL 于溶液中混匀,再加磷酸盐缓冲液至 1000mL,混匀;②SLS 应用液:将上述 60g/L SLS 原液用蒸馏水稀释 100 倍,SLS 最终浓度为 2.08mmol/L。

(3)操作程序

1)按血液分析仪操作说明书的要求进行操作。

2)末梢血检测方法(适用于婴幼儿、采血困难的肿瘤患者等):准确吸取 SLS 应用液 5.0mL 置于试管中,加入待测血 20μL,充分混匀。5 分钟后置 540nm 下以蒸馏水调零,读取待测管吸光度值,查标准曲线即得 SLS-Hb 结果。

3)标准曲线绘制:取不同浓度血红蛋白的全血标本,分别用 HICN 法定值。再以这批已定值的全血标本,用 SLS-Hb 测定,获得相应的吸光度值,绘制出标准曲线。

(4)参考区间:仪器法,静脉采血。

1)成年男性:130~175g/L。

2）成年女性：115～150g/L。

3）新生儿：180～190g/L。

4）婴儿：110～120g/L。

5）儿童：120～140g/L。

（5）注意事项

1）注意选用 CP 级以上的优质十二烷基硫酸钠[$CH_3(CH_2)_3SO_4Na$,MW288.38]。

2）本法配方溶血力很强,不能用同一管稀释标本同时测定血红蛋白和白细胞计数。

3）其他环保的血红蛋白测定方法还很多,如碱羟血红蛋白测定法等。

4）建议各临床实验室对参考区间进行验证后,采纳使用。

5）为保证结果的可靠性,应尽可能使用静脉血进行检测。

（二）临床意义

1.生理性降低　主要见于生理性贫血,如生长发育迅速而导致造血原料相对不足的婴幼儿、妊娠中后期血容量明显增加而引起血液稀释的孕妇及造血功能减退的老年人。

2.病理性降低　见于各种贫血,常见原因有：①骨髓造血功能障碍,如再生障碍性贫血、白血病、骨髓瘤、骨髓纤维化；②造血物质缺乏或利用障碍,如缺铁性贫血、铁粒幼细胞贫血、巨幼细胞贫血(叶酸及维生素 B_{12} 缺乏)；③急慢性失血,如手术或创伤后急性失血、消化道溃疡、寄生虫病；④血细胞破坏过多,如遗传性球形红细胞增多症、阵发性睡眠性血红蛋白尿、异常血红蛋白病、溶血性贫血；⑤其他疾病(如炎症、肝病、内分泌系统疾病)造成或伴发的贫血。

3.生理性增高　见于生活在高原地区的居民、胎儿及初生儿、健康人进行剧烈运动或从事重体力劳动时。

4.病理性增高　分为相对性增高和绝对性增高。相对性增高通常是由于血浆容量减少,致使血液中有形成分相对增多形成的暂时性假象,多见于脱水血浓缩时,常由严重呕吐、多次腹泻、大量出汗、大面积烧伤、尿崩症、大剂量使用利尿药等引起。绝对性增高多与组织缺氧、血中促红细胞生成素水平升高、骨髓加速释放红细胞有关,见于：①原发性红细胞增多症：为慢性骨髓增生性疾病,临床较为常见,其特点为红细胞及全血容量增加导致皮肤黏膜暗红,脾大同时伴有白细胞和血小板增多；②继发性红细胞增多症：见于肺源性心脏病、阻塞性肺气肿、发绀型先天性心脏病及异常血红蛋白病等；与某些肿瘤和肾脏疾患有关,如肾癌、肝细胞癌、子宫肌瘤、卵巢癌、肾胚胎瘤和肾积水、多囊肾、肾移植后；此外,还见于家族性自发性促红细胞生成素浓度增高,药物(雌激素、皮质类固醇等)引起的红细胞增多等。

在各种贫血时,由于红细胞内血红蛋白含量不同,红细胞和血红蛋白减少程度可不一致。血红蛋白测定可以用于了解贫血的程度,如需要了解贫血的类型,还需做红细胞计数和红细胞形态学检查及与红细胞其他相关的指标测定。

三、红细胞计数

红细胞计数(red blood cell count,RBC)可采用自动化血液分析仪或显微镜检查法进行检测,以前者最为常用。血液分析仪进行红细胞计数的原理是电阻抗原理,在仪器计数结果不可靠(如红细胞数量较低、存在干扰等)需要确认、不具备条件使用血液分析仪时,可采用显微镜检查法进行红细胞计数。

(一)检测方法

1.血液分析仪检测法

(1)原理:主要使用电阻抗原理进行检测。有的仪器采用流式细胞术加二维激光散射法进行检测,全血经专用稀释液稀释后,使自然状态下的双凹盘状扁圆形红细胞成为球形并经戊二醛固定,这种处理不影响红细胞的平均体积,红细胞通过测量区时,激光束以低角度前向光散射测量单个红细胞的体积和红细胞总数,可使红细胞计数结果更加准确。

(2)仪器与试剂　血液分析仪及配套试剂(如稀释液、清洗液)、配套校准物、质控物。

(3)操作　使用稀释液和特定装置定量稀释血液标本;检测稀释样本中的细胞数量;将稀释样本中的细胞数量转换为最终报告结果,即每升全血中的红细胞数量。不同类型血液分析仪的操作程序依照仪器说明书规定。

(4)参考区间(仪器法,静脉采血):成年男性,$(4.3\sim5.8)\times10^{12}/L$;成年女性,$(3.8\sim5.1)\times10^{12}/L$。

2.显微镜计数法

(1)原理:显微镜检查方法用等渗稀释液将血液按一定倍数稀释并充入细胞计数板(又称牛鲍计数板)的计数池,在显微镜下计数一定体积内的红细胞数,经换算得出每升血液中红细胞的数量。

(2)试剂与器材:①赫姆液:氯化钠1.0g,结晶硫酸钠($Na_2SO_4\cdot10H_2O$)5.0g(或无水硫酸钠2.5g),氯化汞0.5g,分别用蒸馏水溶解后混合,再用蒸馏水加至200mL,混匀、过滤后备用;如暂无赫姆液,可用0.9%氯化钠溶液替代;②改良Neubauer血细胞计数板、盖玻片;③普通显微镜。

(3)操作:①取中号试管1支,加红细胞稀释液2.0mL;②用清洁干燥微量吸管取末梢血或抗凝血10μL,擦去管外余血后加至红细胞稀释液底部,再轻吸上层清液清洗吸管2~3次,然后立即混匀;③混匀后,用干净微量吸管将红细胞悬液充入计数池,不得有空泡或外溢,充池后静置2~3分钟后计数;④高倍镜下依次计数中央大方格内四角和正中5个中方格内的红细胞。对压线红细胞按"数上不数下、数左不数右"的原则进行计数。

(4)结果计算

红细胞数/L＝5个中方格内红细胞数$\times5\times10\times200\times10^6$

$=$ 5个中方格内红细胞数$\times10^{10}$

$=\dfrac{5个中方格内的红细胞数}{100}\times10^{12}$

式中,×5——5个中方格换算成1个大方格;×10——1个大方格容积为0.1μL,换算成1.0μL;×200——血液的实际稀释倍数应为201倍,按200是便于计算;×10^6——由1μL换算成1L。

(5)注意事项:①显微镜计数方法由于计数细胞数量有限,检测结果的精密度较差,适用于红细胞数量较低标本的检测;②红细胞的聚集可导致计数不准确;③如计数板不清洁或计数板中的稀释液蒸发,也会导致结果增高或错误;④配制的稀释液应过滤,以免杂质、微粒等被误认为细胞。

(二)方法学评价

临床实验室主要使用血液分析仪进行红细胞计数,不仅操作简便、检测快速,重复性好,而且能够同时得到多个红细胞相关参数。使用配套校准物或溯源至参考方法的定值新鲜血实施校准后,可确认或改善检测结果的准确性。某些病理状态下(如白细胞数过高、巨大血小板、红细胞过小、存在冷凝集素等),仪器检测结果易受干扰,需使用手工法进行确认。手工法是传统方法,无须特殊设备,但操作费时费力,结果重复性较差,在常规检测中已较少使用。

(三)临床意义

1.生理性降低　主要见于生理性贫血,如婴幼儿、妊娠中后期孕妇及造血功能减退的老年人等。

2.病理性降低　见于各种贫血,常见原因有:①骨髓造血功能障碍,如再生障碍性贫血、白血病、骨髓瘤、骨髓纤维化;②造血物质缺乏或利用障碍,如缺铁性贫血、铁粒幼细胞贫血、巨幼细胞贫血;③急慢性失血,如手术或创伤后急性失血、消化道溃疡、寄生虫病;④血细胞破坏过多,如溶血性贫血;⑤其他疾病造成或伴发的贫血。

3.生理性增高　见于生活在高原地区的居民、胎儿及新生儿、剧烈运动或重体力劳动的健康人。

4.病理性增高　分为相对性增高和绝对性增高。相对性增高通常是由于血浆容量减少,致使血液中有形成分相对增多形成的暂时性假象,常由严重呕吐、多次腹泻、大面积烧伤、尿崩症、大剂量使用利尿药等引起。绝对性增高多与组织缺氧、血中促红细胞生成素水平升高、骨髓加速释放红细胞有关,见于:①原发性红细胞增多症:为慢性骨髓增生性肿瘤,临床较为常见;②继发性红细胞增多症:见于肺源性心脏病、慢性阻塞性肺气肿及异常血红蛋白病等;与某些肿瘤和肾脏疾患有关,如肾癌、肝细胞癌、卵巢癌、肾移植后;此外,还见于家族性自发性促红细胞生成素浓度增高,药物(雌激素、皮质类固醇等)引起的红细胞增多等。

四、血细胞比容测定

血细胞比容(hematocrit,Hct)可采用离心法或血液分析仪进行测定。微量离心法是国际血液学标准化委员会(ICSH)推荐的参考方法。临床实验室主要使用血液分析仪测定 Hct,血液分析仪的检测结果应通过校准溯源至参考方法。

(一)检测方法

1.血液分析仪检测法

(1)原理:仪器检测 Hct 的原理分为两类,一类是通过累积细胞计数时检测到的脉冲信号强度得出;另一类是通过测定红细胞计数和红细胞平均体积的结果计算得出,Hct=红细胞计数×红细胞平均体积。

(2)仪器与试剂:血液分析仪及配套试剂、校准物、质控物、采血管等耗材。

(3)操作:按血液分析仪说明书的要求进行操作。

(4)参考区间(仪器法,静脉采血):成年男性,0.40~0.50;成年女性,0.35~0.45。

(5)注意事项:血标本中有凝块、溶血、严重脂血等因素可导致检测结果不可靠。

2.毛细管离心法

（1）原理：离心法是将待测标本吸入孔径一致的标准毛细玻璃管并进行离心,血细胞与血浆分离并被压紧,通过测量血细胞柱和血浆柱的长度即可计算出血细胞占全血的体积比。

（2）试剂与器材

1）抗凝剂：以 EDTA-K_2 为最好。

2）毛细管：毛细管用钠玻璃制成,长度为 75mm±0.5mm;内径为 1.155mm±0.085mm;管壁厚度为 0.20mm,允许范围为 0.18~0.23mm。

3）毛细管密封胶：应使用黏土样密封胶或符合要求的商品。

4）高速离心机：离心半径应大于 8.0cm,能在 30 秒内加速到最大转速,在转动圆盘周边的 RCF 为 10000~15000g 时,转动 5 分钟,转盘的温度不超过 45℃。

5）刻度读取器,如微分卡尺。

（3）操作程序

1）将血标本与抗凝剂混匀时,动作应轻柔,避免血液中产生过多气泡。

2）利用虹吸作用将抗凝静脉血吸入毛细管内,反复倾斜毛细管,使血柱离毛细管两端的距离分别大于 0.5cm。

3）将毛细管未吸血液的一端垂直插入密封胶,封口。密封胶柱长度为 4~6mm。

4）将毛细管编号,按次序放置于离心机上。密封的一端朝向离心机圆盘的周边一侧。

5）RCF 至少为 10000×g,离心 5 分钟。

6）取出毛细管,测量其中红细胞柱、全细胞柱和血浆柱的长度。红细胞柱的长度除以全细胞柱和血浆柱的长度之和,即为血细胞比容。

（4）注意事项：①采血应顺利,防止溶血及组织液混入;②同一标本的测量结果之差不可大于 0.015;③测量红细胞柱的长度时,不能将白细胞和血小板层计算在内;④离心机应符合要求。

（二）方法学评价

临床实验室主要使用血液分析仪进行 Hct 检测,其优点是检测速度快,精密度良好,适合批量标本的检测,使用配套校准物或溯源至参考方法的定值新鲜血实施校准后,可确认或改善检测结果的准确性;常规条件使用的离心法操作简单,但检测速度较慢,结果准确性易受离心条件的影响,在临床实验室较少使用。

（三）临床意义

Hct 不仅与红细胞数量的多少有关,而且与红细胞的体积大小及血浆容量的改变有关。Hct 是诊断贫血的主要实验室检查指标之一,也是影响全血黏度的重要因素和纠正脱水及酸碱平衡失调时治疗的参考指标。

1.Hct 增高　常导致全血黏度增加,呈现血液高黏滞综合征。临床研究表明,高血细胞比容与血栓形成密切相关,在诊断血管疾病的血栓前状态中也有显著意义。Hct 增高临床常见于:①各种原因所致的血液浓缩,使红细胞数量相对增多,如严重呕吐、腹泻、大量出汗、大面积烧伤等;②真性红细胞增多症;③继发性红细胞增多（如高原病、慢性肺源性心脏病等）的患者红细胞数量绝对增多,Hct 可显著增高。

2.Hct 减低　见于:①正常孕妇;②各种类型贫血,如急慢性出血、缺铁性贫血和再生障碍性贫血,但 Hct 减少的程度与 RBC、Hb 的减少程度并非完全一致;③继发性纤维蛋白溶解症患者;④应用干扰素、青霉素、吲哚美辛(消炎痛)、维生素 A 等药物的患者。

五、红细胞平均指数

1.原理　临床不仅要根据红细胞计数、血红蛋白浓度及血细胞比容的变化对贫血进行诊断,还要利用 RBC、Hb 及 Hct 的数值,计算出红细胞平均指数,帮助对贫血做形态学分类,初步判断贫血的原因及对贫血进行鉴别诊断。红细胞平均指数分别为平均红细胞体积 (mean corpuscular volume, MCV)、平均红细胞血红蛋白量 (mean corpuscular hemoglobin, MCH)和平均红细胞血红蛋白浓度 (mean corpuscular hemoglobin concentration, MCHC)。

2.计算方法

(1)平均红细胞体积(MCV)　是指每个红细胞的平均体积,以飞升(n)为单位。

$$MCV = \frac{每升血液中红细胞比容(L) \times 10^{15}}{每升血液红细胞数(个)} = \times\times fl$$

(2)平均红细胞血红蛋白含量(MCH)　是指每个红细胞内所含血红蛋白的平均量,以皮克(pg)为单位。

$$MCH = \frac{每升血液中血红蛋白浓度(g) \times 10^{12}}{每升血液红细胞数(个)} = \times\times pg$$

(3)平均红细胞血红蛋白浓度(MCHC):是指平均每升红细胞中所含血红蛋白浓度(g/L)。

$$MCV = \frac{每升血液中血红蛋白 g 数(g/L)}{每升血液红细胞比容(L/L)} = \times\times g/L$$

3.参考区间及临床意义　正常人和各型贫血时,红细胞平均指数的参考区间和临床意义见表1-1。

表1-1　正常成人静脉血红细胞平均指数的参考区间及临床意义

贫血类型	MCV(n) * (82~100)	MCH(pg) * (27~34)	MCHC(g/L) * (316~354)	常见原因或疾病
正常细胞性贫血	正常	正常	正常	急性失血、急性溶血、再生障碍性贫血、白血病
大细胞性贫血	>正常	>正常	正常	叶酸、维生素 B_{12} 缺乏或吸收障碍
单纯小细胞性贫血	<正常	<正常	正常	慢性炎症、尿毒症
小细胞低色素性贫血	<正常	<正常	<正常	铁缺乏、维生素 B_6 缺乏、珠蛋白肽链合成障碍、慢性失血等

注: *引自卫生行业标准 WS/T 405-2012《血细胞分析参考区间》

(1)MCV:MCV 增高见于红细胞体积增大时,见于各种造血物质缺乏或利用不良引起的巨幼细胞贫血、酒精性肝硬化、获得性溶血性贫血、出血性贫血再生之后和甲状腺功能减退等。MCV 降低见于红细胞减小时,见于慢性感染、慢性肝肾疾病、慢性失血、珠蛋白生成障碍性贫血(地中海贫血)、铁缺乏及铁利用不良等引起的贫血等;其他原因引起的贫血 MCV 一般正常,如再生障碍性贫血、急性失血性贫血和某些溶血性贫血等。

(2)MCH:MCH 增高见于各种造血物质缺乏或利用不良的大细胞性贫血(如巨幼细胞贫血)、恶性贫血、再生障碍性贫血、网织红细胞增多症、甲状腺功能减退等。MCH 降低见于慢性感染、慢性肝肾疾病、慢性失血等原因引起的单纯小细胞性贫血和铁缺乏及铁利用不良等原因引起的小细胞低色素性贫血,也可见于妊娠、口炎性腹泻等,急性失血性贫血和某些溶血性贫血的 MCH 检测结果多为正常。

(3)MCHC:MCH 增高见于红细胞内血红蛋白异常浓缩,如烧伤、严重呕吐、频繁腹泻、慢性一氧化碳中毒、心脏代偿功能不全、遗传性球形红细胞增多症和相对罕见的先天性疾病。MCHC 降低主要见于小细胞低色素性贫血,如缺铁性贫血和珠蛋白生成障碍性贫血。患者的 MCHC 结果通常变化较小,可用于辅助监控血液分析仪检测结果的可靠性和标本异常等情况,如 MCHC 高于 400g/L 提示仪器检测状态可能有错误,也可能是标本出现了冷凝集。

4.注意事项

(1)由于以上三个参数都是间接算出的,因此红细胞数、血红蛋白浓度和血细胞比容的检测数据必须准确,否则误差很大。

(2)应结合红细胞形态学进行贫血种类的分析。

六、白细胞计数

白细胞计数(white blood cell count,WBC)可使用血液分析仪或显微镜进行检测,以前者最为常用。在血液分析仪计数结果异常(如白细胞数量较低、存在干扰等)需要确认或没有条件使用血液分析仪时,可采用手工显微镜法进行白,细胞计数。

(一)检测方法

1.血液分析仪检测法

(1)原理:进行白细胞计数的原理主要有电阻抗法和光散射法。也就是血液经溶血素处理后,在鞘流液的带动下白细胞逐个通过血液分析仪的细胞计数小孔或激光照射区,引起小孔周围电阻抗的变化或产生特征性的光散射,对应的脉冲信号或光散射信号的多少即代表白细胞的数量。

(2)仪器与试剂:血液分析仪及配套试剂(如稀释液、溶血剂、清洗液)、配套校准物、质控物。

(3)操作:使用稀释液和特定装置定量稀释血液标本;检测稀释样本中的细胞数量;将稀释样本中的细胞数量转换为最终报告结果,即每升全血中的白细胞数量。不同类型血液分析仪的操作程序依照仪器说明书规定。

(4)参考区间(仪器法,静脉采血):成年人,$(3.5\sim9.5)\times10^{12}/L$。

(5)注意事项:血液应与抗凝剂充分混匀,避免产生凝块;同时应避免标本出现溶血。存在冷球蛋白、冷纤维蛋白原、红细胞抵抗溶血和高三酰甘油等影响因素均会干扰白细胞计数结果。

2.显微镜计数法

(1)原理:手工计数时用白细胞稀释液将血液稀释一定倍数并破坏成熟的红细胞,然后将稀释后的标本充入细胞计数板(又称牛鲍计数板)的计数池,在显微镜下计数一定体积内的白细胞数,换算出每升血液中白细胞的数量。

(2)试剂与器材

1)白细胞稀释液:冰醋酸 2mL、蒸馏水 98mL、10g/L 亚甲蓝溶液 3 滴(混匀过滤后备用)。

2)其他:显微镜、改良 Neubauer 血细胞计数板等。

(3)操作程序

1)取小试管 1 支,加白细胞稀释液 0.38mL。

2)用微量吸管准确吸取 20μL EDTA 抗凝全血或末梢血,擦去管外余血,将吸管插入小试管中稀释液的底部,轻轻将血放出,并吸取上清液清洗吸管 2 次,混匀。

3)待红细胞完全破坏,液体变为棕褐色后,再次混匀后充池,静置 2~3 分钟,待白细胞下沉。

4)用低倍镜计数四角 4 个大方格内的白细胞数,对压线细胞按"数上不数下、数左不数右"的原则进行计数。

(4)计算

$$白细胞数/L=\left(\frac{N}{4}\right)\times10\times20\times10^6=\frac{N}{20}\times10^9$$

式中,N——4 个大方格内白细胞总数;÷4——为每个大方格(即 0.1μL)内白细胞平均数;×10——1 个大方格容积为 0.1μL,换算成 1.0μL;×20——血液稀释倍数;×10^6——由 1μL 换算成 1L。

(5)注意事项:手工法计数白细胞的误差,与样本量过少、采集样本的质量及计数池中细胞分布不均匀等因素有关。

1)静脉血稀释前应充分混匀,不能有凝集。末梢血在穿刺后应避免挤压,使之自由流出,且立即稀释,以免产生凝集。

2)小试管、计数板均应清洁、干燥,以免杂质、微粒等被误认为细胞。

3)应准确量取血液样本、恰当稀释。计数池只能加入一定量的稀释样本,过量则使盖玻片抬高,从而改变计数池的充液高度。

4)白细胞数量过高时,可加大稀释倍数,如超过 $30\times10^9/L$,可用 1∶100 稀释;白细胞数量过低时,可计数 8 个大方格的白细胞数或减少稀释倍数,如 1∶10 稀释。

5)白细胞计数的稀释液破坏或溶解所有的无核红细胞。在某些疾病条件下,有核红细胞可能会在外周血中出现,这些细胞不能从白细胞中分辨出来,在计数池中也被计数成白细胞。因此,对染色血涂片进行分类,每 100 个白细胞中有 5 个或更多有核红细胞时,白细胞计数结果按下列公式进行校正。

$$校正后的白细胞计数结果=X\times\frac{100}{100+Y}$$

式中,X——未校正的白细胞数;Y——分类计数时,每 100 个白细胞中同时计数到的有核红细胞数。

白细胞计数以校正后的结果进行报告。

6)白细胞总数:在正常范围内时,大方格间的细胞数不得相差 8 个以上,两次重复计数误差不得超过 10%。

(二)方法学评价

临床实验室主要使用血液分析仪进行白细胞计数,不仅操作简便、检测快速,而且重复性好,易于标准化,适合批量标本的检测。使用配套校准物或溯源至参考方法的定值新鲜血实施校准后,可确认或改善检测结果的准确性。某些人为因素(如抗凝不充分)或病理状态(如外周血出现有核红细胞、巨大血小板、血小板凝集)干扰仪器的检测结果时,需使用手工法进行确认。手工法是白细胞计数的传统方法,简便易行,无须特殊设备,但检测速度慢、结果重复性较差,难于满足常规工作批量标本的检测需求。在规范操作条件下,当血液分析仪检测结果存在干扰因素导致结果不可靠时,手工法可用于 WBC 结果复核。

(三)临床意义

1.生理性变化　白细胞计数结果有明显生理性波动,如:早晨较低,傍晚较高;餐后较餐前高;剧烈运动、情绪激动时较安静状态下偏高;月经期、妊娠、分娩、哺乳期亦可增高;新生儿及婴儿明显高于成人;吸烟亦可引起 WBC 增高。

2.病理性增多　常见于:①急性化脓性感染,尤其是革兰阳性球菌感染(脓肿、脑膜炎、肺炎、阑尾炎、扁桃体炎等);②某些病毒感染(传染性单核细胞增多症、流行性乙型脑炎等);③组织损伤(严重外伤、大手术、大面积烧伤、急性心肌梗死等);④急性大出血;⑤白血病;⑥骨髓纤维化;⑦恶性肿瘤(肝癌、胃癌、肺癌等);⑧代谢性中毒(糖尿病酮症酸中毒、尿毒症等);⑨某些金属(铅、汞等)中毒。

3.病理性减少　见于:①某些感染性疾病,尤其是革兰阴性杆菌感染(伤寒、副伤寒等);②某些原虫感染(黑热病、疟疾等);③某些病毒感染(病毒性肝炎、流感等);④某些血液病(再生障碍性贫血、急性粒细胞缺乏症、巨幼细胞贫血等);⑤自身免疫性疾病(系统性红斑狼疮、艾滋病等);⑥脾功能亢进(门脉肝硬化、班替综合征等);⑦肿瘤化疗,电离辐射(如 X 线)及某些药物(氯霉素、磺胺类药等)反应等。

七、血小板计数

血小板计数是常用止凝血功能筛查指标之一。血小板计数可使用血液分析仪、显微镜或流式细胞仪进行检测。临床实验室主要使用血液分析仪进行血小板计数,其优点是重复性好、检测速度快,但当仪器检测报告显示血小板数量、图形异常或报警提示时,应使用显微镜或流式细胞仪检测法对血小板计数结果进行复核。ICSH 推荐的流式细胞术检测参考方法主要用于其他计数方法的溯源。

(一)检测方法

1.血液分析仪检测法

(1)原理:有电阻抗法和(或)光散射法,分别根据血小板的电阻抗特性和光学特性计数血小板数量。

(2)试剂:血液分析仪检测试剂,如稀释液、溶血剂、鞘液等,详见仪器说明书。

(3)操作:按仪器说明书要求进行操作。

(4)参考区间(仪器法,静脉采血):$(125\sim350)\times10^9/L$。

(5)注意事项:检测结果数值或图形异常,或结果出现仪器报警提示时,均应使用血涂片显微镜检查法进行结果确认,必要时使用计数板在显微镜下计数血小板。

2.显微镜计数法

(1)原理:在仪器计数结果异常需要确认或不具备条件使用血液分析仪时,可采用人工显微镜检查方法计数血小板。可选用普通光学显微镜或相差显微镜,将血液标本按一定比例稀释后充入细胞计数池,在显微镜下计数一定体积内的血小板数量,经过换算得出每升血液中的血小板数。

(2)试剂与器材

1)1%草酸铵稀释液:分别用少量蒸馏水溶解草酸铵 1.0g 及 EDTA-Na$_2$ 0.012g,合并后加蒸馏水至 1000L,混匀,过滤后备用。

2)其他:显微镜、改良 Neubauer 血细胞计数板及试管等。

(3)操作程序

1)于清洁试管中加入血小板稀释液 0.38mL。

2)准确吸取毛细血管血 20μL,擦去管外余血,置于血小板稀释液内,吸取上清液洗三次,立即充分混匀。待完全溶血后再次混匀 1 分钟。

3)取上述均匀的血小板悬液 1 滴,注入计数池内,静置 10~15 分钟,使血小板下沉。

4)用高倍镜计数中央大方格内四角和中央五个中方格内血小板数。

(4)计算:血小板数/L=5 个中方格内血小板数×10^9/L。

(5)注意事项

1)应防止血小板稀释液被微粒和细菌污染,配制后应过滤。试管及吸管也应清洁。

2)针刺应稍深,使血流顺畅流出。拭去第一滴血后,首先采血进行血小板检测。操作应迅速,防止血小板聚集和破坏。采集标本后应在 1 小时内完成检测。

3)血液加入稀释液内要充分混匀,滴入计数池后应静置 10~15 分钟。室温高湿度低时注意保持计数池周围的湿度,以免水分蒸发而影响计数结果。

4)计数时光线要适中,不可太强,应注意将有折光性的血小板与杂质和灰尘予以区别。附在血细胞旁边的血小板也要注意,不要漏数。

5)用相差显微镜或暗视野显微镜计数,效果更佳,计数结果更准确。

3.流式细胞仪检测法

(1)原理:用单克隆抗体染色标记血小板,根据荧光强度和散射光强度、用流式细胞检测原理计数血小板,是国际血液学标准化委员会(ICSH)推荐的参考方法。

(2)试剂:鞘液、荧光染液、CD41 和 CD61 抗体、质控品。

(3)操作:详见 ICSH 发布文件《Plateletcounting by the RBC/platelet ratio method. A reference method》。

(4)注意事项

1)应使用健康人的新鲜血进行参考方法检测。

2)此方法仅可得出血小板和红细胞的比值,要获得血小板计数的准确结果,还应同时保证红细胞计数的准确性。

(二)临床意义

血小板计数是人体止血与凝血功能障碍筛查的重要指标之一,血小板数量的升高或降低,除了个体自身的生理波动外,还与多种出血和血栓性疾病密切相关。

1.生理性变化　　正常人的血小板数随时间和生理状态而波动,通常午后略高于早晨;冬季高于春季;高原居民高于平原居民;月经后高于月经前;妊娠中晚期增高,分娩后即减低;运动、饱餐后增高,休息后恢复。小儿出生时血小板略低,两周后显著增加,半年内可达到成人水平。

2.病理性增高　　血小板计数超过 $350×10^9/L$ 为血小板增多,常见于:①原发性增多:骨髓增生综合征、原发性血小板增多症、慢性粒细胞性白血病、真性红细胞增多症、特发性骨髓纤维化等;②反应性增多:急性和慢性炎症、急性大失血、急性溶血、肿瘤、近期行外科手术(尤其是脾切除术后)、缺铁性贫血、恶性肿瘤早期等,血小板可出现反应性增多、轻度增多或呈一过性增多;③其他疾病:心脏疾病、肝硬化、慢性胰腺炎、烧伤、肾衰竭、先兆子痫、严重冻伤等。

3.病理性降低　　血小板计数低于 $125×10^9/L$ 为血小板减少,常见于:①血小板生成障碍:再生障碍性贫血、急性白血病、急性放射病、巨幼细胞贫血、骨髓纤维化等;②血小板破坏增多:原发性血小板减少性紫癜(ITP)、脾功能亢进、系统性红斑狼疮、血小板同种抗体等;③血小板消耗过多:如弥散性血管内凝血(DIC)、血栓性血小板减少性紫癜等。

八、血液分析仪常用检测参数的缩写及其临床意义

1.RBC　红细胞计数。

2.Hb　血红蛋白测定。

3.Hct　血细胞比容。

4.MCV　平均红细胞体积。

5.MCH　平均红细胞血红蛋白含量。

6.MCHC　平均红细胞血红蛋白浓度。

7.RDW　红细胞体积分布宽度。是由仪器测量获得反映红细胞体积异质性的参数,是反映红细胞大小不等的客观指标。多数仪器用 RDW-CV 来报告,也有的仪器采用 RDW-SD 来表达。RDW 增高的意义在于轻型 β-珠蛋白生成障碍性贫血(RDW 正常)与缺铁性贫血(RDW 异常)的鉴别;RDW 可用于缺铁性贫血的早期诊断和疗效观察;RDW/MCV 还可用于贫血的形态学分类等。

8.RBC 直方图　正常情况下呈钟形正态分布,如红细胞的体积发生改变,红细胞直方图可左移(MCV 变小)或右移(MCV 变大),或出现双峰(存在两个细胞群)。峰底的宽度反映红细胞大小变化范围,此时 RDW 值也呈相应变化。

9.PLT　血小板总数。

10.PCT　血小板比容。与血小板的数量及大小呈正相关。

11.PDW　血小板体积分布宽度。指血细胞分析仪测量一定数量的血小板体积后,获得反映外周血小板体积大小异质性的参数,常用 CV 表示。

12.MPV　平均血小板体积。指血液中血小板体积的平均值。与血小板数呈非线性负相关,分析 MPV 时应结合血小板数量的变化。临床常用于鉴别血小板减少的原因;MPV 增大可作为骨髓造血功能恢复的较早期指征,而且 MPV 增大常先于 PLT 升高。

13.PLT 直方图　呈正偏态图形。曲线峰右移,MPV 结果增高,曲线峰左移,MPV 结果减低。如标本中血小板有轻度凝集,曲线峰右侧抬高呈拖尾状。注意小红细胞干扰血小板

直方图,在曲线峰的右侧抬起并上扬,不与横坐标重合。

14.WBC 白细胞总数。

15.WBC 直方图 根据仪器型号不同、使用稀释液、溶血剂不同,WBC 直方图的形状也不相同。有的以浮动界标来分群,有的以一定体积范围来分群。

16.三分群仪器其他参数

(1)LYM%:小细胞%或淋巴细胞%。

(2)LYM#:小细胞绝对数或淋巴细胞绝对数。

(3)MID%:中等大小细胞%,包括嗜酸性粒细胞、嗜碱性粒细胞、单核细胞及幼稚细胞。

(4)MID#:中等大小细胞绝对数。

(5)GRAN%:大细胞%或中性粒细胞%。

(6)GRAN#:大细胞绝对数或中性粒细胞绝对数。

17.五分类仪器其他参数

(1)NE%或 NEUT%:中性粒细胞%。

(2)NE#或 NEUT#:中性粒细胞绝对数。

(3)LY%或 LYMPH%:淋巴细胞%。

(4)LY#或 LYMPH#:淋巴细胞绝对数。

(5)MO%或 MONO%:单核细胞%。

(6)M0#或 MONO#:单核细胞绝对数。

(7)EO%:嗜酸性粒细胞%。

(8)EO#:嗜酸性粒细胞绝对数。

(9)BA%或 BASO%:嗜碱性粒细胞%。

(10)BA#或 BASO#:嗜碱性粒细胞绝对数。

(11)IG%:未成熟粒细胞数%。

(12)IG#:网织红细胞%。

(13)RET#:网织红细胞绝对数。

(14)LFR:弱荧光强度网织红细胞,荧光越弱提示网织红细胞越接近成熟红细胞。

(15)MFR:中荧光强度网织红细胞。

(16)HFR:强荧光强度网织红细胞,幼稚网织红细胞显示最强荧光。

(17)RMI:网织红细胞成熟指数。

$$RMI = \frac{MFR + HFR}{LFR} \times 100$$

该参数可表达骨髓造红细胞的功能,能早期反映贫血疗效、骨髓被抑制或造血重建等情况。

第二节　血细胞形态学检查

血细胞形态学检查是对血液有形成分质量的检查和数量的评估,主要包括对红细胞、白细胞及血小板的大小、形态、染色及结构等方面的检查。其检查方法有经典的显微镜检查、自动化数字式细胞图像分析仪及流式细胞仪检查。通过检查可发现周围血细胞病理形态的异常、确认血细胞分析需要显微镜复检细胞的形态与数量,有助于鉴别白细胞增高的原因、判断感染的程度,有助于贫血的病因分析及形态学分类,有助于鉴别血小板减少并了解血小板功能,可发现血液中某些寄生虫感染。对血液病的诊断、鉴别诊断、疗效观察及预后判断有重要价值。

一、血细胞分析的显微镜复检标准

血细胞分析复检的内容包括应用血细胞分析对细胞数量的再测、应用显微镜对异常细胞的发现和确认,以及外观对大体标本的合格性判断。可见,血细胞分析的显微镜复检是血细胞分析复检的一部分,包括血细胞分析显微镜复检标准的建立和验证。

(一)血细胞分析显微镜复检规则的建立

建立血细胞分析显微镜复检规则,能够从大量的临床送检血常规标本中筛出异常,能通过镜检阅片确认血细胞分析仪检测标本异常的性质,既能充分发挥血细胞分析仪的自动化与智能化的作用,又能减少漏检误诊,保证检验结果的准确。

1.国际血液学复检专家组推荐的血细胞分析显微镜复检规则 2005 年,国际血液学复检专家组(International Consensus Group for Hematology Review)对 13298 份血标本进行检测分析,推荐了 41 条复检规则,于 2005 年发表了《关于自动化全血细胞计数和 WBC 分群分析后行为的建议规则》。

(1)新生儿:①复检条件:首次检测标本;②复检要求:涂片镜检。

(2)WBC、RBC、Hb、PLT、网织红细胞(Ret):①复检条件:超出线性范围;②复检要求:稀释标本后重新测定。

(3)WBC、PLT:①复检条件:低于实验室确认的仪器线性范围;②复检要求:按实验室标准操作规程(SOP)进行。

(4)WBC、RBC、Hb、PLT:①复检条件:无结果;②复检要求:检查标本是否有凝块;重测标本;如结果维持不变用替代方法计数。

(5)WBC:①复检条件:首次结果$<4.0×10^9$/L 或$>30.0×10^9$/L;②复检要求:涂片镜检。

(6)WBC:①复检条件:3 天内 Delta 值超限,并$<4.0×10^9$/L 或$>30.0×10^9$/L;②复检要求:涂片镜检。

(7)PLT:①复检条件:首次结果$<100×10^9$/L 或$>1000×10^9$/L;②复检要求:涂片镜检。

(8)PLT:①复检条件:Delta 值超限的任何结果;②复检要求:涂片镜检。

(9)Hb:①复检条件:首次结果<70g/L 或$>$其年龄和性别参考范围上限 20g/L;②复检要求:涂片镜检;确认标本是否符合要求。

(10)平均红细胞体积(MCV):①复检条件:24 小时内标本的首次结果<75fl 或>105fl(成人);②复检要求:涂片镜检。

(11)MCV:①复检条件:24 小时以上的成人标本>105fl;②复检要求:涂片镜检观察大红细胞相关变化;如无大红细胞相关变化,要求重送新鲜血标本;如无新鲜血标本,报告中注明。

(12)MCV:①复检条件:24 小时内标本的 Delta 值超限的任何结果;②复检要求:确认标本是否符合要求。

(13)平均红细胞血红蛋白浓度(MCHC):①复检条件:≥参考范围上限 20g/L;②复检

要求:检查标本是否有脂血、溶血、红细胞凝集及球形红细胞。

（14）MCHC：①复检条件：<300g/L,同时,MCV 正常或增高；②复检要求：寻找可能因静脉输液污染或其他标本原因。

（15）RDW：①复检条件：首次结果>22%；②复检要求：涂片镜检。

（16）无白细胞分类计数（DC）结果或 DC 结果不全：①复检条件：无条件复检；②复检要求：涂片镜检和人工分类。

（17）中性粒细胞绝对计数（Neut#）：①复检条件：首次结果<$1.0×10^9$/L 或>$20.0×10^9$/L；②复检要求：涂片镜检。

（18）淋巴细胞绝对计数（Lym#）：①复检条件：首次结果>$5.0×10^9$/L（成人）或>$7.0×10^9$/L（<12 岁）；②复检要求：涂片镜检。

（19）单核细胞绝对计数（Mono#）：①复检条件：首次结果>$1.5×10^9$/L（成人）或>$3.0×10^9$/L（<12 岁）；②复检要求：涂片镜检。

（20）嗜酸性粒细胞绝对计数（Eos#）：①复检条件：首次结果>$2.0×10^9$/L；②复检要求：涂片镜检。

（21）嗜碱性粒细胞绝对计数（Baso#）：①复检条件：首次结果>$0.5×10^9$/L；②复检要求：涂片镜检。

（22）有核红细胞绝对计数（NRBC#）：①复检条件：首次出现任何结果；②复检要求：涂片镜检。

（23）网织红细胞绝对计数（Ret#）：①复检条件：首次结果>$0.10×10^9$/L；②复检要求：涂片镜检。

（24）怀疑性报警[不成熟粒细胞（IG）/杆状核中性粒细胞（Band）报警提示除外]：①复检条件：首次成人结果出现阳性报警；②复检要求：涂片镜检。

（25）怀疑性报警：①复检条件：首次儿童结果出现阳性报警；②复检要求：涂片镜检。

（26）WBC 结果不可靠报警：①复检条件：阳性报警；②复检要求：确认标本是否符合要求并重测标本；如出现同样报警提示,检查仪器；如需要,进行人工分类。

（27）RBC 碎片：①复检条件：阳性报警；②复检要求：涂片镜检。

（28）双形 RBC：①复检条件：首次结果出现阳性报警；②复检要求：涂片镜检。

（29）难溶性 RBC：①复检条件：阳性报警；②复检要求：检查 WBC 直方/散点图；根据实验室 SOP 证实 Ret 计数是否正确；涂片镜检是否有异常形态的红细胞。

（30）PLT 聚集报警：①复检条件：任何计数结果；②复检要求：检查标本是否有凝块；涂片镜检估计 PLT 数；如 PLT 仍聚集,按实验室 SOP 进行。

（31）PLT 报警：①复检条件：除 PLT 聚集外的 PLT 和 MPV 报警；②复检要求：涂片镜检。

（32）IG 报警：①复检条件：首次结果出现阳性报警；②复检要求：涂片镜检。

（33）IG 报警：①复检条件：WBC 的 Delta 值超上限,有以前确认的阳性报警结果；②复检要求：涂片镜检。

（34）左移报警：①复检条件：阳性报警；②复检要求：按实验室 SOP 进行。

（35）不典型和（或）变异 Lym：①复检条件：首次结果出现阳性报警；②复检要求：涂片镜检。

（36）不典型和（或）变异 Lym：①复检条件：WBC 的 Delta 值超上限,有以前确认的阳性报警结果；②复检要求：涂片镜检。

（37）原始细胞报警：①复检条件：首次结果出现阳性报警；②复检要求：涂片镜检。

（38）原始细胞报警：①复检条件：3～7 天 WBC 的 Delta 值通过,有以前确认的阳性报警结果；②复检要求：按实验室 SOP 进行。

（39）原始细胞报警：①复检条件：WBC 的 Delta 值超上限,有以前确认的阳性报警结果；②复检要求：涂片镜检。

（40）NRBC 报警：①复检条件：阳性报警；②复检要求：涂片镜检；如发现 NRBC,计数 NRBC,重新计算 WBC 结果。

（41）Ret：①复检条件：散点/直方图异常；②复检要求：检查仪器状态是否正常；如吸样有问题,重测标本；如结果维持不变,涂片镜检。

2.血细胞分析显微镜复检规则建立的技术要点

（1）复检的标本要求：建立血细胞复检规则标本数量一般不少于 1000 份,这些标本从日常检测中随机抽取,其中包括：800 份首次检测标本,200 份再次检测标本,用于验证 Delta Check 规则。此外,要求标本中含有一定数量的幼稚细胞。

Delta Check 规则指同一患者连续 2 次检测结果间的差异,用于判断因标本等错误引起结果的偶然误差。一般在仪器检测 WBC、PLT、HGB、MCV、MCH 时使用 Delta Check 规则。

（2）复检的镜下检查：每份标本制备两张血涂片,由有血细胞形态学检验资质的检验人员（至少两人）按照标准操作程序进行镜检。依据原卫生部发布的 WS/T 246—2005《白细胞分类计数参考方法》进行白细胞分类计数；每人计数 200 个白细胞,共计 400 个；取值为人工分类值,并进行形态观察：白细胞和血小板数量评估；红细胞和血小板的大小、染色及形态；有无巨大血小板及血小板聚集；其他异常：有核红细胞、红细胞冷凝集及寄生虫。对比双盲法分别做仪器和人工检测两者的结果,也可应用血细胞分析仪的筛选软件,对触及复检规则的样本自动筛查、自动涂片,并得出复检百分率、假阴性率和假阳性率等。

（3）复检的参数内容：应涵盖仪器的所有参数及形态学特征。将不显示 WBC、RBC、HGB、PLT 检测数据,仪器不显示分类信息,白细胞异常散点图,未成熟粒细胞、异常淋巴细胞/原始淋巴细胞、原始细胞、有核红细胞、双峰红细胞、血小板凝集列入复检规则中,并结合实验室血细胞危急值来设定 WBC、RBC、HGB、PLT 复检标准。

（4）复检的人员配置：血细胞分析复检标本的数量在每日 100 份以下时,至少配备 2 人；复检标本量在每日 100～200 份时,至少配备 3 人；若采用自动化仪器进行形态学筛检,可适当减少人员数量。复检人员应根据《白细胞分类计数参考方法》对镜检的操作人员进行培训。

（5）复检的关键指标：假阴性（<5%）是最关键的指标,特别是具有诊断意义的指标不能出现假阴性,对所有诊断不明确的贫血、白血病或临床有医嘱的样本应做显微镜细胞形态学检查,血液病细胞无漏诊。

（6）复检的"宽""严"程度：仪器对细胞形态的识别能力决定复检标准的"宽""严"程度,不同型号仪器建立的复检参数不同,同一型号仪器因实验室要求不同,标准也可不同,复检参数也不同。在保证结果准确性的基础上,适当降低复检率。

（7）复检的涂片记录：实验室应记录显微镜复检结果,复检涂片至少保留 2 周。

(二)血细胞分析显微镜复检规则的验证

血细胞分析显微镜复检规则验证是标准化流程的重要环节,是对上次复检规则预期指标和应用效果的评价,并在此基础上建立新的更加适宜的复检规则。复检规则建立后,应对规则进行验证,判断复检规则的合理性和有效性:减低检测过程中的假阴性率(<5%),在保证筛选质量的基础上适当降低复检率。实验室可根据验证指标对复检规则进行有目的的调整修改。

1.验证的定量指标及公式

(1)定量指标:复检率、假阳性率、假阴性率、真阳性率、真阴性率。进行血细胞复检规则的验证时,比较血涂片显微镜复检与血细胞分析仪检测结果,以镜检结果为金标准,镜检血涂片阳性为真阳性,镜检血涂片阴性为真阴性。

(2)验证公式:见表1-2。

表1-2　血细胞分析显微镜复检规则的验证公式

仪器检测	显微镜检查(金标准)	
	阳性(+)	阴性(-)
阳性(+)	a(真阳性)	b(假阳性)
阴性(-)	c(假阴性)	d(真阴性)

标本总例数 = a+b+c+d

$$复检率 = \frac{a+b}{a+b+c+d} \times 100\%$$

$$真阳性率 = \frac{a}{b+c} \times 100\%$$

$$假阴性率 = \frac{c}{a+c} \times 100\%$$

$$假阳性率 = \frac{b}{b+d} \times 100\%$$

$$真阴性率 = \frac{d}{b+d} \times 100\%$$

真阳性率+假阴性率 = 1

假阳性率+真阴性率 = 1

2.显微镜检查血涂片阳性的判断标准

(1)国际血涂片阳性的标准

1)形态学:①细胞形态≥2+,且只要发现疟原虫均认为是红细胞有阳性形态改变;②大血小板形态≥2+;③血小板偶见聚集;④Dohle 小体≥2+;⑤中毒颗粒≥2+;⑥空泡变性≥2+。

2)异常细胞类型:①原始和幼稚细胞≥1%;②早幼粒细胞和中幼粒细胞≥1%;③晚幼粒细胞>2%;④异型淋巴细胞>5%;⑤有核红细胞>1%;⑥浆细胞>1%。

（2）国内血涂片阳性的标准（2008 年中国血细胞分析复审协作组）

1）细胞形态学改变：RBC 明显大小不等，染色异常 RBC>30%；巨大 PLT>15%；见到 PLT 聚集；存在 Dohle 小体的细胞；中毒颗粒中性粒细胞>0.1；空泡变性粒细胞>0.1。

2）细胞数量/比例改变：原始细胞≥0.01；早幼/中幼粒细胞≥0.01；晚幼粒细胞≥0.02；异常淋巴细胞>0.05；有核红细胞>0.01；浆细胞>0.01。

3.验证方法

（1）将实验室建立的复检规则设置在血细胞分析仪的筛选软件中。

（2）随机选取一定数量的血常规标本，全部上机检测并推片染色。验证所用血常规标本一般不低于 300 份。

（3）仪器检测结果只要触及复检规则中的任何一条或同时触及多条的标本为仪器检测阳性。具有制片染色功能的血细胞分析仪或流水线会将阳性标本依据复检规则自动筛出、自动进行涂片染色后待镜检。手工方法时需收集仪器检测阳性的标本，进行手工涂片、瑞氏染色。每份标本涂片、染色 2 张，待显微镜镜检。

（4）对仪器检测结果未触及复检规则中任何一条的为仪器检测阴性。收集全部仪器检测阴性标本，每份标本涂片、染色 2 张，待显微镜镜检。

（5）进行显微镜血涂片镜检：首先，参考国际或国内显微镜检查血涂片阳性的判断标准，制订目测镜检结果正常与异常标准；其次，由有形态学经验的专业技术人员按照标准操作程序双盲法分别做仪器和人工镜检。镜检包括确认发现形态异常、评估细胞数量异常。对白细胞分类异常应重点镜检，对红细胞形态异常和血小板异常要镜下浏览，分别记录镜检结果。

（6）比对仪器和人工镜检两者结果：以显微镜检查结果为"金标准"，若仪器检验时触及规则为阳性，血涂片镜检也阳性为真阳性，镜检未发现异常则仪器结果为假阳性；若仪器检验时没有触及规则为阴性，镜检也阴性为真阴性，镜检发现了异常则仪器结果为假阴性。

（7）根据规则验证公式计算复检率、假阳性率、假阴性率、真阳性率、真阴性率。

（8）分析复检规则的验证结果，调整复检规则：假阴性率是关键参数，具有诊断意义的重要参数不能出现假阴性。其他参数的假阴性率也要尽可能最低。假阴性与漏诊密切相关，应至少低于 5%。根据触发假阴性规则的样本所占百分比逐条分析，同时分析假阴性病例的临床信息以确认漏诊的疾病种类。当假阴性偏高时，应调整规则使其更为严格。

（9）假阳性率根据触及假阳性规则所占的百分比进行分析：如果其中某一条规则比例较高，可适当放宽规则范围，降低复检率，在低假阴性率确保无漏诊的前提下，调整标准降低假阳性率。

（10）对调整后制订的复检规则重新进行统计分析，满足各项质量指标，最终确定本实验室的复检规则。

4.验证举例 验证用血常规样本 300 份，其中：仪器检测触及规则的 83 例阳性样本和仪器检测未触及规则的 217 例阴性样本。标本均进行涂片、染色、显微镜镜检。仪器 83 例阳性中镜检阳性 62 例、阴性 21 例；仪器 217 例阴性中镜检阳性 3 例、镜检阴性 214 例。将比对结果代人表 1-2 和计算公式中得出表 1-3 及复检率等结果。

表 1-3　血细胞分析显微镜复检规则的验证公式代入比对结果

仪器检测 (n = 300 例)	镜检 (金标准)	
	阳性	阴性
阳性 (83)	a (真阳性 62)	b (假阳性 21)
阴性 (217)	c (假阴性 3)	d (真阴性 214)

样本总例数 n = a+b+c+d = 62+21+3+214 = 300 例

$$复检率 = \frac{a+b}{样本总例数} \times 100\% = \frac{62+21}{300} \times 100\% = 27.7\%$$

$$真阳性率 = \frac{a}{a+c} \times 100\% = \frac{62}{62+3} \times 100\% = 95.4\%$$

$$假阴性率 = \frac{c}{a+c} \times 100\% = \frac{3}{62+3} \times 100\% = 4.6\%$$

$$假阳性率 = \frac{b}{b+d} \times 100\% = \frac{21}{21+214} \times 100\% = 8.9\%$$

$$真阴性率 = \frac{d}{b+d} \times 100\% = \frac{214}{21+214} \times 100\% = 91.1\%$$

通过验证计算得出:复检率27.7%,假阴性率4.6%(<5%),假阳性率8.9%。

二、血细胞形态学显微镜检查

(一)红细胞形态学检查

血涂片红细胞形态学检查主要是镜下对周围血液中红细胞大小、形态、染色和结构四个方面的检查,包括对红细胞数量的评估。正常时,成人及出生一周以上新生儿的外周血成熟红细胞无核,直径为 6~9μm,双面微凹,瑞氏染色呈粉红色,中央 1/3 处着色较淡,称中心淡染区。通过检查红细胞形态,有助于各种贫血、红细胞增多症和红细胞形态异常疾病的诊断和鉴别诊断。

1.大小异常

(1)小红细胞:红细胞直径<6μm,见于球形细胞增多症、缺铁性贫血、海洋性贫血、慢性失血导致的贫血等。

(2)大红细胞:红细胞直径>10μm,见于巨幼细胞贫血、恶性贫血、溶血性贫血等。

(3)巨红细胞:红细胞直径>15μm,见于营养性巨幼细胞贫血、化疗相关性贫血、骨髓增生异常综合征、红白血病等。

(4)红细胞大小不等:红细胞大小直径相差超过一倍,见于各种原因的慢性贫血如巨幼细胞贫血或骨髓增生异常综合征。

2.形态异常

(1)球形红细胞:直径常<6μm,厚度增加,常>2μm,呈小圆球形,红细胞中心淡染区消失。此外,还可见于其他原因的溶血性贫血、脾功能亢进等。

(2)靶形红细胞:由于红细胞内的血红蛋白分布于细胞周边,聚集于细胞中心,故在瑞氏染色下红细胞中心及边缘深染,形态类似靶状称靶形红细胞,正常人占 1%～2%,见于缺铁性贫血、珠蛋白生成障碍性贫血等。

（3）缗钱状红细胞:当血浆中带正电荷的不对称大分子物质增多时（如球蛋白、纤维蛋白原）,导致膜带负电荷的红细胞相互排斥减弱,成熟红细胞聚集呈串状叠加连成缗钱状。见于多发性骨髓瘤、巨球蛋白血症等。

（4）泪滴形红细胞:成熟红细胞形态似泪滴状。主要见于 DIC、骨髓纤维化等。

（5）椭圆形红细胞:成熟红细胞呈椭圆形或杆形,长度一般为宽度的 3～4 倍,正常人占1%。增多对遗传性椭圆形细胞增多症有诊断参考价值,还可见于巨幼细胞贫血、骨髓增生异常综合征。

（6）棘形红细胞:红细胞表面呈不规则棘样突起,细胞突起少于 5 个且不规则者称棘细胞,细胞突起多于 30 个且规则者称为锯齿红细胞。棘细胞大于 25%时对巨细胞增多症有诊断意义,还可见于严重肝病、脾切除术后、梗阻性黄疸等。

（7）口形红细胞:成熟红细胞中心淡染区扁平状,似口形。正常人小于 4%,增多见于遗传性口形红细胞增多症、酒精性肝病。

（8）镰形红细胞:由于红细胞内存在异常的 HbS,在缺氧情况下红细胞呈镰刀状,见于镰形红细胞贫血、血红蛋白病等。

（9）红细胞形态不整:红细胞出现梨形、哑铃形、三角形、盔形等形态不规则变化。见于DIC、溶血性贫血、感染性贫血、巨幼细胞贫血、骨髓增生异常综合征等。

（10）红细胞聚集:成熟红细胞成堆聚集,是可逆性抗体冷凝集素增多时导致的红细胞聚集,见于支原体肺炎、传染性单核细胞增多症、恶性淋巴瘤、肝硬化等。

3.染色异常

（1）浅染红细胞:红细胞中心淡染区扩大,着色过浅甚至呈影形、环状。多见于缺铁性贫血、海洋性贫血、铁粒幼细胞增多的难治性贫血。

（2）浓染红细胞:红细胞中心淡染区消失,着色过深。见于球形细胞增多症、溶血性贫血、骨髓增生异常综合征、红白血病等。

（3）嗜多色性红细胞:未完全成熟的红细胞胞质中残留有核糖体等嗜碱性物质,在瑞氏染色下,红细胞胞质内全部或局部呈蓝灰色,见于各种原因的增生性贫血。

4.结构异常

（1）嗜碱性点彩红细胞:未完全成熟的红细胞胞质中残留的核糖体等嗜碱性物质变性聚集,在瑞氏染色下,红细胞胞质内呈点状、散在的蓝黑色颗粒,见于重金属中毒、各种原因的增生性贫血、再生障碍性贫血等。

（2）卡波环:红细胞内出现红色 8 字形或环形结构,多认为是核膜的残留物。见于溶血性贫血、脾切除及各种原因的增生性贫血。

（3）豪-周小体:红细胞内出现紫红色、圆形小体,大小不等,多认为是红细胞脱核时的核残留。见于溶血性贫血、脾切除及各种原因的增生性贫血。

（4）有核红细胞:有核红细胞存在于骨髓内及一周内出生的新生儿外周血中。成人及出生一周后新生儿的外周血中出现有核红细胞见于各种原因的贫血、急慢性白血病、骨髓纤维化、原发性血小板增多症、恶性组织细胞病、骨髓增生异常综合征、多发性骨髓瘤及骨髓转移癌等。

（5）红细胞内的其他包涵体：HbH小体（活体组织染色）见于α-珠蛋白生成障碍性贫血，Heinz小体（活体组织染色）见于α-珠蛋白生成障碍性贫血重型，Fessus小体（活体组织染色）见于β-珠蛋白生成障碍性贫血重型，Pappenheimer小体见于铁粒幼细胞贫血、骨髓增生异常综合征或脾切除后。

5.原始红细胞、早幼红细胞、中幼红细胞、晚幼红细胞、网织红细胞的形态见相关章节。

（二）白细胞形态学检查

血涂片白细胞形态学检查主要是镜下对周围血液中的中性粒细胞、淋巴细胞、嗜酸性粒细胞、嗜碱性粒细胞和单核细胞5种白细胞形态的检查，包括对血细胞分析仪检查数量的评估。通过显微镜检查观察白细胞的各种形态变化，有助于急慢性白血病诊断、鉴别诊断及治疗后缓解状况的观察，可以了解感染的程度，提示各种血液相关性疾病，对白细胞异常疾病的诊断和疗效观察有重要意义。

1.中性粒细胞

（1）中性分叶核粒细胞：正常人白细胞分类分叶核粒细胞占50%～70%；细胞大小为10～15μm，呈圆形或卵圆形，核多分为3～5叶。分叶之间以丝相连，或核最细部分的直径小于最粗部分的1/3，或分叶核各分叶之间扭曲折叠。核染色质粗糙、浓缩成块状，无核仁。胞质丰富、淡粉红色、含细小的紫红色颗粒。

（2）中性杆状核粒细胞：正常人白细胞分类杆状核粒细胞<5%。细胞大小为10～18μm，呈圆形或卵圆形。核弯曲呈杆状，核最细部分的直径大于最粗部分的1/3。核染色质粗颗粒状聚集，无核仁。胞质丰富、淡粉红色、含细小的紫红色颗粒。

（3）中性粒细胞核象变化：指中性粒细胞细胞核形态的变化情况，反映中性粒细胞的成熟程度。正常情况下外周血中性粒细胞杆状核与分叶核的比值约为1∶13，病理情况下可出现核左移和核右移。

1）核左移：外周血白细胞分类中性粒细胞杆状核大于5%或出现杆状核以前阶段的幼稚细胞，称为核左移。依据杆状核增多的程度分为轻度核左移（>6%）、中度核左移（>10%）和重度核左移（>25%）。核左移常伴有白细胞增高或白细胞减少，伴有中性粒细胞的中毒性改变。常见于急性感染、急性中毒、急性失血、急性溶血、急性组织细胞破坏、长期应用肾上腺皮质激素及急性粒细胞白血病。

2）核右移：外周血白细胞分类中性粒细胞分叶核5叶者超过3%，称为核右移。见于巨幼细胞贫血、恶性贫血、再生障碍性贫血、应用抗代谢药物、炎症恢复期等情况。在疾病进行期突然出现核象右移，提示预后不良。

（4）中性粒细胞中毒性变化：严重感染、恶性肿瘤、重金属或药物中毒、大面积烧伤等引起白细胞增高的疾病均可出现中性粒细胞的中毒性变化。

1）中毒颗粒：中性粒细胞胞质中出现的大小不等、蓝黑色、点状分布的颗粒，中性粒细胞碱性磷酸酶染色呈阳性，多认为是嗜苯胺颗粒聚集的结果。

2）空泡：中性粒细胞胞质中出现大小不等的泡沫状空泡，多认为是脂类变性的结果。

3）Dohle小体：中性粒细胞胞质内出现片状、云雾状结构，呈天蓝色或灰蓝色。多认为是核质发育失衡的结果。

4）核变性：中性粒细胞肿胀性变化是细胞胞体肿大、结构模糊、边缘不清晰，核肿胀和核溶解等现象;固缩性变化是细胞核致密、碎裂、变小。

5)大小不等:中性粒细胞体积大小相差明显。多认为是细胞分裂不规则的结果。

（5）棒状小体（Auer 小体）:在急性粒细胞性白血病或急性单核细胞白血病时,原、幼细胞胞质内出现棒状、红色杆状物,粒细胞性白血病时棒状小体短而粗,常多个,单核细胞白血病时,棒状小体长而细,常单个。棒状小体是嗜天青颗粒浓缩聚集的结果。

（6）中性粒细胞畸形

1)梅-赫畸形:同一涂片内多个中性粒细胞(成熟粒细胞)胞质内出现单个或多个蓝色包涵体,大而圆。梅-赫畸形是一种以家族性血小板减少为特点的常染色体显性遗传疾病,常伴有巨大血小板。

2)Pelger-Huet 畸形:白细胞核呈眼镜形、哑铃形双叶核,核分叶减少,核染色质凝集成团块。Pelger-Huet 畸形为常染色体显性遗传病,又称为家族性粒细胞异常。获得性异常见于急性髓系白血病(AML),骨髓异常综合征,偶见于慢性粒细胞性白血病(CML)。

3)Chediak-Higashi 畸形:在各阶段粒细胞的胞质中含有数个至数十个紫红色的包涵体。Chediak-Higashi 畸形为常染色体隐性遗传,患者常伴有白化病。

4)Alder-Reilly 畸形:中性粒细胞胞质中含有的巨大深染嗜天青颗粒,呈深红或紫色包涵体。Alder-Reilly 畸形多为常染色体隐性遗传,患者常伴有脂肪软骨营养不良或遗传性黏多糖代谢障碍。

（7）原始粒细胞、早幼粒细胞、中幼粒细胞、晚幼稚粒细胞的形态变化见相关章节。

2.淋巴细胞

（1）成熟淋巴细胞:大淋巴细胞直径 10~15μm,占 10%。小淋巴细胞在 6~10μm,占90%。细胞呈圆形或卵圆形。大淋巴细胞蓝色胞质丰富,内有少量嗜天青颗粒。小淋巴细胞胞质少,无颗粒,胞核呈圆形或椭圆形,有切迹,成熟淋巴细胞染色质粗、块状凝聚。

（2）异型淋巴细胞

1)不规则型异型淋巴细胞:是异型淋巴细胞中最常见的一种。胞体较大而不规则,似单核细胞状,常见伪足,核呈圆形或不规则形,胞质丰富,呈较成熟淋巴细胞,染色深,呈灰蓝色。

2)幼稚型异型淋巴细胞:胞体较大,核圆形或椭圆形,染色质较粗,可见 1~2 个假核仁,胞质深蓝色。

3)空泡型异型淋巴细胞:属成熟淋巴细胞,细胞异型,胞质丰富,胞质及细胞核可见穿凿样空泡。空泡也可出现在不规则型异型淋巴细胞和幼稚型异型淋巴细胞。

异型淋巴细胞多见于病毒感染,以传染性单核细胞增多症(EB 病毒感染)时最为常见。此外,可见于流行性出血热、肺炎支原体性肺炎、疟疾、过敏性疾病、急慢性淋巴结炎、淋巴细胞增生性疾病等。

（3）卫星现象:淋巴细胞核旁出现游离于核外的核结构(小卫星核),常见于接受大剂量电离辐射、核辐射之后或其他理化因素、抗癌药物等造成的细胞染色体损伤,是致畸、致突变的指标之一。

3.嗜酸性粒细胞 成熟嗜酸性粒细胞主要包括嗜酸性杆状核粒细胞和分叶核粒细胞。周围血中多为分叶核,细胞直径为 13~15μm,圆形或类圆形,核呈镜片状,核染色质粗,胞质丰富,充满橘红色粗大、圆形、紧密排列的嗜酸性颗粒。

嗜酸性粒细胞增多主要见于寄生虫感染、变态反应性疾病、过敏性疾病、剥脱性皮炎、淋巴瘤、肺嗜酸性细胞增多症、嗜酸性粒细胞综合征及少见的嗜酸性粒细胞白血病。

4.嗜碱性粒细胞　成熟嗜碱性粒细胞:细胞直径 10~12μm,核染色质粗,呈深紫色,细胞质内量少,含蓝黑色的嗜碱性颗粒,蓝黑色覆盖分布于整个细胞质及细胞核表面,导致细胞核结构不清。

嗜碱性粒细胞增多见于慢性粒细胞性白血病、嗜碱性粒细胞性白血病、骨髓纤维化、恶性肿瘤如转移癌及过敏性疾病如结肠炎、结缔组织疾病如类风湿关节炎。

5.单核细胞　成熟单核细胞:直径 14~20μm,圆形或不规则形,胞核不规则,可见伪足,核染色质粗糙、疏松、起伏感,胞质呈浅灰蓝色,胞质内可见细小淡红色颗粒。

单核细胞增多见于活动性结核病、亚急性感染性心内膜炎、急性感染恢复期、黑热病、粒细胞缺乏病恢复期、恶性组织细胞病、骨髓增生异常综合征、单核细胞白血病等。

原始及幼稚白细胞形态的描述见相关章节。

(三)血小板形态学检查

血涂片血小板形态学检查,主要是镜下对血小板形态的检查,包括对血细胞分析仪检查血小板数量的评估。形态学检查观察血小板大小、形态、聚集性和分布性情况,对判断和分析血小板相关性疾病具有重要意义。

1.大小异常

(1)正常血小板:血小板呈小圆形或椭圆形,直径 2~4μm,淡蓝色或淡紫红色,多以小堆或成簇分布,新生的幼稚血小板体积大,成熟者体积小。

(2)小血小板:占33%~47%,增多见于缺铁性贫血、再生障碍性贫血。

(3)大血小板:占 8%~16%,直径 20μm 以上称为巨血小板,占 0.7%~2%,增多见于特发性血小板减少性紫癜、粒细胞白血病、血小板无力症、巨大血小板综合征、骨髓增生异常综合征和脾切除后。

2.形态异常

(1)血小板颗粒减少:血小板内嗜天青颗粒减少或无颗粒,胞质灰蓝或淡蓝色,常见于骨髓增生异常综合征。

(2)血小板卫星现象:指血小板黏附、围绕于中性粒细胞或单核细胞的现象,可见血小板吞噬现象。偶见于 EDTA 抗凝血涂片中,可导致血液分析仪计数血小板假性减少。

(3)血小板分布情况:功能正常的血小板可聚集成团或成簇。原发性血小板增多症时血小板明显增多并聚集至油镜满视野,血小板无力症时血小板数量正常但无聚集,呈单个散在分布。

3.血小板数量的评估　镜下观察血小板可了解血小板的聚集功能,评估血小板数量。数量正常、聚集功能正常的血小板血涂片中常 7 个以上聚集,成小簇或成小堆存在。而单个分布、散在少见的血小板多表明血小板数减少或功能异常。

特发性血小板增多症和血小板增多的慢性粒细胞白血病,血小板可呈大片聚集。再生障碍性贫血和原发性血小板减少性紫癜因血小板数量少,聚集情况明显减少。血小板无力症时血小板无聚集功能,散在分布,不出现聚集现象。

三、血细胞形态自动化检查

应用自动化数字式细胞图像分析仪可自动进行血细胞形态检查,自动化数字式细胞图像分析仪主要装置包括系统电脑和玻片扫描装置,通过自动调焦显微镜、数码彩色照相机、浸镜用油装置、自动片盒传送单元、带条码阅读器的玻片进样单元、图像采集和分类软件控制单元和机壳来分析识别(预分类)外周血中白细胞、红细胞、血小板等细胞,并对不能识别的细胞提示人工确认,起到血细胞形态自动化检查和确认细胞计数结果的作用。血细胞形态自动化检查系统可以有效地缩短制片及阅片时间,有助于血细胞形态学检查的标准化,保证形态学检查结果的一致性。

1.原理

(1)外周血白细胞分类原理:①定位 WBC 单细胞层:系统会锁定 WBC 的单细胞层,并从较厚区域的一个固定点开始逐步向较薄的区域扫描。同时分析红细胞的数目轮廓及平均大小;②定位细胞坐标:系统会根据城垛跟踪模式由薄向厚扫描单细胞层(10×)的细胞,并储存细胞坐标。当检查到一定数量的细胞或到扫描终点时则停止扫描;③自动对焦:此时系统会使用 100× 的物镜反复聚焦并抓拍细胞图像;④细胞切割:系统会对对焦后的细胞进行切割,并会通过预先存入的各项细胞特性(形状、颜色、胞核及胞质结构、颗粒特性等)对这些细胞进行特征分析;⑤通过人工神经网络(ANN)技术,对细胞信息进行处理分析和判断:系统会对白细胞进行预分类:原始细胞、早幼粒细胞、中幼粒细胞、晚幼粒细胞、中性杆状核粒细胞、中性分叶核粒细胞、嗜酸性粒细胞、嗜碱性粒细胞、单核细胞、淋巴细胞、异型淋巴细胞及浆细胞;⑥还会对非白细胞进行预分类:有核红细胞、正常血小板、巨大血小板、血小板聚集物、细胞碎片、灰尘。

(2)外周血红细胞特征描述原理:系统会先定位 RBC 的单细胞层,RBC 的单细胞层使用油镜观察,典型 RBC 的单细胞层与 WBC 单细胞层相比更薄一些,抓取一定数量的图像行预分析 RBC 特征,最后对红细胞进行预分类:包括对红细胞大小异常如小红细胞、巨红细胞,红细胞着色异常如嗜多色性红细胞、淡染红细胞,红细胞形态异型如靶形、裂形、盔形、镰形、球形、椭圆形、泪滴形、口形、棘形红细胞,红细胞结构异常如 Howell-Jolly 小体、Pappenheimer小体、嗜碱性点彩红细胞及寄生虫。

(3)血小板数量估算原理:使用与红细胞相同的方法,系统可抓取到血小板的概览图,并可将概览图中的血小板数量换算为平均每高倍视野下的血小板数量。用血细胞分析仪执行30 个连续血液样本的血小板计数。对每个样本涂片染色,计数每个高倍视野下的血小板平均值。再用本系统检测这 30 个样本,计算出高倍视野下每个样本的平均血小板值。用自动血细胞分析仪检测到的血小板数值除以这个平均值即为每个样本的转换因子。计算 30 个转换因子的平均值即为血小板估计因子。样本血小板数量=平均每高倍镜视野的血小板数量×血小板估计因子。

(4)其他细胞:不能预分类(识别)的血细胞如幼稚嗜酸性粒细胞、幼稚嗜碱性粒细胞、幼稚单核细胞、幼稚淋巴细胞、大颗粒淋巴细胞、毛细胞、Sezary 细胞等。系统自动提示,由操作者识别。体液细胞检测原理与外周血相似。

2.操作程序

(1)外周血涂片的制备:外周静脉抗凝血,抗凝剂为液体或者粉末状态的 EDTA-K_2 或

$EDTA-K_3[(1.5\pm0.15)mg/mL]$。将样本与抗凝剂充分混匀（手工作 20 次完整的颠倒），选择 25mm×75mm，厚度为 0.8~1.2mm 规格的载玻片人工或推片机推片。使用吉姆萨染色液或瑞氏染色液染色。外周血涂片选取的白细胞浓度应在正常范围内，建议大于 $7\times10^9/L$。白细胞计数超过 $7\times10^9/L$ 可以减少处理时间。如果系统不能定位到 100 个有核细胞，将不能进行细胞定位。推好的血涂片尽快干燥并在 1 小时内染色。

（2）体液细胞涂片的制备：体液标本如脑脊液及浆膜腔积液，为避免标本凝固可用 EDTA 盐抗凝。将标本离心，取适量的沉淀物及 1 滴正常血清滴加在载玻片上。推片制成均匀薄膜，置室温或 37℃温箱内待干。使用吉姆萨染色液或瑞氏染色液染色。为保证体液细胞染色质量，滴加在载玻片上的最佳细胞数应为 5000~12000 个。若大于 $12000/\mu L$，应对标本进行稀释。

（3）血细胞形态自动化检查：标本上机检测严格执行项目 SOP，操作者应严格按照仪器说明书操作。自动化数字式细胞图像分析仪可识别预分类的细胞如下。

1）外周血细胞预分类：①白细胞预分类：原始细胞、早幼粒细胞、中幼粒细胞、晚幼粒细胞、杆状核中性粒细胞、分叶核中性粒细胞、嗜酸性粒细胞、嗜碱性粒细胞、单核细胞、淋巴细胞、异型淋巴细胞及浆细胞；②非白细胞预分类：有核红细胞、正常血小板、巨大血小板、血小板聚集物、细胞碎片及灰尘颗粒；③红细胞预分类：嗜多色性（多染色性）、血红蛋白减少（染色过浅）、红细胞大小不均、小红细胞、巨红细胞、异型红细胞、有核红细胞等类型；④血小板预分类：正常血小板、巨大血小板、血小板聚集物。

2）体液细胞预分类：中性粒细胞、嗜酸性粒细胞、淋巴细胞、巨噬细胞（包括单核细胞）、嗜碱性粒细胞、淋巴瘤细胞、非典型淋巴细胞、原始细胞和肿瘤细胞。

（4）人工复核：对外周血细胞涂片或体液细胞涂片的分析结果需要形态学检验技术人员最终审核。

1）外周血细胞

白细胞：可以浏览系统预分类的所有白细胞种类，也可以对白细胞重新分类和添加注解。当遇到仪器不能识别的白细胞类型时，如：幼稚嗜酸性粒细胞、幼稚嗜碱性粒细胞、幼稚单核细胞、幼稚淋巴细胞、大颗粒淋巴细胞、毛细胞、Sezary 细胞、巨核细胞等，仪器会发出报警提示，此时需人工进行确认。

红细胞：可根据红细胞概览图对红细胞进行进一步的描述，如：靶形红细胞、裂红细胞、盔形细胞、镰形细胞、球形红细胞、椭圆形红细胞、卵形红细胞、泪滴形红细胞、口形红细胞、皱缩细胞（锯齿状红细胞）、棘形红细胞、Howell-Jolly 小体、Pappenheimer 小体、嗜碱性点彩细胞、寄生虫等。

血小板：血小板的概貌图像按网格划分，可依据网格中血小板估计血小板的数量。

2）体液细胞：人工复核同上。

3.临床意义　同血细胞形态学显微镜检查。

四、血细胞形态学检查的质量控制

形态学检查严格按照标准化操作程序进行操作，在体尾交界处或至片尾的 3/4 区域，选择细胞分布均匀、细胞着色好的部位，按照一定方向（如弓字形）有规律地移动视野，避免重复或遗漏。应用低倍镜-高倍镜-油镜阅片，低倍镜观察内容应包括观察取材、涂片、染色是否满意,细胞分布情况与血细胞分析仪检测结果数量的评估是否一致,有无有核红细胞及幼稚粒细胞,有无疟原虫等寄生虫。高倍镜观察细胞结构并确认细胞:包括中性杆状核或分叶核粒细胞、淋巴细胞、单核细胞、嗜酸性粒细胞,嗜碱性粒细胞、异型淋巴细胞、有核红细胞、幼稚或异常细胞的形态改变;观察血小板数量、大小、形态有无异常改变。此外,应进行形态学人员比对和人员能力考核,以保证形态学检查结果的一致性和准确性。

(一)白细胞分类的人员比对

1.目的　保证白细胞分类人员之间结果具有可比性,保证检验人员之间结果的一致性。

2.技术要求　掌握白细胞分类的技术要求,参考 WS/T 246—2005《白细胞分类计数参考方法》。

3.操作程序

(1)样本的选择:选取 3~5 份外周抗凝血标本并编号。样本中应含有中性分叶核粒细胞、中性杆状核粒细胞、淋巴细胞、单核细胞、嗜酸性粒细胞、嗜碱性粒细胞。异型淋巴细胞、有核红细胞、未成熟白细胞可作为分类比对的细胞。

(2)确定比对人员:如 A、B、C、D、E 五人,每个标本制备 5 张血涂片,统一编号,分成 5套,每人 1 套,每套 3~5 张。每张进行白细胞分类计数,结果以百分数表示并记录。

(3)确定允许范围:以本实验室 2 名有经验者的分类结果为判断标准。

(4)结果记录:记录参加比对人员的分类结果。

(5)结果判断:判断每个人每类细胞的分类结果是否在允许范围内。

(二)血细胞形态人员比对(人员能力考核)

1.目的　保证形态学检查人员对细胞的识别能力,保证形态学检验结果的准确性。

2.技术要求　形态学检验人员应能识别如下内容。

(1)红细胞:正常红细胞,异常红细胞(如大小异常、形状异常、血红蛋白含量异常、结构及排列异常等)。

(2)白细胞:正常白细胞(如中性杆状核粒细胞、中性分叶核粒细胞、嗜酸性粒细胞、嗜碱性粒细胞、淋巴细胞和单核细胞),异常白细胞(如幼稚细胞、中性粒细胞毒性变化、Auer小体、中性粒细胞核象变化、中性粒细胞核形态的异常、与遗传因素相关的中性粒细胞畸形及淋巴细胞形态异常等)。

(3)血小板:正常血小板,异常血小板(如血小板大小异常、形态异常及聚集分布异常)。

(4)寄生虫:如疟原虫、微丝蚴、弓形虫及锥虫等。

3.操作　一次收集明确诊断的血细胞形态图片 50 张或镜下(显微镜视野下)50 个细胞,细胞种类尽量涵盖应用说明中要求识别的细胞,包括正常与异常病理形态变化细胞。要求形态学比对人员一定时间内识别上述细胞,并在将所识别的结果填写在形态学比对(考核)表格上。计算每个人的正确识别的符合率,以符合率≥80%为合格。

第三节　红细胞沉降率测定

红细胞沉降率(erythrocyte sedimentation rate,ESR)是指红细胞在一定条件下沉降的速率。检测方法有：①魏氏检测法；②自动化沉降分析法；③全自动快速血沉分析仪法。血沉对某一疾病的诊断不具有特异性，但血沉对判断疾病处于静止期与活动期、病情稳定与复发、肿瘤良性与恶性具有鉴别意义，是临床广泛应用的检验指标。

一、检测方法

（一）魏氏检测法血沉测定

1.原理　魏氏检测法血沉测定是将枸橼酸钠抗凝血液置于特制刻度血沉管内，垂直立于室温 1 小时后，上层血浆高度的毫米数值即为红细胞沉降率。正常情况下，红细胞膜表面的唾液酸因带有负电荷，使红细胞相互排斥悬浮于血浆中而沉降缓慢，细胞间的距离约为 25nm。当血浆成分或红细胞数量与形态发生变化时，可以影响排斥而改变红细胞沉降速度。影响血沉速度的因素主要有血浆因素和红细胞因素。①血浆因素：血浆中不对称的大分子物质如 γ-球蛋白、纤维蛋白原、免疫复合物、胆固醇及三酰甘油等可使红细胞表面的负电荷减少，使红细胞发生缗钱状聚集，缗钱状聚集的红细胞与血浆接触总面积减小，下沉的阻力减小、重力相对增大导致红细胞沉降加快。血浆中白蛋白、卵磷脂则相反，对红细胞下沉有抑制作用，使血沉减慢；②红细胞因素：红细胞数量增多时，下沉时受到的阻力增大使血沉减慢。相反，红细胞数量减少时，红细胞总表面积减少血沉加快。红细胞形态变化对血沉的影响多为减慢。

2.试剂与器材

（1）109mmol/L（32g/L）柠檬酸钠溶液：柠檬酸钠（$Na_3C_6H_5O_7 \cdot 2H_2O$，分子量 294.12）3.2g；用蒸馏水溶解后，再用蒸馏水稀释至 100mL，混匀。

（2）血沉管 ICSH 规定，血沉管为全长（300±1.5）mm 两端相通，一端有规范的 200mm 刻度的魏氏管（玻璃制），管内径 2.55mm 或更大些，管内均匀误差小于 5%，横轴与竖轴差<0.1mm，外径（5.5±0.5）mm，管壁刻度 200mm，误差±0.35mm，最小分度值 1mm，误差<0.2mm。

（3）血沉架：应放置平稳，避免震动和阳光直射，保证血沉管直立 90°±1°。

3.操作程序

（1）取静脉血 1.6mL，加入含 109mmol/L 柠檬酸钠溶液 0.4mL 于试管中，抗凝剂和血液比例是 1∶4，混匀。

（2）将混匀的抗凝血放入魏氏血沉管内，至"0"刻度处，将血沉管直立在血沉架上。

（3）室温条件静置 1 小时。

（4）读取红细胞上层血浆高度的毫米数。

（5）报告方式：××mm/h。

4.参考区间　成年男性 0～15mm/h；成年女性 0～20mm/h。

5.注意事项

（1）血沉管架应平稳放置，避免震动和阳光直射，保证血沉管直立 90°±1°。

（2）检测应在标本采集后 3 小时内测定完毕。存放时间超过 3 小时的样品，会出现假性增高。

（3）抗凝剂与血液之比为 1∶4，抗凝剂与血液比例要准确并立即混匀。抗凝剂应每周配制 1 次，置冰箱中保存，室温保存不超过 2 周。

（4）目前全血细胞分析都采用 EDTA 钾盐抗凝血，为了减少抽血量，有用 0.9%氯化钠溶液或柠檬酸钠抗凝剂把 EDTA 抗凝血做 1:4 稀释,立即采用魏氏血沉管检测,1 小时后读取上层血浆毫米数的方法,这种检测方法与魏氏法有良好的相关性。

(5)应注意血细胞比容对 ESR 的影响,CLSI 参考方法严格要求调节 Hct≤0.35,以消除 Hct 对 ESR 的影响。

(二)自动分析仪法血沉测定

1.原理 根据手工魏氏法检测原理设计,使用配套柠檬酸钠真空标本采集管,同时或分别对多个血液标本进行检测。通过红外线发射和接收装置自动测定管内初始液面高度,并开始计时的自动血沉仪:红外线不能穿过含大量红细胞的血液,只能穿过红细胞沉降后的血浆层,可用于检测到红细胞下降水平。仪器在单位时间内扫描红细胞高度,直至 30 分钟推算出每小时红细胞沉降数值。自动血沉仪的红外线定时扫描检测动态监测记录红细胞沉降全过程,显示检测结果并以提供红细胞沉降动态图形。

还有一种采用毛细管动态光学检测法的全自动快速血沉仪:在 32r/min 的速度自动混匀 3 分钟、温度为 37℃、红外线测微光度计在波长 621nm 的条件下,仪器自动吸入毛细管内抗凝血 200μL,在单位时间内将被检样本每 20 秒扫描 1000 次检测,通过光电二极管将光信号转变为与毛细管内红细胞浓度相关的电信号,得到的若干个电信号描绘成一个沉降曲线。红外线定时扫描检测可记录红细胞缗钱状结构的形成及沉降的变化过程,通过光密度的变化得到魏氏法相关的值。该方法学与魏氏法的相关系数=0.97。

2.试剂与器材

(1)抗凝剂:109mmol/L 柠檬酸钠溶液或 EDTA-K$_2$ 抗凝剂(1.5mg/mL)。

(2)试管:使用配套的真空标本采集管。

(3)质控品和定标品。

(4)仪器:自动血沉分析仪测定。

3.操作程序

(1)采集血液标本到标本管规定刻度后与管内抗凝剂混匀,避免血液凝固。

(2)将混匀后的标本管插入仪器内测定。

(3)严格按照仪器说明书制订操作规程并进行操作。

4.参考区间 成年男性 0~15mm/h;成年女性 0~20mm/h。

5.注意事项

(1)采集足够量的血液标本。

(2)抗凝血标本应在室温条件下(18~25℃),2 小时内测定。在测定期内温度不可上下波动,稳定在±1℃之内。室温过高时血沉加快,可以按温度系数校正。室温过低时血沉减慢,无法校正。

(3)存放时间超过 3 小时的样品,结果会有假性增加。

(4)严格按照厂家说明书进行室内质控、定标及仪器操作。

(5)应注意血细胞比容对 ESR 的影响,CLSI 参考方法严格要求调节 Hct≤0.35,以消除 Hct 对 ESR 的影响。

二、临床意义

1.ESR 增快

(1)生理性血沉增快:12 岁以下的儿童或 60 岁以上的高龄者、妇女月经期、妊娠 3 个月以上ESR可加快,其增快的原因与生理性贫血及纤维蛋白原含量增加有关。

（2）病理性血沉增快

1）炎症性疾病:急性炎症由于血中急性期反应物质迅速增多使血沉增快,慢性炎症如结核或风湿病时,血沉可用于观察病情变化和疗效。血沉加速,表示病情复发和活跃;当病情好转或静止时,血沉也逐渐恢复正常。

2）组织损伤和坏死:较大的组织损伤、手术创伤可导致血沉增快,如无并发症多于2~3周恢复正常。血沉可用于鉴别功能性病变与器质性疾病,如急性心肌梗死时ESR增快,而心绞痛则ESR正常。

3）恶性肿瘤:用于鉴别良、恶性肿瘤,如胃良性溃疡ESR多正常、恶性溃疡ESR增快。恶性肿瘤治疗明显有效时,ESR渐趋正常,复发或转移时可增快。

4）高球蛋白血症:如多发性骨髓瘤、肝硬化、巨球蛋白血症、系统性红斑狼疮、慢性肾炎时,血浆中出现大量异常球蛋白,血沉显著加快。

5）贫血:血红蛋白低于90g/L时,血沉加快。

2.ESR减慢　临床意义不大,见于红细胞增多症、球形细胞增多症、纤维蛋白原缺乏等。

第四节　血液流变学检查

血液流变学是研究血液流动与变形性及其临床应用的,是生物流变学的一个分支。血液流变学应用血液黏度分析仪对抗凝全血或血浆标本进行检查,可以测定出不同切变率条件下的全血黏度,并据此计算出红细胞刚性指数和红细胞聚集指数等相关血液流变学参数。通过检查全血、血浆及血液有形成分(红细胞、白细胞、血小板)的流动性、变形性和聚集性的变化规律,判断血管内血液循环状况,为血流特性监测及治疗效果评估提供客观依据。

一、全血黏度测定

全血黏度是血液最重要的流变学特性参数,由血细胞比容、红细胞聚集性、红细胞变形性、红细胞表面电荷、血浆黏度、纤维蛋白原含量及白细胞和血小板流动性等多种因素决定,全血黏度高于血浆黏度,全血黏度越大,血液流动性越小。用于全血黏度测定的方法主要有两大类:旋转式黏度计检查法和毛细管黏度计检查法,通常采用锥板旋转式黏度分析仪进行测定。

（一）检测方法

1.旋转式黏度计检查法

（1）原理:旋转式黏度计由一个平板和一个圆锥构成,两者之间有一个小的夹角。将血液填充在圆锥和平板之间的狭窄空间里,通过电机控制平板以一定的角速度旋转时,由于血液的黏稠性,在圆锥产生一个复原扭矩,并被与圆锥相连的感受器检查出来。复原扭矩的大小与血液黏度呈正相关。血液是非牛顿流体,其黏度随切变率变化而变化,测定全血黏度须选择一定的切变率范围,国际血液学标准委员会(ICSH)建议,测定全血黏度的低切变率范围在1~200/s,高切变率最好可以测量到300~400/s的黏度。临床通常选择2~3个切变率。

（2）试剂与器材

1）抗凝剂:每1mL全血加入10~20U肝素抗凝剂。

2）器材：血液黏度分析仪。

（3）操作程序

1）取患者静脉血 6mL，以肝素抗凝，每 1mL 全血含 10~20U 肝素。

2）打开仪器预热，使恒温系统达到测试温度 37℃。

3）将待检样本在测试温度下恒温 5 分钟后，充分混匀，放入检查盘的相应检查通道。

4）对待检样本进行编号，点击确定开始检查，切变率按由低至高的顺序进行测量。

5）检查完毕后，执行关机前清洗程序、关机程序。

6）可参照仪器使用说明书操作。

（4）参考区间

1）切变率为 $200s^{-1}$：男，3.84~5.30mPa·s；女，3.39~4.41mPa·s。

2）切变率为 $50s^{-1}$：男，4.94~6.99mPa·s；女，4.16~5.62mPa·s。

3）切变率为 $5s^{-1}$：男，8.80~16.05mPa·s；女，6.56~11.99mPa·s。

2.毛细管黏度计检查法

（1）原理 在固定的压力驱动下，通过一定量的不同牛顿流体在一定长度和内径的玻璃毛细管里的流过时间与等体积的 0.9%氯化钠溶液通过玻璃毛细管所需时间的比值，为该液体的黏度。计算公式为对照液体的已知黏度乘以待测液体流过时间，再除以已知液体流过时间。

（2）试剂与器材

1）抗凝剂：①肝素抗凝剂：每 1mL 全血加入 10~20U 肝素；②EDTA-Na_2 抗凝剂：每 1L 全血加入 1.5g EDTA-Na_2。

2）器材：毛细管黏度计。

（3）操作程序

1）取患者静脉血，以肝素（10~20U/mL 血）或 EDTA（1.5g/L 血）抗凝。

2）血样置于水浴中，恒温 5 分钟，混匀后加入储液池，同时按下测量钮开始计时，测得血样流过时间。

3）按上述 2 步操作，测量 0.9%氯化钠溶液流过时间。

4）计算每个平均切变率下的血液表观黏度。

5）可参照仪器使用说明书操作。

（4）参考区间：男，3.84~4.66mPa·s；女，3.33~3.97mPa·s。

（二）临床意义

1.增高

（1）心脑血管病：脑血栓、脑供血不足、心肌梗死和心绞痛的发病与血液黏度升高有关，增高的程度可反映心肌缺血的严重性。血液黏度测定对血栓性疾病的预防提供一项前瞻性指标。

（2）高血压及肺心病：主要与红细胞变形性降低、血细胞比容增加、纤维蛋白原增加有关。

（3）恶性肿瘤：血液黏度升高还使得肿瘤易于转移。

（4）血液病：白血病细胞增多、原发性或继发性红细胞增多，原发性或继发性血小板增多症等，导致全血黏度和血浆黏度均增高。

（5）异常血红蛋白病：黏度增高，红细胞变形能力明显降低。

2.降低　各种原因的贫血。

二、血浆黏度测定

血浆黏度是血液最基本的流变学特性参数，血浆黏度受血液蛋白质的大小、形状和浓度的影响，如血纤维蛋白原、巨球蛋白、免疫球蛋白等。血浆是牛顿流体，其黏度与切变率变化无关。血浆黏度通常用毛细管黏度计测定。

1.原理　一定体积的受检血浆流经一定半径和长度的毛细管所需的时间，与该管两端压力差计算血浆黏度值，见公式

$$Q = \frac{pR^4 \Delta P}{8L\eta_p}$$

式中，Q——血浆流量，R——毛细管半径，L——毛细管长度，Δp——压力表，η_P——血浆黏度。

2.试剂与器材

（1）抗凝剂：每1mL全血加入10~20U肝素抗凝剂。

（2）器材：血液黏度分析仪。

3.操作程序

（1）取患者静脉血6mL，以肝素抗凝，将血液以4500r/min离心10分钟，取血浆待用。

（2）检测步骤同全血黏度的检测步骤。

（3）可参照仪器使用说明书操作。

4.参考区间　男，1.72~1.80mPa·s；女，1.72~1.84mPa·s。

5.临床意义　血浆黏度增高见于：①心脑血管病、高血压、血液病、恶性肿瘤等；②血浆黏度在很大程度上还取决于机体内水的含量，当脱水出现血液浓缩时，血浆黏度可有大幅度升高，而血液稀释时血浆黏度下降；③异常免疫球蛋白血症、高球蛋白血症、多发性骨髓瘤、巨球蛋白血症可导致血浆黏度显著升高。血浆黏度降低无明显临床意义。

三、红细胞聚集指数

红细胞聚集性是指当血液的切变力降低到一定程度，红细胞互相叠连形成缗钱状聚集的能力。主要检测方法有红细胞沉降率法和黏度测定法。

1.原理

（1）红细胞沉降率法：血浆中不对称大分子物质增多或红细胞增多与形态变化会导致红细胞表面电荷、Hct、血浆黏度等诸多变化，这些变化会使红细胞在血管内发生聚集。随着红细胞聚集体的形成及其比重的增加，红细胞沉降率明显加快，红细胞沉降率（ESR）在一定程度上反映红细胞的聚集性。因此，利用血沉方程：$ESR = K[Hct - (\ln Hct + 1)]$求出K值，由K值估计红细胞的聚集性。K值越大，表示红细胞聚集性越高。

式中，ESR：红细胞沉降率，Hct：血细胞比容，ln：自然对数。

（2）黏度测定法根据近年国际推荐方法，低切变率下的血液相对黏度可以评价红细胞聚集指数（AI），计算公式为：$AI = \eta b / \eta P$，AI越大，红细胞聚集性越高。

式中，AI：红细胞聚集指数；ηb：低切血液黏度；ηp：高切血液黏度。

2.操作　可参照仪器使用说明书操作。

3.参考范围

（1）红细胞沉降率法：K 值的均值为 53±20。

（2）黏度测定法：男：2.32～3.34；女：1.85～2.90。

4.临床意义　红细胞聚集性增高见于多发性骨髓瘤、异常蛋白血症、胶原病、某些炎症、恶性肿瘤、微血管障碍性糖尿病、心肌梗死、手术、外伤、烧伤等。

四、红细胞变形性测定

红细胞变形性是指红细胞在外力作用下形状发生改变的能力，与红细胞寿命相关，是微循环有效灌注的必要条件。主要检测方法有黏性检测法、微孔滤过法和激光衍射法。

1.原理

（1）黏性检测法：血液的表观黏度随切变率升高而降低，高切变率下血液的表观黏度主要由红细胞的变形性决定。在相同血细胞比容、介质黏度和切变率下，表观黏度降低者红细胞的平均变形性越好。因此，通过测量血液在高切变率下的表观黏度及相应的血浆黏度和血细胞比容值可间接估计红细胞的平均变形性。即应用黏性测量法通过黏性方程求出参数 TK 值，利用 TK 值估计红细胞变形性。

（2）微孔滤过法：在正常状态下红细胞很容易通过比自身直径小的孔道，而在病理状态下由于红细胞变形能力下降，其通过微细孔道的阻力增加。微孔滤过法就是采用通过测量红细胞通过滤膜上微孔（$3～5\mu m$）的能力来反映红细胞变形性。

测量一定体积的悬浮液和介质流过滤膜所需时间 t_s 与 t_0。用滤过指数（IF）表示红细胞的变形性，IF 越高红细胞变形性越差，公式如下。

$$IF = \frac{t_s - t_0}{t_0(Hct)}$$

式中，t_s：悬浮液流过滤膜所需时间；t_0：介质流过滤膜所需时间；Hct：悬浮液中血细胞比容。

（3）激光衍射法：样本稀释于具有一定黏度、等渗的悬浮介质中，以流体切应力作用在红细胞的两个侧面上使之变形被拉长。在不同切变率下，用激光衍射仪测定在一定的悬浮介质中红细胞被拉长的百分比，即变形指数（deformation index，DI），可以反映红细胞的变形性。DI 值越小，红细胞变形性越差。

2.试剂与器材

（1）黏性检测法：用旋转式黏度计或毛细管黏度计。

（2）微孔滤过法：红细胞滤过仪，主要由滤膜、负压发生系统和控温三大部分组成。

3.操作程序

（1）黏性检测法：应用黏性检测法估计红细胞变形性，可利用黏性方程求出参数 TK 值。用旋转式或毛细管黏度计测量血液在高切变率下的黏度值，用毛细管黏度计测量血浆黏度，利用下列黏性方程计算 TK 值。

$$\eta_r = (1-TKC)^{-2.5}$$
$$TK = (\eta_r^{0.4}-1) \times \eta_r^{0.4}C$$

式中，η_r：相对黏度（是全血黏度与血浆黏度的比值）；T：Taylor 因子；K：红细胞群聚集指数；C：红细胞体积浓度（常以 Hct 代替）。

利用 TK 值可间接估计红细胞的变形性，正常状态下 TK 值约 0.9，TK 值越大表明红细胞变形性越差。红细胞变形性还可以由获得的黏度值计算红细胞刚性指数(IR)。

$$IR = \frac{\eta_b - \eta_P}{\eta_P} \times \frac{1}{Hct} \times 1$$

式中,η_b:全血黏度;η_P:血浆黏度;Hct:血细胞比容;IR 值越大,表明红细胞变形性越差。

(2)微孔滤过法

1)将血液以 2000r/min 离心 10 分钟,弃去血浆及红细胞柱表面的血浆黄层,以 PBS 洗涤 3 次,每次洗后以 2000r/min 离心 5 分钟,弃去上清液。

2)压紧的红细胞按 1:9(v/v)加到 PBS 中配成浓度 10% 的悬浮液备用。

3)在加样前使储气瓶内保持 0.98kPa 或 1.96kPa 负压,分别吸取悬浮介质(PBS)和细胞悬浮液加入到带刻度的样品池内,分别测量在负压作用下流过滤膜的时间 t_0 和 t_s,计算红细胞的滤过指数(IF)。

4)参照本实验室使用的仪器说明书操作。

4.参考区间

(1)黏性检测法:$180s^{-1}$ 为小于 1.00。

(2)微孔滤过法:全血滤过法,0.29±0.10;红细胞悬浮液滤过法,0.98±0.08。

(3)激光衍射法:DI:$500s^{-1}>49\%$,$800s^{-1}>56\%$(以 15% 聚乙烯吡咯烷酮为悬浮介质)。

5.临床意义　红细胞变形性降低见于:①冠心病与急性心肌梗死;②1/3~1/2 脑动脉硬化与脑梗死的患者红细胞变形性降低,在急性脑梗死发作时,变形性降低更为显著;③高血压可见红细胞变形性降低,导致血流减慢、微循环灌注减少,加重组织缺氧和酸中毒;④糖尿病、肾病、肝脏疾病均引起不同程度的红细胞变形性下降;⑤红细胞疾病如镰形细胞性贫血、遗传性球形红细胞增多症、自身免疫性溶血性贫血、不稳定血红蛋白病等膜或血红蛋白异常,可导致红细胞变形性减低。红细胞变形性增高可见于缺铁性贫血。

五、红细胞表面电荷测定(红细胞电泳法)

细胞电泳技术是通过测量细胞在电场中的泳动来反映细胞表面电荷的,进而研究细胞的表面结构和功能。将红细胞悬浮于 0.9% 氯化钠溶液或自身血浆中,在电场的作用下,借助显微镜观察红细胞的电泳速度。由于红细胞表面带有负电荷,因此,红细胞向正极移动,电泳速度与其表面负电荷的密度大小呈正比。

1.原理　红细胞表面带负电荷,在电场中向正极移动,其电泳泳动度(EPM)计算如下。

$$EPM = \frac{v}{E}$$

式中,v 为细胞泳动速度;E 为电场强度。

只要测出细胞的 EPM,自动化仪器经过一系列换算便可得出红细胞表面的电荷速度。

2.试剂与器材

(1)肝素或 EDTA-Na$_2$。

(2)0.9% 氯化钠溶液或 9% 的蔗糖溶液。

(3)细胞电泳仪。

3.操作　可参照电泳仪器使用说明书操作。

(1)红细胞悬浮液的配制:取静脉血,以肝素抗凝(10~20U/mL 血)或 EDTA-Na$_2$(1.5g/L

血)抗凝,以2000r/min离心10分钟,取出血浆存于小试管内,随后加入1滴血使其中红细胞浓度达到$10^4/\mu L$左右备用,也可用0.9%氯化钠溶液或9%的蔗糖溶液作悬浮介质。但是由于0.9%氯化钠溶液离子强度大、导电性强,电泳池内工作电流大,易生热而影响测量结果。

(2)将稀释的红细胞悬浮液装入方形玻管内,两端套好琼脂管,装入电泳管架的槽内,然后置于显微镜台上并插入电极。

(3)接通电源,通过倒向开关变换两电极的极性,利用微标尺测量细胞在电场作用下泳动一定距离(s)所需时间(t),仪器自动记录20个细胞在两个方向泳动时间的平均值(t̄),并会自动给出红细胞的电泳动度(EPM)和细胞表面电荷密度。

4.参考区间　14.6～18.2秒。

5.临床意义　红细胞表面电荷减少或丧失,导致红细胞间的静电斥力减少,使红细胞聚集性增加,形成串联、堆集现象,血流减慢。见于冠心病、脑血栓、糖尿病、脉管炎等血栓病。

六、血液流变学检查的质量要求

1.采血与抗凝　肝素抗凝采集静脉血6mL,采血方式不当可引起黏度测定误差。根据ICSH的建议,压脉带压迫的时间应尽可能缩短,针头插入血管后,应在压脉带松开5秒后开始抽血,缓慢旋转使血液和抗凝剂充分混匀,避免剧烈振摇造成红细胞破裂后溶血。抗凝剂以用肝素(10～20U/mL血)或$EDTA-Na_2$(1.5g/L血)为宜。为防止对血液的稀释作用,应采用固体抗凝剂,若采用液体抗凝,应提高抗凝剂的浓度,以减少加入液体的量。

2.血样存放时间　采血后立即送检进行测试,样本18～25℃保存,最好于4小时内完成测试。在室温下存放时间过长,会引起测量结果偏高,若存于4℃冰箱可延长至12小时。血样不宜在0℃以下存放,因为在冷冻条件下红细胞会发生破裂。

3.仪器及操作要求　旋转式黏度计比较适合全血黏度测定,毛细管黏度计则比较适合血浆黏度测定。黏度计需用标准油定期进行校准,定期检查黏度计测量的准确性、分辨率和精密度。血液黏度检查准确性受温度影响较大,仪器的恒温系统一定要稳定保持在37℃。操作应依据仪器类型及仪器使用说明书建立本实验室的标准操作规程(SOP)。

4.参考区间的建立　不同的检查仪器和检查方法参考区间不完全相同,即使应用标准化的操作方法也难以获得一致的参考区间,因此不同的实验室应建立自己的参考区间或对仪器提供的参考区间进行验证,验证方法是至少检测20例健康人标本,>95%的样本数在参考区间内,如果如参考区间分组,则每组至少20例,结果判定以R=测定结果在参考范围内的例数/总测定例数≥95%为标准。

5.残留液及Hct的影响　前一个血样测量后,毛细管内壁残留的液体会影响下一血样黏度的测定,在实际测量中可用下一个血样进行冲洗,即加入过量的第二血样,使其前沿先流入的液体冲洗毛细管,带走残留层。红细胞对全血黏度的影响最大,二者呈正比关系,即全血黏度随Hct的增加增大。

6.红细胞表面电荷测定　介质的离子强度越大,电泳速度越慢。电场强度越高,电泳速度越快。温度升高可导致介质黏度降低、细胞泳动阻力变小、电泳速度增大。漂移现象即在无电场作用时,电泳池内细胞仍向某一方向移动。这是由于电泳小室有泄漏所致,故方玻管两端的琼脂管一定要套装好。

第二章 骨髓细胞检查技术

第一节 骨髓细胞化学染色

骨髓细胞化学染色(以下简称细胞化学染色)是以细胞形态学为基础,结合化学、生物化学等技术对血细胞内各种化学物质作定性、定位、半定量分析的方法(以前称组化)。细胞化学染色临床上用于:①辅助判断急性白血病的细胞类型;②辅助血液系统等疾病的诊断和鉴别诊断;③观察疾病疗效和预后。

不同的细胞化学染色步骤不同,但基本步骤为固定、有色沉淀反应及复染。细胞化学染色种类很多,如髓过氧化物酶染色、苏丹黑染色、中性粒细胞碱性磷酸酶染色、铁染色及酯酶染色等。本节介绍中性粒细胞碱性磷酸酶染色、铁染色等9种。

一、中性粒细胞碱性磷酸酶染色

1.原理　中性成熟粒细胞碱性磷酸酶(NAP)在 pH 9.6 左右环境中,能水解磷酸萘酚钠底物释出萘酚,后者与重氮盐耦联,生成不溶性有色沉淀,定位于细胞酶活性所在之处。

2.试剂和材料

(1)固定液:40%甲醛 25mL,加无水乙醇至 100mL,置 4℃冰箱。

(2)基质液:①底物:α-磷酸萘酚钠;②丙二醇缓冲液(0.05mol/L pH 9.7):取 0.2mol/L 贮备液(即 2-氨基-2-甲基-1,3-丙二醇 10.5g,加蒸馏水至 500mL)25mL 及 0.1mol/L 盐酸溶液 5mL,加蒸馏水至 100mL;③重氮盐:坚牢蓝 RR 或坚牢酱紫 GBC,取 20mg①溶于 20mL②中,再加 20mg③,混合为基质液(pH 9.5~9.6)。临用前新鲜配制。

(3)复染液:10g/L 甲基绿溶液。

3.操作步骤

(1)将固定液覆盖于新鲜血片 30~60s,流水冲洗,晾干。

(2)将涂片置基质液,或将基质液直接滴加在血膜上,37℃水浴 45 分钟,流水冲洗。

(3)甲基绿复染 5~10 分钟,流水冲洗,晾干镜检。

4.结果　结果判断:红色颗粒为阳性,染色结果分级及阳性指数见表 2-1。计数 100 个中性成熟粒细胞,得出 NAP 阳性率及阳性指数。NAP 染色结果计算及报告方式见表 2-2。

表 2-1　NAP 染色的结果分级及阳性指数

结果分级	特点	阳性指数
(-)	胞质淡蓝色,无红色颗粒	0 分
(+)	胞质中有少量红色颗粒,但不超过胞质总面积的 1/4	1 分
(++)	胞质中有较粗的红色颗粒,占胞质总面积的 1/4~1/2	2 分
(+++)	胞质中基本上充满红色颗粒,但密度较低	3 分
(++++)	胞质中充满粗大红色颗粒而呈深红色,甚至掩盖细胞核	4 分

表 2-2　NAP 染色结果计算及报告方式

计算内容	(−)	(+)	(++)	(+++)	(++++)
每 100 个细胞中	40	39	15	5	1
转化为阳性指数	40×0=0	39×1=39	15×2=30	5×3=15	1×4=4
阳性指数总和	0 分+39 分+30 分+15 分+4 分=88 分				
报告方式	NAP 阳性率 60%,阳性指数 88 分				

5.参考区间　35~70 分。各实验室应建立各自的参考区间。

6.注意事项

(1)每一步反应完毕,应直接在自来水下冲洗,而不是将液体倒掉后冲洗,以免杂质沉积。

(2)NAP 染色受多种因素影响,需同时做正常对照,最好采用感染患者的血片做阳性对照。

7.解释和应用

(1)NAP 阳性指数增加:见于细菌性感染、再生障碍性贫血、某些骨髓增生性肿瘤、慢性粒细胞白血病(加速期)、急性淋巴细胞白血病、慢性淋巴细胞白血病、淋巴瘤、骨髓转移癌、肾上腺糖皮质激素及雄激素治疗后等。

(2)NAP 阳性指数下降:见于慢性粒细胞白血病(慢性期)、阵发性睡眠性血红蛋白尿症、骨髓增生异常综合征等。

8.方法学评价　NAP 染色结果易受多种因素的影响,导致各单位参考区间相差很大。为减少判断标准的差异,最好由专人观察。NAP 阳性指数明显增加或明显减少,对疾病诊断意义较大,反之,其意义不大。

二、铁染色

1.原理　骨髓中的铁在酸性环境下与亚铁氰化钾作用,形成普鲁士蓝色的亚铁氰化铁沉淀,定位于含铁的部位。

2.试剂和材料　酸性亚铁氰化钾溶液:将 200g/L 亚铁氰化钾溶液 2.5mL 注入干净试管,缓慢加入 0.5mL 浓盐酸,边加边混匀,使沉淀消失、液体变清。必要时可离心取上清液;复染液:10g/L 中性红溶液。

3.操作步骤　将染色液滴加在骨髓小粒丰富的骨髓涂片上,37℃水浴 20~30 分钟,流水冲洗,晾干,观察骨髓小粒中的铁;中性红复染 30~60s,流水冲洗晾干,观察中幼红细胞、晚幼红细胞胞质中的铁。

4.结果

(1)结果判断:蓝色沉着物为阳性。细胞外铁分五级:(−)、(+)、(++)、(+++)、(++++);细胞内铁是计数 100 个中、晚幼红细胞中阳性细胞所占的比例。根据铁颗粒多少、粗细及排列情况将内铁分为 Ⅰ~Ⅳ 型及环形铁粒幼红细胞。细胞内、外铁的分级标准见表 2-3。红细胞中出现铁颗粒称为铁粒红细胞。

表 2-3　铁染色结果的分级及标准

细胞外铁	特点
（−）	无蓝色颗粒
（+）	有少量铁颗粒和铁小珠
（++）	有多量铁颗粒和铁小珠
（+++）	有许多铁颗粒和铁小珠,有少量铁小块
（++++）	有极多铁颗粒和铁小珠,有许多铁小块
Ⅰ型	铁颗粒 1~2 颗
Ⅱ型	铁颗粒 3~5 颗
Ⅲ型	铁颗粒 6~10 颗或粗颗粒 1~4 颗
Ⅳ型	铁颗粒 ≥11 颗或粗颗粒 ≥5 颗
环形粒幼红细胞	铁颗粒在 5 颗以上,围绕核周 1/3 以上

（2）结果报告:细胞外铁分级,细胞内铁阳性率及阳性分布情况。

5.参考区间　细胞外铁+~++,其中约 2/3 为（++）;细胞内铁:阳性率 19%~44%,以Ⅰ型为主,少数为Ⅱ型。应建立自己实验室的参考区间。

6.注意事项

（1）做铁染色的骨髓涂片不需固定,因酸性亚铁氰化钾具有固定作用。

（2）应挑选骨髓小粒丰富的骨髓涂片染色,且每一批次均应设阳性对照。

（3）酸性亚铁氰化钾及亚铁氰化钾溶液应呈淡黄色,液体变蓝说明有铁污染,应弃之。

（4）染色结果应及时观察,时间过长可使蓝色加深,造成假阳性。

（5）各种器材应避免铁污染,环境中的污染铁常干扰结果观察,尤其是细胞内铁,污染明显者细胞内铁将无法观察。

（6）其他见 NAP 染色注意事项。

7.解释和应用

（1）缺铁性贫血:细胞外铁均阴性,细胞内铁阳性率明显下降或为零。

（2）铁粒幼细胞性贫血及伴环形铁粒幼红细胞增多的难治性贫血,其环形铁粒幼红细胞>15%（占红系细胞）;细胞外铁也常增加。

（3）非缺铁性贫血如再生障碍性贫血、巨幼细胞贫血、溶血性贫血等,细胞外铁和内铁正常或增加;而感染、肝硬化、慢性肾炎、尿毒症、血色病等,细胞外铁明显增加而铁粒幼红细胞可减少。

8.方法学评价　铁染色结果一般情况下是可信的(尤其是细胞外铁),虽然该指标不如血清铁蛋白敏感,但不受多种病理因素的影响。铁染色是反映机体储存铁的金标准,但必须规范操作,避免出现假阳性或假阴性。

三、髓过氧化物酶染色

髓过氧化物酶（MPO）,又称过氧化物酶（POX）,其染色方法有多种。本节介绍二氨基联苯胺法(DAB法)及Washburn法。

(一)二氨基联苯胺法

1.原理 粒细胞和部分单核细胞的溶酶体颗粒中含有MPO,能催化二氨基联苯胺使其脱氢形成黄色不溶性沉淀,定位于细胞质内酶所在的部位,而二氨基联苯胺所脱的氢,使H_2O_2还原成H_2O。

2.试剂和材料

(1)固定液:pH6.6甲醛-丙酮缓冲液。由Na_2HPO_4 20mg、KH_2PO_4 100mg、丙酮45mL、400g/L甲醛25mL及蒸馏水30mL组成,置4℃保存。

(2)应用液:①底物:3,3-二氨基联苯胺;②50mmol/L Tris-HCl缓冲液(pH7.6);③3%H_2O_2,取20mg①,加50mL②液,再加0.2mL③液,充分混匀溶解后过滤。临用前新鲜配制。

(3)复染液:苏木素或吉姆萨液。

3.操作步骤

(1)将固定液滴加在新鲜骨髓涂片上,固定30秒,流水冲洗、晾干。

(2)将应用液滴加在血膜上,作用10~15分钟,流水冲洗。

(3)用苏木素或吉姆萨液复染10分钟,流水冲洗,晾干镜检。

4.结果 阳性产物为棕黄色沉淀。分级标准见表2-4。结果报告形式为MPO染色阳性率及分布情况(或阳性指数),计算方法同NAP染色。各种正常血细胞的染色结果见表2-5。

表2-4 MPO染色结果分级及阳性指数

结果分级	特点	阳性指数
(−)	无阳性颗粒	0分
(±)	颗粒细小,分布稀疏	0.5分
(+)	颗粒较粗,常呈局灶性分布,约占胞质1/4	1分
(++)	颗粒粗大,分布较密,占胞质1/4~1/2	2分
(+++)	颗粒粗大,团块状分布,占胞质1/2~3/4	3分
(++++)	布满整个细胞,可覆盖核上	4分

表2-5 正常血细胞的MPO染色结果

阳性反应细胞	阳性程度	阳性特征	阴性反应细胞
部分原始粒细胞	(+)~(++)	颗粒较粗,常局灶性分布	部分原始粒细胞
早幼粒细胞	(++)~(+++)	胞质中充满阳性颗粒	嗜碱性粒细胞
中性幼稚粒细胞	(++)~(+++)	同上	大部分单系细胞
中性成熟粒细胞	(++)~(++++)	同上,并常覆盖核上	淋-浆系细胞
嗜酸性粒细胞	(++)~(++++)	颗粒粗大、密集、立体感	红系细胞
少数单系细胞	(±)~(+)	颗粒细小、稀疏或灶性分布	巨系细胞

阳性反应细胞	阳性程度	阳性特征	阴性反应细胞
部分吞噬细胞	（+）	颗粒细小、稀疏	部分吞噬细胞
少数网状细胞	（+）	颗粒细小、稀疏	其他非造血细胞

5.注意事项

（1）H_2O_2 液最适浓度为 0.05mol/L 左右。若浓度过高，会抑制 MPO 活性，过低又会降低 MPO 在染色中的反应性，甚至假阴性。

（2）制片不宜太厚，如太厚而 H_2O_2 液浓度过低，会出现血膜边缘阳性结果正常，其他部位阳性程度明显减弱或假阴性。

（3）一般首先观察中性成熟粒细胞是否强阳性，强阳性者说明本次染色是成功的。并观察需要辨认的白血病细胞[原始和（或）幼稚细胞]反应结果。如果涂片中没有强阳性对照细胞，应选择其他合适的片子作为对照。

（4）其他见 NAP 染色注意事项。

（二）Washburn 法

1.原理　粒细胞和部分单核细胞的溶酶体颗粒中含有 MPO，能催化无色联苯胺脱氢形成蓝色联苯胺，后者与硝普钠结合，再进一步氧化形成棕黑色联苯胺，沉淀于细胞质内酶活性部位，而联苯胺所脱的氢，使 H_2O_2 还原成 H_2O。

2.试剂和材料

（1）联苯胺溶液（MPO Ⅰ 液）：联苯胺 0.3g，加 360g/L 硝普钠溶液 1mL，溶解于 95% 乙醇并加到 100mL。贮存于棕色瓶，室温可保存数月。

（2）稀过氧化氢液（MPO Ⅱ 液）：5mL 蒸馏水中滴加 3% 过氧化氢 1 滴或在 25mL 蒸馏水中加 3% 过氧化氢 0.3mL。用前临时配制。

（3）复染液：瑞特染液。

3.操作步骤

（1）在新鲜骨髓涂片加联苯胺液 5~8 滴，固定 1~2 分钟。

（2）加等量稀过氧化氢液，混匀，作用 4~8 分钟，流水冲洗。

（3）再用瑞特染液复染 20~30 分钟，流水冲洗，晾干镜检。

4.结果　阳性产物为棕黄色或棕黑色，阳性程度

5.解释和应用　本染色解释和应用与 MPO 染色基本相似，但极少数急性淋巴细胞白血病可呈阳性。

6.方法学评价　SBB 染色的特异性低于 MPO 染色，灵敏度高于 MPO 染色，急性粒细胞白血病 MPO 染色可阴性，但 SBB 染色可阳性。由于两者解释和应用相似，在鉴别急性白血病类型时通常选择其中之一，因为特异度比灵敏度更为重要，所以首选 MPO 染色。如果患者 MPO 染色阴性，可加做 SBB 染色或直接采用细胞免疫分型来确认。

四、α-醋酸萘酚酯酶染色

1.原理　血细胞内的 α-醋酸萘酚酯酶（α-NAE）在中性条件下使 α-醋酸萘酚释放出

α-萘酚,与重氮盐耦联形成不溶性有色沉淀,定位于细胞质内酶所在的部位。α-NAE 是一种中性非特异性酯酶,有的细胞系列中此酶能被氟化钠抑制,所以做 α-NAE 染色时,需同时做氟化钠抑制试验。

2.试剂和材料

(1)固定液:10%甲醛生理盐水,置 4℃冰箱;或用 40%甲醛。

(2)基质液:①0.067mol/L pH 7.6 PBS;②10g/Lα-醋酸萘酯酶溶液:用 50%丙酮溶液作为溶剂;③重氮盐:坚牢蓝 B(或坚牢蓝 RR、坚牢黑 B);④氟化钠,取 50mL①,将 1mL②缓慢滴入其中,充分振摇混匀,加 50mg③充分振摇混匀,过滤后将滤液分为两份(各约 25mL),其中一份中加入 37.5mg④,并标记清楚。

(3)复染液:10g/L 甲基绿溶液。

3.操作步骤

(1)将甲醛生理盐水滴加在 2 张新鲜骨髓涂片上固定 5 分钟或用甲醛蒸汽固定 5~10分钟后,流水冲洗,晾干。

(2)将 2 张涂片分别放入两份基质液中(一份 α-NAE 染色,另一份抑制试验),置 37℃水浴 60 分钟,流水冲洗。

(3)甲基绿溶液复染 5~10 分钟,流水冲洗,晾干镜检。

4.结果　阳性产物为棕黑色或灰黑色弥散性颗粒沉淀。根据阳性物质有无、多少分为(−)至(++++),分级标准见表 2-6。结果报告形式为染色阳性率、阳性指数及 NaF 抑制率。阳性率、阳性指数的计算方法同 NAP 染色,NaF 抑制率计算公式如下。

氟化钠抑制率(%)= [(抑制前阳性率或阳性指数−抑制后阳性率或阳性指数)/抑制前阳性率或阳性指数]×100%

抑制率>50%即为抑制,根据抑制程度分为部分抑制和完全抑制。

表 2-6　α-NAE 染色结果分级及阳性指数

结果分级	特点	阳性指数
(−)	无棕黑色或灰黑色颗粒	0 分
(+)	棕黑色或灰黑色颗粒占胞质 1/2	1 分
(++)	棕黑色或灰黑色颗粒占胞质 3/4	2 分
(+++)	充满灰黑色或弥散灰黑色颗粒,但密度较低	3 分
(++++)	充满灰黑色或充满弥散灰黑色颗粒,但密度较高	4 分

正常血细胞反应结果:单核细胞系统均为阳性且较强,加氟化钠抑制。粒细胞系统中原粒细胞阴性或阳性,早幼粒以后细胞均阳性++~+++,加氟化钠不抑制。淋巴细胞系统等为阴性或阳性,加氟化钠不抑制。

5.注意事项

(1)如果涂片中没有阳性对照细胞,应选择其他合适的片子作为对照。

(2)其他见 NAP 染色注意事项。

6.解释和应用　主要用于辅助鉴别急性白血病细胞类型。急单大多呈阳性(常较强)，阳性反应能被氟化钠抑制；急粒、急淋呈阳性或阴性，阳性反应不能被氟化钠抑制；急性早幼粒细胞白血病呈强阳性，阳性反应一般不能被氟化钠抑制，但有时可出现抑制现象。

7.方法学评价　本染色的关键是如何辨认白血病细胞、是否被抑制、如何排除假阳性及假阴性等。由于 α-NAE 染色涂片中的细胞结构不如瑞特染色清楚，而且阳性颗粒覆盖在细胞上，干扰了白血病细胞的辨认，所以结果与实际真值之间会有一定误差，而且涂片中细胞种类越多，误差就越大。假阳性主要是由于试剂等原因导致阳性颗粒出现在背景及阴性细胞上；假阴性往往是试剂失效等所致，涂片中找不到阳性的对照细胞。NaF 抑制率的计算根据阳性指数计算比较合理。

五、醋酸 AS-D 萘酚酯酶染色

1.原理　血细胞内的醋酸 AS-D 萘酚酯酶(NAS-DAE)在中性条件下使醋酸 AS-D 萘酚释出 AS-D 萘酚，与重氮盐耦联形成不溶性的有色沉淀，定位于细胞质内酶所在部位。它是一种非特异性酯酶，需同时做氟化钠抑制试验。

2.试剂和材料

(1)固定液：40%甲醛。

(2)基质液：①底物：醋酸 AS-D 萘酚；②丙酮；③丙二醇；④0.067mol/L pH 7.0PBS；⑤重氮盐：坚固蓝 BB 盐；⑥氟化钠：取 10mg①溶于 1mL②及 1mL③中，加到 40mL④中，充分混匀，再加入 40mg⑤，混匀，过滤后将滤液分为两份(各约 21mL)，其中一份中加入 31.5mg⑥，并做标记。

(3)复染液：10g/L，中性红溶液。

3.操作步骤

(1)取 2 张新鲜骨髓涂片用甲醛蒸汽固定 5～10 分钟，流水冲洗，晾干。

(2)将 2 张涂片分别放入两份基质液中(一份 NAS-DAE 染色，另一份抑制试验)，置 37℃温育 1 小时，流水冲洗，晾干。

(3)中性红溶液复染 30～60 秒，流水冲洗，晾干镜检。

4.结果　阳性结果为蓝色颗粒，根据阳性颗粒量分为(−)、(+)、(++)、(+++)、(++++)，分级标准基本同 α-NAE 染色；正常血细胞反应结果：基本同 α-NAE 染色；结果报告：阳性率、阳性指数及抑制率。

5.注意事项　同 α-NAE 染色。

6.解释和应用　基本同 α-NAE 染色

7.方法学评价　基本同 α-NAE 染色。但 NAS-DAE 染色所提供的信息较少且受到实践和理论上的限制。

六、α-丁酸萘酚酯酶染色

1.原理　血细胞内的 α-丁酸萘酚酯酶(α-NBE)在碱性条件下水解 α-丁酸萘酚释出 α-萘酚，与六偶氮副品红耦联，形成红色沉淀，定位于细胞质内酶所在的部位。此酶主要存在于单核细胞系统，可被氟化钠抑制，需同时做氟化钠抑制试验。

2.试剂和材料

(1)固定液：40%甲醛。

（2）基质液：①底物：α-丁酸萘酚；②乙二醇-甲醚溶液；③0.1mol/L pH 8.0 PBS；④六偶氮副品红溶液（40g/L 副品红盐酸液和 40g/L 亚硝酸钠液 1∶1 混匀）；⑤氟化钠：将①50mg 溶解于 2.5mL②中，再将其溶解于 47.5mL③中，最后将 0.25mL④加入其中，充分混匀、过滤后，将基质液分为两份（各 25mL），其中一份中加入氟化钠 37.5mg，并做标记。

（3）复染液：10g/L 甲基绿溶液。

3.操作步骤

（1）取 2 张新鲜骨髓涂片用甲醛蒸气固定 5 分钟，流水冲洗、晾干。

（2）将 2 张涂片分别放入两份基质液中（一份 α-NBE 染色，另一份抑制试验），置 37℃ 中水浴 45 分钟，流水冲洗。

（3）甲基绿溶液复染 5~10 分钟。流水冲洗，晾干镜检。

4.结果

（1）结果判断，阳性结果为红色沉淀。

（2）正常血细胞反应结果。

1）单核细胞系统：除少数原始单核细胞（指分化差的细胞）呈阴性，其他均呈阳性，阳性反应能被氟化钠抑制。

2）粒细胞系统：常呈阴性。

3）淋巴细胞系统：T 淋巴细胞、非 T 非 B 淋巴细胞可呈阳性，B 淋巴细胞呈阴性。

4）巨核细胞、幼红细胞、浆细胞呈阴性或弱阳性；组织细胞可呈阳性，但不被氟化钠抑制。

（3）结果报告形式为阳性率、阳性指数及氟化钠抑制率。

5.注意事项

（1）由于基质液含酯量高，37℃温育后，流水冲洗时间宜长，以保持涂片背景干净。

（2）染色时，最好选择一张成熟单核细胞较多的涂片作阳性对照。

6.解释和应用　基本同 α-NAE 染色，主要也是用于辅助鉴别白血病细胞类型。急性单核细胞白血病阳性，可被氟化钠抑制；急性粒单核细胞白血病的部分白血病细胞呈阳性，部分白血病细胞呈阴性反应；急性粒细胞白血病、急性早幼粒细胞白血病多数呈阴性。

7 法学评价　α-NBE 和 α-NAE 在单系表达较强，属于同一类细胞化学染色，α-NBE 的优点是特异性较 α-NAE 高，但 α-NBE 试剂较贵且灵敏度不如 α-NAE，所以临床上常选择 α-NAE 染色。

七、氯乙酸 AS-D 萘酚酯酶染色

1.原理　血细胞内的氯乙酸 AS-D 萘酚酯酶（NAS-DCE 或 CAE）或称氯乙酸酯酶（CE），能水解氯乙酸 AS-D 萘酚产生 AS-D 萘酚，进而与重氮盐耦联形成不溶性有色沉淀，定位于细胞质内酶所在部位。NAS-DCE 几乎仅出现在粒细胞，特异度高，又称为"特异性酯酶""粒细胞酯酶"。

2.试剂和材料

（1）固定液：10%甲醛-甲醇固定液，甲醛 1 份与甲醇 9 份。

（2）基质液：①底物：氯乙酸 AS-D 萘酚；②二甲基甲酰胺液；③0.067mol/L pH7.6 PBS；④40g/L 副品红盐酸液：4g 副品红溶于 2mol/L 盐酸 100mL 中；⑤40g/L 亚硝酸钠液：将 5mg ①溶解于 2.5mL②中，再加入到 47.5mL③中，将 0.125mL 六偶氮副品红溶液（将④和⑤等量

充分混合约 1 分钟后即可)放入上述溶液中。

(3)复染液:10g/L 甲基绿溶液。

3.操作步骤

(1)涂片用甲醛-甲醇固定液蒸气固定 5 分钟,流水冲洗,晾干。

(2)将涂片放入基质液中,37℃水浴温育 30 分钟,流水冲洗。

(3)甲基绿溶液复染 5~10 分钟,流水冲洗,晾干镜检。

4.结果

(1)结果判断,阳性为鲜红色或深红色颗粒状沉淀,定位于胞质中。根据阳性有无、多少分为(-)、(+)、(++)、(+++)、(++++),分级标准基本同 α-NAE 染色。

(2)正常血细胞反应结果

1)粒细胞系统:原始粒细胞阴性或阳性,自早幼粒至中性成熟粒细胞均呈阳性反应,但酶活性不随细胞的成熟而增强。

2)单核细胞系统:多数为阴性反应,少数为弱阳性。

3)淋巴细胞、浆细胞、有核红细胞和血小板均阴性。

(3)结果报告形式为阳性率、阳性指数(或阳性分布情况)。

5.注意事项

(1)用甲醛蒸气固定 5~10 分钟,也可取得良好染色效果。

(2)如果涂片中没有强阳性对照细胞,应选择其他合适的片子作为对照。

6.解释和应用 主要用于辅助鉴别急性白血病细胞类型。急性粒细胞白血病呈阳性或阴性;急性早幼粒细胞白血病呈强阳性;急性单核细胞白血病几乎均呈阴性,仅个别细胞弱阳性;急性粒单核细胞白血病中原始粒细胞、早幼粒细胞呈阳性,原始单核细胞及幼稚单核细胞呈阴性;其他白血病呈阴性。

7.方法学评价 NAS-DCE 染色结果观察的关键是如何辨认哪些是白血病细胞。由于 NAS-DCE 染色涂片中的细胞结构不如瑞特染色清楚,而且阳性颗粒覆盖在细胞上,干扰了白血病细胞的辨认,所以结果与实际真值之间会有一定误差,而且涂片中细胞种类越多误差就越大。同时该染色也存在假阴性及假阳性,所以观察结果时在排除各种影响因素后,NAS-DCE 染色的阳性结果对粒系是可靠的。

八、过碘酸-雪夫反应

1.原理 含有乙二醇基(-CHOH-CHOH-)的多糖类物质被过碘酸氧化,形成双醛基(-CHO-CHO-)。醛基与雪夫试剂中的无色品红结合,使无色品红变成紫红色化合物,定位于含有多糖类的细胞内。过碘酸-雪夫反应(PAS)以前又称为糖原染色。

2.试剂和材料

(1)固定液:95%乙醇。

(2)10g/L 过碘酸溶液:置冰箱避光可保存 3 个月。

(3)雪夫液:碱性品红 1.0g 溶解于 200mL 煮沸的蒸馏水中,待冷却至 60℃时加入 1mol/L 盐酸溶液 20mL,再冷却至 25℃时加偏重亚硫酸钠 2g,次日加活性炭 1~2g,吸附过滤后使其成为无色液体。置于十分清洁、干燥的棕色瓶内置 4℃冰箱保存。

(4)复染液:10g/L 甲基绿溶液。

3.操作步骤

（1）在骨髓涂片上滴加乙醇,固定 5 分钟,流水冲洗,晾干。

（2）将过碘酸溶液滴加在血膜上室温氧化 10 分钟,流水冲洗,晾干。

（3）再将 Schiff 液滴加在血膜上作用 30 分钟,流水冲洗,晾干。

（4）用甲基绿溶液复染 5~10 分钟,流水冲洗,晾干镜检。

4.结果

（1）结果判断,阳性结果为红色沉着物,不同细胞系列阳性结果标准不一致。

（2）正常血细胞反应结果

1）粒细胞系统:原始粒细胞阳性或阴性,随着细胞成熟阳性程度增强,常呈弥散状阳性。嗜酸性颗粒阴性,颗粒间质阳性;嗜碱性颗粒阳性,颗粒间质阴性。

2）单核细胞系统:呈阳性或阴性,阳性常为细颗粒状。

3）淋巴细胞系统:正常淋巴细胞阳性率<20%,阳性为颗粒状。

4）红细胞系统:均呈阴性。

5）巨核细胞系统:各期巨核细胞和血小板均阳性,呈颗粒状、块状。

6）巨噬细胞可阳性,浆细胞阴性、也可阳性。

（3）结果报告形式为阳性率、阳性的特点（或阳性指数）。

5.注意事项

（1）通过观察中性成熟粒细胞的阳性情况可得知本次染色是否成功。

（2）PAS 染色所用的骨髓涂片可以是陈旧的片子。

（3）雪夫试剂应置于棕色瓶内避光保存,为无色,变红则为失效。

6.解释和应用

（1）红细胞系统疾病:红血病、红白血病、骨髓增生异常综合征等中幼红细胞常阳性（呈均匀红色或块状）,有的幼红细胞呈强阳性,甚至红细胞也呈阳性。在大多数红系良性疾病中幼红细胞呈阴性。

（2）白细胞系统疾病:主要用于辅助鉴别急性白血病的细胞系列,因不同细胞系列表现典型时,其阳性特点各不相同。如急性粒细胞白血病呈弥散阳性,急性单核细胞白血病呈细颗粒状,急性及慢性淋巴细胞白血病呈粗颗粒状;淋巴瘤呈块状或粗颗粒状。

（3）尼曼-匹克细胞呈阴性或弱阳性,戈谢细胞呈强阳性,Reed-Sternberg 细胞阴性或弱阳性,骨髓转移性腺癌呈常强阳性。

7.方法学评价　PAS 染色结果报告中阳性的特点比阳性指数更为有用。在恶性红系疾病中常阳性（尤其是强阳性,意义更大）,但阴性不能除外恶性可能;而大多数良性疾病的红系呈阴性,少数可有少许阳性但较弱。

1985 年国际血液学标准委员会（ICSH）成立专家小组研究了急性白血病诊断流程中的主要细胞化学染色,提出三个主要染色:MPO 染色为识别髓系细胞首选染色,是髓系分化唯一明确的标志;CE 染色为粒细胞特异性酯酶;α-NAE 染色为单系细胞标志。而 α-NBE 染色、NAS-DAE 染色所提供的信息较少且受到实践和理论上的限制,PAS 染色对类型判断的效果甚微,SBB 染色是 MPO 阴性的急性白血病患者的一种补充技术。所以急性白血病患者必须要做的细胞化学染色是:MPO 染色、CE 染色及 α-NAE 染色。

第二节　骨髓常规检验

一、骨髓涂片检验

1.骨髓涂片染色　国际血液学标准化委员会(ICSH)推荐以天青 B 和伊红 Y 为主要成分的罗曼诺夫斯基染色为标准染色法,但该法在各国应用不多。国内多采用从罗氏染色演变过来的瑞特染色法、瑞特–姬姆萨混合染色法。这里介绍瑞特染色法。

(1)染色试剂:①瑞特染液:将瑞特染粉 1g 倒入 500mL 的甲醇(AR)瓶中,每天早、晚各震荡 1 次,共 10 天,备用。如在瑞特染液中再加入吉姆萨染粉 0.3g,称为瑞特–吉姆萨染液;②pH 6.4~6.8 磷酸盐缓冲液:无水磷酸二氢钾 6.64g、无水磷酸氢二钠 2.56g,加少量蒸馏水溶解后,加水至 1L。必要时用磷酸盐调整 pH。

(2)染色步骤:①将染色液滴加至涂片上,覆盖血膜固定 15~30s;②滴加 2~3 倍量的磷酸盐缓冲液并混匀,染色 25 分钟左右;③流水冲洗、晾干镜检。

(3)注意事项:①取骨髓小粒多、血膜制备良好的骨髓涂片 2~4 张染色;②染色时间可根据片中有核细胞数量、室温等适当调节;③涂片冲洗前,片上染液不应倒掉,将片子直接放在流水下冲洗,冲洗时间应长,以免染液沉积在血膜上;④预留几张未染色的涂片,以备细胞化学染色用。

2.骨髓涂片观察

(1)低倍镜观察:①判断骨髓涂片的质量,包括涂片的厚薄、骨髓小粒多少、油滴、染色等;②骨髓中有核细胞的多少可以反映出骨髓增生程度;③计数全片巨核细胞数量;④全片观察有无体积较大或成堆分布的异常细胞如骨髓转移癌细胞、戈谢细胞、尼曼–匹克细胞,尤其应注意观察血膜尾部、上缘、下缘及头部。

(2)油镜观察:①在有核细胞计数、分类前,应先观察各系的增生程度、大致形态和比例等情况,得出初步的诊断意见;②进行细胞分类、计数及细胞形态的观察,由于涂片中巨核细胞数较少,一般不列入骨髓有核细胞分类的百分比之内,而单独对巨核细胞计数和分类。通常计数全片巨核细胞数并分类一定数量巨核细胞;③再一次对全片观察(也可用高倍镜),注意其他部位分裂象细胞、非造血细胞及有否异常细胞等情况,全片细胞分类情况与分类区域是否一致,必要时应单独快速计数或重新计数。

3.结果计算　计算各系细胞的总百分比及各期细胞百分比。一般情况下,百分比是指所有有核细胞百分比。在某些白血病中,还需计算出非红系细胞百分比,非红系细胞是指不包括有核红细胞、淋巴细胞、浆细胞、肥大细胞、巨噬细胞的骨髓有核细胞百分比。

(1)计算粒红比值:指各阶段粒细胞百分率总和与各阶段有核红细胞百分率总和之比。

(2)计算各期巨核细胞百分比或各期巨核细胞的个数。

4.填写骨髓细胞学检查报告单　填写内容见表 2-7。

表 2-7　骨髓检查报告单填写的内容

患者一般情况	包括姓名、性别、年龄、科室、病区、床号、住院号、骨髓穿刺部位、送检时间、临床诊断等
涂片情况	骨髓涂片取材、血膜制备和染色情况,可用"良好""尚可""欠佳"来评价
检验数据	包括骨髓增生程度、各阶段细胞百分比、粒红比值及计数的有核细胞总数,血涂片中各种有核细胞的百分比。同时务必复核骨髓涂片及血涂片中各种细胞的百分比总和为 100%
涂片镜下特点描述	一般由骨髓涂片、血涂片及细胞化学染色三部分组成(有的患者不需要做细胞化学染色),用文字描述各自的主要特点,其中骨髓涂片是最重要部分
骨髓涂片特征	描述时要求简单扼要、条理清楚、重点突出。可参考以下方式描述。 (1)粒系增生程度,共占百分之多少,各阶段细胞比例及形态 (2)红系增生程度,共占百分之多少,各阶段细胞比例及形态 (3)淋巴细胞及浆细胞的比例及形态 (4)单核细胞的比例及形态 (5)全片或 1.5cm×3.0cm 血膜中巨核细胞数,分类一定数量巨核细胞,各阶段巨核细胞数量及形态,血小板数量多少,存在方式及形态 (6)描述其他方面异常 (7)是否检到寄生虫和其他明显异常细胞
血涂片特征	涂片中白细胞量的情况,以什么细胞为主,各种血细胞形态如何,是否检到寄生虫和其他明显异常细胞
细胞化学染色特征	逐项报告每个细胞化学染色结果,每项染色结果的报告一般包括阳性率、阳性指数或阳性细胞的分布情况
填写诊断意见及建议	根据骨髓象、血常规和细胞化学染色所见,结合临床资料提出临床诊断意见或供临床参考的意见,必要时提出进一步检查及建议。诊断意见种类分为肯定性、提示性、符合性、疑似性、待排性及形态学描写等。对于诊断已明确的疾病,应与以前骨髓涂片进行比较,得出疾病完全缓解、部分缓解、改善、退步、复发等意见
填写报告日期并签名	目前国内骨髓报告单多数采用专用的图文报告系统进行打印,检验人员需在单上填写报告日期并签名

　　5.对各种骨髓标本(含血涂片)进行登记,并长期保存(至少 5 年)。同时保存骨髓申请单、报告单。

　　6.骨髓涂片检查注意事项

　　(1)细胞分类、计数时应选择厚薄均匀、细胞结构清楚、红细胞呈淡红色、背景干净的部位,一般在体尾交界处。

　　(2)计数应有一定次序,避免出现某些视野重复计数的现象。一般可从右到左、从上到下,呈"S"形走势。

（3）计数的细胞为除巨核细胞、破碎细胞、分裂象以外的其他有核细胞,巨核细胞需单独进行计数和分类。

（4）一般至少计数 200 个有核细胞;增生明显活跃以上者则应计数 400~500 个有核细胞。

（5）由于细胞形态多变,观察时不能抓住某一、两个特点及非特异性特征就轻易地做出肯定或否定的判断。

（6）血细胞的发育是一个连续不断的过程,只是为了便于识别,将它们人为地划分为若干阶段。实际上常会遇到一些细胞既具有上一阶段的某些特征,又有下一阶段的某些特征,由于是向成熟方向发育,一般将这种细胞归入下一阶段。

（7）个别界于两个系统之间的细胞难以判断时,可采用大数归类法。

（8）对于急性白血病等患者,细胞分类计数应在细胞化学染色后再进行。

（9）急性白血病时,各系统原始细胞虽各有特征,但有时极为相似,很难鉴别,这时应注意观察伴随出现的幼稚细胞、成熟细胞,并与其比较,推测原始细胞的归属。同时应结合细胞化学染色、外周血细胞的形态特点等。

（10）有时可见到难以识别的细胞,可参考涂片上其他细胞后做出判断,如仍不能确定可归入"分类不明"细胞,但不宜过多,若有一定数量,则应通过细胞化学染色、集体读片或会诊等方法弄清细胞类型。

（11）骨髓取材好的涂片中应有较多骨髓小粒,显微镜有较多骨髓特有细胞,中性杆状核粒细胞/分叶核粒细胞比值大于外周血,有核细胞数大于外周血有核细胞数。骨髓稀释分为两种:①如抽吸骨髓液时混进血液,称为骨髓部分稀释;②如抽出的骨髓液实际上就是血液,称为骨髓完全稀释。

（12）骨髓涂片中血小板减少也可以是人为造成的。如果患者血小板数量正常的骨髓涂片出现凝固现象,则显微镜呈条索状,其间存在一些有核细胞和大量聚集的血小板,而其他部位血小板明显减少或不见。所以涂片中血小板少的患者,应排除标本凝固的可能性。

二、骨髓象分析

1.正常骨髓象　由于骨髓标本采集部位不同、患者个体差异、检验者掌握各种细胞的熟练程度及细胞划分标准的不同而出现差异,目前全国尚无统一的参考区间。虽然各单位的参考区间有所不同,但若符合表 2-8 可大体上视为正常骨髓象。该参考区间在临床应用过程中,实际上巨核细胞参考值偏低,分类中产血小板巨比例偏高而颗粒巨比例偏低。

表 2-8　正常人骨髓象的参考区间

指标内容	参考区间
增生程度	增生活跃
粒红比值	(2~4)：1
粒细胞系统	占 40%~60%。其中原始粒细胞<2%,早幼粒细胞<5%,中性中、晚幼粒细胞各<15%,中性杆状核粒细胞多于中性分叶核粒细胞,嗜酸性粒细胞<5%,嗜碱性粒细胞<1%

（续表）

指标内容	参考区间
红细胞系统	占20%,原始红细胞<1%,早幼红细胞<5%,以中幼红细胞、晚幼红细胞为主,平均各占10%
淋巴-浆细胞系统	淋系占20%（小儿可达40%）,均为成熟淋巴细胞,而原始淋巴细胞罕见,幼稚淋巴细胞偶见。浆细胞<2%,为成熟浆细胞
单核细胞系统	<4%,为成熟单核细胞,而原始单核细胞罕见,幼稚单核细胞偶见
巨核细胞系统*	在1.5cm×3cm的血膜上可见7~35个,其中原始巨核细胞占0,幼稚巨核细胞占0~5%,颗粒型巨核细胞占10%~27%,产血小板型巨核细胞占44%~60%,裸核型巨核细胞占8%~30%。血小板较易见,呈成堆存在
其他	各系形态无明显异常。网状细胞、内皮细胞、成骨细胞、破骨细胞、肥大细胞、吞噬细胞等偶见,分裂象细胞少见,寄生虫和异常细胞未见

注:*该巨核细胞参考区间偏低,产血小板型巨核细胞比例偏高。

2.各种异常骨髓象分析

（1）骨髓增生程度:由于增生程度分级是一种较粗的估算方法,受多种因素的影响（如取材情况、年龄、观察部位及血膜厚薄等）,所以判断其意义时需考虑各方面因素对它的影响,骨髓增生程度的解释和应用见表2-9。

表2-9 骨髓增生程度的解释和应用

骨髓增生程度	解释和应用
增生极度活跃	反映骨髓造血功能亢进,常见于各种白血病、化疗后恢复期等
增生明显活跃	反映骨髓造血功能旺盛,常见于缺铁性贫血、巨幼细胞性贫血、溶血性贫血、失血性贫血、免疫性血小板减少症、骨髓增生异常综合征、慢性淋巴细胞白血病、骨髓增生性肿瘤、多发性骨髓瘤、类白血病反应、化疗后恢复期等
增生活跃	反映骨髓造血功能基本正常,常见于正常骨髓象、真性红细胞增多症、完全缓解的血液病、传染性单核细胞增多症、不典型再生障碍性贫血、多发性骨髓瘤等。增生极度活跃或增生明显活跃患者,如果取材不佳也可呈"增生活跃"
增生减低	反映骨髓造血功能降低,常见于再生障碍性贫血、阵发性睡眠性血红蛋白尿症、骨髓增生低下、低增生性白血病、化疗后、尿毒症等,骨髓取材不佳导致骨髓部分稀释也可呈"增生减低"
增生极度减低	反映骨髓造血功能衰竭或抑制,常见于再生障碍性贫血、化疗后等。骨髓取材不佳导致骨髓完全稀释也可呈"增生极度减低"

（2）粒红比值改变:正常情况下主要由粒系和红系组成,其比值可初步反映骨髓细胞的组成情况。其变化的解释和应用见表2-10。

表 2-10　粒红比值变化的解释和应用

粒红比	其他变化的解释和应用
粒红比值增加	由粒细胞增多或有核红细胞减少所致。常见于各种粒细胞白血病、类白血病反应、纯红细胞性再生障碍性贫血等
粒红比值正常	由粒细胞和有核红细胞比例正常或两系细胞同时增加或减少。常见于健康人骨髓、多发性骨髓瘤、再生障碍性贫血、传染性单核细胞增多症、免疫性血小板减少症、原发性血小板增多症、骨髓纤维化等
粒红比值下降	由粒细胞减少或有核红细胞增多所致。常见于粒细胞缺乏症、缺铁性贫血、巨幼细胞性贫血、铁粒幼红细胞性贫血、溶血性贫血、红白血病、红血病、真性红细胞增多症、急性失血性贫血

（3）粒细胞系统变化：包括数量及形态等，其变化的解释和应用见表 2-11。

表 2-11　粒细胞系统变化的解释和应用

粒细胞系统	其变化的解释和应用
粒细胞增多	
以原始粒细胞增多为主	急性粒细胞白血病、慢性粒细胞白血病急粒变、急性粒单核细胞白血病等
以早幼粒细胞增多为主	急性早幼粒细胞白血病（以异常早幼粒细胞增加为主）、粒细胞缺乏症及恢复期等
中性中幼粒细胞增多	急性粒细胞白血病 M2b 型（以异常中幼粒细胞增加为主）、慢性粒细胞白血病、类白血病反应等
中性晚、杆状核粒细胞增多	慢性粒细胞白血病、类白血病反应、药物中毒、严重烧伤、急性失血、大手术后等
嗜酸性粒细胞增多	变态反应性疾病即寄生虫感染、嗜酸性粒细胞白血病、慢性粒细胞白血病（包括慢性期、加速期和急变期）、淋巴瘤、高嗜酸性粒细胞综合征、家族性粒细胞增多症、某些皮肤疾病等
嗜碱性粒细胞增多	慢性粒细胞白血病、嗜碱性粒细胞白血病、放射线照射反应等
粒细胞减少	粒细胞缺乏症、再生障碍性贫血、急性造血停滞等
粒细胞形态异常	
柴捆细胞	急性早幼粒细胞白血病，偶见其他急性髓细胞白血病等
异常早幼粒细胞	急性早幼粒细胞白血病
异常中幼粒细胞	急性粒细胞白血病部分分化型（M2b、M2a）、骨髓增生异常综合征、血液病化疗后等
巨幼（样）变	骨髓增生异常综合征、巨幼细胞性贫血、白血病及血液病化疗后等

（续表）

粒细胞系统	其变化的解释和应用
颗粒减少的粒细胞	骨髓增生异常综合征、白血病、骨髓增生异常/骨髓增生性肿瘤等
环形核粒细胞	骨髓增生异常综合征、巨幼细胞性贫血、血液病化疗后、骨髓增生异常/骨髓增生性肿瘤等
双核粒细胞	骨髓增生异常综合征、急性髓细胞白血病、骨髓增生异常/骨髓增生性肿瘤、血液病化疗后、苯中毒等
粒细胞分叶过度	巨幼细胞性贫血、骨髓增生异常综合征、使用抗代谢药物治疗后，放疗后、骨髓增生异常/骨髓增生性肿瘤、先天性中性粒细胞分叶增多症、严重感染、炎症恢复期、尿毒症等，而正常人偶见
粒细胞分叶过少	分为先天性及继发性 Pelger-Huet 畸形，继发性见于骨髓增生异常综合征、白血病、粒细胞缺乏症、某些严重感染、骨髓纤维化、使用某些药物后等
粒细胞毒性改变	严重化脓性细菌感染、败血症、恶性肿瘤、大面积烧伤、急性中毒、粒细胞缺乏症、白细胞减少症、化疗后、放疗后、大手术后等

（4）红细胞系统变化：包括数量及形态，其变化的解释和应用见表2-12。

表 2-12　红细胞系统变化的解释和应用

红细胞系统	其变化的解释和应用
有核红细胞增多	
以原始及早幼红细胞增多为主	红血病、红白血病等
以中和晚幼红细胞增多为主	溶血性贫血、缺铁性贫血、巨幼细胞性贫血、急性失血性贫血、免疫性血小板减少症、真性红细胞增多症、红白血病、红血病、血液病化疗后恢复期及铅中毒等
有核红细胞减少	纯红细胞再生障碍性贫血、再生障碍性贫血、急性粒细胞白血病未分化型、急性单核细胞白血病未分化型、慢性粒细胞白血病、化疗后等
红系形态异常	
巨幼（样）变	巨幼细胞性贫血、骨髓增生异常综合征、红血病、红白血病、血液病化疗后、铁粒幼红细胞性贫血、骨髓增生异常/骨髓增生性肿瘤等
缺铁（样）变	缺铁性贫血、铁粒幼红细胞性贫血、阵发性睡眠性血红蛋白尿症、慢性感染、肝硬化、慢性肾炎、尿毒症、血色病等
多核、畸形核幼红细胞	骨髓增生异常综合征、红血病、红白血病、骨髓增生异常/骨髓增生性肿瘤等
铁粒幼红细胞增多	铁粒幼红细胞性贫血、骨髓增生异常综合征
有核红细胞造血岛	溶血性贫血、红血病、血液病化疗后恢复期等

（5）其他细胞系统，包括单核细胞系统、淋巴-浆细胞系统、巨核细胞系统及其他细胞，病理情况下会出现量及形态变化，其变化的解释和应用见表2-13。

表2-13　其他细胞系统变化的解释和应用

其他细胞系统	其变化的解释和应用
单核细胞系统	
以原始及幼稚单核细胞增多为主	急性单核细胞白血病、慢性粒细胞白血病急单变、急性粒单核细胞白血病、红白血病等
以成熟单核细胞增多为主	慢性单核细胞白血病、慢性粒单核细胞白血病、类白血病反应、某些感染等
其他异常细胞	戈谢细胞见于戈谢病、尼曼-匹克细胞见于尼曼-匹克病、海蓝组织细胞见于海蓝组织细胞增生症
淋巴-浆细胞系统	
以原始及幼稚淋巴细胞增多为主	急性淋巴细胞白血病、慢性粒细胞白血病急淋变、淋巴瘤白血病、慢性淋巴细胞白血病急性变等
成熟淋巴细胞比例增加	慢性淋巴细胞白血病、淋巴瘤白血病、再生障碍性贫血、传染性淋巴细胞增多症、某些其他病毒感染、巨球蛋白血症、淀粉样变等
淋巴瘤细胞	淋巴瘤
异型淋巴细胞	病毒感染、原虫感染、免疫性疾病等
原始及幼稚浆细胞增多	多发性骨髓瘤、原发性浆细胞白血病等
浆细胞增多	多发性骨髓瘤、原发性浆细胞白血病、再生障碍性贫血、淋巴瘤、急性单核细胞白血病、粒细胞缺乏症、巨球蛋白血症、结缔组织疾病、过敏性疾病、寄生虫感染、肝硬化、慢性细菌性感染等
浆细胞岛	免疫功能亢进、免疫性疾病、多发性骨髓瘤等
巨核细胞系统	
巨核细胞增多	骨髓增生性肿瘤、急性巨核细胞白血病、全髓白血病、免疫性血小板减少症、Evans综合征、脾功能亢进、急性大出血、急性血管内溶血等
巨核细胞减少	再生障碍性贫血、急性白血病、血液病化疗后、慢性中性粒细胞白血病等
病态巨核细胞	骨髓增生异常综合征、急性髓细胞白血病、慢性粒细胞白血病、骨髓增生异常/骨髓增生性肿瘤等
分叶过度巨核细胞	巨幼细胞性贫血、骨髓增生异常综合征、骨髓增生异常/骨髓增生性肿瘤、血液病化疗后等
颗粒减少的巨核细胞	免疫性血小板减少症、骨髓增生异常综合征等
变性巨核细胞	免疫性血小板减少症、骨髓增生异常综合征、感染等
其他细胞	

（续表）

其他细胞系统	其变化的解释和应用
脂肪细胞增多	再生障碍性贫血、血液病化疗后、老年人等
成骨及破骨细胞增多	再生障碍性贫血、血液病化疗后等
肥大细胞增多	再生障碍性贫血、苯中毒、缺铁性贫血、老年人、肥大细胞白血病等
吞噬细胞增多	嗜血细胞综合征、淋巴瘤、感染等
网状细胞增多	再生障碍性贫血、血液病化疗后等

　　骨髓细胞形态学检查是一项技术性很强的检验项目，主要依赖检验人员对各种细胞的主观认识，故存在着漏检、误检等现象，临床医师需要结合流式细胞术、染色体检查技术及分子生物学技术等综合分析，做出血液系统疾病的诊断、疗效观察及预后判断。

第三章　尿液检验技术

第一节　尿液理学检验

一、尿量

尿量一般指 24 小时内排出体外的尿液总量,在某些情况下也指每小时排出体外的尿量。尿量的多少主要取决于肾脏生成尿液的能力和肾脏的浓缩与稀释功能。完整采集患者 24 小时内全部尿液,用刻度容量筒或量杯测定尿液总量,称为 24 小时尿量或简称为尿量。试验无须试剂,如需要留取 24 小时尿液标本后进行其他相关试验,可按试验要求,添加相关试验所需的防腐剂。24 小时尿量测定一般有直接测量法和分段测量法两种方法。

1.检验方法学

(1)直接测量法

1)原理:用量筒直接测量患者留在容器内的全部 24 小时尿量。

2)器材和试剂:①大容量洁净容器;②100mL、500mL 或 1000mL 量筒。

3)操作:①用大容量洁净容器采集患者 24 小时内全部尿液;②选用适当的量筒测量患者尿液尿量,可分次测量,并将分次测量的结果相加得到 24 小时尿液总量;③将尿液倒入量筒内,在尿液凹面与量筒刻度线相切处水平位置读取结果。当尿液总量处于参考范围时,读取结果应达到 10mL 精度;当患者尿液总量处于少尿或无尿状态时,应该使用 100mL 或以下精度的量筒,其报告结果应该达到 1mL 的精度。

(2)分段测量法

1)原理:量取患者 24 小时内每次排出的尿液总量,得出患者 24 小时内排出尿液的总量。

2)器材和试剂:①大容量洁净容器;②100mL、500mL 或 1000mL 量筒。

3)操作:①患者在 24 小时内排出的任何一次尿液均需测量和记录结果;②选用适当的量筒测量患者每次排出的尿液尿量;③将尿液倒入量筒内,在尿液凹面与量筒刻度线相切处水平位置读取结果,精度要求同直接测量法;④将每次测量结果相加得到 24 小时尿液排出总量。

2.方法学评价

(1)灵敏度和特异度

1)直接测量法:准确性较好,可在需要 24 小时尿标本进行相关试验时同时进行。需要准备较大容器,采集所有 24 小时内排出的尿液,需适当添加防腐剂,否则尿液易出现变质,呈恶臭味。

2)分段测量法:因需要多次测量,误差较大,容易漏测。无须准备大容器,可做到随留取随测定。此外还有计时法,测定每小时内患者排出的尿量,或数小时内排出的尿量,计算出每小时尿量。操作方法同上述测量法。常用于危重患者排尿量的观察。

（2）干扰因素

1）标本因素：必须准确、按时采集尿液标本。尿量的采集时间应该准确，如当日早 7 时排空膀胱中的尿液并弃去，然后开始采集随后排出的所有尿标本，到次日早 7 时要求患者排出最后一次全部尿液，采集后送检。任何一次排尿均不得遗失掉或漏测。

2）食物因素：应嘱患者按正常条件饮食和饮水。

3）器材和试剂因素：使用符合标准的容器和量筒。

3.参考值　成人：1000～2000mL/24h；1～6 岁儿童：300～1000mL/24h；7～12 岁儿童：500～1500mL/24h；小儿按公斤体重计算较成人多 3~4 倍。

4.临床意义

（1）多尿：当 24 小时尿量多于 2500mL 时称为多尿。可因水摄入过多、血管升压素分泌不足或肾小管对血管升压素反应性减低及溶质性利尿所致。常见于尿崩症、糖尿病、急性肾衰竭多尿期等。

（2）少尿：当 24 小时尿量少于 400mL 或每小时尿量持续少于 17mL 时称为少尿。

1）肾前性少尿：各种原因所致的休克、严重脱水、心力衰竭等。

2）肾性少尿：急性肾小球肾炎、尿毒症、急性肾小管坏死、肾皮质或髓质坏死等。

3）肾后性少尿：肿瘤、结石、尿路狭窄等原因导致的尿路梗阻。

4）假性少尿：前列腺肥大或神经源性膀胱导致的尿潴留。

（3）无尿：当 24 小时尿量少于 100mL 时称为无尿，原因同少尿，程度更严重。

二、尿液颜色和透明度

尿液颜色与尿色素、尿胆素、尿胆原及尿卟啉有关，还与饮水、食物、药物及尿液的浓缩程度有关。

尿液透明度或混浊情况的程度，与尿液中所含混悬物质的类别和量有关，通过观察尿色和透明度可初步了解尿中所含物质情况。

1.检验方法学

（1）原理：肉眼观察，根据尿液颜色、透明或混浊情况进行描述，初步判断尿液外观正常与否。

（2）器材和试剂：100mL 玻璃量筒或透明尿试管。

（3）操作：①将尿液放入量筒内或采集在透明尿试管内；②在自然光条件下肉眼观察结果；③直接描述尿液的颜色，如淡黄色、黄色、深黄色、棕黄色、淡红色、红色、棕色或浓茶色、乳白色等；④直接描述尿液的透明度，可分为清晰透明、轻度混浊（雾状）、混浊（云状）和明显混浊四种表达方法，如有块状凝固物或沉着物应予以描述和报告。

2.方法学评价

（1）灵敏度和特异度：因采用人工目视观察的鉴别方式，因此受操作者的主观因素影响较大，表达方式和一致性都有影响，临床应用上也受到一定的影响。而特殊颜色如“血尿”“棕色尿”“乳白色尿”等外观特点明显的尿标本，对临床诊断很有帮助。

（2）干扰因素

1）标本因素：应使用新鲜尿液进行尿液颜色和透明度的观察。若尿液放置时间过长，会有盐类析出，影响对尿液颜色和透明度的观察。时间过长还会使尿胆原转变为尿胆素、细菌增生，尿液腐败、尿酸分解产生氨，造成尿液颜色加深、浊度增高。

2) 药物因素:某些药物可对尿液的颜色产生影响,具体变化参考表3-1。

表3-1 尿液异常颜色与药物干扰

尿液颜色改变	药物
苍白色	乙醇
暗红色(碱性尿)、黄褐色(酸性尿)	大黄蒽醌
粉红色	苯酚磺酸酞
红色~紫色	氯唑沙宗、去铁胺、酚酞
黄色、深黄色	维生素 B_2、呋喃唑酮、盐酸小檗碱、牛黄、米帕林、麦帕克林、荧光素钠、吖啶黄
蓝色	靛青红、亚甲蓝
棕色	利福平、苯、酚、山梨醇铁
暗褐色~黑色	左旋多巴、激肽、甲硝唑、氯喹
橙~橙黄色	番泻叶、山道年、非尼汀、苯茚满二酮
红~红褐色	酚红、番泻叶、芦荟、氨基匹林、磺胺类
绿色~棕色	氨基甲酸酯

3) 器材和试剂因素:应将标本放置在无色透明容器内观察。某些型号的尿液分析仪具有初步判断尿液颜色的功能,它以白色对照色块做本底,根据白色色块浸入尿液后颜色的改变,导致反射光强度的改变来推算尿液的颜色变化,给出初步的尿液颜色报告。因此有必要统一尿液分析仪在判读尿液颜色和透明度方面的一致性和报告标准。在某些情况下仪器判断会有一定误差,最终仍需以人工判断复核后的尿色结果为依据。

4) 人为因素:试验主要依靠人眼来辨别颜色,因此要求检验者具有良好的辨色能力,但仍会在不同的操作者之间有一定的差距。尿色的改变与尿液的酸碱度、温度和尿中某些盐类结晶的影响,且与饮食、饮水、药物、排泄等诸多因素密切相关,因此每次排出的尿色和浊度之间都会有一定差距,临床上应用时应考虑这些因素。

3.参考值 正常尿液呈淡黄色或黄色,颜色深浅与饮水量有关。正常尿液应呈清晰透明样。

4.临床意义

(1)无色:多见于尿崩症、糖尿病。

(2)深黄色尿:称为胆红素尿,多见于梗阻性黄疸及肝细胞性黄疸。

(3)淡红色或红色尿:每升尿液中含血量>1mL 时尿液呈淡红色、洗肉水样或血红色,称为肉眼血尿。见于肾或泌尿系统结石、肿瘤、外伤、重症肾小球疾病、肾盂肾炎、膀胱炎、肾结核、多囊肾、血小板减少性紫癜及血友病患者。剧烈运动后可偶然出现一过性血尿。

(4)棕色或深棕色尿

1)血红蛋白尿:血管内溶血,尿液外观可呈棕色-深棕色,或呈浓茶色或酱油色,透明状。

见于阵发性睡眠性血红蛋白尿症、蚕豆病、血型不符导致的输血反应等溶血性疾病。

2）肌红蛋白尿：肌细胞因各种原因发生坏死或破裂，导致尿中排出肌红蛋白量增加。见于挤压综合征、缺血性肌坏死、先天性肌细胞磷酸化酶缺陷症等。正常人剧烈运动后可偶见肌红蛋白尿。

（5）白色或乳白色：乳糜尿、脓尿、菌尿及含盐类结晶的尿可呈乳白色。

1）乳糜尿：乳糜液或淋巴液进入尿液，使尿液颜色呈现乳白色。乳糜尿需通过乳糜试验进行鉴定。若乳糜尿中同时含有较多的血液，称为血性乳糜尿。乳糜尿常见于丝虫病、腹腔或淋巴管结核、肿瘤压迫胸导管和腹腔淋巴管导致淋巴管破裂，淋巴液溢入尿中。

2）脓尿：尿中含有大量脓细胞或炎性渗出物，新鲜尿液可呈白色混浊，加酸或加热混浊不会消失，静置后会出现絮状沉淀。多见于肾盂肾炎、膀胱炎、尿道炎等泌尿系统的感染性疾病。

3）菌尿：新鲜尿中含有大量细菌并出现的云雾状混浊，加酸或加热混浊不会消失，静置后不出现沉淀。常见于肾盂肾炎、膀胱炎、尿道炎等泌尿系统的感染性疾病。

4）盐类结晶：在生理情况下尿液出现混浊可由盐类结晶引起。尿中含有较多的盐类结晶可使尿液呈现灰白色或白色混浊，其主要成分有磷酸盐结晶和碳酸盐结晶，尿液多呈碱性，与过多食用植物性食物有关。加热后混浊增加，再加酸，如混浊消失并产生气泡为碳酸盐结晶，如混浊消失且无气泡产生多为磷酸盐结晶，如混浊增加则为菌尿或脓尿。如果是在酸性尿遇冷时出现淡红色混浊并沉淀析出，多为尿酸盐结晶，此情况下将尿液加热至60℃，混浊可消失。

三、尿液比密

尿液在4℃时与同体积纯水重量之比称尿比密或尿比重。尿比密是尿液中所含溶质浓度的指标，可相对指示肾脏的浓缩和稀释功能。尿中可溶性固体物质主要有尿素、肌酐、氯化钠，尿素和肌酐是蛋白质的代谢产物，氯化钠代表尿中含盐量。因此在生理情况下尿比密与尿液中排出的水分、盐类和有机物含量有关；在病理情况下还与尿中蛋白、糖和有形成分的排出量有关。

1.检验方法学

（1）比密计法（浮标法）

1）原理：尿液与同体积的纯水在4℃条件下的重量之比为尿比密。尿液所含溶质越多则尿比密越高，对浮标的浮力就越大，浸入尿中的尿比密计浮标则会增高；相反则会减低。

2）器材和试剂：尿比密计，100mL量筒，一次性吸管，镊子。

3）操作：①100mL新鲜尿液倒入100mL量筒中，倾倒过程中尽量避免出现过多的泡沫，如有泡沫可用一次性吸管将其吸掉。将量筒竖立于试验台上；②将尿比密计轻轻放入量筒内，轻轻捻转，使其悬浮于尿液中央；③比密计漂浮稳定后，在光亮处读取尿液凹面与比密计相切处的刻度（图3-1）。如比密计贴靠量筒边缘，可用镊子将其调整到量筒中心部位。

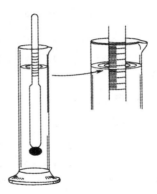

图 3-1　尿比密计测定法

（2）折射计法

1）原理：入射角为90°的光线进入另一介质时，被折射的角度称为临界角。在终端观察时，依折射临界角的大小，可见明暗视物的改变，进而求出相对折射率。折射率与溶液的密度有关，密度越高则折射率越高。

可用已知比密的系列标准液，在折射计上测出折射率，绘制折射率-比密关系曲线，建立折射率-比密的经验关系式，计算出对应值，刻置在目镜适当位置上，即可用作测量尿液比密。已经有多种型号的商品化尿比密折射计出售。

2）器材和试剂：折射计，一次性吸管，吸水纸。

3）操作：①用一次性吸管吸取尿液少许，掀开折射计的样品盖板，在盖板下滴加尿液1~2滴；②盖好样品盖板，尽量使标本间不出现气泡；③手持折射计手柄部位，使光线垂直面对光线射入区（自然光线或白荧光灯管）成90°（如使用自带光源的折射计，可自行调节角度和光线明暗度，以达到最佳观察效果为好）；④从目镜处观察镜内刻度，明暗交接处为该标本的比密值，图3-2表示该样本尿比密为1.026；⑤测定完毕后，用柔软吸水纸将盖板下的尿液标本擦拭干净。

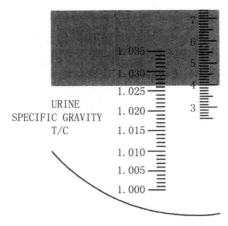

图 3-2　折射计刻度局部

2.方法学评价

（1）灵敏度和特异度：比密计法是尿液比密的直接测定法，操作条件和方法相对简便易行。但目视观察比密计刻度,容易产生 0.001~0.002 的误差。折射计法被美国临床检验标准委员会推荐为参考方法,同时也是中国临床检验标准化委员会推荐的参考方法。该方法具有标本用量少,操作简便,在 15~37℃温度下自动进行温度补偿的优点,其灵敏度和精密度高于比密计法。

(2)干扰因素

1)标本因素:比密计法。①尿量过少时比密计漂浮不起来,影响测定结果。过多的盐类结晶出现将影响尿比密测定,可放 37℃水浴待其溶解后重新测定;②尿比密计上标注有测量温度,如测量温度与标注温度不一致时,每增高 3℃应将测定结果增加 0.001,每减低 3℃应将测定结果减低 0.001。

2)食物因素:过量饮水或使用利尿药,可减低尿比密。

3)药物因素:折射计法受尿液中高浓度蛋白质和葡萄糖的影响,若尿中含有大量蛋白或葡萄糖可影响尿比密测定的精确性。当葡萄糖每增加 10g/L 时,应将尿比密测定结果减去 0.004;当蛋白质浓度每增加 10g/L 时,应将尿比密测定结果减去 0.003。

4)器材和试剂因素:比密计法应该使用经校正的比密计。折射计法:①滴入尿液标本时不可有气泡;②每次使用前应使用纯净水校准零点,如不在零点处,应通过校正口进行零点校正;③如观察者视力或焦距问题,观察模糊,可旋转调节调焦螺旋,可使观察刻度清晰。

5)其他方法:尿比密测定还有很多方法,如干化学法、称重法、液滴下落法、超声波法,但因操作复杂,不宜常规使用,而干化学法仅限于常规筛查使用。

3.参考值　成人晨尿:1.015~1.025;随机尿:1.003~1.030;新生儿尿:1.002~1.004。

4.临床意义

(1)增高:尿量少而比密增加,常见于急性肾炎、高热、心功能不全、脱水等。尿量多而比密增加常见于糖尿病。

(2)减低:常见于慢性肾小球肾炎、肾功能不全、间质性肾炎、肾衰竭影响尿液浓缩功能、尿崩症等。

(3)固定:当多次测量(折射计或比密计法)尿比密总固定在 1.010 左右的低比密状态时,称为等渗尿,提示肾实质严重损害。

四、尿渗量测定

尿渗量也称为尿渗透压,是反应溶解在尿液中的具有渗透作用的溶质颗粒(分子或离子)数量的一种指标,是表示肾脏排泄到尿液中所有溶质颗粒的总数量。尿渗量主要与尿中溶质颗粒数量、电荷有关,而与颗粒大小关系不大,除了高浓度的尿糖和蛋白质以外,电解质和尿素在尿渗量变化中是起决定作用的溶质。尿渗量测定能够较好的反应肾脏对溶质和水的相对排出速度,更加确切的反应肾脏浓缩和稀释功能,因此是评价肾脏浓缩功能较好的指标。

1.检验方法学冰点减低法。

(1)原理:根据溶液冰点下降(由液体转换到固体状态)的原理计算出尿渗量,冰点是指呈固相和液相处于相对平衡状态时的温度。由于 1 个渗量(osmolarity,Osm)的溶液可使 1kg 纯水的冰点下降 1.858℃,因此尿渗量的计算公式为:

$$Osm/(kg \cdot H_2O) = 尿液冰点下降温度(C) \div 1.858$$

(2)器材和试剂:冰点渗透量测定仪、配套的加样器、标准渗量溶液和高纯水。

（3）操作：①仔细阅读仪器说明和操作步骤,严格按照仪器操作步骤进行操作或按照试验室内 SOP 文件操作；②打开仪器后需等待仪器稳定和通过自检过程。首先用高纯水进行测量,调整好零点。再使用仪器配备的(或商品化的)标准渗量溶液(一般应含有高、中、低三个浓度)各测定一次,按照已知的标准溶液毫渗量对仪器定标,使仪器处于最佳工作状态；③尿标本处理：新鲜尿标本必须采集于清洁干燥容器内,不需添加防腐剂；用高速离心(2000~2500r/min)法除去标本中不溶解的颗粒成分；尿中出现盐类沉淀时,应将其加温或加酸进行溶解；④按照操作步骤,使用加样器向仪器内加入尿液标本,仪器自动对尿液标本进行测定,读取尿渗量结果。

2.方法学评价

（1）灵敏度和特异度：尿渗量和尿比密测定都可用于反应尿中溶质的含量,虽然尿比密测定比尿渗量测定简便易行,重复性好,成本低廉,但是尿比密测定容易受溶质性质的影响,如尿蛋白和葡萄糖等大分子物质及尿中细胞增多等,均可导致尿比密增高；折射计法虽然可测定比密、折射率、渗量和总固体量,但尿渗量与折射率仅在正常或基本正常尿样本中有较好的相关($r=0.97$),故推荐用于临床尿渗量测定。而冰点减低法尿渗量测定主要和尿中溶质的颗粒数量和电荷有关,受大分子的蛋白质、葡萄糖和细胞影响很小,因此在评价肾脏浓缩和稀释功能方面更加优于尿比密测定换算法。其测定的灵敏度和所使用的方法及仪器性能有关。

（2）干扰因素

1）标本因素：待测的尿液标本必须新鲜,并使用干燥清洁的一次性容器留取,并不能添加任何防腐剂。如果不能立即测定的标本必须存放在冰箱内保存,测定前需要将其复温。标本中若有混浊或有不溶性颗粒出现,应使用高速离心法除去这些不溶物质。尿中若有盐类沉着物,特别是冰箱保存的标本中出现结晶,应使其完全复温并溶解后测定,而这些盐类结晶是不可以除去的成分。

2）食物因素：24 小时内尿渗量变化非常大,并与饮水和人体排出的水分有关,应当连续观察并且记录每次尿量采集的时间和排出的尿量,以便计算每小时或每分钟排尿量。

3）器材和试剂因素：操作仪器时必须符合相应仪器要求的操作步骤。测定过程必须与调整零点、定标时的条件相一致,包括测量使用的样本杯、加样器、标本用量等。非全自动型仪器,需要注意及时清洗进样测定区,防止上一个样本对后一个样本的交叉污染和干扰。冰点减低法还受环境温度干扰,对仪器的状态进行严格检查,样品加量要准确,特别是冷却池不冻液的水平状态。测试探针应位于测试样品的中央,避免震动引起探针的搅动幅度太大。

3.参考值　　成人尿渗量：600~1000mOsm/（kg·H_2O）；成人尿渗量波动范围：40~1400mOsm/（kg·H_2O）；正常禁水 12 小时后：>800mOsm/（kg·H_2O）。

4.临床意义　　尿渗量测定主要用于肾脏浓缩和稀释功能的评价。

（1）减低：多见于肾小球肾炎伴有肾小管和肾间质病变；尿渗量<300mOsm/（kg·H_2O）时多见于肾脏浓缩功能不全。

（2）显著减低：见于肾小管、肾间质结构和功能受损所致的肾脏浓缩功能障碍患者。慢性肾盂肾炎、多囊肾、阻塞性肾病等；慢性间质性肾病患者,尿渗量/血清（血浆）渗量比可明显减低；急性肾小管功能障碍时,尿渗量降低,尿/血清（血浆）渗量比值等于或小于 1。

（3）冰点渗透压计：可同时测定血清（血浆）渗量,并配合尿渗量结果共同用于肾脏浓缩和稀释功能的评价。自由水清除率测定就是应用尿和血清(血浆)渗量结果计算得到,并被认为是较理想的肾脏浓缩功能试验。急性肾衰竭早期,自由水清除率趋于零,而且先于临床症状出现前2~3天,被认为是判断急性肾衰竭的早期指标,其大小变化可反映肾脏功能恢复或恶化的程度。自由水清除率还可作为观察严重创伤、大手术后低血压、少尿、休克患者髓质功能损害程度的一项指标,肾移植术后若其接近于零,说明出现早期排异反应。

第二节 尿液化学检验

尿液化学检查可分为湿化学法和干化学试纸法,湿化学法一般为传统检查方法,现在并不经常使用。但是当干化学试纸法因某些因素产生干扰时,某些检查干化学法出现局限性时,这些湿化学法是可选用的替代方法,甚至是确认方法。本节主要介绍湿化学分析法。

一、尿液酸碱度测定

尿液酸碱度是反映肾脏调节机体内环境体液酸碱平衡的重要指标之一。尿液酸碱度也是指尿中所有能解离的氢离子浓度,通常用氢离子浓度的负对数 pH 来表达。

1.检验方法学 广泛 pH 试纸法。

(1)原理:广泛 pH 试纸的反应原理是基于 pH 指示剂法。广泛 pH 分析试纸中含有甲基红[pH4.2(红)~6.2(黄)],溴甲酚绿[pH3.6(黄)~5.4(绿)]和百里酚蓝[pH6.7(黄)~7.5(蓝)]三种酸碱指示剂,这些混合的酸碱指示剂适量配合可以反映出 pH4.5~9.0 的变色范围。

(2)器材和试剂:广泛 pH 试纸和配套的比色板,100mL 玻璃量筒或尿试管。

(3)操作:取广泛 pH 试纸一条,浸入尿液中 1/2~2/3 处。约 1 秒钟后取出,贴近比色板,在自然光条件下和标准配套比色板比色,与比色板最接近处颜色标示的数值即为该尿液的 pH。

2.方法学评价

(1)灵敏度和特异度:操作简便,可目测检查,一般用于粗略的液体酸碱度测定,是尿常规检查中 pH 测定的惯用方法。灵敏度以 pH0.5 为一个梯度,显色范围从棕红色至深黑色。如需更精确的尿 pH 测定,还可使用精密 pH 试纸法;有条件时还可使用 pH 计法(电极法)或滴定法测量尿液酸碱度。

(2)干扰因素

1)标本因素:应该使用新鲜尿液标本,陈旧尿标本可使尿液呈碱性改变;也可因细菌和酵母菌使尿中葡萄糖降解为酸和乙醇,减低 pH。

2)食物因素:尿液酸碱度变化与食物有关,以肉食类为主者尿液可偏酸性,素食者尿液多偏碱性。进餐后可使尿 pH 增高。

3)药物因素:应用氯化铵、氯化钙、氯化钾类药物可使尿液呈现酸性改变,而使用利尿药、小苏打、碳酸钾、柠檬酸钠、酵母制剂等可使尿液呈现碱性改变。试验还易受黄疸尿、血尿等特殊颜色尿液的干扰,使结果准确性受到一定影响。

4)器材和试剂因素:①每次使用只需取出 1 条试纸条,余下的试纸条应尽快储藏在密封、避光、干燥的环境下;②试纸受潮或过期使用,可导致错误的结果;③所用比色板应该与同批号的试纸条保持一致。

其他尿液 pH 测定法还有尿干化学试带法、pH 计法和指示剂滴定法等。pH 计法精密度和准确性更好,但需要专用设备,不适宜常规应用;指示剂滴定法因操作繁杂、费时也不适宜常规应用;而目前在尿常规检验中经常使用的干化学试带法,具有方便快速等特点,但也易受各种理化因素影响。

3.参考值 新鲜尿 pH 在 5.5~6.5,平均值 6.0;随机尿 pH 浮动范围:4.5~8.0。

4.临床意义 正常情况下尿液酸碱度可有较大的生理性变化,也可因各种病理因素发生相应改变。

(1)病理性酸性尿:多见于酸中毒、高热、脱水、痛风等患者。低钾性代谢性碱中毒患者排酸性尿是其特征之一。

(2)病理性碱性尿:见于碱中毒、尿潴留、膀胱炎、呕吐、肾小管酸中毒(Ⅰ型、Ⅱ型、Ⅲ型)等患者。

(3)用于药物干预:溶血反应时,口服碳酸氢钠以碱化尿液,可促进溶解及排泄血红蛋白;为促进酸性药物中毒时从尿中排泄,有利于氨基苷类、头孢菌素类、大环内酯类、氯霉素等抗生素治疗泌尿系统感染。用氯化铵酸化尿液可促进碱性药物中毒时从尿液中排泄,有利于四环素类、异唑类半合成青霉素和呋喃妥因治疗泌尿系统感染。

二、尿蛋白定性试验

尿液蛋白质检查是尿液化学成分检查中的重要内容,也是尿常规检查中的重要组成之一。由于蛋白质的肾小管最大重吸收率非常低,因此一旦肾小球滤过增加,就使肾小管蛋白质重吸收达到饱和,从而形成蛋白尿。

检查蛋白尿的方法非常多,如传统的加热乙酸法和磺基水杨酸法,还有非常广泛使用的干化学试带法;也有不作常规使用但可对尿蛋白进行定量分析的双缩脲比色法、考马斯亮蓝和丽春红 S 染色法,免疫法等许多方法。磺基水杨酸法在尿蛋白定性检查方面具有高灵敏度、操作简便和应用广泛等特点。

1.检验方法学 磺基水杨酸法。

(1)原理:磺基水杨酸为生物碱试剂,在略低于蛋白质等电点的酸性条件下,其酸根阴离子可与蛋白质氨基酸阳离子结合,生成不溶性蛋白盐而呈现浊度变化或出现沉淀。通过肉眼观察浊度改变或沉淀的情况和程度,判断尿蛋白质的大致含量。

(2)器材和试剂:8mm×75mm 玻璃小试管、200g/L 磺基水杨酸溶液。

(3)操作:取 2 支试管,每支试管内加入待检新鲜尿液约 3mL,在其中一支试管尿液的表面滴加 200g/L 磺基水杨酸溶液 2~3 滴,轻轻摇动,另一支不加试剂作对照观察。在黑色背景下观察结果,结果判断见表 3-2。

表 3-2 磺基水杨酸法尿蛋白定性测定结果判断

结果	报告方式	相当于蛋白含量(g/L)
清晰透明	-	<0.05
有轻度云雾状混浊	±(微量)	0.05~0.1
白色轻度混浊,但无颗粒出现	+	0.1~0.5

（续表）

结果	报告方式	相当于蛋白含量（g/L）
明显白色混浊,有颗粒出现	++	0.5~2.0
更明显的混浊,有絮状物出现	+++	2.0~5.0
有絮状混浊,凝固成块下沉	++++	>5.0

2.方法学评价

（1）灵敏度和特异度:操作简便、试剂配制简便易得、价格低廉;操作简便、反应灵敏、显示结果直观,快速。敏感度在 0.05~0.1g/L,含量低的蛋白质可能检测不到,因而具有一定的假阴性。能与尿中的白蛋白、球蛋白、糖蛋白、本周蛋白发生反应,因而特异度较差。此方法被美国临床检验标准委员会定为干化学法检查尿蛋白的参考方法,并被推荐为检查尿蛋白的确证试验方法。

（2）干扰因素

1）标本因素:①若尿液混浊,应先离心后用上清液作定性试验;②强碱性尿应滴加少量冰醋酸调整其 pH 至5.0后再行测定;③尿中含有高浓度尿酸或草酸盐时,可导致假阳性结果,应加热使其消失后再行测定。

2）饮食因素:进食过多富含蛋白质食物时,尿中可偶然出现蛋白尿。

3）药物因素:大剂量使用某些药物,如青霉素钾盐、复方磺胺甲基异噁唑、对氨基水杨酸,使用有机碘造影剂（如胆影葡胺、泛影葡胺）等均可导致尿蛋白试验阳性结果。输入成分血浆、白蛋白、蛋白制剂等也会在尿中偶然检查出蛋白质。

4）器材和试剂因素:因采用人工判读结果的方式,故在不同操作者间会有一定的判断差异。

3.参考值　阴性。

4.临床意义

（1）生理性蛋白尿:因剧烈运动、发热、紧张等应激状态导致的一过性蛋白尿,泌尿系统无器质性病变,也称功能性蛋白尿,尿蛋白定性一般不超过（+）。

（2）体位性蛋白尿:处于直立状态时出现,卧位时消失,也称直立性蛋白尿。见于瘦高体型青少年,可能于直立时肾移位及前凸的脊柱压迫肾静脉导致肾淤血和淋巴液回流受阻有关。此类患者应注意复查和排除其他病因。

（3）病理性蛋白尿:见于各种肾脏及肾外疾病所致的肾小球性蛋白尿、肾小管性蛋白尿、混合性蛋白尿、组织性蛋白尿、溢出性蛋白尿等。如各种急慢性肾炎、肾病综合征、肾盂肾炎、肾移植排异反应、重金属中毒和某些药物反应、糖尿病肾病、狼疮性肾病晚期、多发性骨髓瘤、巨球蛋白血症、高血压、系统性红斑狼疮、妊娠期高血压疾病、血红蛋白尿或肌红蛋白尿等。

三、尿葡萄糖定性试验

生理情况下尽管肾小球滤出的葡萄糖浓度几乎与血浆相同,但肾小管有很强的重吸收功能,葡萄糖可被全部重吸收回到血液中,因此正常人尿中几乎不含有葡萄糖,用常规检查法不能测定出来,尿糖定性试验为阴性。

尿糖一般指葡萄糖,是尿中最主要的糖,但偶然也可见乳糖、半乳糖、果糖和戊糖等。尿糖定性试验主要是针对尿中葡萄糖的定性试验,有传统的、经典的班氏法和目前流行的干化学试带法,以及用于基础研究和科研的薄层层析法。

1.检验方法学 班氏尿糖定性法。

(1)原理:含有醛基的葡萄糖在高热及碱性溶液中能将班氏试剂溶液中蓝色的硫酸铜(二价)还原为黄色的氧化亚铜(一价),进而形成砖红色的氧化亚铜(Cu_2O)沉淀。

(2)器材和试剂:13mm×100mm 玻璃试管一支、2mL 吸管、试管夹、试管架、一次性滴管、乙醇灯。班氏定性液:含硫酸铜,柠檬酸钠和无水碳酸钠,外观为蓝色透明液体。

(3)操作:①用2mL 吸管吸取 1.0mL 班氏定性液,加于试管内;②用试管夹夹紧试管并在乙醇灯上加热煮沸,若不出现颜色变化,可进行下一步。有颜色改变则说明试剂有问题,需更换试剂;③待试剂冷却后,加入尿液 0.1mL(约两滴),混合均匀,再次在乙醇灯上加热煮沸。加热过程也可采用隔水加热法(将烧杯内放半杯水,用电炉或煤气烧开,用试管夹夹住试管,将含有试剂部分全部浸入到沸腾的水面下,待试管内的试剂沸腾即可);④将试管放于试管架上,待冷却后观察结果;⑤结果判断:参考表3-3的结果判断方法。

表3-3 班氏尿糖定性法结果判别表

反应结果	定性结果	大致含量	
		g/L	mmol/L
蓝色不变	−	<1	<5.6
蓝色中略带绿色,无沉淀	±(微量)	1	5.6
绿色中有少量黄色沉淀	+	1~5	5.6~27.8
黄绿色混浊,较多黄绿色沉淀	++	5~10	27.8~55.6
土黄色混浊,土黄色沉淀	+++	10~20	55.6~111.2
大量砖红色沉淀	++++	>20	>111.2

2.方法学评价

(1)灵敏度和特异度:该方法是经典的尿糖定性法,已沿用近百年,是一种非特异性还原试验,可测定多种尿糖,如葡萄糖、半乳糖、果糖、乳糖等。测定方法简便、成本低廉,但是易受其他还原类物质的干扰,检测灵敏度>5.6mmol/L。还可根据颜色变化情况,用"+"的方式简单表达尿糖含量的多少,通俗易记。

(2)干扰因素

1)标本因素:使用新鲜尿液,建议使用空腹尿或餐后2小时尿标本。尿液标本放置时间过久、温度过高、易引起细菌分解葡萄糖,使结果偏低或出现假阴性。尿液中含有其他还原糖,如乳糖、果糖、半乳糖、戊糖等也可获得阳性结果。

2)药物因素:尿中含有其他一些还原性物质,如维生素 C、尿酸、肌酐、对苯甲酸、黑尿酸、水合氯醛、氨基比林、阿司匹林、异烟肼等物质的含量较高时,会出现假阳性反应。而青霉素 G、羧苄西林、呋布西林、多种头孢菌素的含量过高,可导致试验出现假阴性。

3)食物因素:进食过多含有乳糖、半乳糖、果糖等食物者,会在尿中排出相应的物质,容易造成假阳性。

4)器材和试剂因素:注意防止试剂过期变质,试验前可先将班氏试剂煮沸,若出现变色,可考虑试剂变质或被污染。

5)操作因素:因操作规范性不标准,且肉眼观察颜色变化来判断结果,因此试验的重复性和可比性略差。

3.参考值　阴性。

4.临床意义　尿糖定性试验阳性称为糖尿,一般指葡萄糖尿。

(1)血糖过高性糖尿:常见于糖尿病、甲状腺功能亢进、肾上腺皮质功能亢进、肢端肥大症、巨人症等。

(2)血糖正常性糖尿:也称肾性糖尿,常见于慢性肾小球肾炎、肾病综合征、肾间质性疾病、家族性糖尿病等。

(3)暂时性糖尿:非病理因素所致的一过性糖尿,如大量进食糖类或输入葡萄糖、应激性糖尿、新生儿糖尿、妊娠性糖尿及药物或激素引发的暂时性糖尿。

(4)其他糖尿:哺乳期妇女、肝功能不全者、某些糖代谢异常的遗传病等。

四、尿酮体定性试验

尿酮体是尿液中乙酰乙酸(约占 20%)、β-羟丁酸(约占 78%)和丙酮(约占 2%)的总称。酮体是机体脂肪氧化代谢产生的中间代谢产物,当糖代谢发生障碍脂肪分解增加时,酮体产生速度超过机体组织利用的速度,酮体在血液中的浓度超过肾阈值,即可从尿中排出,产生酮尿。尿酮体定性试验是一种简单和快速检测尿中出现酮体的试验。

1.检验方法学　改良罗瑟拉法。该方法也称粉剂法或酮体粉法。

(1)原理:在碱性环境下,硝普钠可以和尿中的乙酰乙酸及丙酮发生反应,产生紫色化合物。

(2)器材和试剂:白色凹磁板或白色滤纸、一次性滴管、小药匙;酮体粉:内含硝普钠、硫酸铵和碳酸钠。

(3)操作:①用小药匙取一小匙酮体粉,加在白色凹磁板内(或白色滤纸上);②用一次性滴管取尿液标本少许,滴加到酮体粉表面,以全部浸湿酮体粉为好;③观察酮体粉表面颜色的变化,看是否有紫色出现;④结果判断,参考表3-4。

表 3-4　尿酮体改良 Rothera 法判断和报告方式

反应现象	结果判断	报告方式	大致含量	
			mg/L	mmol/L
立即出现深紫色	+++	强阳性	800	7.8
立即呈淡紫色,后逐渐变为深紫色	++	阳性	400	3.9
逐渐呈淡紫色	+	弱阳性	150	1.5
5分钟内不出现紫色	−	阴性	<80	<0.8

2.方法学评价

（1）灵敏度和特异度：本方法具有试剂稳定、容易配制、便于保存和携带；操作简便、阳性结果易于观察、价格低廉，适用于门急诊常规尿酮体的筛查试验。

本方法对乙酰乙酸和丙酮可起呈色反应，而与 β-羟丁酸不起反应。对乙酰乙酸的灵敏度为 80mg/L，对丙酮的灵敏度在 1000mg/L。

由于不能和含量很高的 β-羟丁酸起反应，因此在糖尿病酸中毒早期，患者尿中酮体的主要排出成分是 β-羟丁酸，而乙酰乙酸相对排出量很少或缺乏，此时测定结果可能呈阴性或较低，此时测得的酮体试验结果会导致对总酮体量估计不足。当糖尿病酮症酸中毒症状缓解后，β-羟丁酸可转变为乙酰乙酸，反而使乙酰乙酸含量比急性期早期增高，此时易造成对病情估计过重。应该了解尿酮体试验的这一特点，关注患者的临床表现，对具体病例和结果结合实际情况分析鉴别。

（2）干扰因素

1）标本因素：由于尿标本中的丙酮和乙酰乙酸具有挥发性，因此必须使用新鲜标本。陈旧尿及细菌污染的尿标本可导致假阴性。当尿中含有大量非晶形尿酸盐、肌酐或含有吲哚类物质时，可干扰试验结果。

2）食物因素：饮食中缺乏糖类或长期大量食用高脂肪类食物者，可出现尿酮体阳性。此外，尚未有文献报道饮食对尿酮体测定结果产生干扰。

3）药物因素：氯仿、乙醚麻醉后可出现阳性结果。服用双胍类降糖药（如苯乙双胍）等，由于药物抑制细胞呼吸，可出现血糖减低而尿酮体阳性的现象。

4）器材和试剂因素：酮体粉板结后或受潮后，可影响试剂的质量，进而影响测定结果。

3.参考值　阴性。

4.临床意义

（1）尿酮体阳性是糖尿病酸中毒的早期诊断和治疗监测手段。

（2）非糖尿病性酮症：如应激状态、剧烈运动、饥饿、禁食过久；感染性疾病如肺炎、伤寒、败血症、结核等发热期；严重腹泻、呕吐者；妊娠期反应、全身麻醉后等均可出现尿酮体阳性。

（3）中毒：氯仿、乙醚麻醉后、有机磷中毒等可出现尿酮体阳性。

（4）新生儿尿酮体出现强阳性结果应怀疑为遗传性疾病。

五、尿胆红素定性试验

胆红素是红细胞破坏后的产物，可分为未经肝处理的未结合胆红素和经肝和葡萄糖醛酸处理的结合形式的结合胆红素。未结合胆红素不溶于水，在血液中与蛋白质结合不能通过肾小球滤膜，而结合胆红素分子量小，溶解度高，可通过肾小球滤膜经由尿中排出。正常人血液中结合胆红素含量很低（$<4\mu mol/L$），因此滤出量极低，所有尿中几乎检测不到胆红素。但血液中结合胆红素增加，超过肾阈值时就会经尿液排出，尿胆红素可呈阳性反应。

1.检验方法学　哈里森法。

（1）原理：尿胆红素哈里森定性试验属氧化法。氯化钡吸附尿液中的胆红素后，滴加酸性三氯化铁试剂，使胆红素氧化成绿色的胆绿素，蓝色的胆青素及黄色的胆黄素复合物。

（2）器材和试剂：试剂：100g/L 氯化钡溶液，Fouchet 试剂（含三氯乙酸和三氯化铁），广泛 pH 试纸。器材：13mm×100mm 玻璃试管、白色凹磁板或白色滤纸、一次性滴管、5mL 吸管和普通离心机。

（3）操作：①首先用 pH 试纸确认尿液标本为酸性；②取尿液 5mL，加 2.5mL 的 100g/L 氯化钡溶液，混匀；③放离心机内，800~1000r/min 的速度离心沉淀 3~5 分钟，倾去上清液；④将沉着物倒于白色凹磁板内或白色滤纸上，在沉着物表面滴加 Fouchet 试剂 2~3 滴，观察颜色变化；⑤结果判断，参考表 3-5。

表 3-5　尿胆红素哈里森法结果判别表

观察所见	结果判断
长时间不显颜色变化	阴性（－）
逐渐出现淡绿色	弱阳性（＋）
逐渐出现绿色	阳性（＋＋）
立即出现蓝绿色	强阳性（＋＋＋）

2.方法学评价

（1）灵敏度和特异度：干化学试带法往往可以用做过筛试验，且灵敏度在 7~14μmol/L，如果反应不够典型，可用哈里森法确认。该方法操作略为复杂，但对胆红素检测灵敏度较高（0.9μmol/L）。国外还有已经商品化的尿胆红素确证试验——Ictotest 片剂试验，是一种操作更加方便的尿胆红素测定方法，其检测灵敏度达到 0.8μmol/L。

（2）干扰因素

1）标本因素：最好使用新鲜尿液和使用棕色容器接收标本。胆红素在阳光照射下易转变为胆绿素，因此留取和运送尿液标本时应该避光；若尿液标本放置时间过久，也可出现假阴性结果。本方法需要尿中有足够的硫酸根离子，如果标本与氯化钡混合后不产生沉淀，可滴加硫酸铵试剂 1~2 滴，以促进沉淀形成。如果尿液 pH 呈碱性，会减低反应的灵敏度，可加入少许乙酸调整 pH 呈酸性。

2）药物因素：尿液中含有较多的维生素 C 和亚硝酸盐等都可导致假阴性结果，尿中维生素 C 达到 1.42mmol/L 即可引起假阴性反应。服用大剂量的牛黄、熊胆粉、水杨酸盐和阿司匹林等药物可导致试验出现假阳性。

3）器材和试剂因素：试验中如若加入过量的 Fouchet 试剂，可使胆红素过度氧化为胆黄素而出现假阴性反应。

3.参考值　阴性。

4.临床意义　尿胆红素测定有助于黄疸的诊断和鉴别诊断。胆汁淤积性黄疸、肝细胞性黄疸为阳性；溶血性黄疸为阴性。

先天性高胆红素血症、Dubin-Johnson 综合征和 Rotor 综合征尿胆红素为阳性；Gilbert 综合征和 Crigler-Najjar 综合征尿胆红素为阴性。

六、尿胆原定性试验

结合胆红素进入肠道后转化为尿胆原，若从粪便中排出为粪胆原。大部分尿胆原从肠道重吸收，经肝脏转化为结合胆红素再排入肠腔，小部分尿胆原从肾小球滤过或肾小管排出后即成为尿中的尿胆原。尿中尿胆原经空气氧化及光线照射后可转变为黄色的尿胆素。

1.检验方法学　改良厄利法。

（1）原理：尿胆原在酸性溶液中与对二甲氨基苯甲醛作用后生成樱红色化合物。

（2）器材和试剂：厄利试剂，含有对二甲氨基苯甲醛和浓盐酸。13mm×100mm玻璃试管、一次性滴管、吸管。

（3）操作：①取新鲜尿液2~3mL加于玻璃试管中，再加入厄利试剂0.2mL，混合均匀，室温条件下放置10分钟；②白色背景下，持试管从管口向管底观察颜色反应，出现樱桃红色为阳性反应；③结果判断：见表3-6；④标本的稀释：如结果在"++"以上，应将尿液进行稀释后再按上述步骤重新测定。稀释倍数为10、20、40、80倍。稀释后的结果应在10分钟后观察结果，以最高稀释度出现阳性反应的倍数报告（如：1∶40倍稀释，阳性）。

表3-6　尿胆原定性结果判别表

观察所见	结果判断
不出现樱桃红色	−
放置10分钟后出现微红色	＋
放置10分钟后呈现樱桃红色	＋＋
立即出现深红色	＋＋＋

2.方法学评价

（1）灵敏度和特异度：该方法检测相对比较简单，与干化学试带法采用相同的原理尿，属于胆原定性的经典方法，可检出1~4mg/L含量的尿胆原。尿胆原是比较常用的尿检测项目，用于疾病的筛选检查。常用定性检查，但也有定量分析。在尿胆原为阴性时应用尿胆素检查进一步证实。检查尿胆原或尿胆素时均应除去胆红素，以避免尿中胆红素色泽的干扰。

（2）干扰因素

1）标本因素：尿液放置时间过久可使尿胆原氧化为尿胆素，因此尿液必须新鲜。尿胆原排出量每日变化很大，上午少于下午，餐后2~3小时达到最高峰，故此时测定阳性率最高。

如尿标本中含有结合胆红素，加试剂后立即显绿色，干扰尿胆原的测定。此时可取100g/L的氯化钡溶液1份与尿液4份混合，吸附胆红素，以2000r/min的速度离心5分钟，取上清液再按操作方法重新测定，可避免胆红素的干扰。

2）药物因素：大量应用抗生素、维生素C或尿中含有高浓度亚硝酸盐时可抑制本试验的反应，出现假阴性。使用氯噻嗪等吩噻嗪类药物、非那吡啶等药物易出现假阳性。

3.参考值　阴性或弱阳性（1∶20倍稀释后为阴性）。

4.临床意义

（1）尿内尿胆原在生理情况下仅有微量，在饥饿、饭后、运动等情况时稍有增加。

（2）尿胆原测定有助于黄疸的诊断和鉴别诊断。完全胆汁淤积性黄疸为阴性、肝细胞性黄疸为阳性；溶血性黄疸为强阳性。

（3）尿胆原定性试验常与尿胆红素定性试验配合，甚至配合现已不常使用的尿胆素定性试验（简称为尿三胆试验），用以对不同类型的黄疸疾病进行鉴别诊断（表3-7）。

表 3-7　尿三胆试验用于黄疸疾病的鉴别诊断

	尿胆原	尿胆红素	尿胆素
正常人	阴性或 1:20 阴性	阴性	阴性
溶血性黄疸	强阳性	阴性	阳性
肝细胞性黄疸	阳性	阳性	阳性
胆汁淤积性黄疸	阴性	阳性	阴性

（4）尿内尿胆原增多还可见于以下情况:肝功能受损（如肝脏疾病）、心力衰竭等。体内胆红素生成亢进且胆管畅通者,多见于内出血或各种溶血性疾病的患者。从肠管回吸收的尿胆原增加,多见于顽固性便秘、肠梗阻的患者。

七、尿隐血(血红蛋白)定性测定

1.检验方法学　单克隆抗体胶体金法。正常人血浆中含有约 50mg/L 的血红蛋白,尿中一般无游离的血红蛋白出现。当血管内发生溶血时,血浆中血红蛋白含量增加,当血红蛋白含量超过触珠蛋白所能结合的量时,血浆中就会出现大量游离的血红蛋白,其含量超过 1000mg/L 时,就会随尿液排出。血红蛋白尿的外观呈浓茶色、红葡萄酒色或酱油色,尿隐血试验为阳性。尿隐血测定方法很多,例如常用的干化学尿隐血检查法,还有方便快建的单克隆抗体胶体金法。

（1）原理:采用胶体金标记的抗人血红蛋白的单克隆抗体,用双抗夹心酶联免疫方法测定尿液标本中的血红蛋白,对人血红蛋白抗原具有特异性反应。

（2）器材和试剂:商品化单克隆抗体胶体金隐血试纸;小试管或专用小杯、一次性滴管。

（3）操作:①用滴管在小试管或专用小杯中加入 10 滴（约 0.5mL）尿样,打开单克隆抗体胶体金试纸包装,手持试纸条手柄,插入到尿液标本中,注意不要超过试纸下端标有 MAX 的标线。5 分钟内观察试纸反应区有无红色横线出现;②结果判断:上端的质控线（C）和下端的反应线（T）位置平行出现两条红线为阳性;只有上端的质控线出现红线为阴性;两条线均不出现说明该试纸失效,需更换新的试纸重新试验。

2.方法学评价

（1）灵敏度和特异度:可以克服湿化学法（如邻联甲苯胺法、氨基比林法、愈创木树脂法）和干化学法（如尿潜血试带）试剂不稳定的问题和具有致癌危险性问题,和对热不稳定酶、氧化剂污染和尿路干扰时细菌产生的某些过氧化物酶、维生素 C 等物质易造成的干扰问题。具有灵敏度高、特异度强、操作简便快速等优点。

1）该方法只能提供尿隐血阴性或阳性结果,不能进行半定量测定。

2）本方法具有特异度和灵敏度高的特点,仅与人的血红蛋白发生反应,不与肌红蛋白反应;尿中含有极低浓度的血红蛋白时（0.21μg/mL 或 2 个 RBC/HPF）即可出现阳性反应。

3）该方法同样可以用于粪便隐血试验和其他排泄物、分泌物的隐血试验。

（2）干扰因素

1）标本因素:如尿液中含有过量的血红蛋白,抗原过剩出现后带现象时,会造成假阴性反应,此时应将标本进行 50~100 倍稀释后重新试验。

2）食物因素：不受饮食因素影响，食用含动物血成分的食物对本试验无明显干扰。

3）器材和试剂因素：按规定时间判读结果。试纸在未使用前应处于密封防潮避光容器中保存，并在有效使用期内使用。

3.参考值 阴性。

4.临床意义 如是红细胞导致的尿隐血试验阳性，参考尿沉渣检查中红细胞的临床意义。将尿液离心沉淀，取上清液镜下观察无红细胞，隐血试验阳性时可考虑为血红蛋白造成的隐血试验阳性。

血红蛋白尿多为发生了严重的血管内溶血，释放出大量血红蛋白，超过肾小管的吸收阈值（约1.0g/L）时会出现在尿中。常见于溶血性贫血、血型不合的输血反应、恶性疟疾、大面积烧伤后、阵发性睡眠性血红蛋白尿症等。

第三节 尿液有形成分检验

尿液有形成分是指来自泌尿道，并以可见形式渗出、排出、脱落和浓缩结晶所形成的物质的总称，也被称为尿沉渣。尿液有形成分检查是一项非常经典的检验项目，它和尿液理学检查、尿液化学检查共同构成尿液常规分析的全部内容，并与其相辅相成，互相弥补和互相印证。尿液有形成分检查有助于临床医师了解泌尿系统各个部位的变化，对辅助泌尿系统疾病的定位诊断、鉴别诊断和预后判断有非常明显的应用价值。

目前，尿液中有形成分检查方法非常多，包括近年来发展的自动化分析法和各种染色方法在内，有数十种之多。已经较为普遍用于临床的检查方法大致可分为以下几种。

一、定性法尿液有形成分检查

临床尿液常规检验通常包括尿沉渣检查，尿沉渣检查是临床基础检验工作中非常重要的形态学检验内容，是每个从事临床检验工作的技术人员应该掌握的基本检验技术。虽然该方法在实施标准化方面仍有一定的困难，但因沿用历史悠久、应用广泛、易于操作并且已经为临床广泛接受，因此仍然是目前最主要的尿液有形成分检查方式。而离心镜检法更为广泛的使用和被临床认可。

1.检验方法学 离心镜检法是一种非染色、离心、半定量的尿液有形成分检查法，通常被称为尿沉渣检查。

（1）原理：将尿液离心处理后，将沉着物置放在载玻片上，用显微镜观察的方法，根据尿液中各种细胞、管型、结晶等有形成分的特点，识别并计数，以每高倍（低倍）视野下含有数量或分布密度的方式表达和报告结果。

（2）器材和试剂：10mL刻度离心试管、载玻片、18mm×18mm盖玻片、一次性滴管、水平式离心机、光学显微镜。

（3）操作：①取新鲜尿液10mL置于刻度离心试管中；②以400g的转速离心5分钟；③倾斜尿试管，用一次性吸管从液面上方轻轻吸掉上层的尿液，保留沉渣量0.2mL；④轻轻混匀尿沉渣，用一次性滴管吸取沉渣1滴（约0.02mL），滴在载玻片上，加18mm×18mm盖玻片，注意尽量避免出现气泡；⑤先用10倍物镜观察全片，注意发现细胞、管型、结晶等的分布情况及是否有较大的物质，再换40倍物镜详细观察、辨认和计数镜下的有形成分。管型应该在低倍镜下至少观察 20 个视野,以每低倍视野(LPF)观察到的最低值到最高值报告结果。细胞应该在高倍镜下至少观察 10 个视野,以每高倍视野(HPF)观察到的最低值到最高值报告结果;⑥结晶和细菌报告方法:结晶和上皮细胞可以未见、少量、大量的方式报告。

镜检时还应随时注意有无巨大细胞、滴虫、虫卵、黏液丝、细菌、真菌、精子等,一旦发现应如实报告。有条件的试验室应开展尿液有形成分的染色检查,配置多种类型显微镜(如相差显微镜、偏振光显微镜等),以便于尿中特殊有形成分的进一步鉴别。

2.方法学评价

(1)灵敏度和特异度:尿液有形成分的显微镜检查目前仍然是尿液有形成分检查的金标准,目前尚无任何仪器和方法能够完全取代。而离心镜检法具有操作简便、快速、价格低廉、普及面广泛、结果较为可靠等特点,是尿液有形成分显微镜检查法中的常用方法,沿用已久并为临床广为接受。

离心镜检法缺点是容易受标本量、离心速度和时间、试验器材和主观判断等多种因素的干扰,结果的一致性和可比性上尚有不足。在操作上较非离心镜检法略微复杂,但比非离心法在阳性检出率和灵敏度方面可提高 15～20 倍。该方法作为国内临床检验常用的尿沉渣检查法,已经制订了标准化的操作程序,因此希望各级医院参考和严格执行。

对混浊尿液、脓尿或肉眼血尿,可采用不离心而直接镜检的方式进行检查,但需要在结果中注明"直接镜检法"。直接镜检法具有简便易行、快速、廉价的特点,但是重复性差,易导致漏检,仅适合于肉眼血尿或脓尿标本。

(2)干扰因素

1)标本因素:应该使用一次性容器采集尿标本,应该使用新鲜标本,无须添加任何防腐剂,立即送检,实验室应在留取后 2 小时内检测完毕。时间延长会使尿中的细胞成分发生破坏、溶解、变形等变化。如尿液放置时间过久会导致 pH 偏碱性改变,尿液中的细胞和管型成分容易被破坏。

正确留取尿液标本是保证尿液有形成分检查结果准确性的关键性步骤。一般应当要求患者留取清晨首次、二次或随机新鲜中段尿标本。女性患者需要注意月经血、阴道分泌物的污染,应该尽量避开此期做尿检查。若临床需要则应采取特殊的尿液留取方法。

2)食物因素:长期进食蔬菜类、水果和含碱性物质较多的食品者,尿液易出现偏碱性改变,可间接影响尿中红细胞的形态和造成适当破坏。

3)药物因素:警惕和注意某些药物,特别是磺胺类药物、解热镇痛类药物和某些新型化学药物可能出现的结晶。

4)器材和试剂因素:尿沉渣检查的标准化建议中对离心机的要求为,水平式离心机,有效离心半径 16cm,速度 1500r/min;使用其他离心半径的水平离心机,相对离心力要求为 400g(例如水平离心机半径为 10cm 时,1900r/min 的转速相当于 400g 的相对离心力)。离心时间 5 分钟。正确使用显微镜,适当调整显微镜光源,调降聚光器至适当位置,缩小光圈,更加易于观察镜下的物质,光线太强太亮容易漏掉透明管型。在低倍镜下发现的管型,须改用高倍镜进行鉴定。

3.参考值　离心法及不离心法尿有形成分参考值见表 3-8。

表 3-8　半定量法尿液有形成分参考范围

项目	离心法检查	不离心法检查
红细胞	0~3/HPF	0~偶见/HPF
白细胞	0~5/HPF	0~3/HPF
透明管型	0~1/LPF	0~偶见/LPF
鳞状上皮细胞	少许	少许

4.临床意义　参考"尿液有形成分检查临床意义"。

二、定量法尿液有形成分检查

尿液有形成分定量检查起始于艾迪计数,也称为 12 小时尿细胞定量计数,此外还有比较方便的 1 小时尿液有形成分定量计数法、一次性尿细胞定量计数板法和自动化仪器法等。

通过各种带有刻度的专用尿细胞计数板对尿液中的各种成分进行定量计数,是尿液有形成分检查技术的一大进步。目前各种可用于尿液细胞定量计数的定量板有很多种,例如专用的 FAST-READ 10、KOVA、KIMA 计数板等,而血细胞计数板也可用于尿细胞的定量计数。

1.检验方法学

(1)原理:通过尿细胞定量计数板鉴别和计数单位体积尿液内各种有形成分的种类和数量,以每微升所含的尿中各种有形成分数量报告。应用此类计数板,可根据情况选择离心法、不离心法和稀释法、染色法等多种技术对尿中各种成分进行定量分析。

(2)器材和试剂:尿细胞定量计数板(以 FAST READ10 板为例)、一次性滴管、显微镜、离心机、10mL 刻度离心尿试管。

(3)操作程序

1)不离心法:用吸管直接吸取混匀的尿液,滴入计数板中。例如使用 FAST-READ 10 尿计数板,计数区容积为 1μL,整个计数区划分为 10 个大方格,每个大方格再分为 16 个小方格。每个大方格的边长为 1mm,高度为 0.1mm,故每个大方格总容积为 0.1mm³,10 个大方格总容积为 1μL。尿沉渣 FAST-READ 10 计数板构造见图 3-3。

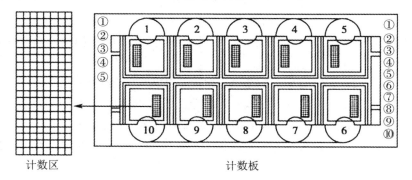

计数区　　　　　　　　　　　　　　计数板

图 3-3　FAST-READ 10 计数板构造图

在低倍镜下观察并计数 10 个大方格内的管型数量,并用高倍镜鉴定其种类。在高倍镜下分别计数 1~2 个大方格内的红细胞和白细胞数量,换算为 1μL 内细胞的数量。如需计数上皮细胞或结晶的数量,也可参照上述计数方法执行。

2)离心法:按照尿沉渣测定方法离心尿液,将尿液浓缩 50 倍,以提高阳性检出率。混合均匀沉着物后再将其充入计数板,按上述的方法进行计数。结果需换算为每微升原尿中所含有形成分数量(如浓缩 50 倍,则需将细胞或管型数量÷50)。

3)稀释法:原尿中细胞数量过多可采用稀释法(如肉眼血尿或脓尿)。用 0.9%氯化钠溶液将尿液稀释一定倍数(如稀释 100 倍)后充入计数板,并按上述方法进行计数。结果需换算为每微升原尿中所含有形成分数量(如稀释 100 倍,则需细胞或管型数量×100)。

4)染色法:为更加确切的鉴别尿中出现的各种有形成分,可采用在标本中添加染色剂的方法。但是应该注意添加染色剂的量和标本稀释问题,最终结果应该根据标本被稀释的倍数,进行适当的换算。

2.方法学评价

(1)灵敏度和特异度:传统的 Addis 计数法因标本需要被长时间保存,尿液中的有形成分容易溶解破坏,故得到的计数结果,并非患者尿中所排出物质的真实数量。以白细胞为例,2 小时内白细胞溶解情况可在 0~50%,4 小时可达到 30%~100%,具体溶解情况与尿液本身的 pH、渗透量、温度和白细胞膜的情况等有关;红细胞也可因相同因素出现细胞溶解破坏,其破坏速度在 1 小时内可高达 40%~50%。由于其标本留取和存放时间长,而且需要节制饮水饮食,重复性和准确性较差,目前该方法已经很少使用。

1 小时尿液细胞定量计数法较为简便,不需要节制饮食,仅需要适当节制饮水,留取和检测时间短,对尿中有形成分的形态和数量影响较小,比 Addis 法有一定的优势,并有其相应的参考范围,得到临床认可。

目前多使用一次性定量尿细胞计数板法进行尿液中各种有形成分的定量计数。同时也使用不同类型的尿液有形成分析仪对尿中排出的细胞、管型、结晶和细菌进行定量计数,其自动化程度、检测速度、精密度和准确性都得到很大提高,并建立了自己的参考范围,是目前尿液有形成分定量分析的主流方向。

(2)干扰因素

1)标本因素:对尿液中各种有形成分进行定量计数对尿标本的质量要求较高。需要保证使用洁净的容器、混合均匀的尿液、送检时间尽量快速等基本条件,还应该参考尿标本留取总体要求中的相关部分内容。

2)食物因素:长期进食蔬菜类、水果和含碱性物质较多的食品者,尿液易出现偏碱性改变,可间接影响尿中细胞的形态和造成适当破坏。

3)药物因素:警惕和注意某些药物,特别是磺胺类药物、解热镇痛类药物和某些新型化学药物可能出现的结晶。

4)器材和试剂因素:离心速度过快、时间过长都会给准确定量计数尿中有形成分的数量带来影响。

3.参考值 定量法尿液有形成分检查目前国内尚无统一的参考范围。各临床试验室可根据所用具体方法制订本室参考范围。

4.临床意义 与常规尿沉渣检查发现的各种细胞和管型有相同的临床诊断价值。由于可以进行定量报告,有助于结果的一致性和标准化。尿液中红细胞、白细胞和管型等有形成分的定量计数,与随机尿液沉淀后的定性检查法比较,能够更加准确的反应泌尿系统疾病情况,观察疾病的发生和发展变化情况,比较肾脏疾病病变的程度,评价治疗效果和对预后进行评价。

三、染色法尿液有形成分检查

尿液有形成分染色技术已经沿用许多年,染色方法众多。国内外许多学者提出,可将尿液有形成分染色技术作为特殊检查,与"常规"尿沉渣检查区分,或作为常规检查方法的补充。Sternheimer-Malbin 染色法属于活体染色法,简称为 SM 染色法,是尿液有形成分染色技术中比较常用的染色方法之一。该染色液配制较为方便,通过染色技术更清楚的识别和鉴定尿液中的细胞、管型等成分,提高检出率和准确性。

1.检验方法学

(1)原理:SM 染液中的甲紫和沙黄可分别对细胞核和胞质进行染色,对管形本身及管形内含物进行染色,使其形态和结构更加清晰,易于识别。红细胞可染成淡紫色;白细胞质染淡蓝~粉色,核染呈红~紫色;上皮细胞核染紫色,浆染呈淡紫~桃红色;透明管型染呈粉色或紫色,颗粒管型染为淡红色~蓝色,细胞管型染深紫色,脂肪管型不着色;酵母菌染紫色;滴虫染呈淡蓝色;死细菌染呈浓紫色,活细菌染呈桃红色或不着色。

(2)器材和试剂:器材:10mL 刻度离心尿试管、载玻片、22mm×22mm 盖玻片、一次性滴管、水平式离心机、显微镜。

试剂:SM 染色应用液。配制方法如下。

A 液:结晶紫 3.0g,草酸铵 0.8g,溶解于 95%(V/V)乙醇 20.0mL,加蒸馏水 80.0mL。冷藏保存。

B 液:沙黄 O 0.25g 溶于 95%(V/V)乙醇 10.0mL 中,蒸馏水 100mL。

SM 应用液:AB 两液以 3:97 比例混合,过滤后贮存于棕色瓶内,室温条件下可保存 3 个月。冷藏避光保存时间更长。

(3)操作:①取新鲜尿液 10mL 置于刻度离心试管中;②以 400g 的转速离心 5 分钟;③倾斜尿试管,用一次性吸管从液面上方轻轻吸掉上层的尿液,保留沉渣量 0.2mL;④在保留有 0.2mL 尿沉渣的试管中加入 SM 应用液 1 滴,轻轻摇动混合均匀,静置 3 分钟;⑤轻轻混匀染色后的尿沉渣,用一次性滴管吸取沉渣 1 滴(约 0.02mL),滴在载玻片上,加盖玻片,注意尽量避免出现气泡;⑥先用 10 倍镜观察全片,注意发现细胞、管型、结晶等的分布情况及较大的物质,再换 40 倍物镜详细观察、辨认和计数镜下的有形成分。根据各种有形成分的染色特点进行鉴别,注意发现异常病理成分。报告方式可参考离心沉淀法;⑦也可将染色后的样本滴加在尿细胞计数板上进行定量计数,按照定量计数原则进行操作和报告。

2.方法学评价

(1)灵敏度和特异度:SM 染色法属于活体染色技术,染色方便,速度快,染料价廉易得,且简便易行,已成为国内外介绍最多,实施广泛的尿沉渣染色方法,早在 20 世纪 60 年代的检验专著中就有对染料配制和染色方法的详细介绍。通过 SM 染色还可见到在某些白细胞胞质中有颗粒呈布朗分子样运动,此类细胞定名为闪光细胞。据报道如在白细胞中,闪光细胞数量>10%,对确定肾盂肾炎有助。SM 染色法有助于识别各种异常形态的红细胞,对鉴别肾小球性和非小球性血尿有明显帮助;对白细胞中的中性粒细胞,可根据其深染和浅染的不同,区分活细胞和死细胞。还有助于对管型的鉴别,特别是有助于发现透明管型,有助于发现多核巨细胞,包涵体细胞等。

(2)干扰因素:标本因素:不同比密条件的尿液,染色效果可能出现不同变化,故要求患者检验前尽量少饮水。胆红素尿时可因为尿液本身的颜色,使得标本中细胞被染呈黄色,掩盖了其真实的颜色。因此在对尿中有形成分进行识别时,考虑上述因素,综合分析。器材和试剂因素:本法试剂配制后易产生沉淀,因此最好使用新鲜配制的染液染色。

3.参考值　参考定性法或定量法尿液有形成分检查的参考范围。

4.临床意义

(1)防止漏检:如透明管型在强的光线下易漏检,即使采用调节聚光镜减弱光线,对缺乏经验的试验人员也极易漏检。

(2)防止误检:如将黏液丝或棉、毛等纤维误认为管型,将酵母菌、草酸钙误认为是红细胞、将肾小管上皮细胞误认为是白细胞等。

(3)防止因长期镜检造成的疲劳、工作效率下降。染色后,可在短期内清楚地观察有形成分的细微结构,有助于识别肿瘤细胞和肾移植排斥反应。

(4)如用 SM 染色法时观察到尿中出现闪光细胞,可高度怀疑患者患有肾盂肾炎。

(5)为长期保存尿中典型的病理成分,为提供教学、科研的图谱创造条件。

四、尿液有形成分检查临床意义

1.细胞

(1)白细胞数量增加:可能提示患有泌尿系统炎症如泌尿系感染、肾盂肾炎、膀胱炎、尿道炎等,此外许多其他疾病影响到肾脏功能时,也会使尿液中白细胞数量增加。女性患者常有阴道分泌物混入尿中并伴有大量扁平上皮细胞,故女性患者在许多无任何症状的情况下,尿中可能会出现较多的白细胞,此时应要求再做一次清洁中段尿常规检查,以排除干扰。

(2)红细胞数量增加:过多的红细胞出现可称为镜下血尿,此时表示患者可能患有急、慢性肾小球肾炎、肾结核、肾结石、肾肿瘤、肾盂肾炎、急性膀胱炎等,女性患者应避开月经期查尿,特别是在月经来前或过后的几天中,都可能出现较多的红细胞,此为生理性,应注意排除。

(3)上皮细胞:正常尿液中无肾小管上皮细胞出现,当尿液中出现较多时可能与急性肾小管坏死、肾移植排异反应和间质性肾炎有关。尿中如有过多的上皮细胞黏附细菌时,对泌尿系感染的诊断很有帮助。尿中出现大量鳞状上皮细胞或移行上皮细胞,也与相关部位炎症或病理改变有关。

2.管型　管型是一种在肾小管内由蛋白质沉积后并包裹不同的细胞或而其他物质而形成的管状物,管型内可包裹红细胞、白细胞、血红蛋白、粗细颗粒、脂肪、上皮细胞等不同的成分。下列各类管型的出现与肾脏疾病有密切关系。

(1)透明管型:正常人可偶见,但出现较多时在有蛋白尿的肾脏病患者中常见。

(2)颗粒管型:见于急性及慢性肾小球肾炎、肾盂肾炎、肾移植术后排异反应期等。

(3)红细胞管型:表示血尿来源于肾实质,常见于急性肾小球肾炎、急进性肾小球性肾炎等。

(4)白细胞管型:常提示有肾实质细菌感染,如急性肾盂肾炎等。

(5)肾小管上皮细胞管型:见于急性肾小管坏死、肾淀粉样变、重金属中毒或化学药物中毒,也见于肾小球肾炎。

(6)蜡样管型:肾小管长期阻塞或无尿所致,见于肾功能不全晚期或肾淀粉变。

(7)脂肪管型:比透明管型和颗粒管型更为重要的价值,多见于肾病变、类脂质性肾病。

(8)宽大管型:肾功能极度衰竭、尿量极少时出现。

3.结晶 尿液中经常会有各种结晶体出现,例如磷酸盐、碳酸盐、尿酸盐等。当其排出量较多,或在特定情况下时,容易形成结晶体。一些结晶的出现属于生理性改变,或与饮食习惯有关,而一些化学物质或药物形成的结晶则具有诊断和治疗价值。如有病理价值的结晶有:胱氨酸结晶、亮氨酸结晶、酪氨酸结晶、胆红素结晶、胆固醇结晶和磺胺类药物结晶等。某些结晶的出现还有助于对尿路结石的诊断和分析。

4.其他 尿中出现大量细菌、真菌、寄生虫等病原体,与相应的病原体感染有关。

第四章　粪便检验技术

第一节　粪便理学检验

粪便理学检验技术,是以物理测量或感官判断检查粪便量、外观(性状和颜色)、寄生虫、结石和气味等。粪便排出后,应及时检查,久置则颜色等发生变化,以及引起发酵、腐败。检查的方法主要是:用称重法(如脂肪定量)测定粪便量;用视觉观察粪便外观、寄生虫等;用嗅觉判断气味。值得注意的是:虽然有视觉和嗅觉正常者,均能胜任理学检查,但对令感官上不愉快的粪便标本,易使人对感官检查标本草草了事,因而,可能漏缺有助于临床诊断的病理信息。

1.粪便量　粪便量多少和排便次数随食物种类、食量及消化器官、功能状态而异。异常粪便每日的次数和每次的量有不同程度增多。

2.性状　主要判断粪便是否成形(黏稠度)及所含液体(水分等)多少和物质成分特征。粪便常见的异常形状有黏液便、脓血便、鲜血便、稀糊/汁便、米泔样便、干硬便、乳凝块蛋花样便。

3.颜色　粪便颜色常受食物、药物和病变等因素的影响。粪便常见的异常颜色有红色、白陶土色、黑色/柏油色、果酱色、绿色/黄绿色、淡黄色等。

4.寄生虫虫体　粪便中虫体较大的肠道寄生虫。如蛔虫、蛲虫、绦虫节片等,肉眼即可分辨;较小虫体如钩虫须将粪便筛洗后才可见。服驱虫剂后排便时应检查有无虫体(形态特征见"寄生虫学检验技术")。

5.结石　粪便较大的结石,肉眼即可分辨;结石较小时,需将粪便筛洗后仔细查找才能发现。如胆石呈片状或细粒状,可漂浮于水面;肠砂为黏液颗粒。

6.气味　粪便气味程度与进食种类、肠内细菌分解作用强弱、疾病性质有关。

第二节　粪便化学检验

粪便化学检验包括隐血试验、酸碱度反应、粪胆素测定和脂肪测定等。其中,最常用且具重要临床意义的是粪便隐血试验(fecal occult blood test,FOBT)。

一、粪便隐血试验

消化道少量出血(<5mL),粪便无可见血液,显微镜检查也未查见红细胞,而用免疫法、化学法等其他检查方法能证实粪便有隐血的试验,称为粪便隐血试验。目前,FOBT方法主要有两类:免疫(化学)法和化学法。

(一)检验原理

1.免疫法　粪便免疫化学隐血试验(fecalimmunochemical test,FIT)或粪便免疫法隐血试验(immunological fecal occult blood test,iFOBT)均以抗人完整血红蛋白和球蛋白抗体为原理检测隐血。

曾有许多免疫法 FOBT,如免疫单向扩散法、对流免疫电泳、酶联免疫吸附试验、免疫斑点法、放射免疫扩散法、反向间接血凝法等。此外,还有半自动、全自动的仪器检测 FOBT。

单克隆抗体免疫胶体金法检测原理:胶体金是由氯化金和枸橼酸合成的胶体物质,呈紫红色。胶体金与羊抗人血红蛋白单克隆抗体(羊抗人 Hb 单抗)吸附在特制的乙酸纤维膜上,形成一种有标记抗体的胶体金物质,再在试带的上端涂上包被抗体(羊抗人 Hb 多抗)和羊抗鼠 IgG 抗体。检测时,将试带浸入粪悬液中,悬液通过层析作用,沿着试带上行。如粪便中含有血红蛋白(Hb),则在上行过程中与胶体金标记羊抗人 Hb 单抗结合,待行至羊抗人 Hb 多抗体线时,形成金标记抗人 Hb 单抗-粪 Hb 羊抗人 Hb 多抗复合物,在试带上显现一条紫红色线;试带上无关的金标记鼠 IgG 随粪悬液上行至羊抗鼠 IgG 处时,与之结合形成另一条紫红色线,为阴性对照线(质控线)。

2.化学法　常用 FOI 可有邻甲联苯胺法、愈创木酯法、四甲基联苯胺等,基本检测原理相似,传统手工操作烦琐的 FOBT 化学法已被目前简便快速的化学试带法所替代。

化学法检测原理:血红蛋白中的亚铁血红素有类似过氧化物酶的活性,能催化过氧化氢作为电子受体,使无色的受体氧化为有色的复合物(如邻甲联苯胺法:邻甲偶氮苯显蓝色)。

(二)检验方法学

1.免疫法　以单克隆抗体免疫胶体金法为例,操作如下。

(1)器材和试剂:配套免疫法 FOBT 试剂盒。

(2)操作:主要步骤如下。

1)取粪便标本:用采便容器上的采便棒从 6 个不同部位的粪便标本处取样,达到所取粪便全部覆盖采便棒远端螺旋状槽沟。

2)制备粪便混悬液:将盖拧紧,动采便容器,使粪便与溶液成均匀悬液状。

3)取出试条:撕开铝箔袋,取出试带。

4)加试剂:折断采便器尖端,在样品孔中滴 3 滴(或取 1mL 滴到盛有蒸馏水的小试管内),将试带箭头所指端插入试管内,1~5 分钟判断结果。

5)判断结果:①阳性:在阅读窗口,可见控制线(C)、反应线(T)区均出现紫红色带;②阴性:在阅读窗口,紫红色带只出现于控制线区(C),而未出现于反应线区(T);③无效:控制线(C)和反应线(T)均无未出现紫红色带,提示试带可能失效,应找出原因重新测试。

2.化学法

(1)以手工邻联甲苯胺法为例

1)器材和试剂:①10g/L 邻联甲苯胺(注意:不是用于血糖测定的邻甲苯胺)溶液:取邻甲联苯胺 1g,溶于冰醋酸及无水乙醇各 50mL 混合液,置棕色瓶中,于 4℃冰箱保存(可达 12 周);②3% 过氧化氢液;③竹签、消毒棉签(或滤纸,或白瓷板)。

2)取粪便标本:用竹签取少量粪便,涂于消毒棉签上或白瓷板上。

3)加试剂:加邻甲苯胺冰醋酸溶液 2 滴于粪便上,再加过氧化氢液 2 滴。

4)判断结果:①阴性:加试剂 2 分钟后仍不显色;②阳性:加试剂 2 分钟内显色;1⁺,加试剂 10 秒后,由浅蓝色渐变蓝;2⁺,加试剂后,初显浅蓝褐色,渐呈明显蓝褐色;3⁺,加试剂后,即呈蓝褐色;4⁺,加试剂后,即呈蓝黑褐色。

（2）以手工愈创木酯法（guaiac fecaloccult blood test，gFOBT）为例

1）器材和试剂：①愈创木酯饱和溶液：取愈创木酶粉末 2g，溶于 95% 乙醇 100mL 内；②冰醋酸；③3% 过氧化氢。

2）操作主要步骤如下：取将少量粪便涂于白瓷板或玻片上，滴加愈创木酯饱和溶液、冰醋酸及过氧化氢各 1 滴。

3）结果判断：①阳性：30 秒内，显蓝色或蓝绿色为；②阴性：30 秒后，显色或显其他颜色。

（三）方法学评价

1.免疫法

（1）灵敏度和特异度：灵敏度高，为 0.2mg Hb/g 粪便，对大肠出血灵敏度好。免疫法隐血试验只对人血红蛋白敏感。不受饮食、动物（如鸡、牛、马、猪、羊、兔等）血红蛋白（500μg/mL）、辣根过氧化物酶（200μg/mL）和药物的干扰。目前认为，免疫法特异性等于或好于愈创木酯法，且无须禁食。免疫法最适用筛检下消化道大肠癌（隐血），而对上消化道出血不敏感。

（2）干扰因素

1）生理因素：生理性胃肠道排出血液 0.5~1.5mL/d，马拉松长跑运动员可达 4mL/d，故试验可阳性。

2）药物因素：如阿司匹林（2.5g）可使消化道出血达 2~5mL/d，故试验可阳性。其他试验阳性的药物，如皮质类固醇、非类固醇抗炎药如吲哚美辛、布洛芬、舒林酸，引起肠炎药物如甲基多巴和多种抗生素。

3）标本因素：造成试验假阴性的因素，可见于患者消化道大量出血（粪便血红蛋白浓度过高，即抗原过剩）时，虽粪便外观已明显呈柏油样，而免疫法隐血试验结果呈阴性或弱阳性，出现后带现象。假阴性还见于上消化道出血血红蛋白经肠道消化酶降解变性、丧失免疫原性，或单克隆抗体与血红蛋白抗原不匹配所致。此外，不推荐采集直肠指检或便池标本作FOBT。

4）器材和试剂因素：多见于 FOBT 试剂盒失效而使试验呈假阴性。

5）操作因素：直接用低温（<15℃）保存的标本做试验，结果可呈假阴性。

2.化学法

（1）检测灵敏度和特异度：各种化学法 FOBT 的检测灵敏度、特异度和临床应用特点不一。化学法适用于诊断上消化道出血。结果更可靠。

（2）干扰因素

1）标本因素：假阴性，因粪便标本中 Hb 破坏；假阳性，粪便中非消化道出血如齿龈、鼻、月经出血等。

2）食物因素：假阳性，来自含血红蛋白的动物血、鱼、肉、肝，含过氧化物酶的新鲜蔬菜（萝卜、西红柿、菠菜、韭菜、芹菜、油菜、木耳、花菜、黄瓜、辣根、苹果、柑橘、香蕉、白菜等）。

3）药物因素：假阳性，因使用铁剂、铋剂，药物如阿司匹林、皮质类固醇、非类固醇抗炎药、甲基多巴、华法林、多种抗生素、秋水仙素、萝芙木碱、中药；假阴性，因服用大量维生素 C 或其他具有还原作用的药物，以及食用柑橘类（250mg/d）食物。

4）器材和试剂因素：假阳性，因器材（试管、玻片、滴管等）污染铜离子、铁离子、消毒剂（氯、碘）、溴、硼酸、过氧化物酶；假阴性，因过氧化氢浓度低或过氧化氢陈旧失效、试剂保存

温度和湿度不当,如冷冻、受光、受热和受潮。

5)操作过程因素:假阴性,因试验反应时间不足、显色判断不准。

3.其他方法 ①血红蛋白卟啉荧光定量试验法:优点是无化学法受外源过氧化物酶、免疫法受血红蛋白降解影响检测结果的缺点,检测可自动化;但仍受外源性肉类血红素、卟啉类物质和服用阿司匹林的干扰,且试验方法复杂、需在实验室进行分析而应用有限;②核素铬(^{51}Cr)法:灵敏度和特异度高于化学法,但费时、价高、有放射性,不适宜对人群筛检;与其他检查技术共用,可定位出血来源。灵敏度>5mL/d;③转铁蛋白(transferrin,Tf)法:灵敏度2mg/L,稳定性比隐血试验 Hb 测定高,如联合检测 Tf 和 Hb,则假阴性减低。

FOBT 是临床上减低结直肠癌病死率、普遍可行的非侵入性筛检方法,但灵敏度和特异度有限。目前,已用灵敏度和特异度较高的分子生物学方法筛检粪便 DNA,来反映结直肠癌的基因突变(主要与 APc、p53、K-ras 等基因有关)。

(四)参考范围

化学法或免疫法:阴性。

(五)临床意义

1.FOBT 阳性常见疾病 消化道恶性肿瘤(特别是结直肠癌);消化性溃疡、胃炎(特别与乙醇、阿司匹林或吲哚美辛相关)、胆道出血、肠结核、憩室病、消化道息肉、缺血性肠病、马-韦食管黏膜撕裂症、肠道炎症性损害如溃疡性结肠炎、克罗恩病、志贺菌病、阿米巴病、伤寒、肠套叠、食管裂孔疝、回归热、钩虫病;创伤、急性白血病、血友病、遗传性毛细血管扩张症、维生素 C 缺乏症、弹性假黄瘤、结节性多动脉炎、过敏性紫癜、淀粉样病、特纳综合征、尿毒症、放射疗法、神经纤维瘤、多发性特发性出血性肉瘤、静脉曲张出血。粪便表面如见少量鲜血,常因痔疮、肛裂、肛瘘、直肠炎、直肠息肉所致,此标本 FOBT 显然呈阳性。

2.结直肠癌的早期筛检 FOBT 是较好的提示早期结直肠癌恶性肿瘤的简便筛检方法。有试验表明,筛检结肠癌($n=24$):诊断灵敏度,FIT 法 87.5%,gFOBT 法 54.2%;筛检腺瘤($n=61$),诊断灵敏度,FIT 法 42.6%,gFOBT 法 23.0%;阳性预测值,FIT 法 41.9%,gFOBT 法 40.4%。目前,临床医学和检验医学界以循证检验医学的原则,对 FOBT 的临床意义进行了评价。主要内容有:筛检对象:年龄为 50~75 岁;筛检方法:推荐首选筛检结直肠癌的方法是用高灵敏度的免疫法(FIT)或高灵敏度的愈创木酯法(gFOBT)隐血试验;筛检时间:每年 1 次。

3.消化性溃疡与肿瘤出血的鉴别 通常消化道溃疡阳性率可达 50%~77%,多呈间歇性阳性;消化道溃疡治疗后,粪便颜色趋正常,但隐血试验可持续阳性 5~7 天,故临床判断出血是否完全停止,以 FOBT 结果为最可靠指标。消化道癌肿(胃癌、结肠癌等)阳性率可达87%~95%,出血量虽少常呈持续性阳性。

4.寻找贫血原因 FOBT 也用于临床探查贫血原因。有贫血症状、血红蛋白和血细胞比容减低者,可做 FOBT 有助于发现消化道溃疡出血所致的贫血原因。

第三节 粪便有形成分检验

粪便有形成分检验是临床检验的常规项目。新鲜粪便标本悬液直接涂片法检查细胞、食物残渣、结晶、病原体(具体检验技术见微生物和寄生虫检验技术),操作简便,可提供有用的诊断信息。如同时加相应试剂,还可做粪便脂肪或粪便淀粉的定性检查。

一、检验方法学

(一)直接涂片

显微镜检查粪便直接涂片显微镜检查,是粪便检查中最重要、最常用的检查法。其目的主要是观察虫卵、原虫等;各种消化产物如结缔组织与弹力纤维、淀粉颗粒、肌肉纤维等;各种体细胞如上皮细胞、白细胞、红细胞等。

1.原理　将粪便标本悬液制成涂片,在普通光学显微镜下观察判断是否有过多的细胞、食物残渣、结晶及病原体等。

2.器材和试剂　普通载玻片、玻璃盖片、竹签、普通光学显微镜;0.9%氯化钠溶液。

3.操作程序

(1)制备涂片:在干净载玻片上,加0.9%氯化钠溶液1~2滴,用竹签取外观带病理成分(含黏液、脓、血部分的粪便)或从成形便表面、深处及多处取粪便适量。混匀。涂成面积占载玻片2/3、厚度以能透视辨认出涂片下字迹为佳的涂片标本。

(2)加盖玻片:加合适的盖玻片1张。

(3)镜下观察:在镜下按"从上至下、从左至右"的有序视野(一个视野挨着一个视野,既不重复、也不遗漏)观察标本中各种细胞等有形成分,共10个视野。先低倍镜观察寄生虫卵、原虫和食物残渣;再高倍镜观察细胞、确认寄生虫卵、结晶等。

1)虫卵、原虫检查:如发现疑似包囊,则在涂片的盖玻片边缘处加1滴碘液。在高倍下仔细识别,如仍不能确定,再另取标本作标本浓缩法检查。虫卵报告方式:未找到时报告"未找到虫卵",找到时,报告所见虫卵名称并注明数量,以低倍或高倍视野计算,现建议逐步实施定量化报告。

2)细胞检查:注意红细胞、白细胞、上皮细胞、巨噬细胞等。而嗜酸性粒细胞须直接涂片干后瑞氏染色可见。粪便镜检细胞成分报告方式见表4-1。

表4-1　粪便镜检细胞成分报告方式

10个高倍镜视野所见	报告方式(细胞数/HPF)
只见1个	偶见
有的视野不见细胞,但有的视野最多可见3个	0~3
细胞每视野最少见到5个、最多见到10个	5~10(+)
细胞每视野所见细胞均在20以上	20~40(++)
每视野所见细胞满视野,难以计数	满视野(+++~++++)

3)植物细胞检查:须与寄生虫、人体细胞相鉴别,并应注意有无肌纤维、结缔组织、弹力纤维、淀粉颗粒、脂肪小滴球(后者须染色检查)等。

4)结晶检查:须特别注意有无夏科-雷登结晶。

5)细菌检查:正常菌群消失或比例失调可因大量应用抗生素所致,除涂片染色找细菌外,应用细菌培养和鉴定法检查。

(二)脂肪染色

定性检查粪便脂肪由结合脂肪酸、游离脂肪酸和中性脂肪组成。常用粪便脂肪定性检查如下。

1.原理　苏丹Ⅲ饱和溶液能将中性脂肪染上红色。

2.器材和试剂　基本同粪便"直接涂片显微镜检查"。苏丹Ⅲ饱和染液(将苏丹Ⅲ1~2g,溶于100mL的70%乙醇溶液中)。

3.操作　取少量粪便涂于载玻片上,滴苏丹Ⅲ饱和溶液1~2滴,混匀,加盖玻片镜检。结果判断:中性脂肪呈橘红色或红色球状脂肪小滴,脂肪酸结晶与结合脂肪酸不着色(表4-2)。

表4-2　粪便脂肪形态鉴别

检查项目	中性脂肪(脂肪小滴)	游离脂肪酸	结合脂肪酸
普通镜检	呈大小不一、圆形、折光性强、淡黄色小球状	无色片状、针束状结晶。细长针状结晶或块状	黄色、不规则块状或片状、针束状
苏丹Ⅲ染色镜检	用苏丹Ⅲ染色后呈朱红色或橘红色、红色	片状者染为橘黄色,块状红色、针状结晶不着色	是脂肪酸与钙、镁等结合形成的不溶性物质,不着色

4.鉴别粪便脂肪　可用2张玻片定性鉴别粪便脂肪。

(1)第1张玻片检查中性脂肪:在玻片粪便悬液中加95%乙醇数滴。加染液后。观察脂肪滴。用苏丹Ⅲ染色,粪便悬液的中性脂肪(三酰甘油)呈橘红至红色而易于识别。

(2)第2张玻片检查总脂肪量:粪便悬液用乙酸酸化(使皂盐水解呈脂肪酸)并加热(加热使脂肪酸吸收染料),估计总脂肪成分(中性脂肪、脂肪酸和脂酸盐,即皂盐)。

(3)鉴别:正常粪便中性脂肪滴少于60个/HP。总脂肪成分包括中性脂肪、脂肪酸和脂酸盐(皂盐),因正常粪便也存在脂肪酸及其盐类,故与第1张玻片相比,在第2张玻片上可见染成橘红色的脂肪滴。出现脂肪滴的数量和直径很重要,正常粪便脂肪滴直径<4μm(约1/2红细胞直径);脂肪滴数量增多或直径增大(40~80μm)常见于脂肪泻。如第1张玻片中性脂肪量正常,第2张玻片总脂肪量增加,则表明肠吸收不良,即增加的脂肪就是不被小肠吸收的脂肪酸和皂盐;如第1张玻片中性脂肪增加,就表明吸收不良。

二、方法学评价

1.灵敏度和特异度　脂肪定性与定量相关性良好,但仍应作化学法定量确证脂肪泻。

2.干扰因素　涂片时应注意标本的选择。成形粪便,应分别从粪便的深部和表面多部位取材,若粪便含有黏液、血液等病理成分时,则应取异常部分涂片检查。用竹签挑取粪便少许,混悬于载玻片上的0.9%氯化钠溶液内,根据检查目的的不同,更可加入碘液等染料。涂片须厚度适宜,覆以盖玻片后,将全片有系统的镜检。通常先用低倍镜观察。必要时再以高倍镜详细检查。

在测定粪便脂肪前,患者应正常饮食,注意避免使用轻泻药、矿物油、铋剂、镁剂及尿液污染的粪便标本,否则会干扰检查。

三、参考范围

见表4-3。

四、临床意义

见表4-3。

表4-3　粪便镜检有形成分形态特征、参考范围和临床意义

检查内容	形态特征	参考范围和临床意义
	细胞	
上皮细胞	正常粪便中因上皮细胞形态退化而不易见到 鳞状上皮细胞:大而扁平、方形或长方形,细胞薄而透明,核小而明显,圆形或卵圆形 柱状上皮细胞:常变形为锥形,核较大呈椭圆形,位于细胞底部 杯状细胞:顶端常膨大,含黏液颗粒,核多为圆形、偏居底部	正常粪便:柱状上皮细胞甚少见 柱状上皮细胞增多,见于结肠炎症、假膜性肠炎
红细胞	草绿色、略有折光性的圆盘状,有时可因粪便pH影响。而呈皱缩状	正常粪便:无 上消化道出血时,红细胞被消化破坏而不能识别。下消化道炎症或出血时,如痢疾、溃疡性结肠炎、结肠癌、直肠息肉、痔疮、急性血吸虫病等
白细胞	红细胞多于白细胞,多粘连成堆存在并有残碎现象 红细胞少于白细胞,多分散存在且形态正常 完整白细胞:大小为 $10 \sim 20\mu m$,多呈圆形或不规则外形。核、胞质清晰 变性白细胞(脓细胞、中性粒细胞变形):灰白色、胞体肿胀、坏死、破碎、结构不完整、胞质内充满细小的颗粒、核不清楚的中性粒细胞,可含有空泡,常成堆出现中性粒细胞可与嗜酸性粒细胞、浆细胞同时存在	可见于下消化道阿米巴痢疾 可见于下消化道细菌性痢疾 正常粪便:无或偶见 出现少量白细胞(1~3/HP):表明肠道有炎症。 用瑞氏或亚甲基蓝染色,可增强对粪白细胞的鉴别。肠炎:白细胞分散存在,一般较少;细菌性痢疾、溃疡性结肠炎:大量白细胞或成堆脓细胞及吞异物小吞噬细胞;肠易激综合征、肠道寄生虫病(尤其是钩虫病及阿米巴痢疾):粪便经涂片、染色,可见较多嗜酸性粒细胞(可伴有夏科-雷登结晶)

（续表）

检查内容	形态特征	参考范围和临床意义
大吞噬细胞（巨噬细胞）	胞体大，直径 20μm 以上，呈圆形、卵圆形、不规则形或有伪足伸出，折光性强，胞质常有空泡；偶见有被吞噬的白细胞及红细胞；核明显且偏于细胞一侧，1~2 个，大小不等，内外胞质界限不清；常含有吞噬的颗粒、细胞碎屑或较大的异物，如有时可见含有红细胞、白细胞、细菌等；可散在分布或成群出现，细胞多有不同程度的退化变性现象 其形态有时与溶组织内阿米巴滋养体相似。应特别注意识别。根据其核性状可与痢疾阿米巴区别	正常粪便：无 如吞噬细胞与大量脓细胞同时出现，见于急性细菌性疾病 如出现多核巨噬细胞，见于急性出血性肠炎，偶见于溃疡性肠炎

食物残渣

检查内容	形态特征	参考范围和临床意义
肌肉纤维	为淡黄色条状、片状、两端圆形、有纤细横纹，如加入伊红可染成红色。正常，横纹已不清楚 纵横纹均易见，两端成直角形并有明显横纹的肌肉纤维加 1 滴 30%醋酸混匀后，更清楚地辨认肌肉纤维内的细胞核 脂肪定性时包括估计肌肉纤维数量。玻片上粪便悬液用 10%乙醇伊红溶液染色	正常粪便：偶见于健康肉食者 增多见于胰蛋白酶缺乏、肠蠕动亢进、腹泻或蛋白质消化不良。粪便肌肉纤维数量增多（肉质下泻）与消化功能损害、肠道快速运动有关
脂肪颗粒	粪便肉眼观察：含有大量脂肪时，灰白色软膏状，可具特有的光泽和酸臭味 滴加苏丹Ⅲ染液后镜检：脂肪滴染成红色	正常粪便：<60 个/HP 如镜下脂肪滴>60 个/HP，为脂肪泻的特点。胰腺外分泌功能异常，致使消化功能障碍；胆汁淤积性黄疸等，因肠道中胆汁缺乏，有脂肪吸收障碍。见于急、慢性胰腺炎、胰头癌、吸收不良综合征、儿童腹泻及蓝氏贾第鞭毛虫感染

细胞

检查内容	形态特征	参考范围和临床意义
淀粉颗粒	直接镜检：大小不等、圆形、卵圆形、椭圆形或多角形颗粒，无色有光泽、特有同心圆或辐射状结构 滴卢戈尔碘液后镜检：淀粉颗粒染成蓝色，若部分水解为红糊精者则呈棕红色	正常粪便：偶见 增多则表明有糖类消化障碍，或因肠蠕动亢进及腹泻所致。见于腹泻、慢性胰腺炎、胰腺功能不全。在糖类消化不良时，可引起发酵，粪便中可见大量的小气泡

（续表）

检查内容	形态特征	参考范围和临床意义
结缔组织与弹力纤维	结缔组织为无色或微黄色束状边缘不清晰、呈纤维线条状。加入 30% 醋酸后，结缔组织膨胀，弹力纤维形态更清晰	正常粪便：少量 结缔组织增多见于胃蛋白酶缺乏、腹泻等
植物细胞及植物纤维	植物细胞：如螺旋式小管或蜂窝状植物组织，形态繁多，有圆形、长圆形、多角形，甚至可见双层细胞壁，细胞内有叶绿素小体。有的还有细长植物毛、有强折光性、一端呈尖形的管状物，中心有贯通两端的管腔	正常粪便：少量 增多见于胃蛋白酶缺乏症、肠蠕动亢进、腹泻等

结晶

磷酸盐、草酸钙、碳酸钙、胆固醇结晶		正常粪便：少量，临床意义小
夏科－雷登结晶	无色、透明、菱形。两端尖长，大小不等，折光性强或棕黄色斜方形结晶	正常粪便：无 见于阿米巴痢疾、钩虫病及过敏性肠炎，并可同时见到嗜酸性粒细胞
血晶	黄色或棕色，针状、菱形	消化道出血，血色蛋白质分解产物。此结晶不溶于氢氧化钾溶液，遇硝酸呈蓝色

微生物和寄生虫

人芽囊原虫	圆形或卵圆形，直径 $5 \sim 20\mu m$。内含有 1 个大空泡，受压缩胞质形成颗粒状，环绕空泡。未染色时，折光性强。菌体包以脆弱膜，有的菌体似白细胞大小。若以蒸馏水作粪便涂片，人芽囊原虫破裂消失。但白细胞及原虫包囊并不破坏，可予以鉴别。用碘溶液染色时，胞质呈淡黄色，而空泡不着色	正常粪便：无 人芽囊原虫，曾称为人体酵母样菌，为人类肠道的致病性或机会致病性寄生原虫，如查见应报告且注明镜下数量。可见于腹泻患者、带虫者或保虫宿主
酵母菌	卵圆形、常发芽。直径 $5 \sim 8\mu m$，含 $3 \sim 6$ 个小粒状物。用碘液染色后呈褐红色	正常粪便：常可见 更多见于发酵的粪便

检查内容	形态特征	参考范围和临床意义
细菌	正常粪便:可见正常菌群 粪便细菌检查,参照微生物检查 正常粪便革兰染色阳性球菌和阴性杆菌比例为 1∶10;若菌群比例失调,临床上称为肠道菌群失调症,见于长期使用广谱抗生素、免疫抑制剂及慢性消耗性疾病的患者。真菌如假丝酵母菌,正常粪便中极少见,见到此菌时应首先排除是否容器污染,病理情况下以白色假丝酵母菌最为多见,常见于长期使用广谱抗生素、激素、免疫抑制剂和放、化疗及各种慢性消耗性疾病患者粪便中	
寄生虫 虫卵	正常粪便:无 粪便寄生虫检查,参照寄生虫检查 粪便标本直接涂片检查是诊断肠道寄生虫感染最直接可靠的方法。病理时可见的虫卵主要有:蛔虫卵、钩虫卵、带绦虫卵、蛲虫卵、血吸虫卵、华枝睾吸虫卵、鞭虫卵和姜片虫卵;阿米巴原虫及滋养体、包囊体;隐孢子虫及包囊体;鞭毛虫、纤毛虫及包囊体等 检查方法和评价:直接涂片镜检法简捷,适用于检查蛲虫卵、原虫包囊和滋养体,但阳性率不高,如连续数天采样检查,可提高检出率,但结果阴性也不能排除寄生虫感染;集卵法检出率较高,适用于检出各种虫卵;饱和盐水漂浮法尤其适合检出钩虫卵;离心沉淀法、自然沉淀集卵法,通过去除粪渣、洗涤沉淀后涂片镜检,可提高阳性率。除华支睾吸虫需用高倍镜辨认外,其他均可经低倍镜检出。在识别寄生虫卵时应注意虫卵大小、色泽、形状,卵壳的厚薄、卵细胞等内部结构等特点予以鉴别。最少要观察 10 个低倍视野,以所见虫卵的最低数至最高数报告。对可疑虫卵或罕见虫卵应请上级检验师复核,或送参考检验室确认	

第五章　体液一般检验技术

第一节　脑脊液检查

脑脊液检查项目分为常规和特殊检查项目两大类,常规项目包括脑脊液压力测定(采集标本时由临床医师测定)、一般理学检查、细胞总数(红细胞和白细胞)、涂片染色细胞分类、脑脊液/血浆葡萄糖比值、氯化物、总蛋白等。

一、理学检查

1.颜色

(1)无色:水样清晰透明,为正常脑脊液,也可见于病毒性脑炎、轻型结核性脑膜炎、脊髓灰质炎、神经梅毒。

(2)红色:主要见于脑及蛛网膜下隙出血或由穿刺损伤引起。脑及蛛网膜下隙出血多为陈旧性出血,而穿刺损伤引起的出血,多为新鲜出血。实验室可通过标本抽取时依次分装3支试管,观察颜色、外观清晰程度、易凝性、离心后上清液颜色、红细胞形态、隐血试验等综合考虑。

(3)黄色:见于①脑及蛛网膜下隙陈旧性出血;②蛛网膜下隙梗阻:如脊柱外伤、结核性脑膜炎、椎间盘突出、硬膜外脓肿或血肿、蛛网膜粘连、椎管梗阻(髓外肿瘤、吉兰-巴雷综合征)、神经纤维瘤及脊髓胶质瘤等,此时由于脑脊液长期滞留,蛋白质含量高于1.5g/L。通常情况下,蛋白质含量高于此值,颜色变黄,且黄色深度与脑脊液中蛋白质含量呈正比。当蛋白质达30~50g/L时,脑脊液即可自凝而呈黄色胶冻状;③重症黄疸:黄疸型传染性肝炎、脑硬化、胆道阻塞、新生儿溶血等疾病,因血清游离胆红素明显升高致脑脊液中胆红素增高而呈黄色。

(4)乳白色或灰白色:因脑脊液中白细胞增加所致,常处于化脓性脑膜炎。

(5)棕褐色或灰黑色:由色素增多引起,见于脑膜黑色素瘤。

(6)绿色:由脓性分泌物增多所致,见于铜绿假单胞菌性脑膜炎、急性肺炎双球菌脑膜炎及甲型链球菌性脑膜炎等。

2.透明度　正常脑脊液无色水样,清晰透明。出现混浊,主要是由于感染或出血导致细胞成分增多所致,其混浊的程度与细胞数量相关(当细胞数大于300×10^6/L即可出现混浊)。蛋白质含量增加、含有大量微生物也是出现混浊的原因。病毒性脑炎、神经梅毒的脑脊液外观透明,结核性脑膜炎常呈毛玻璃样轻度混浊,化脓性脑膜炎为明显混浊。

实验室检查透明度的方法为:腰椎穿刺1小时后取脑脊液3~5mL,置无色透明玻璃试管内,在自然光线下进行观察,并用"清晰透明""微浊""混浊"描述报告。

3.凝固性　正常脑脊液静置12~24小时不形成薄膜、不凝集、不沉淀。实验室检查方法为:腰椎穿刺1小时后取,脑脊液3~5mL,置无色透明玻璃试管内,垂直静置12~24小时,观察脑脊液有无凝固和薄膜形成,用"无凝块""有凝块""有薄膜"进行文字性描述报告。

炎症情况下,脑脊液中蛋白质(包括纤维蛋白原)含量增高。当蛋白质含量高于 10g/L 时,即可形成凝块。化脓性脑膜炎的脑脊液静置 1~2 小时可形成凝块或出现沉着物。结核性脑膜炎的脑脊液静置 12~24 小时后,标本表面有纤细的网膜形成,取此网膜做结核杆菌检查,可获得较高的阳性率。蛛网膜下隙梗阻时,由于脑脊液循环受阻,梗阻远端脑脊液蛋白质含量可高达 15g/L,此时脑脊液可呈黄色胶冻状。神经梅毒患者的脑脊液可出现小絮状凝块而不形成薄膜。

二、化学检查

(一)蛋白质检查

生理状态下,脑脊液中蛋白质仅微量存在,含量不到血浆蛋白的 1%,在中枢神经系统发生病变时,脑脊液中蛋白质含量可有不同程度的增高。

1.检测方法和原理

(1)蛋白质定性试验:传统蛋白质定性试验如潘迪试验(测定 CSF 总蛋白质),罗-琼试验(主要检测 CSF 球蛋白)等手工方,法临床已很少应用。

(2)蛋白质定量试验:利用比陆法,染料结合比色法(如双缩脲法)和免疫法检测 CSF 蛋白质含量,常用的方法为磺基水杨酸硫酸钠比浊法。磺基水杨酸为生物碱试剂,能沉淀蛋白质并产生一定的浊度。从而得到定量的蛋白浓度。

目前,国际上检测 CSF 蛋白质的定量项目主要如下。

1)CSF 总蛋白和 CSF/血清白蛋白商(Qalb)测定。

2)鞘内免疫球蛋白(Ig)合成定量 IgG 指数(QIgG/Qalb)测定:CSF-血清 IgG 浓度商(QIgG)与 Qalb 比值。

3)CSF 抗体指数(AI)测定:AI=抗体比率/IgG 比率=(CSF 抗体浓度/血清抗体浓度)/(CSF IgG 浓度/血清 IgG 浓度)=(CSF 抗体浓度×血清 IgG 浓度)/(血清抗体浓度×CSF IgG 浓度)。

4)等电聚焦电泳(IEF)鞘内免疫球蛋白(Ig)合成试验:可用于诊断多发性硬化症。

2.质量管理

(1)质控方法

1)定性试验:传统的定性试验无理想的质控方法,实验室可以通过其他方式定期判断检验程序和结果的可接受性,如与定量试验进行比对。成与不少于 5 个实验室进行样本交换进行比对。或与权威实验室进行比对,比对频率为至少每 6 个月 1 次。

2)定量试验:参见临床生物化学或临床免疫具体试验质量控制。CSF Qalb 应用相同方法平行检测 CSF 和血清标本蛋白质,以减少变异;Qalb 受体重、性别,下背部退行性疾病。甲状腺功能减退。乙醇消耗量和吸烟影响:卧床者,CSF 蛋白体位性增高。

(2)干扰因素:见表 5-1。

表 5-1 干扰脑脊液蛋白质测定结果的因素

分类	干扰因素
生理性	增高:①铅毒性;②奋乃静,布洛芬,三氟啦嗪。 减低:头孢噻肟,地塞米松
分析性	增高:①胆红素(影响浊度法蛋白质测定),球蛋白,血红蛋白,溶血,混浊;②对氨基水杨酸,氨苄西林,阿司匹林。 减低:①白蛋白,胆红素;②对乙酰氨基酚,阿糖胞苷

3.临床应用

(1)参考区间:成人 GSF 蛋白浓度随年龄增长而增加。正常 GSF 蛋白浓度与腰穿部位有关(新生儿和 60 岁后浓度较高)正常脑脊液球蛋白含量:很低,各种定性试验方法均为阴性。定量:0.2～0.4g/L(腰椎穿刺)或 0.1～0.25g/L(小脑延髓池穿刺)或 0.05～0.15g/L(侧脑室穿刺)。

(2)临床意义:脑脊液蛋白质含量随着年龄的增长而升高。在新生儿,由于血-脑屏障发育尚不完善,脑脊液蛋白质相对较高,6 个月后逐步降至成人水平,含量增高见于以下情况。

1)神经系统感染性疾病:脑部感染性疾病时。脑膜和脉络丛毛细血管通透性增加,血-脑屏障受损,使蛋白质容易进入 CSF,白蛋白先增高,随后球蛋白和纤维蛋白增高如化脓性脑膜炎,结核性脑膜炎明显增高,病毒性脑膜炎,流行性乙型脑炎,肠道病毒性脑炎,疱疹病毒性脑炎轻度增高。总蛋白和 Qalb 浓度增高,主要支持细菌性,隐球菌性和结核性脑膜炎及软脑膜转移性肿瘤诊断。

2)颅内和蛛网膜下隙出血:血性脑脊液可使蛋白质含量增高,常见于高血压合并动脉硬化、胸血管畸形、动脉瘤、血液病(白血病、再障等),脑动脉炎有脑肿瘤等。

3)椎管内梗阻:脑与蛛网膜下隙互不相通,血浆蛋白由脊髓静脉渗出,使蛋白质含量显著增高,如脊髓肿瘤,转移癌、粘连性蛛网膜炎等。当蛋白质含量增高到 10g/L 以上时,脑脊液外观呈黄色胶冻状,且有蛋白-细胞分离现象(Froin 综合征),是蛛网膜下隙梗阻的脑脊液特征。

4)多发性硬化症(MS):鞘内免疫球蛋白(lg)合成增高支持诊断。就诊断灵敏度和特异度而言,检测寡克隆 IgG 显带优于测定 IgG 指数。CSF 等电聚焦电泳(IEF)可预测和诊断 MS,并可支持诊断其他非 CNS 感染性炎症性疾病。CSF 抗体指数(AI)可估算 CSF 鞘内特异抗体合成,AI>1 为阳性。

(二)葡萄糖测定

正常情况下,受血浆葡萄糖浓度、血-脑屏障通透性及脑脊液中葡萄糖酵解程度等因素影响,脑脊液葡萄糖含量仅约为血糖浓度的 60%。

1.检测方法和原理

(1)葡萄糖氧化酶法:葡萄糖氧化酶催化葡萄糖与氧作用,形成葡萄糖酸和过氧化氢,后者与色原性氧受体在过氧化物酶作用下,产生有色化合物,颜色深浅与葡萄糖浓度呈正比,比色测定。

（2）已糖激酶法：在有已糖激酶和 Mg^{2+} 存在下，葡萄糖被 ATP 磷酸化为 6-磷酸葡萄糖。在 NADP+ 参与下，葡萄糖-6-磷酸脱氢酶将 6-磷酸葡萄糖氧化为 6-磷酸葡萄糖酸，同时 NADP+ 转变为 NADPH+H+。NADPH 生成量与标本中葡萄糖含量呈正比，在 340nm 比色测定。

2.质量管理

（1）质控方法：葡萄糖氧化酶法和已糖激酶法均为生化定量试验方法。应同时检测 CSF 和血浆葡萄糖，CSF 葡萄糖易降解，须立即测定。

（2）干扰因素：地塞米松可引起脑脊液葡萄糖生理性增高。

（3）方法学比较：见表 5-2。

表 5-2　脑脊液葡萄糖定量方法评价

方法	评价
葡萄糖氧化酶法	特异度高，但某些还原性物质可产生竞争性抑制，使结果偏低、反应特异性减低
已糖激酶法	特异性、准确性、精密度均高，不受溶血、维生素 C、抗凝药（肝素、EDTA 和草酸盐）及药物干扰

3.临床应用

（1）参考区间：2.5~4.4mmol/L（腰椎穿刺）；2.8~4.2mmol/L（小脑延髓池穿刺）；3.0~4.4mmol/L（脑室穿刺）。

（2）临床意义：CSF/血浆 GLU<0.4~0.5 应考虑病理性，减低常见于如下情况。

1）中枢神经系统感染性疾病：包括化脓性脑膜炎、结核性脑膜炎、真菌性脑膜炎等。在细菌、真菌或破坏的细胞释放出的葡萄糖酵解酶的作用下，脑脊液中葡萄糖含量降低，以化脓性脑膜炎早期降低最为明显，疾病高峰期可为零；结核性、真菌性脑膜炎葡萄糖含量降低多发生在疾病中晚期，葡萄糖含量降低越明显，预后越差。

2）中枢神经系统肿瘤：因脑膜肿瘤可阻止葡萄糖通过血-脑屏障，且癌细胞可分解葡萄糖，故脑脊液葡萄糖减低，常见于髓母细胞瘤、多形性胶质母细胞瘤、星形细胞瘤、脑膜瘤及脑膜肉瘤等，严重时可为零。

CSFGLU 增高无特异性，常与血浆 GLU 增高如糖尿病相关。

（三）乳酸测定

1.检测方法和原理　生化酶法。

2.质量管理

（1）质控方法：须冰浴采集标本、冷冻储存和转运和离心移去细胞物质。稳定性：冷藏 2 周，冷冻 1 个月。

（2）干扰因素：抗生素治疗后可使 CSF 乳酸浓度减低。

3.临床应用

（1）参考区间：≤15 岁，0.5~2.8mmol/L；>15 岁，1.2~2.6mmol/L。

（2）临床意义：CSF 乳酸增高可早于 CSF 葡萄糖减低。CSF 乳酸测定重要性类似 CSF/血浆葡萄糖比率，但不依赖于血浓度，两者呈负相关。在中枢神经系统脑膜炎：细菌性时轻度至明显增高，在病毒性时正常至轻度增高，在真菌性和结核性时轻度至中度增高。有助于确定与细菌性脑膜炎、脑梗死、脑动脉硬化、颅内出血、脑积水、脑外伤、脑水肿、癫痫等有关的糖酵解增加或缺氧状态。

三、显微镜检查

（一）细胞计数

脑脊液细胞根据其结构和生物学特性，分免疫活性细胞、单核吞噬细胞、多形核白细胞、腔壁细胞和肿瘤细胞等多种，表 5-3 为正常和异常脑脊液中常见细胞。

表 5-3　正常和异常脑脊液中常见细胞

细胞类别	组成	评价
免疫活性细胞	小淋巴细胞、转化型淋巴细胞、淋巴样细胞、浆细胞	提示免疫反应参与了疾病过程
单核-吞噬细胞	单核样细胞、激活型单核细胞、吞噬细胞	巨噬细胞内可见被吞噬的脂肪粒、红细胞、含铁血黄素等
多形核白细胞	中性粒细胞、嗜酸性粒细胞、嗜碱性粒细胞	中枢神经系统疾病急性炎症渗出期，中性粒细胞明显增多
腔壁细胞	脉络丛细胞、室管膜细胞、蛛网膜细胞	正常脑脊液中偶见此脱落细胞
肿瘤细胞	中枢神经系统原发性肿瘤细胞、转移性肿瘤细胞、白血病细胞、淋巴瘤细胞	对中枢神经系统肿瘤有确诊价值
污染细胞	骨髓细胞、红细胞	提示脑脊液中混有其他来源细胞
其他细胞	退化细胞、皮肤细胞、裸核细胞、神经元细胞及神经胶质细胞	退化细胞形态结构发生明显变异，不易识别

1.检测方法和原理

（1）细胞总数计数：①直接计数：用滴管吸取脑脊液少许，直接滴入细胞计数板充池，计数 10 个大方格内细胞数，此即为 1μL 脑脊液中细胞总数；②稀释计数：如细胞数过多，可用红细胞稀释液先行稀释，再重复直接计数法操作，通过计算可以得到每升脑脊液中细胞总数；③仪器计数：对于血性标本、混浊标本，在确定没有凝固前提下，置计数仪上测定，红细胞数与白细胞数总和即为细胞总数。

（2）白细胞计数：①直接计数：对非血性标本，用吸管吸取冰乙酸后全部吹出，然后用同一吸管吸取少量脑脊液，滴入计数板充池，余下同细胞总数直接计数法；②稀释计数：如白细胞过多，可用白细胞稀释液稀释后再计数。

脑脊液的外观颜色、透明度，能间接提示细胞数量的多或少，据此初步选择直接计数或稀释计数方法。

2.质量管理

（1）质控方法：目前用于血细胞计数板计数的室内质控物还不成熟，可以通过与不少于5个实验室进行样本交换进行比对或与权威实验室进行比对，或参加有此项目的室间质评等，比对时限为至少每6个月1次。

疑恶性肿瘤，应对整个涂片染色和镜检评估细胞形态学；疑室管膜细胞，应行免疫组化或免疫表型检查；疑细胞异常增多或疑软脑膜转移或病理性出血。

细胞分类计数应选用细胞离心法形成单层细胞；手工细胞计数，宜用 Fuchs-Rosenthal 血细胞计数盘；细胞学检查最好在30分钟内完成；如疑 CNS 出血，而细胞学检查又无法确定时，推荐在患者发病2周后测定胆红素。

恶性细胞检查：炎症细胞、外周血污染可致假阳性结果。提高恶性细胞检出率方法：CSF至少10.5mL；如第1次细胞学检查结果阴性时，须第2次重检可提高检出率，但更多次检查并不明显增高检出率。

（2）注意事项（表5-4）

表5-4　脑脊液计数注意事项

检测及时性	注意事项
标本混匀程度	计数应在标本采集后1小时内完成，放置过久，细胞破坏、纤维蛋白凝集致细胞计数不准结果减低
血性标本	混匀不充分，可使计数结果差异极大（细胞沉淀部分结果增高，反之减低）
有形成分鉴别	对白细胞计数结果有影响，须进行计算来校正
检测及时性	在显微镜下有时对红细胞、淋巴细胞与新型隐球菌识别不清，可采取措施帮助确认。滴加乙酸后，有

（二）白细胞分类计数

1.检测方法和原理

（1）直接分类：白细胞计数后将显微镜转为高倍镜进行白细胞直接分类。根据白细胞体积和细胞核形态分为单个核白细胞和多个核白细胞。单个核白细胞一般为单核细胞、淋巴细胞，多个核细胞则多为中性粒细胞。此法不易观察细胞细微结构。

（2）染色分类：脑脊液经细胞离心机离心，沉着物涂片干燥后行瑞氏染色，油镜下分类，结果以百分率表示，如有内皮细胞则进行文字描述。

2.质量管理　直接分类简便、直观，但细胞识别能力低，只能粗略归类为单个核和多个核两种细胞类别。染色分类法相对操作复杂、费时，但细胞形态观察较为清楚，提高了识别率。

（三）细胞学检查

1.检测方法和原理　常采用玻片离心沉淀法、细胞室沉淀法、薄膜过滤法、纤维蛋白网细胞捕获法等收集细胞，并进行染色。常用的染色方法有 May-Grunwald-Giemsa 染色法、PAS 染色法、过氧化酶染色法、脂类染色法、硝基四氮唑蓝（NBT）染色法和吖啶橙荧光染色法等，重点检查 CSF 腔壁细胞、肿瘤细胞和污染细胞。

CSF 细胞学检查临床意义见表 5-5。

表 5-5　脑脊液细胞学检查的临床意义

细胞	细胞类型	临床意义
腔壁细胞	脉络丛室管膜细胞	脑积水、脑室穿刺、气脑、脑造影或椎管内给药
	蛛网膜细胞	脑室造影或椎管穿刺后,多为蛛网膜机械性损伤所致
肿瘤细胞	恶性细胞	原发性肿瘤、转移性肿瘤、白血病和淋巴瘤
污染细胞	骨髓细胞	穿刺损伤将其带入脑脊液中所致
	红细胞	穿刺损伤脊膜管所致
原始细胞	白血病细胞	提示白血病细胞脑膜转移

2.质量管理　努力提高检验者对脑脊液细胞学形态识别能力、保证所有检验者对形态学观察一致性,方法包括:经常性参照图谱对照学习;经常性回顾特殊病例保存标本;在专家指导下使用多人共览显微镜共同读片;参加有形态评价项目的室间质评或能力对比;参与权威机构多种形式的病例讨论、分析和继续教育培训。

3.临床应用

(1)参考区间

1)细胞计数:①无红细胞;②白细胞:成人$(0\sim10)\times10^6$/L;儿童$(0\sim15)\times10^6$/L;新生儿$(0\sim30)\times10^6$/L。

2)白细胞分类:主要为淋巴细胞及单核细胞,两者约为 7:3,可含极少数中性粒细胞。偶见内皮细胞、室管膜细胞、脉络膜细胞、软脑膜和蛛网膜细胞。

(2)临床意义:脑脊液细胞增多见于中枢神经系统病变,其数量增多程度、出现细胞种类与疾病相关,也与病变性质、病程进展、病情恢复等有关。如化脓性脑膜炎经有效的抗生素治疗后,细胞总数迅速下降;结核性脑膜炎早期以中性粒细胞为主,后期则以淋巴细胞为主。脑脊液白细胞数达$(10\sim50)\times10^6$/L,为轻度增高,$(50\sim100)\times10^6$/L 为中度增高,200×10^6/L,以上为显著增高。

1)中枢神经系统感染性疾病:急性炎症渗出期呈粒细胞反应;亚急性增生期呈激活淋巴细胞或单核-巨噬细胞反应;修复期呈淋巴细胞反应。中枢神经系统疾病细胞数增高临床意义见表 5-6。

表 5-6　中枢神经系统疾病临床意义

疾病	细胞数增高程度	主要细胞	评价
化脓性脑膜炎	显著,可高达数千$\times10^6$/L 以上	中性粒细胞	表现为典型的急性炎症渗出期改变且持续时间长
结核性脑膜炎	中度,多不超过 500×10^6/L	初期中性粒细胞,数天后转变为淋巴细胞	中性粒细胞、淋巴细胞及浆细胞同时存在

（续表）

疾病	细胞数增高程度	主要细胞	评价
病毒性脑炎、脑膜炎	轻度	淋巴细胞	亚急性增生期出现较早且持续时间较长
新型隐球菌性脑膜炎	中度	淋巴细胞	查到新型隐球菌

2）蛛网膜下隙出血：早期表现为均匀血性脑脊液，可见大量红细胞和明显中性粒细胞增高。出血2~3天后，可发现含铁血黄素巨噬细胞。

3）中枢神经系统肿瘤：细胞数正常或稍高以淋巴细胞为主。采用玻片细胞离心仅收集细胞，可提高脑脊液肿瘤细胞检出率。找到白血病细胞是白血病脑膜转移的重要证据。

随着影像诊断学，特别是CT、磁共振成像技术的发展与应用，对颅内出血、梗阻和占位性病变的检出效能越来越高，因此，许多情况下CSF检验并非首选。但它对中枢神经系统感染性疾病的诊断仍具有重要价值，如诊断化脓性脑膜炎、结核性脑膜炎、真菌性脑膜炎，就具有高灵敏度和高特异度当然，一般常规检验可能并不能满足临床需要，须结合临床表现选择恰当的微生物、生化、细胞学等检验指标，方能做出准确诊断。

第二节　浆膜腔积液检查

浆膜腔积液标本由临床医师经胸腔穿刺术、腹腔穿刺术和心包腔穿刺术采集。

一、检测方法和原理

1.积液检验推荐项目　见表5-7。

表5-7　胸腔积液和腹腔积液检验推荐项目分级

	胸腔积液	腹腔积液
常规项目	大体检查,胸腔积液/血白蛋白比值,胸腔积液/血清LD比值,染色涂片检查(恶性细胞、LE细胞)	
大多数患者有用检验项目	微生物染色和培养,细胞学	大体检查,细胞学,微生物染色和培养,血清-腹腔积液白蛋白梯度
选择性患者有用检验项目	胸腔积液胆固醇,胸腔积液/血清胆固醇比值,白蛋白梯度,pH,乳酸,酶(腺苷脱氨酶、淀粉酶、乳酸脱氢酶),γ干扰素,C-反应蛋白,脂质分析,肿瘤标志物,免疫学研究,结核硬脂酸,胸膜活检	白细胞计数和分类计数,红细胞计数(灌洗液),胆红素,肌酐/尿毒,酶(腺苷脱氨酶、碱性磷酸酶、淀粉酶、乳酸脱氢酶、端粒酶),乳酸,胆固醇(恶性积液),肿瘤标志物(CEA、PSA、CA199、CA153、CA125)、免疫细胞学/流式细胞术和结核硬脂酸

2.理学检查　正常胸腔、腹腔和心包腔内均有少量的液体。病理情况下液体增多,其量与病变部位和病情严重程度有关,可由数毫升至上千毫升。

混浊性积液常提示出现大量白细胞或其他细胞、乳糜和脂肪等。如乳糜性积液呈乳白色,提示淋巴系统损伤或阻塞,而某些慢性病性积液(如类风湿关节炎、结核病、黏液水肿等)也可呈乳白色,提示出现细胞碎片和胆固醇含量增高,称为假乳糜性积液。通常乳糜性积液中三酰甘油含量超过 1100mg/L,并出现乳糜微粒,而假乳糜性积液中三酰甘油含量低于 1100mg/L,无乳糜微粒。

3.显微镜检查

(1)细胞计数和分类:细胞计数常采用血细胞计数板法。细胞计数的鉴别诊断价值较小,也不能仅使用白细胞计数来区别渗出液和漏出液。宜采用染色法进行细胞分类计数,涂片染色检查可识别中性粒细胞、嗜酸性粒细胞、淋巴细胞、单核细胞和巨噬细胞、浆细胞、间皮细胞和恶性细胞等。大多数细胞容易鉴别,但其结果提供的诊断价值也有限。

(2)细胞学检查:当怀疑恶性疾病时,需浓缩标本增加细胞量,制成细胞块和细胞涂片。细胞学检查能用于判断原发性或转移性肿瘤。积液肿瘤原发性极少,大多为转移性肿瘤。积液中间皮细胞和反应性间皮细胞,有时很难与恶性细胞和巨噬细胞鉴别。恶性细胞常具有下列特征:①常成堆出现;②核膜常不规则;③核染色质分布不均匀;④含有明显的、多个核仁;⑤通常核质比增高。

(3)自动细胞计数和分类法:自动体液计数方法比手工法能计数更多的细胞,提高了精密度。可进行体液细胞计数的仪器类型和检测方法很多,包括电阻抗、数字成像流式细胞术、流式细胞术、光散射、染色、荧光、核酸荧光标记,或联合运用这些技术。制造商应声明仪器的预期用途,明确何种类型的体液已获监管机构批准,可用仪器检测。

1)流式细胞术法:目前,多种型号血液分析仪能对体液细胞进行自动计数,虽能提高检测的精密度和缩短周转时间,但也有不少问题。如体液基质不同于血液,大细胞(如间皮细胞、巨噬细胞、肿瘤细胞)或非细胞颗粒(细菌、隐球菌)会干扰检测。基于电阻抗技术的血液分析仪背景计数很高,对体液(如 CSF)中少量细胞的计数结果准确性不高。当细胞数量小于 $10 \times 10^6/L$ 时,仪器就不能进一步分类。

在 CSF 细胞计数时,能提供总有核细胞数(TNC)、WBC 计数和 RBC 计数,有的还能提供 WBC 部分分类,即单个核细胞(淋巴细胞和单核细胞)和多个核细胞(中性粒细胞、嗜酸性粒细胞、嗜碱性粒细胞),并提供计数结果和散点图。也可用于胸腔积液、腹腔积液、透析液和心包腔积液细胞计数。

2)数字成像分析法:与血液分析仪测定原理比较,自动显微镜分析仪既可用于尿液细胞和颗粒分析,也可用于脑脊液、胸腔积液、腹腔积液、透析液、腹腔灌洗液、心包腔积液和关节腔积液等体液细胞计数。与尿液分析相同的数字流式细胞影像技术能显示数字结果和细胞数字影像,并由人工进行编辑,无须预先清洁或标本处理,可随时分析体液标本。

4.微生物检查　微生物检查包括离心涂片做革兰染色、抗酸染色和其他染色,如标本凝固,通常涂片检查很难查到微生物。其中,革兰染色仅能检出 30%～50%细菌性积液,抗酸染色仅能检出 10%～30%结核性积液。对浓缩积液的需氧或厌氧菌培养,约 80%细菌性积液培养阳性,50%～70%结核性腹腔积液培养阳性,30%结核性胸腔积液培养阳性。

二、质量管理

1.检验前 标本送检须及时,收到标本后应立即检查,以免积液凝固或细胞破坏使结果不准确。收到标本后应及时检查,如不能立即检查,应在标本内加入10%乙醇置冰箱保存,但常规检查不要超过标本采集后4小时。

2.检验中 标本须混匀,否则影响计数结果。因穿刺损伤血管,引起血性浆膜腔积液,白细胞计数结果须校正,以剔除因出血而带来的白细胞。涂片染色分类法计数时,离心速度不能太快,否则细胞形态受影响,宜用玻片离心沉淀法收集细胞。涂片固定时间不能太长,更不能高温固定,以免细胞皱缩。

3.自动细胞计数和分类仪性能验证 2014年ICSH发布了体液细胞自动计数仪性能和验证指南的文件。指南要求在仪器投入临床体液标本检测前,每台仪器都应做验证。建议验证制造商声明的各项参数,包括如下几项。

(1)正确度:可用两种不同方法进行验证:①使用分割标本进行比对试验,至少有40例覆盖分析测量范围的患者体液标本。结果与实验室定义的限值进行比较,以判断差异有无显著性。若以手工计数为比较方法,则难度较大;②使用定值参考物质,如商品化质控品预期回收值。

(2)重复精密度:建议检测≥2个浓度标本,如采用1个高浓度和1个低浓度标本,包括医学决定水平。所有标本应至少重复测定10次。当完成10次有困难时,应视可用标本量决定测定次数,但有效统计应至少检测5次。

(3)相关性:应按实验室可接受程序和制造商建议方法(通常是手工计数法)来处理和检测标本。至少检测40例标本,且应覆盖分析测量范围。每一类型体液都应做相关性验证。如参考方法是手工计数法,则建议对同一标本计数2次,以提高手工计数精密度。考虑标本储存的稳定性,应在2小时内检测完毕。

(4)携带污染:对CSF标本来说,要确保高浓度标本不会对随后标本造成正偏倚,从而导致假阳性结果。实验时,应先检测高值标本3次,再计数低值标本3次,计算携带污染率。建议在临床上检测体液标本前先做空白测试,同时要确保此做法不会因预稀释而导致假阴性结果。

(5)检测下限:对CSF细胞计数来说,可能是最关键的验证步骤之一。制造商应规定总有核细胞计数和红细胞计数下限。实验室应对所有检测的体液类型做检测下限验证,以证明标本基质效应。

(6)分析特异性:体液中干扰物可以是小凝块、结晶等任何物质,实验室应查出这些干扰物对检验结果的影响。研究应预先考虑有干扰物的体液和来自各种疾病的患者体液。此项研究可纳入患者的相关性研究。

(7)分析测量范围:实验室应对所有检测的体液类型做线性验证。实验室应按制造商确定的分析测量范围进行验证,制备5~7个浓度标本,包括医学决定值、最高浓度和检测下限值的细胞浓度,每个标本重复测定3次。

三、临床应用

1.胸腔积液检查

(1)渗出性胸腔积液实验室诊断标准(表5-8)。

表 5-8　胸腔渗出液确定标准

项目	渗出液	灵敏度(%)	特异度(%)
Light 标准(3 项中任 1 项及更多项)		98	77
−胸腔积液/血清总蛋白比值	≥0.5	91	89
−胸腔积液/血清乳酸脱氢酶比值	≥0.6	93	82
−胸腔积液乳酸脱氢酶	≥2/3 血清参考值上限	66	100
胸腔积液胆固醇	≥600mg/L	54	92
	≥430mg/L	75	80
胸腔积液/血清胆固醇比值	≥0.3	89	71
(血清−胸腔积液)蛋白差值	≤31g/L	87	92

（2）胸腔积液细胞分类的临床应用（表 5-9）。

表 5-9　胸腔积液细胞分类意义

细胞类型	意义
中性粒细胞增多(>50%)	急性炎性过程(如类肺炎性胸腔积液)
嗜酸性粒细胞增多(>10%)	气胸、肺栓塞、外伤性血胸、胸管免疫变态反应、寄生虫病、变应性肉芽肿性血管炎
淋巴细胞增多(>50%)	漏出液、结核、肿瘤、冠状动脉旁路移植术、淋巴增生性疾病、乳糜性积液
单核细胞/巨噬细胞	意义有限,噬红细胞和噬铁细胞区分病理性积液与穿刺创伤
原始细胞	造血系统恶性肿瘤
浆细胞	反应性浆细胞增多、浆细胞骨髓瘤(罕见)
间皮细胞	正常细胞(≥5%)、结核性胸腔积液时会显著减低(≤0.1%)。须与肿瘤细胞区分
实体瘤中肿瘤细胞	转移癌
LE 细胞	系统性红斑狼疮
R-S 细胞	淋巴瘤
巨核细胞	骨髓增生性疾病

2.腹腔积液检查　渗出性腹腔积液实验室诊断标准见表 5-10。

表 5-10　腹腔渗出液确定标准

项目	渗出液	准确性(%)
(血清-腹腔积液)白蛋白梯度	≤11g/L	81.5
腹腔积液/血清胆红素比值	≥0.6	84
Light 标准		80.2
-腹腔积液/血清总蛋白比值	≥0.5	
-腹腔积液/血清乳酸脱氢酶比值	≥0.6	
腹腔积液乳酸脱氢酶	≥2/3 血清参考值上限	

第三节　精液和前列腺液检查

一、精液检验

精液分析主要用于:①评估不育症;②输精管切除术后效果;③捐精的质量;④法医学研究(如精液 DNA 分析)。

正常精液中精子浓度变化较大,在评价男性生育功能时,需做 2 次或多次精液分析,以便做出正确判断。标本采集以手淫法为宜。将一次射出的全部精液收集在干净广口无菌容器内;容器应加盖标明标本采集日期和时间。采集微生物培养标本须无菌操作。采集后标本应注意保温(20~40℃)在 1 小时内送检。

(一)检测方法和原理

1.理学检查

(1)外观和液化时间:正常精液液化后应呈均质、灰白色外观。如精子密度很低,精液可透明些;如有红细胞,精液可呈红褐色;如有黄疸或服用某些维生素,精液可呈黄色。

精液射入容器后立即形成半透明凝块,通常在室温下数分钟内,精液开始液化(变稀),此时可见精液中有不均匀凝块。随不断液化,精液将变成均匀水样物,最后形成很小的凝块,室温下 15 分钟内通常能完全液化,很少超过 60 分钟。精液不液化或液化延迟,使精液分析不易进行,需用机械混匀或酶消化法处理。

(2)量:精液体积的精确测量对精液分析非常重要,否则影响精子总数和非精子细胞计数。最佳办法是采集标本容器称重法。

(3)黏稠度:正常液化后精液,液滴呈不间断下落,异常时黏液丝长超过 2cm。

2.显微镜检查　显微镜检查包括测定精子的活动力、密度、形态和存活率等,需采用标准化的操作和计数才能获得精确和可靠的结果。

(1)活动力和存活率:精子活力与妊娠率有关,评估应在精液液化后尽快进行(最好 30 分钟内),务必在射精后 1 小时内进行。防止时间过长,因脱水、pH 及温度变化而影响结果。

检查精子细胞膜完整性可完成精子存活率评估,通常每个精子都可评估存活率。当极活跃精子比例<40%时,评估精子存活率就非常重要。精子存活率评估可检验精子活力评估

的正确性,因死精子比例不应超过完全不动精子比例,活精子比例应超过运动精子比例。常用评估精子细胞膜完整程度方法是染料拒染法或低渗肿胀法。

(2)精子总数和精子密度:每次射精时精子总数和精子浓度与妊娠时间和妊娠率有关,可预测受孕情况,该结论已为生殖率与精子总数间关系的资料证明。

同时,宜计算和报告精液中精子密度。虽精子密度与睾丸功能无关,但与受精率和妊娠率有关。精子密度由精子总数除计数精子所在的精液体积和稀释倍数乘积所得。

通常采用血细胞计数板法(WHO 推荐方法)进行精子计数,也可采用其他方法,如 Makler、Horwell、Cellvu、Microcell 和 Leja 等计数板法,但这些方法并不比血细胞计数板法的准确性高。

(3)精子形态:WHO 推荐精子形态学检查需制备精液涂片,待干燥后,固定和染色。在低倍视野下观察涂片,计数 200 个精子,并区分正常或异常形态精子。

推荐正常/异常简单分类法。其中,正常形态精子包括头部、颈部、中段、主段和尾段正常。光镜下很难见到尾段,可认为精子由头部(含颈部)和尾部(含中段和主段)构成,只要有头部和尾部都正常,才可认为精子是正常的。所有临界形态都可认为是异常的。其中①头部:外形上是平滑、弧度规则、大体上呈椭圆形。顶体部分边界清晰,占头部面积 40%~70%。顶体区域应没有大空泡,小空泡不超过 2 个,空泡面积不超过精子头部 20%,顶体后区没有任何空泡;②中段:是纤细规则的,长度与头部相同。中段主轴应与精子头部主轴相连。胞质残余体过多时(超过精子头部 1/3)才认为是异常的;③主段:直径一致,比中段细,长度约为 45μm(约为精子头部长度的 10 倍),可有自然弯曲,且无成角弯折(有成角弯折提示鞭毛破损)。

3.化学检查

(1)酸碱度:精液 pH 反映了不同附属腺分泌物,主要是碱性的精囊分泌物和酸性的前列腺分泌物 pH 间的平衡。正常标本,应使用 pH 6.0~10.0 试纸。黏滞标本,可用测量黏滞溶液设计的 pH 计测量。

(2)果糖:基于 Karvonen 和 Malm 方法,改良后检测灵敏度为 74pmol/L。参考区间下限是 13μmol/每次射精。

(3)其他:如精子出现凝集(如活动精子互相头粘头,尾粘尾或混合方式出现),可能存在精子抗体。有精子抗体不一定出现精子凝集;同样,凝集也可由其他因素引起。仅有精子抗体不足以诊断精子自身免疫。有必要证明抗体严重干扰精子功能,通常做精子黏液穿透试验。

4.自动化精液分析 目前,已有计算机辅助精液分析(computer aids sperm analysis,CASA)系统能检测精子活力和精子动力学参数;部分能检测精子浓度;部分带半自动形态识别模块。CASA 能测定精子活动力、浓度和形态,与手工方法相比有两个优点:高精密度和提供精子动力学参数定量数据(前向运动和超活化运动,活动精子特征参数)。研究表明,CASA 检测精子浓度和前向运动精子特征的结果,与体内、外受精率和受孕所需时间显著相关。

(1)精子运动性评估:当 CASA 检测精子运动性时,活动力数据估算不可靠,因其取决于不动精子数量,细胞碎片可能会与不动精子混淆。分析精子运动参数时,每个精液标本至少应分析 200 个活动精子轨迹。如有可能,最好检测 400 个活动精子轨迹。

（2）精子浓度测定：CASA 使用荧光 DNA 染色可正确测量活精子浓度和活精子百分率，但须严格遵循技术规范，CASA 可直接测量精子浓度在 $(2\sim50)\times10^6/mL$ 标本。当浓度高于 $50\times10^6/mL$ 时需稀释标本。

（3）精子形态分析：正常形态精子能有效预示体外受精率和妊娠。在低生育力夫妻，精子头部透明带（%）和精子直线速度（VSL）与自然受孕率显著且独立相关。

自动图像分析可实现精子形态评价的精确化和客观化。仪器常把精子头部和中段分为正常或异常，或头部和中段大小、头部椭圆率和规则，或依染色测量顶体区域中位数。但染色背景的差别可导致分类不正确或无法识别，引起结果偏移。

（二）临床应用

1.参考区间　正常精液标本的理学、化学和显微镜检查 WHO 参考值见表 5-11。

表 5-11　WHO 精液分析参考值

项目	参考值
射精量（mL）	≥1.5
pH	7.2
精子计数（$10^6/mL$）	≥15
总精子数/射精（10^6/次）	≥39
精子形态（%）	正常≥4
精子存活率（%）	55~63
精子活力（%）	前向运动（PR）+非前向运动（NP）≥40,PR≥32
精子凝集	程度 1~4 级，黏附部位 A~E 级
非精子细胞（10/mL）	PMN 0.5~1.0 或 WBC1,圆细胞
抗精子抗体（ASAs）（%）	<50
精液果糖（µmol/L）	≥13
精浆锌（µmol 每次射精）	≥2.4
精浆葡萄糖苷酶（mU 每次射精）	≥20
精子宫颈黏液相互作用	体内、外实验、简化玻片试验、毛细管试验
无透明带仓鼠卵子穿透试验	阳性
低渗肿胀精子存活率试验（%）	55~63
体外顶体反应	阳性
精子染色质评价	正常

2.临床意义　按 WHO 定义，男性不育症指夫妇未采用任何避孕措施、同居生活>1 年，因男方因素造成女方不孕者。临床上，男性不育症评估需对男女双方进行病史询问、体格检查；男性除精液分析外，还要检测促卵泡激素、Y 染色体（Yq）微缺失、受损精子染色体核型分析、囊性纤维化基因突变及睾丸活检、阴囊探查、超声检查等。

（1）睾丸缺失：为原发性生精障碍，是非下丘脑−垂体疾病和男性生殖道梗阻的原因所致，此为最常见男性生育力减低。睾丸缺失可能有不同病因，是目前临床严重的少−弱−畸精子症或非梗阻性无精子症。其中，非梗阻性无精子症精液分析显示精液量正常，而离心后的精液中未见精子。

（2）梗阻性无精子症：因双侧输精管梗阻所致，精液和射精后尿液缺乏精子和生精细胞。通常精液量<1.5mL、pH 酸性和果糖低浓度提示射精管梗阻或先天性双侧输精管缺失。当精液量低下时，须检查射精后尿液中精子，如有精子，证实射精障碍。如精液涂片中缺乏精子和未成熟生殖细胞，则提示输精管近端或远端完全梗阻。

（3）男性附属性腺感染：男性泌尿生殖道感染是男性不育症可治愈病因。WHO 认为尿道炎、前列腺炎、睾丸炎、附睾炎是男性附属性腺感染。但尚无具体证据表明这些疾病对精子质量和男性生育有负面影响。

（三）质量管理

1.质控方法

（1）检验前：应向患者解释精液标本采集方法、禁欲时间（2~5 天）、排尿等。最好在实验室附近采集标本，温度控制在 20~35℃。必要时也可使用专用的避孕套。

（2）检验中：精子活动力检查应在射精后 2 小时内完成标本应注意保暖，宜在保温载物台上进行观察。测定精液 pH 应在射精 1 小时内完成，放置时间过长会影响测定结果，因二氧化碳丢失使 pH 增高，或因乳酸积聚使 pH 减低细菌污染可以使精液 pH 呈碱性。

2.干扰因素　见表 5-12。

表 5-12　干扰精液检验结果的因素

检验项目	干扰因素
精液量	增高：季节（4~5 月份） 减低：普伐他汀
精子计数	生理性 增高：①季节（4~5 月份）；②克罗米酚，他莫昔芬 减低：①不育，放射，铅，热辐射，季节（夏天低），吸烟；②白消安，西咪替丁，普伐他汀
精子活动力	生理性 增高：如己酮可可碱，他莫昔芬 减低：①循环冻融，不育，铅暴露，季节（夏天低），吸烟；②棉酚，苯妥英钠，肿瘤坏死因子
精子形态	生理性减低：吸烟
精子抗体	生理性增高：输精管结扎

二、前列腺液检查

前列腺液标本由临床医师行前列腺按摩术后采集。量少时可直接涂于载玻片上,量多时弃去第1滴前列腺液后,收集于洁净干燥容器中。若标本用于细菌培养,应无菌采集并立即送检。

(一)检测方法和原理

前列腺液除观察外观和颜色外,常采用非染色直接涂片法进行显微镜检查,或采用染色法进行检查,寻找病原微生物。

1.湿片法检查

(1)卵磷脂小体:为磷脂酰胆碱成分,呈圆形或卵圆形,折光性强,大小不均,形似血小板但略大。

(2)前列腺颗粒细胞:体积较大,可能为吞噬卵磷脂小体的巨噬细胞。

(3)淀粉样小体:呈圆形或卵圆形,形似淀粉样颗粒。小体中央常含有碳酸钙沉着物,具有同心圆线纹的层状结构,呈褐色或微黄色。

2.染色法检查　当湿片法查见畸形巨大疑似肿瘤细胞时,应做巴氏染色或苏木素 G^- 伊红染色,有助于前列腺肿瘤的诊断;如 Wright 染色发现嗜酸性粒细胞增多,有助于变态反应性或过敏性前列腺炎的诊断。

(二)质量管理

1.检验前　应掌握前列腺按摩禁忌证,如疑有前列腺结核、肿瘤或急性炎症且有明显压痛者,应禁忌或慎重采集标本。检查前3天患者应禁止性生活,以免白细胞数量增加。

2.检验中　①涂片:厚薄要适宜;②显微镜检查:首先用低倍镜观察全片,然后用高倍镜检查,至少观察 10 个以上视野并记录结果。对有形成分较少或标本量较少的标本,应扩大观察视野;③统一报告方式:卵磷脂小体数量较多,高倍镜下满视野分布均匀可报告为 4+;占视野的 3/4 为 3+;占视野的 1/2 为 2+;数量显著减少,分布不均占视野的 1/4 为+。

(三)临床应用与评价

1.参考区间

(1)理学检查:正常前列腺液为数滴至 2mL 左右,呈乳白色、稀薄、不透明而有光泽的液体,pH 为 6.3~6.5。

(2)显微镜检查:①卵磷脂小体:多量,均匀分布满视野;②前列腺颗粒细胞:少于 1 个/HPF;③红细胞:偶见,少于 5 个/HPF;④白细胞:少于 10 个/HPF。

2.临床意义　前列腺常见疾病有良性前列腺增生、前列腺炎、前列腺结石、前列腺癌。目前,前列腺液检验很少涉及前列腺结石、前列腺癌和良性前列腺增生诊断。

前列腺炎有传统分类和新分类两种方法:①Meares-Stamey "四杯法":是第一个规范前列腺炎分类法,前列腺炎按初始尿液(VB1)、中段尿液(VB2)、前列腺按摩液(EPS)、前列腺按摩后尿液(VB3)4 杯标本中白细胞数和细菌培养结果分为:急性细菌性前列腺炎、慢性细菌性前列腺炎、慢性非细菌性前列腺炎和前列腺痛;②美国国立卫生院(NIH)新分类法:依前列腺炎基础和临床研究结果,将前列腺炎分为:Ⅰ型,急性前列腺炎;Ⅱ型,慢性细菌性前列腺炎;Ⅲ型,慢性前列腺炎/慢性盆腔疼痛综合征,此型又为ⅢA(炎症性CPPS)和ⅢB型(非炎症性CPPS)两种亚型;Ⅳ型,无症状性前列腺炎。

第四节　阴道分泌物检查

阴道分泌物由妇产科医师采集,恰当的采集技术才能保证获得需检测的相应成分。一般采用消毒刮板、吸管、棉拭子自阴道深部或穹隆后部、宫颈管口等部位采集分泌物。根据不同的检查目的开展检验项目有直接湿片检查、KOH涂片检查、氨试验和革兰染色等。尽管上述操作简便,但只有经过学习、培训、实践、积累经验才能获得准确结果。

1.pH检查　采用pH试纸法测定。阴道分泌物多呈酸性,是由大量乳酸杆菌及其代谢产物乳酸来维持的,部分乳酸杆菌也能产生过氧化氢,以进一步维持阴道酸性环境,阻止某些病原微生物,如阴道加德纳菌的生长。若pH>4多提示细菌性阴道病、滴虫阴道炎和萎缩性阴道炎。

2.显微镜检查　应尽快进行,以便观察阴道滴虫的动力。检查内容有直接湿片法、10%KOH涂片法和氨试验,有时需做革兰染色。并要求采用清洁的载玻片。

(1)直接湿片检查法:一般将采集的阴道分泌物拭子直接置于0.5~1.0mL0.9%氯化钠溶液中,取出适量涂片,进行镜检。或将取1滴0.9%氯化钠溶液置于载玻片上,将阴道分泌物拭子涂抹制片后镜检。可用亮视野显微镜或相差显微镜在低倍镜(100×)和高倍镜(400×)下观察。低倍镜是用于标本成分总体筛检评价,如评估上皮细胞参数有细胞数、细胞类型、是否有聚集现象。按表13-22所列镜检分类原则,用高倍镜对标本成分进行鉴别计数。通常,湿片直接镜检可见:红细胞、白细胞、细菌大致形态、酵母菌、菌丝/假菌丝、毛滴虫、线索细胞、副底层细胞、基底层细胞和鳞状上皮细胞等。

(2)KOH涂片法和氨试验:KOH涂片和氨试验是将1滴阴道分泌物加在载玻片上,然后加1滴10%KOH溶液,立即检查有无鱼腥味释出。若出现明显的腐臭味提示存在三甲胺,即氨试验结果阳性。三甲胺是多胺在碱性条件下的挥发产物,在细菌性阴道病患者,阴道菌群发生改变,使多胺产生增加。加入KOH溶液还能溶解上皮细胞、血细胞,有助于真菌和红细胞的鉴别,易于发现真菌孢子和假菌丝。

(3)滴虫快速试验:采用免疫光谱毛细浸片术,将阴道分泌物拭子与缓冲液混合,将试带浸入混合液,10分钟后观察结果,显示红色线条为阳性。与显微镜检查、滴虫培养法比较,该法诊断灵敏度为83.3%,特异度为98.8%,而显微镜法灵敏度为55%~60%,培养法为灵敏度>90%。

3.质量管理

(1)检验前:标本采集前,患者应停用干扰检查药物;月经期间不宜进行阴道分泌物检查;检查前24小时内禁止盆浴、性交、局部用药及阴道灌洗等。采集容器和器材应清洁干燥,不含任何化学药品或润滑剂。用于微生物检查标本,应无菌操作。检查滴虫时,应注意标本保温(37℃)立即送检。载玻片和盖片必须干净防止污染。

(2)检验中:涂片应均匀平铺,不能聚集成滴状。先用低倍镜观察全片,选择适宜或异常区域,用高倍镜观察和确认异常,观察视野数不少于10个。

（3）检验后：不同检验人员之间应采用一致的结果判断和报告方式。对可疑或与临床诊断不符的标本应进行复查。

4.临床应用　健康人阴道分泌物 pH 为 3.8~4.5。最常见阴道疾病有 3 种，分别是细菌阴道病，由过度生长厌氧菌包括动弯弧菌属、衣原体、解脲支原体、阴道加德纳菌等替换阴道菌群引起；滴虫性阴道炎，由阴道毛滴虫引起；念珠菌阴道炎，常由白色念珠菌引起。

第六章　光谱分析技术

光谱分析技术是利用各种化学物质对光的特征性吸收、发射或散射光谱来确定其性质、结构或含量的技术。光谱分析法可分为原子光谱分析法和分子光谱分析法。根据辐射能量的传递方式,可分为吸收光谱分析、发射光谱(包括荧光光谱)分析、散射光谱分析等。

第一节　紫外-可见分光光度分析法

可见-紫外分光光度法根据物质分子或离子团对可见光(400~780nm)及紫外光(200~400nm)的特征吸收而建立的定性、定量及结构分析方法。按所吸收的波长区域不同,分为紫外分光光度法和可见分光光度法。

紫外-可见分光光度法有下列特点:①相对于其他光谱分析方法,设备和操作简单,费用低,分析速度快;②灵敏度较高,如在紫外区直接检测抗坏血酸时,其最低检出限可达10^{-6}g/mL;③有较高特异度,选择合适测量条件,一般可在多组分体系中,对某一物质进行测定;④精密度和准确性较高,其相对误差只有1%~2%;⑤可进行定性分析和结构分析,官能团鉴定和相对分子质量测定等。

一、朗伯-比尔定律

1.透射比和吸光度　当一束平行光通过均匀的液体介质时,光的一部分被吸收,一部分透过溶液,还有一部分被散射。设入射光强度为I_0,吸收光强度为I_a,透射光强度为I_t,反射光强度为I_r,则$I_0 = I_a + I_t + I_r$。吸收光谱分析中,通常将被测溶液和参比溶液分别置于同样材料和厚度的吸收池中,让强度为I_0的单色光分别通过两个吸收池。所以,反射光强度基本相同,其影响可抵消,前式可简化为:$I_0 = I_a + I_t$。I_t与I_0之比称为透射比(transmittance,T),T = I_t/I_0,T越大,表示它对光的吸收越小。常采用吸光度(absorbance,A)表示物质对光的吸收程度,其定义为$A = \log(1/T)$,A值越大,表明物质对光的吸收越大。T和A都是表示物质对光的吸收程度,两者可以相互换算。

2.朗伯-比尔定律　当入射光波长一定时,溶液的A值只与溶液浓度和液层的厚度有关。朗伯定律表述为:当用适当波长单色光穿过一固定浓度溶液时,其吸光度与光穿过的液层厚度呈正比,朗伯定律适用于所有均匀吸收介质。比尔定律表述为:当用适当波长单色光照射一溶液时,若液层厚度一定,则吸光度与溶液浓度呈正比。与朗伯定律不同的是,比尔定律并不是对所有的吸光溶液都适用。如果溶液的浓度(C)和液层厚度(l)都是不固定的,就必须同时考虑C和l对光的影响,将朗伯定律、比尔定律合并,得朗伯-比尔定律的数学表达式。

$$A = k \cdot C \cdot l \qquad\qquad (式6-1)$$

式中的比例常数k与吸光物质的性质、入射光波长及温度等因素有关。朗伯-比尔定律是均匀、非散射介质对光吸收的基本定律,是分光光度法进行定量分析的基础。朗伯-比尔定律也可推导为总吸光度等于吸收介质内各吸光物质吸光度之和,即吸光度具有加和性,这是进行多组分光度分析的理论基础。当吸收介质内只有一种吸光物质时,上式简化为朗伯比尔定律的另一种表达形式。

$$A = \varepsilon \cdot C \cdot l \qquad (式6-2)$$

3.吸光系数　式6-1中,当 l 以 cm,C 以 g/L 为单位时,k 称为吸光系数,以 a 表示。式6-1变为:

$$A = a \cdot C \cdot l \qquad (式6-3)$$

a 的单位为 L/(g·cm)。当 l 以 cm,C 以 mol/L 为单位时,k 称为摩尔吸光系数(molar absorbtivity, ε)。ε 单位为 L/(mol·cm),ε 一般是由浓度较小的溶液的吸光度计算求得,也可由作图法求得。由于 ε 值与入射光波长有关,故在表示某物质溶液的 ε 时,常用下角标注明入射光波长。

ε 反映了吸光物质对光的吸收能力,也反映了分光光度法的灵敏度。ε 值越大,灵敏度越高。如当 ε 为 10^4 时,测定该物质的灵敏度可达到 $10^{-6} \sim 10^{-5}$ mol/L;当 $\varepsilon < 10^3$ 时,其灵敏度则在 $10^{-4} \sim 10^{-3}$ mol/L 以下。

在化合物组成成分和相对分子质量不确定时,在医药学中常采用比吸光系数,其指浓度为 1g/dL、l 为 1cm 时的吸光度值,用 $E_{1cm}^{1\%}$ 表示。$E_{1cm}^{1\%}$ 与 ε 的关系式为:$\varepsilon = 0.1 mol/L, E_{1cm}^{1\%}$, M_r 为吸光物质的摩尔质量。

4.偏离朗伯-比尔定律的因素　根据朗伯-比尔定律,当吸收池厚度不变,以吸光度对浓度作图,应得到一条通过原点的直线。但实际工作中,常发生比尔定律偏离,一般以负偏离居多。

非单色光是导致比尔定律偏离重要的因素。严格意义上,朗伯-比尔定律仅适用于单色光,但用于测量的光并非绝对单色光,而是该波长范围的复合光,在该波长范围内,吸光物质的吸收能力变化越大,偏离就越显著。通常选择吸光物质的最大吸收波长作为分析用波长,这样不仅保证测定有较高的灵敏度,而且此处吸光度曲线较为平坦,吸光系数变化小,对比尔定律的偏离程度就比较小。

朗伯-比尔定律要求被测物质在吸光过程中以某一特定形式存在,吸光物质的离解、缔合、光化反应及异构互变等,都会使朗伯-比尔定律产生偏离。

朗伯-比尔定律通常只适用于稀溶液。因为在高浓度时,吸光粒子间的平均距离减小,粒子的电荷分布可发生改变,使 e 发生变化,导致偏离。

光的散射也会造成朗伯-比尔定律偏移。当试样为胶体、乳状液或存在悬浮物质时,入射光会因散射而损失,使 A 增大,导致朗伯-比尔定律正偏离。此外,光的折射、溶液中物质产生荧光、非平行光等都可以造成偏离。但这些因素造成的偏离对测定的影响很小,一般可以忽略不计。

二、紫外-可见分光光度法的基本原理

1.物质对光的选择性吸收　光与物质作用时,物质对光有不同程度的吸收,可测定测量物质对特定波长光的吸收来了解物质特性,此即吸收光谱法基础。物质结构决定了它只能吸收特定波长的光,即物质对光吸收具有选择性。分子中的电子发生跃迁需要的能量在 $1.6 \times 10^{-19} \sim 3.2 \times 10^{-18}$ J,其对应的光波范围大部分在紫外和可见光区域。

用不同波长光透过该物质一定浓度的溶液,记录该物质对一定波长范围的光吸收程度

（吸光度），以波长对吸光度作图，便可得该物质光吸收曲线。光吸收曲线体现了物质对不同波长光的吸收能力。如抗坏血酸在 241nm 处有一最大吸收，称为最大吸收波长（λ_{max}）。浓度不同时，各波长处的吸光度值不一样，但光吸收曲线相似，λ_{max} 不变。不同浓度溶液的吸光度在 λ_{max} 处的差值最大，所以通常选取 λ_{max} 进行物质含量的测定。

2.有机化合物的紫外-可见吸收光谱

（1）有机化合物的电子跃迁：有机化合物的紫外吸收光谱取决于分子外层电子的性质。与紫外-可见吸收光谱有关的电子有三种，即形成单键的 σ 电子、形成双键的 π 及未参与成键的 n 电子（孤对电子）。当处于基态的分子吸收一定波长的光子后，分子中的成键电子和非成键电子可被激发至 σ* 和 π* 反键轨道，其跃迁类型有 σ→σ*、n→σ*、π→π* 和 n→π* 四种，其能量大小次序为：σ→σ* > n→σ* > π→π* > n→π*。有机物分析中，最有用的是 n→π* 和 π→π* 跃迁产生的吸收光谱，这两类跃迁所需要的辐射能量大多处于波长大于 200nm 的区域。它们要求分子中含有不饱和键，这种不饱和键的基团被称为生色团。

当一个分子中含有两个或两个以上的生色团时，按相互间的位置关系可分为共轭和非共轭两种情况。非共轭时，各个生色团独立吸收，吸收带由各生色团的吸收带叠加而成；共轭时，生色团原有的吸收峰会发生改变（红移），产生新的吸收峰。由于共轭后的 π 电子的运动范围增大，跃迁所需的能量变小，所以由共轭作用产生的吸收峰波长值较大，同时吸收强度增大。共轭的不饱和键越多，红移现象就越显著。

另一些基团，本身不产生吸收峰，但与生色团共存时，可引起吸收峰位移和吸收强度改变，称为助色团。苯环的一个氢原子被一些基团取代后，苯环在 254nm 处吸收带的最大吸收位置和强度就会发生改变，如卤原子、甲氧基、羟基等都是其助色团。它们都含有未成键的 n 电子，n 电子能使生色团的 π→π* 跃迁能量降低，使生色团吸收峰产生红移，同时增大吸收强度。

（2）有机化合物的吸收带：在分子发生电子能级跃迁（E_e）的同时，总伴随着振动能级（E_v）和转动能级（E_r）的跃迁。故在分子的电子光谱中，包含有不同 E_v 跃迁和 E_r 跃迁产生的若干吸收谱线。由于 $\triangle E_e > \triangle E_v > \triangle E_r$，不能分辨出 E_v 和 E_r 跃迁产生的谱线结构，只能观察到谱线合并在一起形成的较宽的吸收带，所以通常又将分子的电子光谱称为带状光谱。在紫外-可见吸收光谱中，吸收峰在光谱中的波带位置，称为吸收带。根据电子及分子轨道的种类，可将吸收带分为 4 种类型：①R 吸收带：由生色团的 n→π* 跃迁所产生；②K 吸收带：由 π→π* 跃迁产生，含有共轭生色团的化合物的紫外吸收光谱上都出现这类吸收带；③B 吸收带：是芳香族化合物的特征吸收带。苯在 230～270nm 处（$\lambda_{max} = 254nm$，$\varepsilon = 300$）有一系列较弱的吸收峰称为 B 吸收带或者精细结构吸收带，是 π→π* 跃迁和苯环的骨架振动重叠所致。在极性溶剂中由于溶剂化的影响，B 吸收带的精细结构可消失；④E 吸收带，也是芳香族化合物的特征吸收带，其 ε 值为 2000～14000。苯的 2 个 E 吸收带分别在 180nm（E_1 带）和 200nm（E_2 带）处，是由苯环中 3 个乙烯键的共轭体系跃迁产生的。另外，取代基的取代位置及取代性质也会影响吸收带的位置。

3.无机化合物的紫外-可见吸收光谱

（1）f 电子跃迁吸收光谱：镧系和锕系元素的离子对紫外和可见光的吸收是基于内层 f 电子跃迁而产生的，其吸收光谱是由一些狭窄的特征吸收峰组成。这些吸收峰几乎不受金属离子所处配位环境的影响。

（2）d电子跃迁吸收光谱：过渡金属离子的d轨道在受到配位体场作用时产生分裂,d电子在能级不同的d轨道间跃迁,吸收紫外或可见光,又称配位体场吸收光谱。这种光谱的吸收带较宽,吸收强度不大,吸收峰显著受配位环境影响。d电子跃迁吸收光谱较少用于定量分析,多用于配合物的研究。

（3）电荷迁移光谱：某些分子同时具有电子给体的部分特征和电子受体的部分特征。当电子从给体外层轨道向受体跃迁时就会产生较强的吸收,如此产生的光谱称为电荷迁移吸收光谱。这种谱带吸收强度很大,用这类光谱定量分析可获得较高的测定灵敏度。某些有机化合物也可产生电荷迁移吸收光谱,如氢醌与醌产生的分子配合物也可以产生电荷迁移吸收光谱。

三、紫外-可见分光光度法的测定方法

1.单组分定量方法　　单组分是指样品溶液中仅含一种组分,或者是在溶液中待测组分的吸收峰与其他共存物质的吸收峰无重叠。其定量方法包括校准曲线法、标准对比法和比吸收系数法,其中校准曲线法是实际工作中使用最多的一种方法。

（1）校准曲线法：又称标准曲线法。根据朗伯-比尔定律,在吸收池厚度不变,其他条件相同情况下,吸光度与浓度具有线性关系。其方法是:配制系列浓度的标准溶液,以不含被测组分的空白溶液作为参比,在相同条件下测定标准溶液的吸光度,绘制吸光度—浓度曲线,即为标准曲线。同样在相同条件下测定未知试样的吸光度,从标准曲线上即可找到与之对应的浓度。

建立该类分析方法时,首先需确定符合朗伯-比尔定律的浓度范围（线性范围）,保证定量测定在线性范围进行。校准曲线应经常重复检查,工作条件变动时,例如更换标准溶液、仪器维修等,都应重新绘制校准曲线。

（2）标准对比法：在相同条件下测定待测溶液和已知浓度标准溶液的吸光度 A_X 和 A_S,根据 $A_S=kC_S$ 和 $A_X=kC_X$,可推导得 $C_X=C_S \cdot A_X/A_S$,由标准溶液的浓度 C_S 可计算出试样中被测物浓度 C_X。此即标准对比法。该法只有在测定的浓度区间完全遵守朗伯-比尔定律,且 C_S 和 C_X 很接近时才适用,否则误差较大。

（3）比吸光系数法：比吸光系数法是利用标准值进行定量测定。将标准物质分别在已校准的不同型号的分光光度计上进行测定,计算出比吸光系数 $E_{1cm}^{1\%}$,也可以从手册上查得,再与样品的 $E_{1cm}^{1\%}$ 值比较,计算出样品含量（体积分数或质量分数）。药典中规定某些药物的测定一般采用此法。

2.多组分定量方法　　对于含有多种吸光组分的溶液,在测定波长下,其总吸光度为各组分吸光度之和,即各组分的吸光度具有加和性。所以,当溶液中各组分的吸收光谱相互重叠时,只要各组分吸光性能符合朗伯-比尔定律,就可根据吸光度的加和性原则,建立联立方程组,由方程组解出各组分浓度。联立方程组法也可用于两种以上组分的同时测定。但是,组分增多,分析结果的误差也会增大。

3.双波长法　　当吸收光谱相互重叠的两种组分共存时,利用双波长法可对单个组分进行测定或同时对两个组分进行测定。即利用干扰物质的吸收曲线,选取两个波长作为参比波长和测定波长,在此两个波长处,干扰物质的吸光度相等。该法也称为双波长等吸收测定法。

4.示差分光光度法　当在吸光度很高或者很低的范围内进行定量分析时,相对误差都比较大。示差分光光度法是用比被测溶液浓度(C_X)稍大或者稍小的标准溶液(C_S)作为参比溶液,所测得的 A 值实际上是被测溶液的吸光度(A_X)和参比溶液吸光度(A_S)的差值,此时,$A = |A_S - A_X| = \varepsilon \cdot l / |C_S - C_X|$。当保持 C_S 不变时,A 就只与被测试样的浓度(C_X)有关。示差法有三种测定方式:高浓度测定法、低浓度测定法和高精度测定法。在医药学中通常采用高浓度法对一些常量组分进行测定,误差较小。还有导数光谱法(微分光谱法),是用于解决干扰物质与被测物质的吸收光谱相互重叠,消除胶体和悬浮物的散射影响和背景吸收,提高光谱分辨率的一种技术。

四、紫外−可见分光光度

法测定条件的选择

1.仪器测量条件的选择

(1)适宜的吸光度范围:选择适宜的吸光度范围,可使测量误差最小。根据朗伯−比尔定律,可推导得 $\log T = -0.4343$,即当吸光度 $A = 0.4343$ 时,测量误差最小。一般将 A 值控制在 0.2~0.8,并据此确定最佳测量浓度范围。

(2)入射光波长的选择:通常根据被测组分的吸收光谱,选择最强吸收带的最大吸收波长(λ_{max})为入射光波长,即可获得最大测量灵敏度,这被称为最大吸收原则。当最强吸收峰较尖锐时,往往选用吸收稍低、但峰形稍平坦的次强峰或肩峰波长进行测定。

(3)狭缝宽度的选择:狭缝宽度直接影响测定灵敏度和校准曲线线性范围。狭缝宽度增大,入射光单色性降低,在一定程度上使灵敏度下降或使校准曲线偏离朗伯−比尔定律。但也并非狭缝宽度越小越好,应以减小到试样的 A 不再增加的狭缝宽度为宜。一般来说,狭缝宽度大约是试样吸收峰半宽度的 1/10。

2.显色反应条件的选择　测定多种物质常常利用显色反应,将被测组分转变为在一定波长范围内有吸收或吸收较大的物质。显色反应一般应满足:①生成物必须在紫外−可见光区有较强的吸光能力,即 ε 较大;②反应有较高的选择性,被测组分经反应生成的化合物的吸收光谱与其他共存组分的吸收光谱有明显差别;③生成物有足够的稳定性,以保证测量过程中其吸光度不改变;④生成物的组分恒定。除达到上述要求,还需注意控制显色反应的条件,并且必须注意 pH、显色剂的用量、反应的温度和时间,必要时需进行预实验加以确定。

3.参比溶液的选择　测量试样溶液的吸光度时,先要用参比溶液(空白)调节透射比为100%,以消除溶液中其他成分、吸收池和溶剂对光的反射和吸收所带来的误差。

(1)溶剂参比:当样本组分较简单,共存的其他组分很少且对测定波长的光几乎无吸收时,可采用溶剂作为参比。它可消除溶剂、吸收池等因素的影响。

(2)试样参比:如果试样基体溶液在测定波长有吸收,而显色剂不与试样基体显色,可按与显色反应相同的条件处理试样,但不加入显色剂。这种参比溶液适用于试样中有较多共存组分,加入的显色剂量不大,且显色剂在测定波长无吸收的情况。

(3)试剂参比:如果显色剂或其他试剂在测定波长有吸收,按与显色反应相同的条件,不加入试样,同样加入试剂和溶剂作为参比溶液。这种参比溶液可消除试剂中的组分产生的影响。

(4)平行操作参比:用不含被测组分的试样,在相同条件下与测试样品同样处理,由此得到平行操作参比溶液。如进行某种药物浓度监测时,取未用药人员的血样与待测血样进行平行操作处理,前者即可作为平行操作参比溶液。

五、紫外-可见分光光度法测定中的干扰因素及其消除

物质的吸收光谱与测定条件有密切关系,测定条件(溶剂极性、pH 等)不同,吸收光谱的形状、吸收峰的位置、吸收强度等都可能发生变化。

紫外-可见光谱的测定大多是在溶液中进行的,所以在测定物质的吸收光谱时,一定要注明所用溶剂。通常在测定有机分子的紫外-可见吸收光谱时尽可能使用极性小的溶剂。必须采用与标准品相同的溶剂。另外,溶剂本身有一定的吸收带,故应避免选择与溶质的吸收带有重叠的溶剂。

pH 可影响很多化合物的解离,导致物质吸收光谱的形状、X_{max} 和 A 值都发生改变。所以,在测定这些化合物吸收光谱时,必须注意溶液的 pH 范围。

当溶液浓度过高或过低时,由于分子的解离、缔合、互变异构等作用,待测物的存在形式会变化,从而使吸收光谱发生改变。此外,仪器的狭缝宽度也影响吸收光谱形状。狭缝宽度越大,光的单色性越差,吸收光谱细微结构可能消失。

第二节　原子吸收分光光度法

原子吸收分光光度法(atomic absorption spectrophotometry,AAS)是基于气态的基态原子在某特定波长的光辐射下,原子外层电子对光产生特定吸收这一现象建立起来的一种光谱分析方法。

AAS 分析一般需将试剂进行预处理,然后进入原子化器,试样中被测元素在高温下发生解离而转变为气态原子状态并吸收由广域辐射出来的特征谱线,最后通过分光系统由检测器对获得的谱线强度进行检测,从而得到被测元素的含量。AAS 可根据其原子化方式的不同,分为火焰法、石墨炉原子吸收法、氢化法和冷原子吸收法。

AAS 具有如下特点:①灵敏度高,一般可达 $10^{-5} \sim 10^{-13}$ g/L;②选择性好,谱线及基体干扰少,且易消除;③精密度高,在一般低含量测定中,精密度仍可达 1%~3%;如果采用高精度测量方法,精密度<1%;④应用范围广,目前用 AAS 可测定的元素达 70 多种。AAS 的局限性主要是:①校准曲线的线性范围窄,一般为 1 个数量级范围;②多数非金属元素不能直接测定。

一、原子吸收分光光度法的理论基础

1.共振线和吸收线　原子处于正常状态时,各个电子按一定规律处于离核较近的轨道上,这时原子的能量最低,称为基态;当原子受外界能量(例如电能、热能、光能等)作用时,最外层电子吸收一定能量而被激发并跃迁到能量较高的轨道上,因此原子处于能量较高的状态,即激发态。处于基态的原子接收了频率为 ν 的入射光量子,从而吸收能量由基态跃迁到激发态,产生原子吸收光谱,而入射光的频率必须严格符合基态和激发态之间的能极差,即 $h\nu = E_i - E_0$。在吸收跃迁中,从基态到任一允许的激发态的跃迁都能产生吸收光谱,其中从基态到第一激发态的跃迁最容易发生,这时产生的吸收线称为第一共振吸收线,简称共振线。由于不同元素具有不同的原子结构和外层电子排布,因此不同元素的原子最外层电子

从基态跃迁至第一激发态所吸收的能量也不相同,故不同元素具有不同的共振线。共振线是元素的特征谱线,一般情况下,它也是每个元素所有谱线中最灵敏的谱线,这是 AAS 干扰较少的原因之一。

2.基态原子与被测元素含量的关系　原子吸收光谱一般发生在基态原子。基态原子的产生一般是将试样在 2000~3000K 温度条件下进行原子化。在原子化过程中,大多数化合物均发生解离并使元素转变成原子状态,其中包括被测元素的基态原子和激发态原子。理论研究和实验观察表明:在热平衡状态下,处于基态(N_0)和激发态(N_i)的原子数目取决于该能态的能量(E)和体系的温度(T),遵循玻尔兹曼分布定律,并可从理论上计算一定温度下的 N_i/N_0。从玻尔兹曼分布定律可得出:温度越高,N_i/N_0 值越大,即激发态原子数随温度升高而增加;在相同温度下,电子跃迁能级差(E_j-E_0)越小,N_j/N_0 值也越大。由于 AAS 中的原子化温度一般均小于 3000K,因此 N_j/N_0 值一般在 10^{-3} 以下,即激发态和基态原子数之比小于 0.1%。因此,在原子化时,激发态原子数相对于基态原子数可以忽略不计,即基态原子数 N_0 可以代表吸收辐射的原子总数。如果被测元素在原子化过程中转变成原子的效率保持不变,则在一定的浓度范围内基态原子数 N_0 与试样中被测元素的含量 c 呈正比。

3.原子吸收的测量　当一束强度为 I_0 的入射光通过原子蒸气时,其透射光强度(I_t)与原子蒸气长度(L)的关系同紫外可见吸收一样,亦符合朗伯-比尔定律。

$$I_t = I_0 e^{-k_\nu L}$$

原子吸收线轮廓是同种基态原子在吸收其共振辐射时被变宽了的吸收带,原子吸收线轮廓上的任意点都与相同的能级跃迁相联系。因此,基态原子浓度 N_0 与吸收系数轮廓所包围的面积(称为积分吸收系数)呈正比,即积分吸收与吸收介质中的基态原子浓度呈正比,而与蒸气的温度无关。因此,只要测得积分吸收值,就可以确定蒸气中的原子浓度,使 AAS 成为一种绝对测量方法。

但由于原子吸收线很窄,宽度只有约 0.002nm,目前不能对如此小的轮廓进行准确积分,因此,对吸收值的测量都是以峰值吸收法来代替积分吸收测量。

峰值吸收法即直接测量吸收线轮廓的中心频率或中心波长所对应的峰值吸收系数(k)来确定蒸气中的原子浓度。当有一光束通过基态原子蒸气吸收层时,在一定条件下,发射线轮廓近乎处于吸收线轮廓的中心频率(或中心波长)部分。由于原子吸收法中原子蒸气长度(L)在一定仪器中是固定的,所以:A = kC,即在一定条件下,由峰值处测得的吸收值与被测元素的含量呈线性关系,此即 AAS 的分析基础。据此,为实现峰值吸收测量,则发射线必须比吸收线要窄得多,同时发射线的中心频率要与吸收线的中心频率相一致,而且要有足够的强度。因此,就必须用一个能发射与被测元素吸收线相应的特征谱线灯作为锐线光源,这也是 AAS 与其他分光光度法的一个重要区别。

二、原子吸收分光光度计

原子吸收分光光度计与普通的紫外-可见分光光度计基本相同,只是用锐线光源代替连续光源,用原子化器代替比色池。原子吸收分光光度计由光源、原子化器、分光系统,检测、记录系统等几大部分组成。原子吸收分光光度计具有以下特点:①光源为锐线光源,如空心阴极灯等;②原子化器为试样吸收光辐射的部分;③分光系统被安置在检测系统和原子化器之间,这是因为光源是锐线光源,因此单色仪的主要作用是把分析线同光源的其他谱线分开,同时也是为了避免原子化器在原子化过程中发出的强光直接照射光电检测器而导致其疲劳。

三、干扰及其抑制

1.光谱干扰 光谱干扰指原子光谱对分析线的干扰,常见有以下两种:①非吸收线未能被单色器分离。可以用减小狭缝的方法抑制这种干扰;②吸收线重叠。其他共存元素的吸收线与被测元素的吸收线很近甚至重叠,以致同时吸收光源发射的谱线,使吸光度增加,导致结果偏高。可另选被测元素的其他吸收线或用化学方法分离干扰元素。

2.背景吸收干扰 背景吸收是一种非原子性吸收,它包括分子吸收、光的散射及折射和火焰气体的吸收等。

(1)背景吸收的种类:背景吸收包括以下三类。①分子吸收:是指原子化过程中氧化物和盐类等分子对辐射的吸收。如 $NaCl$、KCl、$NaNO_3$ 等在紫外区有很强的分子吸收带;在波长小于 250nm 时,硫酸和磷酸等分子对辐射有很强的吸收,而硝酸和盐酸较小,这是 AAS 常用硝酸和盐酸及其混合液作为试样预处理主要试剂的原因;②光的散射和折射:主要是在原子化过程中产生的固体微粒碰撞光子,从而导致散射和折射,使部分光不能进入单色器而形成假吸收。波长越短,基体物质浓度越大,影响就越大;③火焰气体的吸收:火焰气体中含有许多未燃烧完全的分子或分子片段,特别是在富燃火焰中,这些粒子在紫外区也有很强的吸收,改变火焰的种类和燃/助比可使之减小,也可用调零法加以消除。

(2)背景吸收校正的方法:主要有邻近线法、氘灯背景校正法和赛曼效应背景校正法。近年来,运用自吸收效应来校正背景吸收的仪器已逐渐成熟。

1)邻近线法:邻近线背景矫正法是采用一条波长与分析线相近的非吸收线测定,此时被测元素基态原子对它无吸收,而背景吸收的范围较宽,对它仍然有吸收,其吸光度用 A_B 表示。然后用分析线测定,此时背景和被测元素对分析线都产生吸收,因此获得的吸光度为 A_T+A_B,两者之差即为被测元素的净吸光度:$\triangle A = (A_T + A_B) = A_B = A_T = kC$。这种方法在背景对两条线的吸收能力一致或相近时才能成立。邻近线可以是被测元素的谱线,也可以是其他元素的谱线,但与分析线相差不应超过 10nm。

2)氘灯背景校正法:该法用连续光源(氘灯)与锐线光源的谱线交替通过原子化器并进入检测器。当氘灯发出的连续光谱通过时,因原子吸收而减弱的光强度相对于总入射光强度来说可忽略不计,可认为是背景吸收(A_B);而锐线光源通过原子器时产生的吸收为背景吸收和被测元素吸收之和(A_T+A_B)。两者的差值 $\triangle A = (A_T + A_B) - A_B = A_T = kC$,即被测元素的净吸光度值。

原子吸收分光光度计上一般都配有氘灯的自动扣除背景装置。工作时,检测器交替接受 $I_{1阴}$ 和 $I_{t氘}$ 发射的光谱线,并以其比值的对数作为测量信号。由于氘灯的光谱区域在 180～370nm,因而它仅适用于紫外光区的背景校正。对可见光区的背景可采用卤钨灯作为校正光源。

3)塞曼效应背景校正法:塞曼效应是指在磁场作用下谱线发生分裂现象。塞曼效应背景吸收校正法时磁场将吸收线分裂为具有不同偏振方向的组分,利用这些分裂的偏振成分来区别被测元素和背景吸收。塞曼效应校正背景法分为光源调制法和吸收线调制法。光源调制法是将强磁场加在光源上,吸收线调制法是将磁场加在原子化器上。后者应用较广,有两种方式,即恒定磁场调制方式和可变磁场调制方式。该法校正背景波长范围宽,可在190~900nm 范围进行,准确性较高,可校正吸光度高达 3.0 的背景,但灵敏度有所降低。

4)自吸收效应背景校正法:这种校正法是利用空心阴极灯在大电流时产生自吸收的效应。灯的供电方式分为两种:①大电流的背景电流(十几毫安),这时测得的吸光度值为背景吸收值;②小电流的信号电流(几毫安),测得的吸光度值为背景和被测元素吸收之和。若调节两种电流的入射光强相等,则在两种电流下测得吸光度之差即与被测元素的含量呈线性关系。该法特点是校正范围大(紫外区和可见光区),校正能力强(能扣除背景吸收值达 3.0以上),仪器结构简单,但这种方法将影响空心阴极灯的寿命。

3.电离干扰　电离干扰是由于被测元素在原子化过程中发生电离,使参与吸收的基态原子数量减少造成吸光度下降的现象。原子发生电离的可能性主要取决于其电离能。电离能低,电离干扰就严重。但原子化温度较高时,即使电离能较高,也可能发生不同程度的电离。

消除电离干扰的最有效的办法是在试样溶液中均加入过量的易电离元素,由其提供大量的自由电子,使原子蒸气中电子密度增加,从而使电离平衡($M \leftrightarrow M^+ + e$)向中性原子方向移动,以抑制或消除被测元素的电离。例如,原子吸收光谱法中常在钠、钾的溶液中加入4mmol/L 的铯溶液,因为铯的电离能更低,能抑制钠、钾的电离。

4.化学干扰　化学干扰是指被测元素在溶液或原子化过程中,和其他组分之间发生化学反应形成热力学更稳定的化合物,而影响被测元素化合物的离解和原子化,如磷酸根对钙测定的干扰。此外,被测元素在火焰中形成稳定的氧化物、碳化物或氮化物也是引起化学干扰的重要原因,如 Al、Si 等在空气–乙炔火焰中形成原子化效率低的稳定的氧化物,使测定灵敏度降低。

消除化学干扰的常用方法是加入释放剂、保护剂和缓冲剂。释放剂与干扰组分形成更稳定或更难挥发的化合物,从而释放出被测元素。例如钙测定中有磷酸盐干扰时,可加入镧或锶,镧和锶同磷酸根结合而将钙释放出来。保护剂能与被测元素形成化合物,既阻止了被测定元素和干扰元素之间的结合,在原子化条件下又易于分解和原子化。例如加入 EDTA,它对被测元素钙、镁形成络合物,从而抑制磷酸根对镁、钙的干扰。加入缓冲剂消除干扰的方法是将过量的干扰元素分别加入试样和标准溶液中,从而使干扰影响恒定,即基体一致化。例如在用氧化亚氮–乙炔火焰测钛时,200mg/L 以下的铝对测定有干扰;但大于 200mg/L时,铝的干扰作用趋于稳定。这种方法的缺点是同时降低了测定灵敏度。

除上述方法外,还可采用提高原子化温度、化学分离和标准加入法等方法,以消除或减小其干扰。

5.基体干扰　基体干扰曾称物理干扰,指试样在转移、蒸发和原子化过程中由于试样物理特性变化而引起吸光度下降的效应。在火焰原子化法中,试液黏度的改变影响进样速度;表面张力影响形成的雾珠大小;溶剂的蒸气压影响蒸发的速度和凝聚面损失;雾化气体压力、取样管的直径和长度影响取样量的多少等。在石墨炉原子化法中,进样量的大小,保护气的流速可影响基态原子在吸收区的平均停留时间。所有这些因素均可改变吸光度。

基体干扰为非选择性干扰,对试样中各元素的影响基本是相似的。配制与被测试样相似组成的标准试样,是消除基体干扰最常用的方法。此外,可采用标准加入法和加入基体改进剂来消除基体干扰。

四、定量分析方法

1.校准曲线　根据 AAS 中被测元素浓度与吸光度之间的定量关系,建立在一定条件下一定范围的吸光度(A)和浓度(C)的校准曲线。然后在相同条件下,进入试样溶液,测其吸光度,从校准曲线求得被测元素的含量。

为保证测定结果的准确性和重现性,要求标准试样组成尽可能接近实际试样的组成,必要时加入干扰抑制剂;每次测定试样前应使用标准试样验证校准曲线;试样溶液吸光度应在 0.15~0.6,并处于校准曲线的线性范围内。

校准曲线法的主要缺点是基体影响大,常使校准曲线在较高浓度时发生弯曲,从而减小了线性范围。只适用于组成比较简单的试样。

2.标准加入法　当试样基体影响较大,又难于配制与试样组成相似的标准溶液时,用标准加入法可获得较好的结果。具体操作如下:试样分为等体积的 4 份(或 4 份以上),从第 2 份开始加入不同量的被测元素标准溶液,然后稀释至一定体积。设 4 份溶液浓度分别为 C_x、C_x+C_0、C_x+2C_0、C_x+4C_0,在相同条件下测定其吸光度,分别是 A_x、A_1、A_2、A_4,将这些吸光度值对应加入的标准溶液的浓度(0、C_0、$2C_0$、$4C_0$)作图,然后把直线反向延长与浓度轴相交,其对应的浓度就是第一瓶(原试样)中的被测元素浓度(C_x)。此外,也可用计算方法求得试液中待测元素的浓度。

标准加入法能消除分析中的基体干扰,但只有在干扰因素对不同含量被测元素的影响一致时才适用。该法不能扣除分析中的背景吸收。此外,所加入的标准溶液元素浓度(C_0)应尽量与试样浓度(C_x)接近,并使吸光度值尽可能在线性范围和适宜读数范围内。

3.内标法　内标法是在标准溶液和试样溶液中分别加入一定量试样中不存在的内标元素,测定分析线与内标线的强度比,并以吸光度的比值对被测元素的含量绘制校准曲线。内标元素应与被测元素在原子化过程中具有相似的特征,内标法可消除原子化过程中由于实验条件变化而引起的误差。但应用内标法需要使用价格更昂贵的双道型原子吸收分光光度计。

五、测量条件的选择

1.分析线　每种元素都有若干条吸收谱线,应根据试样性质、组成和所要求的分析下限来确定分析线。通常选择共振吸收线,因为它也是最灵敏的吸收线。但 Hg、As、Se 等例外,因其共振线位于紫外线区,火焰组分对来自光源的光有明显吸收。当被测定元素的共振线受到其他谱线干扰时,也不能选用共振吸收线作分析线。

2.狭缝宽度　狭缝宽度影响光谱通带宽与检测器接收的能量。由于吸收线的数目比发射线的数目少得多,谱线重叠的概率就大为减少,因此,在 AAS 测定时,允许使用较宽的狭缝以增加光强,从而使用小的增益以降低检测器的噪声,提高信噪比和改善检出限。合适的狭缝宽度可由实验方法确定,不引起吸光度减小的最大狭缝宽度,即为应选取的狭缝宽度。

3.灯电流　灯电流的选择应符合在所选电流下,光源能够提供足够强的稳定入射谱线,以提高信噪比和测定精确度;并要有较高的测定灵敏度。空心阴极灯的发射特性依赖于工作电流。电流过低,放电不稳定,光谱输出稳定性差,光谱输出强度下降;灯电流过大,放电也不稳定,而且会引起谱线变宽而导致灵敏度下降,甚至校准曲线弯曲,灯寿命也缩短。一般情况下,在保证放电稳定和适宜光强输出的条件下,尽量用低电流。每只空心阴极灯上标有允许使用的最大电流和建议使用的适宜工作电流。

4.原子化条件的选择 在火焰原子化法中,火焰选择和调节很重要。因为火焰类型与燃气混合物流量是影响原子化效率的主要因素。对于分析线在200nm以下的短波区元素如Se、P等,由于烃类火焰有明显吸收,不宜使用乙烃火焰,宜用氢火焰。对于易电离元素如碱金属和碱土金属,不宜采用高温火焰。而对于易形成难解离氧化物的元素如B、Be、Al、Zr、稀土等,则应采用高温火焰,最好使用富燃火焰。火焰的氧化还原特性明显影响原子化效率和基态原子在火焰中的空间分布。因此,调节燃气与助燃气的流量及燃烧器的高度,使来自光源的光通过基态原子浓度最大的火焰区,从而获得最高的测定灵敏度。

在石墨炉原子化法中,合理选择干燥、灰化和原子化温度十分重要。干燥是一个低温除去溶剂的过程,应在稍低于溶剂沸点的温度下进行。热解、灰化的目的是为了破坏和蒸发除去试样基体,在保证被测元素没有明显损失的前提下,应将试样加热到尽可能的高温。原子化阶段,应选择能达到最大吸收信号的最低温度作为原子化温度。各阶段的加热时间,依不同试样而异,需由实验来确定。而常用保护气体Ar的流速应在$1\sim5L/min$范围。

5.样品处理 取样要注意代表性并防止污染。主要污染源有水、容器、试剂和大气。要避免被测元素的损失,一般贮备液配制浓度应较大(例如$10^{-3}mg/mL$以上),不小于$1\mu g/mL$。无机溶剂宜放在聚乙烯容器内并维持一定pH。有机溶液贮存过程中,应避免与塑料、胶木盖等直接接触。

溶液中含盐量对喷雾过程和蒸发过程有重要影响。当试样中总含盐量大于0.1%时,在标准试液中也应加入等量同一盐类。配制标准溶液的试剂纯度要注意要求,用量大的试剂(如溶解试样的酸碱、光谱缓冲剂、电离抑制剂、释放剂、萃取溶剂、配制标准溶液的基体等)必须是高纯度的,尤其不能含被测元素。

溶液试样有时需做预处理。浓度过高,可用水稀释。有机液体试样可用甲基异丁酮或石油溶剂稀释,使其接近水的黏度。无机固体试样要用合适的溶剂和方法溶解,以完全将被测元素转入溶液,并控制溶液中总含盐量在核实的范围内。有机固体试样,则需先用干法或湿法消化,再将消化后的残留物溶解在适宜的溶剂中。被测元素如果是易挥发性元素如Hg、As、Pd等,则不宜采用干法灰化。如果使用石墨炉原子化器,则可直接分析固体试样,采用程序升温,分别控制干燥、灰化和原子化过程,使易挥发的或易热解的基体在原子化阶段前除去。

6.试样量 在火焰原子化法中,在一定范围内,喷雾试样量增加,原子吸光度随之增加,但当试样喷雾量超过一定值后,不能被有效地原子化;而且试液对火焰有冷却效应,吸光度反而下降。因此,应该在保持燃气和助燃气一定比例与一定的总气体流量的条件下,测定吸光度随喷雾试样量的变化,达到最大吸光度的试样喷雾量,就是应当选取的试样喷雾量。

六、原子吸收分光光度法在医学检验中的应用

AAS可以分析临床各试样,如血液、脑脊液、组织、毛发、指甲等,还可以一次同时分析多种元素(最高达16种元素)的含量,故AAS能满足医学检验中某些复杂的分析要求。

AAS分析生物试样时,对含量较高的K、Na、Ca、Mg、Fe、Cu、Zn等元素,可通过稀释直接用火焰法测定;在试样量较少,而元素的分析灵敏度较高时,如婴儿血清中Cu、Zn的测定,可用火焰脉冲雾化技术进行分析;对试样量少,含量又低的元素,如Ni、Ca、Cd等可用无火焰原

子化法分析;对 Se、As、Ge 等可用氢化物发生—原子吸收分析技术进行分析。

第三节 发射光谱分析技术

发射光谱法是利用化合物、分子或原子受电、热、光激发后,变为相应的激发态,当从激发态返回基态时将发射特征性的光谱,从而建立的一类分析检测技术。它具有如下特点:①灵敏度高。检测限比吸收光谱法低 1~3 个数量级,通常达到 μg/L 量级;②发光参数多,所提供的信息量大;③分析线性范围比吸收光谱法宽;④选择性比吸收光谱好;⑤应用范围不及吸收光谱法,但采用探针技术可拓宽其应用范围。根据发射光谱区和激发方式不同,发射光谱法有多种分析方法,本节将主要介绍医学检验中常用的荧光分析法和化学发光分析法,并简介原子发射光谱分析技术。

一、荧光分析技术

1.荧光的发生 分子选择性吸收光能后,从基态转变为激发态,激发态分子具有多余能量,要通过各种途径释放能量返回基态。能量释放过程有三种形式:非辐射失活,辐射失活和分子间能量转移。前两者是分子内能量的失活过程,后者属于分子间失活过程。非辐射失活过程有四种形式:振动松弛、内转换、外转换及系间窜跃。激发态分子从第一激发单线态经辐射回到基态伴随的光辐射称为荧光。

2.发光参数 固定某一发射波长,测定该波长下的荧光发射强度随激发波长变化所得的光谱,称为荧光激发光谱。固定某一激发波长,测得荧光发射强度随发射波长变化所得的光谱,称为荧光发射光谱,简称荧光光谱。荧光光谱具有下列特点:①与激发光谱相比,荧光光谱的波长更长;②荧光发射光谱与激发光谱无关;③吸收光谱与发射光谱呈镜像对称关系。任何荧光物质都具有这两个特征光谱,它们是荧光分析中定性、定量的基础。

3.荧光强度与溶液浓度的关系 当一束强度为 I_0 的紫外光照射于盛有浓度为 c、厚度为 l 的溶液时,可在液槽的各个方向观察到荧光,其强度 IF 可通过下式计算。式中 I_t 为透射光强度,I_a 为吸收光强度,Φ 为发光量子产率,定义为发光物质发射的光子数与吸收的光子数之比,当其为 0.1~1 时才有分析价值。因激发光的一部分能透过溶液,故一般在与激发光源垂直的方向上测量荧光强度(I_F)。

$$I_F = \Phi_F I_a$$

根据比尔定律,对于浓度很稀的溶液,荧光效率(Φ_F)、入射光强度(I_0)、检测物的摩尔吸光系数(ε)、液层厚度(l)固定不变时,荧光强度(I_F)与溶液的浓度(c)呈正比,即 $I_F = Kc$。但该式只适用于 $\varepsilon lc \leq 0.05$ 的稀溶液;对于 $\varepsilon lc > 0.05$ 的溶液,荧光强度与溶液浓度的线性关系将向浓度轴偏离。

4.定量分析方法 荧光分析多采用校准曲线法。即以标准物质按试样相同方法处理后,配成不同浓度的标准溶液系列、仪器调零后以浓度最大的标准溶液作基准,调节荧光强度读数为100(或某一较高值);然后测出其他标准溶液和空白溶液的相对荧光强度;扣除空白值后,以荧光强度为纵坐标、标准溶液浓度为横坐标,绘制标准曲线;然后将处理后的试样在同一条件下测定其相对荧光强度,扣除空白值后,从校准曲线上求出其含量。

由于影响荧光分析灵敏度的因素较多,为了使一个实验在不同时间所测得的数据前后一致,在每次测绘校准曲线或每次测定试样前,应当用一稳定的荧光物质(其荧光峰与待测物的荧光峰相近)标准溶液为基准进行校正。如荧光物质的校准曲线通过零点,在其线性范围内,就可选择用标准对照法测定。

多组分混合物的荧光分析可以像紫外-可见分光光度法一样,从混合物中不经分离测定多个组分的含量。如果混合物中各组分荧光峰相距较远,且相互间无显著干扰,则可分别在不同波长测量各组分的荧光强度,从而直接求出各组分的含量;如不同组分的荧光光谱相互重叠,则可利用荧光强度的加和性质,在适宜波长处测量混合物的荧光强度,再根据被测物质各自在适宜波长的最大荧光强度,列出联立方程式,计算出各组分含量。

5.测定条件的选择 影响荧光测定的因素很多:温度升高,荧光强度通常会下降;溶剂极性增加,荧光强度增加;当荧光剂是弱酸、弱碱时,溶液 pH 对荧光强度有较大影响。另外,还有淬灭剂的浓度等。在荧光的测定中还要注意以下两个问题。

(1)激发光和荧光波长的选择:如无散射光的干扰,一般选择最大激发波长为激发光,最大荧光波长为测定波长,测定的灵敏度最高。同时注意某些物质稀溶液在激发光照射下,容易分解而使荧光强度不断降低,因此,要迅速完成测定后立即停止激发光照射。

(2)散射光的干扰及消除:当光子与溶剂、溶质、胶体等分子发生碰撞引起散射,若他们与光子有能量交换时,可释放出较激发光波长稍长或短的光线,称拉曼散射光。比入射光波长更长的拉曼光波长可能接近荧光光谱,并可在空白溶剂中出现,导致待测物荧光光谱与其重叠或部分重叠,干扰较大,必须予以消除。

荧光法在医学检验、药物分析和生物化学上的应用日益广泛,随着仪器研究的逐步深入,通过利用更灵敏的检测手段和利用更多的物理参数,以及电子计算机、荧光分析技术得到巨大的发展。并建立了多种分析方法,如导数荧光法、偏振荧光法、同步荧光法、激光荧光法等。

二、化学发光分析技术

化学发光是化学反应中产生电子激发态产物,当其返回基态时发出光的现象,基于这一现象建立的分析方法称为化学发光法。化学发光要求化学反应必须提供足够的激发能,故能产生化学发光的物质很有限,往往含有-CO-NH-NHR 的基团。最常见的化学发光物质是鲁米诺,在催化剂存在下,它可以与 H_2O_2 反应生成 3-氨基苯甲酸,并发出蓝光。

化学发光的光强度随反应物的消耗而变化,因此与荧光法不同。荧光法的光强与时间无关,而化学发光的光强随时间而变化,逐渐减少。为此,要测定反应物总量,必须对荧光强度进行积分,发光强度的积分值与反应物浓度呈正比,因此,可根据已知时间内发光的总量来实现对反应物的定量。

近年来,化学发光测定在免疫技术中的应用发展很快,发光免疫是一种化学发光和免疫反应结合的分析方法。测定原理是在一定 pH 条件下,发光物质、催化剂及氧化剂三者浓度处在最佳比例时,可产生最强光辐射。利用三种成分之一(或者通过某种反应,能产生三种成分之一的物质)标记抗原或者抗体,反应中激发的发射光强度与标志物的含量有一定比例关系,因此能达到定量分析目的。它具有发光反应快速的特点,又有免疫反应的特异性。另外,生物发光分析也具有灵敏度高、选择性好的优点,尤其是萤火虫虫荧光素酶—三磷酸腺苷体系的应用最为广泛。总之,生物发光分析为生化分析提供了一条新途径,使生化分析趋于痕量、特异、灵敏和快速。

三、原子发射光谱分析技术

原子发射光谱分析是依据组成物质的气态原子或离子受激发后返回基态时发射的特征性光谱而建立的分析方法。因为每种元素其特征谱线互异,故可根据特征谱线有无进行定性分析,通过特征谱线强度进行定量分析。原子发射光谱分析现已成为现代仪器分析的重要方法之一。其具有以下特点:①选择性好:一定实验条件下,待测元素被激发后,均可产生不受其他元素干扰的一组特征谱线,可准确地确定该元素是否存在,并可同时测定多种元素,这是其他许多分析方法所不具备的;②灵敏度高:对多数金属元素及部分非金属元素(C、B、P、As),含量低至 0.001% 时亦可检出。绝对灵敏度一般可达到 $10^{-8} \sim 10^{-9}$ g,相对灵敏度可达到 $10^{-7} \sim 10^{-5}$;③准确性较高:其准确性随光源和试样中被测组分含量不同而变化。被测组分含量在 0.1%~1% 时,准确性接近化学分析法;若被测组分含量低于 0.1% 时,采用一些新的光源,其准确性接近原子吸收分光光度法。因此,其适用于微量元素或痕量元素分析;④取样量少,分析快速:应用数微升的试样,即可对多种元素同时进行分析。

原子发射光谱分析也有它的局限性:对高含量元素分析准确性较差,主要应用于金属元素分析。原子发射光谱分析是一种相对分析法,需要一套标准试样作为对照。此外,原子发射光谱仪的价格仍较昂贵。

第四节　散射光谱分析

用单色光照射透明试样时,大部分按原来方向透射,而小部分则按不同角度散射开来,该现象称为光的散射。带有小颗粒的悬浮液和胶体溶液都具有向各方散射入射光的性质,散射光谱分析法就是利用悬浮颗粒的散射光强度或导致入射光减弱的原理进行定量分析的方法。由于测定方法不同,散射光谱分析法分为散射比浊法和透射比浊法两类。

一、散射比浊法

散射比浊法是指一定波长的光沿水平轴照射,通过溶液时遇到悬浮颗粒(如抗原—抗体复合物),光线被粒子颗粒折射,发生偏转,光线偏离的角度与发射光的波长、颗粒的大小和多少密切相关,散射光的强度与颗粒的含量呈正比。

1.散射颗粒与散射光的关系　悬浮在反应溶液中的分子,无论是固体或胶体粒子都可以是散射中心。当入射光通过时,如果颗粒直径(d)比入射光波长(λ)小很多,则散射光比较均匀地分布于颗粒四周,称为 Rayleigh 散射(图 6-1A);如果颗粒直径远远大于入射光波长(d>λd≤λ),则散射光的分布呈明显不均匀,称 Mile 散射(图 6-1B)。

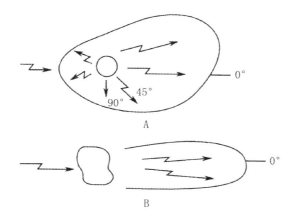

图 6-1　散射颗粒与散射光的关系

A.Rayleigh 散射(颗粒直径<入射光波长);B.Mile 散射(颗粒直径>入射光波长)

如果一相同波长的入射光通过溶液时,以散射角度测定不同粒径大小复合物发射的散射光,此时的光线因折射而发生偏转,偏移角度可以从 0°～90°。由于是以散射角度测量颗粒分子产生的散射光,其测定角度与正前方的散射夹角不是零度,因而设置测量散射的角度,对检测的灵敏度来说显得十分重要。

在散射比浊分析中,多采用 Rayleigh 原理,即散射光的强度与复合物的量呈正比,同时也和散射夹角呈正比,与波长成反比。因此,在散射比浊法中,适当增加抗原-抗体复合物颗粒的大小、减少入射光波长、扩大散射夹角等,都可使检测的敏感度增加。体液中的蛋白质颗粒大小不等,与抗体形成不溶性复合物后的颗粒大小也不均等,但大多数蛋白质分子的直径比光的波长要小得多,将产生 Rayleigh 散射。因此,测定由 Rayleigh 散射产生的散射光,就可以准确地检测由小的蛋白质颗粒产生的散射光,排除其他大颗粒的干扰。

2.反应物含量与散射浊度　抗原-抗体结合反应中,遵守典型的 Heidelberger 曲线:当抗体量恒定时,抗原与抗体结合形成免疫复合物的反应与散射信号响应值的上升呈正比;当上升至一极限值时,再增加抗原量,已形成的抗原-抗体复合物会发生解离而使散射响应值迅速下降。因此,在采用抗原-抗体结合反应测散射浊度时,一定要保持抗体过量,以维持抗原-抗体复合物的相对不解离性,同时测定的散射信号值应是在散射信号响应值曲线的上升臂部位。

自动化特种蛋白分析仪多采用散射比浊分析技术,散射光检测角度从 70°～90° 不同。检测方法有速率法、终点法和固定时间法。

在免疫散射光谱分析过程中,由于抗原与抗体结合有 3 个阶段,从而容易导致吸光度与浓度之间不呈线性关系,一般是三次方程曲线关系。如果要将抗原与抗体两个变量之间的变动恰当地特征反映出来,需经过 3 次方程拟合成近似直线化的曲线方程,再进行运算。方法可采用终点法或速率法,用 5 个不同浓度的标准品进行定标,经过 3 次曲线方程拟合求出一条能反映真实情况的浓度与吸光度的关系曲线方程,作为定量的工作曲线。

免疫散射光谱法临床主要用于检测血浆、体液中某些蛋白,如免疫球蛋白 IgG、IgA、IgM;免疫球蛋白、κ、λ 轻链;补体 C_3、C_4;前白蛋白、α_1-抗胰蛋白酶、转铁蛋白、C-反应蛋白、载脂蛋白、尿微量蛋白和一些药物浓度等,而特定蛋白检测仪即是应用的免疫散射光谱法技术进行上述蛋白质的测定。

二、透射比浊法

当光线通过一定体积的溶液时,由于溶液中存在粒子(如抗原-抗体复合物)对光线的反射、散射和吸收,引起透射光的减少,透射光的光通量和粒子的量成反比。通过测定透射光的光通量来反映粒子的量的方法即透射比浊法。在透射比浊法中,测量的是透过不溶性复合物到达探测器而未被散射或吸收的光线,测定角度与正前方夹角为0°。

该法实验设计时,在抗体过量的情况下,待测样品中的抗原在反应介质中与相应的抗体形成可溶性抗原抗体复合物,在聚乙二醇的作用下,加速抗原—抗体复合物的形成和稳定性,使反应介质的浊度发生改变。利用分光光度计测定入射光被吸收的量,利用标准品做出标准曲线,待测样本的浊度变化可通过标准曲线计算出来。

第七章 酶学检验技术

"酶"一词早期是指"in yeast",即在酵母中的意思。它是由活细胞产生,能特异和高效催化生物体内化学反应的一类生物催化剂。酶能在机体温和的条件下,高效率、专一性地催化各种生化反应,参与机体内的物质代谢、能量传递、神经传导、免疫调节、发育和生殖等各种生命活动。因此,酶是活细胞赖以生存的重要物质基础。近年来,随着酶学理论和分析技术的不断发展,酶学新标志物不断被发现,酶学分析技术更加成熟,推动了临床酶学理论研究的深入和应用领域的拓宽,许多酶学指标已经成为临床疾病诊断、鉴别诊断、疗效评价和预后判断的重要实验依据。

第一节 酶活性浓度分析技术

酶的测定方法分为绝对定量法和相对定量法两大类。绝对定量法是通过特异试剂与酶作用直接测定酶蛋白量或酶分子浓度的方法。相对定量法是根据酶的催化活性或酶促反应速率来间接测定酶浓度的方法。正常人大部分血清酶质量浓度在 pg 到 ng 水平,要直接测定这种微量酶蛋白比较困难。临床常用的酶学测定方法则利用酶具有加速化学反应(催化)的特性,通过测定被加速化学反应的反应速率,根据酶促反应中底物的减少量或产物的生成量来计算酶活性浓度的高低。测定酶的催化活性浓度相对较简便,具有快速、灵敏、成本低廉等特点,是目前临床酶学分析最常用的方法。

一、酶活性浓度测定原理

酶活性浓度的测定是检测当酶促反应的初速率(v)达到最大速率 V_{max},即在过量底物存在下的零级反应期的速率,此时酶促反应速率与酶浓度[E]之间有线性关系。

1.酶催化活性与酶促反应速率的关系 酶催化活性可通过测定酶促反应过程中单位时间内底物的减少量(-d[S]/min)或产物的生成量(d[P]/min),即测定酶促反应的速率来获得。用这种方法获得的酶浓度的确切名称是"酶的催化活性浓度"或简称为"酶活性浓度"。当酶促反应 $S+E \underset{K_2}{\overset{K_1}{\rightleftharpoons}} ES \xrightarrow{K_P} E+P$ 处于"稳态"时,可推导出单底物的酶促反应方程,即米-曼氏方程。若[S]>>K_m,K_m值由于相对很小,可忽略不计;因[S]很大,足以使酶饱和而使 ES 已达极限,故此时反应速率为最大反应 V_{max}。米-曼氏方程式可简化为:$V=K_P[E]$(式中 K_P 为 ES 的解离常数)。从公式可看出,此时酶促反应的最大速率只与酶催化活性或酶量[E]呈正比关系,为建立准确、可靠的测定方法奠定了基础。

2.酶促反应过程的分期及特点 一个典型的酶促反应过程一般包括延滞期、线性期和非线性期三个阶段。如果将酶反应过程中测得的[P]或[S]变化量对时间作图,可得酶促反应时间进程曲线(图7-1)。图中[P]或[S]变化曲线的斜率就代表酶促反应的速率。

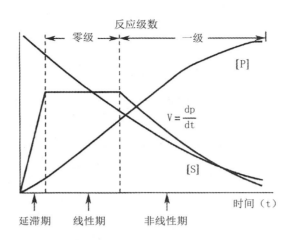

图7-1 酶促反应时间进程曲线

从酶促反应进程曲线可看出,酶促反应的各期具有以下特点。

(1)延滞期:对单一酶促反应而言,是指酶促反应开始至到达最大反应速率所需要的时间。酶促反应的延滞期主要由酶催化位点的暴露、底物解离后与酶结合位点的结合、酶与辅酶的结合、酶的激活等因素造成。对于酶偶联反应而言,延滞期还包括中间产物堆积到一定程度后,导致指示反应速率增加,直到与待测酶酶促反应速率达到平衡所需的时间。一般来说,此期从几秒至几分钟,通常为1~3分钟。若是双底物或需辅酶越多,延滞期越长。

(2)线性期:是指酶促反应速率保持恒定的时期,不受底物浓度的影响。此期底物虽被不断消耗但还不足以明显改变酶促反应的速率,即以初速率进行。由于底物消耗量或产物生成量与时间呈线性关系,而单位时间内的变化速率恒定不变,故又称线性反应期。此期酶活性与反应速率呈正比,是酶活性测定的最佳时期,一般为1~5分钟。不过线性反应期也仅仅是一个相对的概念,在实际工作中往往需要人为地设定非线性度。

(3)非线性期:随着反应的进行,底物消耗越来越明显,酶促反应速率明显下降而进入非线性期。此时,反应速率与底物[S]呈正比,故称为一级反应期(first order phase)。如果反应速率受两种或两种以上物质浓度的影响,则反应可为一级、一二级或多级反应。因产物[P]与时间t不成线性关系,又称为非线性反应期。此期,酶促反应速率不再与酶活力呈正比。酶浓度越高在选定条件下线性期就越短,其他造成进入非线性期的原因有可逆反应增强、产物抑制增加、酶变性失活增加、酶聚合或解离增加等。

要准确测定酶活性,必须了解不同酶反应速率和时间的关系,找出酶促反应速率恒定的时间,避开延滞期、非线性反应期。传统的手工分析法无法在零级反应期测定,故检测结果不够准确。

二、酶活性浓度测定方法

以反应时间为依据,酶活性浓度测定方法可分为固定时间法和连续监测法两大类。

1.定时法 这是早期测定酶活性浓度的方法。通常是酶促反应进行一段固定的时间后,先用强酸、强碱、蛋白沉淀剂等终止酶促反应,再加入其他试剂进行化学反应呈色,通过测定该时间段底物的减少量或产物的生成量,计算酶促反应的平均速率。由于比色法灵敏度较低,或由于手工操作不易控制,时间常定在 30 分钟左右。历史上这类方法曾被命名为"终点法""二点法""固定时间法"和"取样法"。该方法的优点是比较简单,因测定时酶促反应已被终止,故比色计或分光光度计无须保温设备,显色剂的选择也可不考虑对酶活性的影响。缺点是无法知道在整个酶促反应进程中是否都是零级反应。

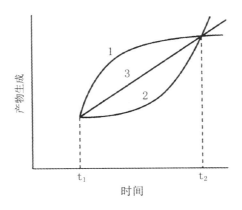

图 7-2　定时法的测定时间与产物的关系

图 7-2 显示,定时法中的酶促反应可能有三种过程。虽然三种反应从 t1 到 t2 所生成的产物量相同,但实际反应过程有很大差别。曲线 1 说明酶促反应速率已经减慢并接近终点,此时位于酶促反应非线性期;曲线 2 说明酶促反应速率正在加快,位于延滞期;只有曲线 3 位于酶促反应的线性期,用定时法才可能准确测定代表酶活性浓度的反应速率。因此,用定时法测定酶活性浓度,必须了解不同酶促反应速率和时间的关系,应先做预试验找出酶促反应速率恒定的时期,确定线性时间,然后在这段时间进行测定,避开延滞期和一级反应。

2.连续监测法　连续监测法是指每隔一定时间(2~60s),连续多次测定酶促反应过程中某一反应产物或底物量随时间变化的多个数据,求出酶反应初速率,间接计算酶活性浓度的方法。与定时法不同,这类方法无须停止酶促反应,不需添加其他呈色试剂,就可测定反应物的变化,很容易观察到反应的整个过程。这类方法曾称为"动力学法"或"速率法"。这类测定方法的优点是简单、准确。如将多点测定结果连接成线,很容易找到直线的区段,选择线性反应期来计算酶活性,不需终止反应(图 7-3)。

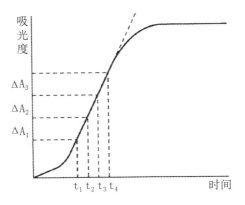

图 7-3　连续监测法的测定时间

通常截取反应开始后较短的时间,就能近似地建立这种反应量与反应时间的线性关系,不过这种时间范围因酶种类和反应条件而异,必须用实验方法进行确定。自动生化分析仪能自动获取规定时间内的酶促反应信号,自动判断非线性度,所以连续监测法更适合于自动化仪器。目前已取代固定时间法而成为临床实验室测定酶活性浓度最常用的方法。

3.平衡法　另有一类通过测定酶促反应开始至反应达到平衡时产物或底物浓度的总变化量来求出酶活性浓度的方法,文献上曾称"终点法"或"平衡法"。该法目前通常用于酶法测定代谢物,在酶活性浓度测定中已很少使用。

三、底物或产物浓度的检测

在酶活性浓度测定方法中,无论是定时法还是连续监测法,酶促反应速率都需要通过测定底物或产物来实现。依据酶促反应中底物或产物的理化性质及检测方法,酶活性浓度测定的方法可分为直接法和间接法。常用的生物化学分析技术包括光谱分析技术(如比色计、浊度仪、分光光度计、荧光分光光度计等)、电化学分析技术(如电位滴定仪)、免疫分析技术、生物传感器技术等,其中以分光光度法最常用。

1.直接法　直接法是利用待测酶酶促反应的底物或产物特征性的理化性质,如吸光度、荧光、旋光性、pH、电导率等,然后通过特殊的仪器直接检测。常用的原理如下。

(1)基于 NADH 或 NADPH 的反应原理:NADH 或 NADPH 在 340nm 处有特异吸收峰,而 NAD^+ 或 $NADP^+$ 只在 260nm 处有明显的吸收峰,监测 340nm 处吸光度的变化可以反映 NADH 或 NADPH 的变化。利用该原理可以测定以 NAD(P)+或 NAD(P)H 为辅酶的氧化还原酶。例如 LD、葡萄糖-6-磷酸脱氢酶(G-6-PD)、α-羟丁酸脱氢酶(α-HBD)、醇脱氢酶(AD)、山梨醇脱氢酶(SD)、谷氨酸脱氢酶(GLDH)等。

(2)基于人工合成色素原底物反应原理:一些水解酶类或转移酶类经过酶促反应将化合物中的某一基团水解或移去,使无颜色的底物转变为有颜色的产物。人们把这类底物称为色素原底物。根据这一原理,人们有目的地合成一系列底物用来测定酶活性,即人工合成色素原底物,利用这类底物测定的酶见表 7-1。

表 7-1　人工合成色素原底物与待测酶

人工合成色素原底物	待测酶	产物的毫摩尔吸光系数
4-硝基磷酸酚钠盐(PNPP-Na$_2$)	ALP	4-硝基酚 PNP(405nm)18.5
3-羧基-γ-L-谷氨酰对硝基苯胺	GGT	5-氨基-2-硝基苯甲酸(405nm,pH 8.10)9.87
2-氯-硝基苯-α-半乳糖-麦芽糖苷	AMY	2-氯酚 2-CP(405nm,pH 6.0)6.1
2-氯-硝基苯-α-岩藻糖苷	α-岩藻糖苷酶(AFU)	2-CP(405nm,pH 6.5)6.2
甘氨酰脯氨酰-对硝基苯胺-对甲苯磺酸	甘氨酰脯氨酸二肽氨基肽酶(GPDA)	对硝基苯胺 4NA(405nm)9.88

(3)基于氧的消耗:氧化酶在催化反应时会不断消耗氧气,可以设计氧电极来连续监测氧的消耗速度。

（4）其他：胆碱酯酶催化乙酰胆碱产生乙酸，造成 pH 下降，可以用 pH 差示法测定胆碱酯酶。脱羧酶在反应过程中产生 CO_2，可以用量积法测定。

2.间接法 直接法虽然简单，但只有在底物与产物之间存在特征性理化性质的显著差异时，才能使用直接法，实际能用直接法测定的酶并不多，很多情况下都只能使用间接法。间接法是指酶促反应底物和产物之间没有特征性的理化性质，需通过另一个化学反应或生化反应，将底物或产物转化为具有明显特征理化性质的另一个化合物，然后进行测定。

目前常用的方法有两类：一类方法称为化学法，是在原来反应体系中另外加入一些试剂，这些试剂只与酶促反应的底物或产物迅速作用，并产生可被仪器检验出的物质变化或特征性化合物，如转化为有色化合物，但同时又不与酶作用也不影响酶活性。例如：血清 ChE 的丁酰硫代胆碱测定法。胆碱酯酶催化酰基硫代胆碱类底物后，生成的硫代胆碱（SCh）与 5,5-二硫代-双（2-硝基苯甲酸）（DTNB）反应，生成黄色阴离子 5-巯基-2-硝基苯甲酸（5-TNBA），后者即可通过分光光度法检测。另一类方法称为酶偶联法：是目前在酶活性浓度测定中应用最多、最为广泛的方法。即在原反应体系基础上，另外设计一个或多个酶促反应和被测酶的酶促反应偶联起来。一般最后一级酶促反应能产生具有特征理化性质的产物，检测其浓度变化来反映被测酶的活性浓度。

四、酶偶联反应

1.酶偶联反应原理 在酶活性测定时，如果底物或产物不能直接测定或难于准确测定，可采用酶偶联法测定，即在反应体系中加入一个或几个工具酶，将待测酶生成的某一产物转化为新的可直接测定的产物，当加入酶的反应速率与待测酶反应速率达到平衡时，可以用指示酶的反应速率来代表待测酶的活性。例如：

$$A \xrightarrow{Ex} B \xrightarrow{Ea} C \xrightarrow{Ei} p$$

式中：A 为底物；B、C 为中间产物；p 为可直接测定的产物；Ex 为待测酶；Ex 催化的反应称为始发反应；Ea 和 Ei 都为工具酶，依据工具酶作用的不同又分别称为辅助酶和指示酶；Ea 催化的反应称为辅助反应，辅助酶在酶偶联反应中可以一个或多个，也可以不需要；指示酶是指能监测反应速率的酶，Ei 催化的反应称为指示反应。这一连串酶促反应构成的体系称为酶偶联体系。

临床酶学分析中，以 NAD(P)H/NAD(P)+为辅酶的脱氢酶和以 H_2O_2 为底物的过氧化物酶（POD）是常用的指示酶。表 7-2 列举了需要指示酶的酶偶联方法来测定酶活性。

表 7-2 常用酶偶联方法来测定的酶

待测酶	测定方法	辅助酶	指示酶
ALT	IFCC 推荐法	无	LD
AST	IFCC 推荐法	LD *	MD
CK	IFCC 推荐法	HK	G-6-PD
5´-NT	5´-AMP 为底物 ADA-GLDH 法	腺苷脱氨酶 ADA	GLD

（续表）

待测酶	测定方法	辅助酶	指示酶
AMY	IFCC 推荐法	无	多功能 α-葡萄糖苷酶
LPS	GK-GPO-POD 法	GK、GPO、共脂肪酶	POD
5′-NT	5′-IMP 做底物 NP-XOD-POD 法	核苷磷酸化酶（NP） 黄嘌呤氧化酶（XOD）	POD

注：* LD 并不是真正意义上的辅助酶。

2.酶偶联反应进程　用酶偶联法测定酶活性浓度时,酶促反应进程包括四个时相(图 7-4)。

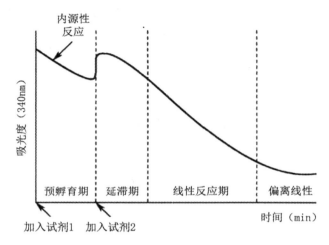

图 7-4　酶偶联法的吸光度变化示意图

（1）预孵育期或预温期:在实际测定时,酶偶联刚开始时,反应体系中只存在底物 A,并不存在指示酶的反应。此时需先将指示酶 Ei 加入到标本中保温,使存在于样品中的内源性干扰物质(如底物、中间产物等)充分进行反应,并将其消耗殆尽。

（2）延滞期:加入底物启动反应,在反应启动后的一段短时间内,产物 B 开始出现并逐渐增加,处于较低水平,指示酶反应速率也较低,不能代表待测酶的反应速率 Vx,这一时期称为延滞期。

（3）稳态期或恒态期:随着产物 B 增加到一定程度时,Ex 和 Ei 反应速率相同,达到了稳态期。

（4）非恒态期:由于底物已大部分消耗,反应速率减慢,产物生成减少。应用酶偶联法测定时,关键在于确定恒态期,因为只有恒态期才能代表酶活性。只有此阶段的吸光度才会有明显线性变化。

3.应用酶偶联反应法的注意事项　在酶偶联测定法中,选用适当量的指示酶是一个重要问题。为了保证准确测定酶活性,酶偶联反应的反应速率应超过或等于测定酶的反应速率,指示酶反应必须是一级反应,即指示酶的反应速率应与测定酶的产物浓度呈正比。因此,只有选择 Km 很小的酶作为指示酶,并使用大量的指示酶才能满足上述条件。酶偶联反应的恒态期可以通过测定指示酶的 Km 和 Vmax 等动力学因数加以计算确定。此外,设计或选择酶测定方法时,酶偶联法的延滞期越短越好,测定时间要避开此期。但必须注意,在实际工作中,并不是所有酶都适用于酶偶联法进行测定。

五、工具酶与共通反应途径

在酶学分析中,作为试剂用于测定化合物浓度或酶活性浓度的酶称为工具酶。工具酶在酶学分析中具有重要作用。酶偶联反应体系中的指示酶和辅助酶即为工具酶。常用的工具酶有氧化还原酶类、转移酶类和水解酶类,但以氧化还原酶类更多见,因为其产物最易被直接监测而成为指示酶。常见工具酶见表 7-3。

表 7-3　常见工具酶的名称及其缩写符号

缩写符号	名称	缩写符号	名称
LD	乳酸脱氢酶	HK	己糖激酶
MDH	苹果酸脱氢酶	CK	肌酸激酶
G-6-PD	6-磷酸葡萄糖脱氢酶	PK	丙酮酸激酶
GLDH	谷氨酸脱氢酶	GK	甘油激酶
GOD	葡萄糖氧化酶	LPL	脂蛋白脂肪酶
COD	胆固醇氧化酶	CE	胆固醇酯酶
GPD	磷酸甘油氧化酶	UR	脲酶
POD	过氧化物酶	CRTase	肌酐酶

在临床生化检验中,许多项目的测定方法往往使用工具酶参与的类似反应原理,即所谓共通(或通用)反应途径。在分光光度法中,最常用的两类通用反应途径如下。

1.NAD(P)$^+$或 NAD(P)H 偶联的脱氢酶及其指示反应　许多氧化还原反应,尤其是重要工具酶的脱氢酶(如 LD、GLD、G-6-PD 等)参与时,常将底物的氢原子去除并传递给 NAD(P)$^+$而形成 NAD(P)H。如 LD 主要以 NAD$^+$/NADH 为辅酶,而 GLD 则不论来自肝或细菌,均可以将 NAD+/NADP+还原为辅酶。NAD(P)H 不仅在 340nm 有特征性光吸收,可用分光光度法进行检测,而且用 365nm 波长的紫外光激发,可使其在 460nm 发射强烈荧光并进行测定。脱氢酶催化的指示反应广泛应用于酶偶联测定法,目前应用的测定项目有:葡萄糖、尿素、β-羟丁酸、三酰甘油、甲醇、血氨、ALT、AST、LD、GLD、CK、ALD、G-6-PD 和 ICD 等。

2.偶联 H_2O_2 的工具酶及其指示反应　临床生化测定中,葡萄糖、尿酸、胆固醇、甘油、丙酮酸的测定,可分别利用葡萄糖氧化酶、尿酸氧化酶、胆固醇氧化酶、甘油氧化酶、丙酮酸氧化酶等工具酶,将其氧化产生 H_2O_2;H_2O_2 再通过以氢(或电子)为受体的指示酶和以 NAD(P)H 为辅酶参与的两类指示反应进行检测。前者主要有两类工具酶参与反应:过氧化氢酶或称触酶及过氧化物酶,两者均为含三价铁的指示酶。以指示酶 POD 最为常用。在 POD 的直接催化下,H_2O_2 氧化芳香族胺色素原生成有色的色素,如 POD 催化 H_2O_2 与 4-氨基安替比林(4-AAP)和酚反应生成醌亚胺(红色),最大吸收峰在 500nm。这一反应由 Trinder 在

1969 年提出,故称为 Trinder 反应。

六、酶活性浓度单位及参考值的应用

1.酶活性浓度单位　酶活性浓度以单位体积所含的酶活性单位数表示。近年来,我国及世界各国的临床实验室几乎都习惯用 U/L 来表示体液中酶活性浓度。在酶活性浓度单位计算时,可根据测定酶活性所用方法的不同,利用标准管法、标准曲线法或吸光系数法进行计算求取酶活性浓度单位。前两种方法目前已较少使用。

用连续监测法进行酶活性测定时,不需作标准管或标准曲线,根据摩尔消光系数(ε)很容易进行酶活性浓度的计算。摩尔消光系数的定义为:在特定条件下,一定波长的光,光径为 1.00cm 时,通过所含吸光物质浓度为 1.00mol/L 时的吸光度。如在线性范围内,用连续监测法测定每分钟吸光度的变化($\Delta A/min$),以 U/L 表示酶活性浓度时,则可按下式进行计算。

$$U/L = \frac{\Delta A}{min} \times \frac{V \times 10^6}{\varepsilon \times v \times L}$$

式中:V 为反应体系体积(mL);ε 为摩尔消光系数($cm^2 \cdot mol^{-1}$);v 为样品量(mL);L 为比色杯光径(cm);ΔA 为吸光度变化;10^6 为将 mol 换算成 μmol。

2.参考值的应用　由于临床酶学测定时所选仪器、试剂和方法不同,加之生物学变异等对酶活性的影响,常常导致各临床实验室之间所得参考值差别较大。对仪器技术资料、试剂盒说明书等给出的参考数值,都应经过实际验证和统计学处理,方能决定是否采用,最好是建立实验室自己的参考值。表 7-4 列举了几种临床常用酶的参考值。

表 7-4　临床常用血清酶的测定方法与参考值(37℃)

酶	方法	参考值
ALT	连续监测法底物中含磷酸吡多醛 底物中不含磷酸吡多醛	男:≤45U/L;女:≤34U/L* 5~40U/L
AST	连续监测法底物中含磷酸吡多醛 底物中不含 γ 磷酸吡多醛	男:≤35U/L;女:≤33U/L* 8~40U/L
ALP	连续监测法(磷酸对硝基苯酚法)	1~12 岁<500U/L 男:12~15 岁<750U/L,>25 岁 40~150U/L 女:>15 岁 40~150U/L
ACP	定时法(磷酸百里酚酞法)	0.5~1.9U/L
LD	连续监测法 L-P,即 LD-L 法 P-L,即 LD-P 法	≤252U/L* 200~380U/L
CK	连续监测法(酶偶联法)	男:≤169U/L;女:≤143U/L*
γ-GT	连续监测法(L-γ-谷氨酰-3-羧基-对硝基苯胺法) 连续监测法(L-γ-谷氨酰-对硝基苯胺法)	男:≤55U/L;女:≤38U/L* 男:≤50U/L;女:≤30U/L*
AMY	连续监测法[对-硝基苯麦芽庚糖苷($4NP-G_7$)法]	≤220U/L

130

（续表）

酶	方法	参考值
LPS	定时法(乳化液比浊法)	≤110U/L
ChE#	连续监测法(丁酰硫代胆碱法)	5000~12000U/L
α-HBD	连续监测法	72~182U/L

注：＊IFCC 参考方法；#实际为拟胆碱酯酶(PChE)

3.正常上限倍数的应用　酶催化活性或活性浓度是一个相对的概念,与测定方法及测定条件有关。不同的测定方法,酶活性的检测结果可以相差数倍,以至各实验室之间的测定结果难以比较,参考值也难以统一。为了更直观地反映酶含量的变化,很多实验室不局限传统的报告方式(U/L),开始使用正常上限升高倍数(upper limits of normal,ULN)作为酶活性浓度的表示法。

所谓 ULN 是指把酶测定值转换为正常上限值的倍数。简单地说,就是用测定的酶活性结果除以参考范围的上限值。在酶学测定中,一般以酶活性升高更具临床意义,故不取正常下限值作为倍数指数。如将 ULN 进一步适当分级,还可制订出轻度、中度及极度增加的范围。这样做的好处是显而易见的,临床医师不会因记参考区间而烦恼,但是对于临界升高的病情判断将带来新问题。在目前缺乏统一的校正品或标准,测定方法也不完全统一的前提下,使用 ULN 有一定的好处,但对其临床意义有待进一步进行评价。

第二节　酶蛋白浓度分析技术

酶浓度严格来说是指酶蛋白分子的质量浓度,常以酶蛋白浓度来表示。人体体液中的酶有成百上千种,除脂肪酶(LPL)、卵磷脂胆固醇酰基转移酶(LCAT)、胆碱酯酶(ChE),铜氧化酶(CER)外,大多数酶的含量在 μg/L 水平甚至更低。因此,酶浓度的测定多以测定酶活性浓度为主。20 世纪 70 年代以后,随着免疫学技术的发展,酶的定量分析技术中出现了许多利用酶蛋白的抗原性,通过抗原抗体反应直接测定酶蛋白质量的免疫学方法。国内外曾使用电泳法、柱层析法、免疫化学法等测定酶蛋白浓度,其中以免疫化学法应用较广。

一、酶蛋白浓度的测定方法

免疫化学法是利用酶蛋白的抗原性,制备特异性抗体后用免疫学方法测定酶蛋白浓度。用于酶蛋白浓度测定的免疫化学方法有:免疫抑制法、免疫沉淀法、放射免疫测定(RIA)、化学发光免疫测定(CLIA)、酶免疫测定(EIA)、荧光酶免疫测定(FEIA)等。其中,前两种方法可用于酶活性浓度测定,其他方法则用于酶蛋白浓度测定。例如,免疫抑制法测定 CK-MB 的活性、免疫沉淀法(单向扩散法)测定超氧化物歧化酶(SOD)的活性;RIA 测定胰蛋白酶和弹性蛋白酶的浓度、CLIA 测定 CK-MB 的浓度、ELISA 测定神经元特异性烯醇化酶(NSE)浓度等。

由于酶浓度测定方法的不同,报告方式也有差异:一类是用酶活性浓度单位,如免疫抑制法测定 CK-MB 酶活性,结果常以 U/L 报告;另一类是用质量浓度单位,如用免疫学方法测定 CK-MB 酶质量,结果直接用 ng/mL 或 μg/L 报告。因此,临床医师应注意报告方式不同所带来的差异和不同的临床意义。

血清酶活性变化分为酶蛋白质量和酶催化活性同步变化及酶蛋白质量未变而酶催化活性变化两种情况。酶在某些病理条件下或受操作条件等影响而失活,一些激活剂或抑制剂对酶催化活性也有影响,因而酶活性浓度常不能正确反映酶的真实变化情况,有时会出现酶活性浓度与酶蛋白绝对量不一致,甚至完全相反的情况。目前,6-磷酸葡萄糖脱氢酶、神经元特异性烯醇化酶、前列腺酸性磷酸酶、CK-MB 等都有了测定酶蛋白质量浓度的商品化试剂盒。

二、免疫化学法测定酶蛋白浓度的优缺点

与传统的酶活性浓度测定法相比,免疫化学测定法的优点主要有:①灵敏度高,能测定样品中用其他方法不易测出的少量或痕量酶,灵敏度达到 ng/L 至 μg/L 的水平;②特异度高,影响因素比酶活性浓度测定少,几乎不受体液中其他物质,如酶抑制剂、激活剂等的影响,不受药物的干扰;③能测定一些不表现催化活性的酶蛋白,如不表达酶活性的各种酶原或去辅基酶蛋白,或因遗传变异而导致合成无活性的酶蛋白及失活的酶蛋白等;④在某些情况下,与酶活性浓度测定相结合,计算免疫比活性,能提供更多具有临床应用和研究价值的新信息;⑤特别适用于同工酶的测定。在同工酶测定中,与电泳法和层析法相比,免疫学方法测定简单、快速、灵敏度高、标本量少、重复性好;与化学抑制法相比特异性好。

酶的免疫化学测定也有其局限性。主要表现在:①要制备足够量的提纯酶作为抗原及制备其抗血清常常是很困难的,而且工作量很大;②测定步骤多,操作烦琐;③测定成本高。

第三节 同工酶分析技术

一、同工酶产生的机制

1952 年,Nielands 在区带电泳中将 LD 分成了两条活性带,从而动摇了历来认为一种酶只有一种结构的概念。1959 年,Markert 等提出用"isozyme"来描述催化功能相同而结构不同的一类酶,意指"相同的酶"。1964 年 IFCC 建议用"同工酶"一词,现已为各国学者所接受。

同一种属中由不同基因或等位基因所编码的多肽链单体、纯聚体或杂化体,具有相同的催化作用,但其分子构成、空间构象、理化性质、生物学性质及器官分布或细胞内定位不同的一组酶称为同工酶。凡酶蛋白结构不同的同工酶称为原级同工酶,而将经加工或修饰后的同工酶称为次级同工酶或酶的多种形式。不管是原级同工酶还是酶的多种形式,由于它们在组织分布、细胞内定位、发生发育等方面都有可能存在明显差异,与总酶活性相比它具有更高的诊断特异性和诊断敏感度,所以没有必要进行严格分类。但在遗传学领域中以研究原级同工酶为主。

某些酶或同工酶从组织进入体液后,可进一步变化为数个不同类型即所谓"亚型",也称为"同工型"。即指基因在编码过程中由于翻译后修饰的差异所形成的多种形式的一类酶。如 CK-MB 可分为 MB_1 和 MB_2 两个亚型。亚型往往在基因编码产物从细胞内释入血浆时因肽酶作用降解而形成,有报道提示亚型比同工酶更有价值。表 7-5 是人体一些较重要的同工酶。

表 7-5　人体中几种重要的同工酶

酶	同工酶种类	相关疾病
CK	CK-BB,CK-MB,CK-MM(CK1,CK2,CK3)	心肌梗死、肌病、颅脑损伤、肿瘤
LD	LD1,LD2,LD3,LD4,LD5	心肌梗死、肌病、肺梗死、肝病、肿瘤
ALP	肝型,小肠型,骨型,胎盘型,肾型	肝胆疾病、骨病、妊娠、结肠炎、肿瘤
ACP	红细胞型、前列腺型、溶酶体型	前列腺癌、血液病、骨肿瘤
γ-GT	γ-GT1,γ-GT2,γ-GT3,γ-GT4	肝癌、梗阻性黄疸
AMY	P-AMY(P1,P2,P3),S-AMY(S1,S2,S3,S4)	急、慢性胰腺炎、腮腺炎
ALT	ALTs,ALTm	心肌梗死、肝病
AST	ASTs,ASTm	心肌梗死、肝病
GP	GP-BB,GP-LL,GP-MM(GP1,GP2,GP3)	心肌梗死、脑损伤、肾病、肌病
GST	GST1 和 GST2(GST-α),GST3(GST-μ),GST4 和 GSTs(GST-π)	肺癌、肝炎
ALD	ALD-A,ALD-B,ALD-C	肝癌、肝炎、神经细胞癌
NAG	NAG-A,NAG-B,NAG-I	肝病、肾病

二、同工酶及其亚型分析技术

由于同工酶(亚型、同工型)一级结构的不同,导致其在理化性质、催化活性、生物学等方面具有明显差异,这些差异为同工酶的分析和鉴定提供了理论基础(表 7-6)。同工酶的测定方法可以分为直接法和间接法两大类。直接法是指利用同工酶之间酶催化动力学性质或免疫原性的不同,不需对同工酶各组分预先分离,直接测定其中某一种同工酶的方法。多采用化学抑制、免疫抑制、热变性等原理。

间接法是依据同工酶之间理化性质(带电性、分子大小、糖链等)的不同先用电泳技术、凝胶层析技术、亲和层析技术将各种同工酶组分分开,再利用酶催化性质对同工酶进行定量的方法。两者区别是:直接法只能测定同工酶的某一组分,由于操作方便,适合于自动生化分析仪。而间接法操作复杂,需要特殊装置,不适合自动生化分析仪,但能同时分析同工酶的各个组分。下面简单介绍同工酶分析的常用原理。

表 7-6　常用同工酶及其亚型的分析方法

方法	同工酶(或亚型)的性质差异	同工酶、亚型
电泳法		
区带电泳、等电聚焦	电荷不同	所有同工酶、亚型
色谱法		
离子交换色谱	电荷不同	CK,LD

（续表）

方法	同工酶（或亚型）的性质差异	同工酶、亚型
免疫分析法		
免疫抑制法	特异性抗体反应性不同	CK、LD、ACP
免疫化学测定法	特异性抗体反应性不同	CK、LD、ACP、ALP、AMY
RIA、EIA、FIA、CLIA		
动力学分析法		
底物特异性分析法	底物 Km、亲和力不同	ACP、CK、LD（α-羟丁酸）
抑制剂分析法	对小分子量的抑制剂的特异性抑制不同	LD（草酸）、ACP（L-酒石酸）、ALP（L-苯丙氨酸）、ChE（氟和可卡因）
pH 分析法	最适 pH 不同	LD、AST
热失活分析法	热稳定性不同	LD、ALP
蛋白酶水解法	对蛋白水解酶敏感度不同	LD、AST

1.电泳法　在研究同工酶的所有方法中，电泳法的使用最为广泛。目前所采用的电泳方法大致可分为显微电泳、自由界面电泳和区带电泳三大类。临床上以区带电泳最为常用，测定步骤主要分为区带分离、活性显色和检测结果等三个步骤。

（1）区带分离：用电泳法进行区带分离的原理与其他蛋白电泳相似。可用的支持物较多，但目前实验室多用醋酸纤维素薄膜（简称醋纤膜）、琼脂糖凝胶、聚丙烯酰胺凝胶作为电泳支持介质。国内外的一些自动化电泳分析系统则多采用分辨率更高的琼脂糖凝胶作为支持介质，采用高压或常压电泳进行各种同工酶及其亚型的分离与鉴定。

（2）活性显色：经电泳分离后的同工酶区带需用酶反应染色法进行显色。不能直接显色者可加入工具酶经偶联反应显色。如果产物（或经偶联反应后）能显荧光者亦可用荧光法检测。电泳法同工酶的显色与一般蛋白质不同，需依赖其催化活性，因此，不能经过固定步骤，呈色产物要求非水溶性。常用的显色系统如下。

1）重氮试剂染料：人工合成的萘酚或萘胺衍生物在酶促反应后产生的萘酚或萘胺与偶氮染料如固蓝 B 等生成难溶于水的有色重氮化合物。如 ALP、γ-GT 同工酶的测定。

2）电子传递染料：脱氢酶反应产生 NAD(P)H，其中 H^+ 经 PMS 传递 H^+，使四氮唑盐生成不溶性有色的甲䐶化合物。如 LD 同工酶的测定。

3）脱氢酶偶联的指示反应：如 AST、CK 等。

（3）检测结果：显色后的区带一般用光密度计或荧光计扫描定量分析。图 7-5 为琼脂糖凝胶电泳分离的血清 LD 同工酶谱。

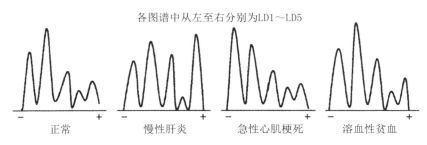

各图谱中从左至右分别为LD1~LD5

正常 　　慢性肝炎 　　急性心肌梗死 　　溶血性贫血

图7-5　正常和病理状况时血清LD同工酶的琼脂糖凝胶电泳分离图谱

（4）注意事项：用电泳法进行同工酶分析时，如显示的区带数与同工酶数不一致时，要特别注意巨分子酶（巨酶）的存在，以免造成对酶测定结果错误的判断和临床误诊。

电泳法的优点是分离效果良好，一般不会破坏酶的天然状态，选择合适的电泳条件可以获得同工酶谱的全貌，但其显色系统不可能是所有同工酶的最适条件，而且定量也比较困难，只是一种半定量的方法。电泳法的缺点在于酶与体内的白蛋白、免疫球蛋白等形成"矫作物"、酶的聚合形式等都使结果判定复杂化。此外，电泳法操作烦琐、重复性较差。近年来临床实验室使用自动化电泳系统，有配套的商品试剂盒，有效改善了操作烦琐、重复性较差等缺点。

2.色谱法　色谱法又称层析法、色层法或层离法，是一种以物理化学原理为主的分离分析方法。常用于分离同工酶的色谱法是柱色谱，但方法费时烦琐，通常不适合临床同工酶常规检测。目前国外已有供临床同工酶分析用的商品化微型色谱柱。

3.免疫分析法　从根本上说，同工酶的差异与酶蛋白结构有关，这些结构差异又可引起酶蛋白抗原性的变化。针对同工酶不同的蛋白一级结构制备特异的抗体，此抗体只能与该同工酶产生特异性免疫反应。目前利用免疫学原理来测定同工酶的方法有了很大发展，并用之于临床。可应用于同工酶检测的免疫分析法包括：免疫抑制法、免疫沉淀法、免疫电泳法、放射免疫法和酶联免疫吸附法等，其中应用较多的是免疫抑制法、免疫沉淀法和免疫电泳法等。

（1）免疫抑制法：利用聚体同工酶的一种亚基与相应的抗体结合后，该亚基的酶活性受到抑制，测定加与不加抗体前后样品中酶活性的变化，可以计算出该亚型同工酶的活性。临床曾常规采用此法测定血清中CK-MB同工酶。足量的抗CK-MM的血清可将CK-MM完全抑制，CK-MB因有50%为M型亚基，也被抑制50%，而CK-BB（血清中无CK-BB或仅有痕量时）则不受影响。

本法无须分离抗原抗体复合物，测定快速，操作简单，适合于急诊及大批样品的自动化测定。但该方法准确性欠佳，如样品中含有较多的CK-BB时，本法不能适用。巨型CK-MM也不能被抑制。

（2）免疫沉淀法：利用分离提纯的同工酶作抗原制备相应的抗体；将该抗体与含该型同工酶的待测样品混合，在一定条件下可形成抗原抗体免疫复合物沉淀，离心后便可测定上清液中其他型别的酶活性。将加入抗体前测得的总活性减去上清液酶活性，即可求出被沉淀的同工酶的活性。与免疫抑制法不同的是，该法抗原抗体免疫复合物沉淀形成的过程一般很缓慢，37℃常需1小时，低温时则需过夜甚至数日才能完全沉淀。这类方法多用于检测前列腺 ACP(PAP)和胎盘 ALP。

（3）其他免疫学方法测定酶蛋白：酶是蛋白类抗原，但由于含量极微，常使用免疫电泳、RIA、EIA 和 CLIA 等灵敏度较高的方法。这类方法的最大特点是与酶活性无关，已用于检测 CK-MB、LD_1、PAP、骨-ALP、P-AMY 等。

4.动力学分析法　测定动力学参数是同工酶研究的重要内容，有些动力学分析方法因其简便易行而应用于临床同工酶的检测，如底物特异性分析法、抑制剂分析法、热失活分析法等。虽然同工酶的动力学分析法简单，但困难的是不易找到只作用于同型同工酶的抑制剂、激活剂或其他条件。

（1）底物特异性分析法：不同的同工酶对底物的 Km 及亲和力有差别。如人的 LD1 对 α-羟丁酸的亲和力较大，Km 值为 0.84mmol/L，而 LDs 对它的亲和力较小，Km 值为 10mmol/L。

（2）抑制剂分析法：同一抑制剂对不同同工酶有不同的抑制作用。

（3）热失活分析法：利用不同同工酶的耐热性差异进行分析与鉴定。如 ALP 同工酶对热反应差异较大，胎盘 ALP 能耐 70℃ 高温，而骨 ALP 在 55℃ 条件下，10 分钟后活性丧失过半。

5.蛋白酶水解法　利用蛋白酶特异地水解某型同工酶肽链上的特殊键，使其立体构象或全部发生变化而失活，从丧失的活性可推测该型同工酶的活性。根据不同同工酶对蛋白水解酶的敏感度不同，选择合适的蛋白酶浓度和反应时间，可将某些同工酶水解而失去活性，而有些同工酶不受影响。如 LD 同工酶、AST 同工酶等。此法快速、简便、准确、易于自动化分析。

第八章 蛋白质检验

第一节 血浆蛋白质的测定方法与评价

一、双缩脲法

双缩脲法对各种蛋白质呈色基本相同,特异性和准确性高,精密度好,显色稳定,试剂单一,方法简便,灵敏度虽不高,但对血清总蛋白定量较为适用,是临床测定血清总蛋白的常规方法。

1.原理 血清(浆)中蛋白质的肽键(—CO—NH—)在碱性溶液中能与2价铜离子作用生成稳定的紫红色络合物。此反应和两分子尿素缩合后生成的双缩脲(H_2N—OC—NH—$CONH_2$)在碱性溶液中与铜离子作用形成紫红色的反应相似,故称为双缩脲反应。这种紫红色络合物在540nm处有明显吸收峰,吸光度在一定范围内与血清总蛋白含量呈正比,经与同样处理的蛋白质标准液比较,即可求得总蛋白质含量。

2.试剂与器材 可购商品试剂或自配。

(1)6mol/L NaOH 溶液:称取 NaOH 240g,溶于新鲜制备的蒸馏水(或刚煮沸冷却的去离子水)约800mL 中,冷却后定容至 1L,贮于有盖塑料瓶中。若用非新开瓶的 NaOH,须先配成饱和溶液,静置 2 周左右,使碳酸盐沉淀,其上清饱和 NaOH 溶液经滴定后,算出准确浓度。

(2)双缩脲试剂:称取硫酸铜结晶($CuSO_4 \cdot 5H_2O$)3g 溶于新鲜制备的蒸馏水(或刚煮沸冷却的去离子水)500mL 中,加入酒石酸钾钠($NaKC_4H_4O_6 \cdot 4H_2O$,用以结合 Cu^{2+},防止 Cu_2O 在碱性条件下沉淀)9g 和碘化钾(KI,防止碱性酒石酸铜自动还原并防止 Cu_2O 的离析)5g,待完全溶解后,再搅拌加入 6mol/L NaOH 溶液 100mL,并用蒸馏水定容至 1L,置塑料瓶中密闭保存。此试剂室温可稳定半年,若贮存瓶中有黑色沉淀出现,需要重新配制。

(3)双缩脲空白试剂:除不含硫酸铜外,其余成分与双缩脲试剂相同。

(4)60~70g/L 蛋白质标准液:常用牛血清白蛋白或收集混合血清(无黄疸、无溶血、乙型肝炎表面抗原阴性、肝肾功能正常的人血清),经凯氏定氮法定值,亦可用定值参考血清或标准白蛋白作标准。但定值质控血清定值准确性较差,不能用作血清总蛋白测定的标准物。

(5)仪器:自动生化分析仪或分光光度计。

3.操作程序

(1)自动生化分析仪法:参数设置参照有关仪器及试剂盒说明书。

(2)手工操作法:按表 8-1 操作。

表 8-1　双缩脲法测定血清总蛋白操作步骤

加入物(mL)	空白管	标准管	测定管
血清	—	—	0.10
蛋白标准液	—	0.10	—
蒸馏水	0.10	—	—
双缩脲试剂	5.0	5.0	5.0

混匀,置 25℃ 30 分钟或 37℃ 10 分钟,在 540nm 处用 1cm 光径比色皿比色,用空白管调零,测各管吸光度。

如遇脂血混浊、黄疸或溶血标本,需做标本空白管:取血清 0.1mL,加入双缩脲空白试剂 5.0mL,用双缩脲空白试剂调零,540nm 波长,读取标本空白管吸光度。用测定管吸光度减去标本空白管吸光度后的净吸光度,计算总蛋白浓度。

4.计算　血清总蛋白(g/L)=$\dfrac{测定管吸光度}{标准管吸光度}$×蛋白标准液浓度(g/L)

5.参考区间　成年人 65~85g/L。

6.质量保证

(1)用标本空白管消除黄疸、溶血干扰,如标本空白管吸光度太高,可影响测定结果。

(2)高脂血症混浊血清会干扰比色,可采用下述方法消除:取 2 支带塞试管或离心管,各加待测血清 0.1mL,再加蒸馏水 0.5mL 和丙酮 10mL,塞紧并颠倒混匀 10 次后离心,倾去上清液,将试管倒立于滤纸上吸去残余液体。向沉淀中分别加入双缩脲试剂和双缩脲空白试剂,再进行与上述相同的操作和计算。

7.临床意义

(1)血清总蛋白升高

1)血液浓缩:严重呕吐、腹泻、高热、休克及慢性肾上腺皮质功能减退等,由于水分丢失使血液浓缩,血清总蛋白明显升高,但白蛋白/球蛋白比值变化不大,称为假性蛋白增多症。

2)合成增加:大多见于多发性骨髓瘤,主要是异常球蛋白增加,球蛋白可>50g/L,总蛋白可>100g/L。

(2)血清总蛋白降低

1)合成障碍:如慢性肝炎、急性肝细胞坏死、肝硬化等。

2)血液稀释:如静脉注射过多低渗溶液或因各种原因引起的钠、水潴留。

3)丢失过多:如大量失血、肾病综合征、溃疡性结肠炎等。

4)其他:如慢性胃肠道疾病,消耗性疾病如严重结核病、甲状腺功能亢进症、肾病综合征、长期营养不良、恶性肿瘤等。

二、染料结合法

在酸性环境下,蛋白质分子可解离出带正电荷的 NH_3^+,它可与染料的阴离子产生颜色反应。常用的染料有氨基黑、丽春红、考马斯亮蓝、邻苯三酚红钼等。前两种常作为血白蛋白醋酸纤维素薄膜电泳或琼脂糖凝胶电泳的染料。考马斯亮蓝常用于需更高呈色灵敏度的蛋白电泳,也用于测定尿液、脑脊液等蛋白质,优点是简便、快速、灵敏,缺点是不同蛋白质与染料的结合力不一致,且试剂对比色杯有吸附作用。

(一)血浆(清)白蛋白测定

白蛋白结合的染料有多种,其中溴甲酚绿(bromcresol green,BCG)和溴甲酚紫(bromcresol purple,BCP)最常用。BCP法受球蛋白和其他血浆蛋白的干扰较小,但与BCG法相比,灵敏度较低。此外BCP与非人源性白蛋白结合力相当弱,不适合用于动物标本中白蛋白含量测定,而质控血清多用动物血清制备,故BCP的应用受到一定限制。

1.原理 白蛋白在pH4.2的缓冲液中带正电荷,在有非离子型表面活性剂存在时,可与带负电荷的染料溴甲酚绿结合形成蓝绿色复合物,在波长628nm处有吸收峰,其颜色深浅与白蛋白浓度呈正比,与同样处理的白蛋白标准液比较,可求得血清白蛋白含量。

2.试剂与器材 可购商品试剂或自配。

(1)BCG试剂:向约950mL蒸馏水中加入0.105g BCG(或0.108g BCG钠盐),8.85g琥珀酸,0.1g叠氮钠,4mL浓度为300g/L聚氧化乙烯月桂醚(Brij-35)。完全溶解后,用6mol/L NaOH溶液调节至pH4.15~4.25。用蒸馏水加至1L。试剂配成后,分光光度计628nm,蒸馏水调零测BCG试剂的吸光度,应在0.150A左右。贮存于聚乙烯塑料瓶内,密塞室温保存,至少可稳定6个月。

(2)BCG空白试剂:除不加入BCG外,其余成分和配制程序与BCG试剂配制相同。

(3)60g/L白蛋白标准液:称取人血清白蛋白6g、叠氮钠50mg,溶于蒸馏水中并缓慢搅拌助溶,配成100mL。密封贮存于4℃冰箱,可稳定半年。也可用定值参考血清作白蛋白标准液。

(4)仪器:自动生化分析仪或分光光度计。

3.操作程序

(1)自动生化分析仪分析法:参数设置参照有关仪器和试剂盒说明书。

(2)手工操作法:按表8-2操作。

表8-2 BCG法测定血清白蛋白操作步骤

加入物(mL)	空白管	标准管	测定管
血清	—	—	0.02
白蛋白标准液	—	0.02	—
蒸馏水	0.09	—	—
BCG试剂	5.0	5.0	5.0

在628nm处用空白管调零,逐管加入BCG试剂,并立即混匀。每份血清标本或标准液与BCG试剂混合后,均需在30s±3s读取吸光度。

如遇脂血混浊标本,可做标本空白管:取血清0.02mL,加入BCG空白试剂5.0mL,波长628nm,用BCG空白试剂调零,读取标本空白管吸光度。用测定管吸光度减去标本空白管吸光度后的净吸光度,计算白蛋白浓度。

4.计算　血清白蛋白$(g/L) = \dfrac{测定管吸光度}{标准管吸光度} \times 标准液浓度(g/L)$

5.参考区间　成年人:40~55g/L;4~14岁儿童:38~54g/L。

6.临床意义

(1)血清白蛋白增高:常见于严重脱水所致的血浆浓缩,并非蛋白质绝对量增多,或输入过量的白蛋白。迄今尚未发现单纯白蛋白增高的疾病。

(2)血清白蛋白降低:通常与总蛋白降低原因大致相同,但有时降低程度不一致。急性降低多见于急性大出血或严重烧伤时血浆大量丢失。慢性白蛋白降低多见于肝合成白蛋白功能障碍、肾病、恶性肿瘤等,严重时可≤10g/L。白蛋白<20g/L时,由于胶体渗透压严重下降,患者常表现为水肿。先天性白蛋白缺乏症并不出现水肿。

7.质量保证

(1)BCG是一种pH指示剂,变色阈为pH3.8(显黄色)~5.4(显蓝绿色),因此控制反应液的pH是本法测定的关键。

(2)配制BCG试剂也可用其他缓冲液,如枸橼酸盐或乳酸盐缓冲液。但以琥珀酸盐缓冲液的校正曲线通过原点,线性好,灵敏度高,成为首选推荐配方。

(3)当60g/L的白蛋白标准液与BCG结合后,溶液光径1.0mL,在628nm处测定的吸光度应为0.811±0.035,如达不到此值,表示灵敏度较差。

(4)BCG试剂除与白蛋白结合呈色外,与血清中其他多种蛋白质也有呈色反应,但反应在30s之内对白蛋白特异,30s后非特异性增高。因此BCG测定时应严格控制反应时间。

(二)血清球蛋白测定

由于球蛋白基本不结合外源性染料,目前血清球蛋白的测定实际上是一个计算值,即:球蛋白$(g/L) = $总蛋白$(g/L) - $白蛋白$(g/L)$。

同时,计算白蛋白与球蛋白的比值(A/G),A/G=白蛋白(g/L)/球蛋白(g/L)

1.参考区间　成年人20~40g/L;A/G=(1.2~2.5):1。

2.临床意义　球蛋白增高:多见于自身免疫性疾病,如系统性红斑狼疮、硬皮病、风湿热、类风湿关节炎等,炎症或急慢性感染,如结核病、麻风病、疟疾、黑热病、血吸虫病、病毒性肝炎,还见于恶性M蛋白血症,如多发性骨髓瘤、淋巴瘤、巨球蛋白血症等。

三、电泳法

随着电泳技术的小断发展,蛋白质电泳分析已成为临床检验常规检测手段之一。各种类型的电泳,以区带电泳应用最广泛。电泳区带的定量测定可用直接法或染色法。直接法用紫外光扫描仪直接扫描电泳区带,适用于透明支持介质。染色法是将电泳区带用染料染色,洗脱背景,然后将区带一一剪下,用溶剂洗脱比色,或将介质透明处理,用可见光扫描仪扫描进行定量分析。

1.血白蛋白电泳　血白蛋白电泳(SPE)是最常用的区带电泳,醋酸纤维素薄膜(CAM)和琼脂糖凝胶等是应用最广的电泳介质,常用氨基黑或丽春红S等染色。目前临床实验室已采用自动电泳仪,其操作简便快速,可自动染色、洗脱、烘干等,区带整齐,分离效果好,重复性好(图8-1)。目前最多一张琼脂糖凝胶电泳胶片可同时做54份血清标本。光密度扫描仪对各条区带进行吸光度检测,并可自动画出吸光度积分曲线。几种典型电泳图谱及其扫描曲线见图8-2。

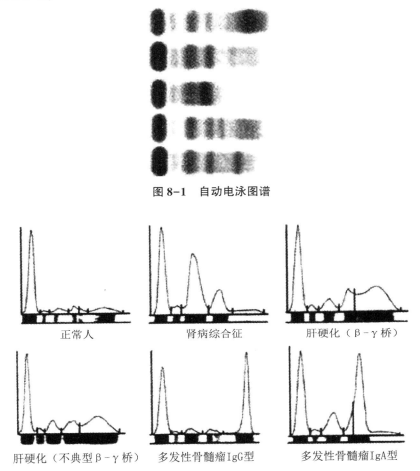

图 8-1　自动电泳图谱

正常人　　　　　　　肾病综合征　　　　　　肝硬化（β-γ桥）

肝硬化（不典型β-γ桥）　　多发性骨髓瘤IgG型　　　多发性骨髓瘤IgA型

图 8-2　几种典型电泳图谱及其扫描曲线

2.免疫固定电泳　血白蛋白电泳出现异常区带后,还需做免疫固定电泳(IFE)进行分析,以进一步确定其性质。IFE是区带电泳和沉淀反应相结合的一项免疫化学分析技术,先将血清在琼脂糖凝胶介质上进行蛋白质区带电泳分离,再将固定剂和各型免疫球蛋白及轻链抗体加于凝胶表面的泳道上,经孵育,固定剂和抗体在凝胶内渗透并扩散,抗原-抗体直接发生沉淀反应,游离的抗体被洗脱,抗原-抗体复合物保留在凝胶中。经氨基黑染液,参考泳道和抗原抗体沉淀区带被染色,直接对照常规血白蛋白电泳模式分析区带,结果较易判断,可对各类免疫球蛋白及其轻链进行分型(图8-3)。

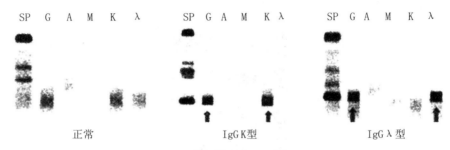

图 8-3 免疫固定蛋白电泳图谱

免疫固定电泳检测速度较快,整个过程为 1.5~2 小时;灵敏度高,能检测到 0.5~1.5g/L 含量的单克隆抗体;分辨率高,能利用很短的电泳移动距离分离出单克隆蛋白质组分。免疫固定电泳用于恶性浆细胞病的诊断及与多克隆增生疾病的鉴别诊断,还可用于脑脊液寡克隆蛋白的判断。

四、酚试剂法

酚试剂法由 Folin 在 1921 年首创,早期用于酪氨酸和色氨酸测定,后由吴宪用于蛋白质定量。酚试剂法的原理是运用蛋白质中酪氨酸和色氨酸,使磷钨酸和磷钼酸还原为钨蓝和钼蓝。Lowry 将酚试剂法进行了改良,先用碱性铜溶液与蛋白质反应,再将铜-肽键络合物中的酪氨酸和色氨酸与酚试剂反应,产生最大吸收峰在 745~750nm 的颜色,使呈色灵敏度大大提高,达到双缩脲法的 100 倍左右,有利于检出较微量蛋白质。

各种蛋白质中酪氨酸和色氨酸的含量不同,如白蛋白含色氨酸 0.2%,而球蛋白含色氨酸 2%~3%。因此,本法测定纯单一蛋白质较合适,如测定组织中某一蛋白抽提物。血清大部分蛋白经高氯酸沉淀去除后,上清液再被磷钨酸沉淀分离得到黏蛋白,也常用此法测定。

五、凯氏定氮法

凯氏定氮法在 1883 年建立,是经典的蛋白质测定方法。测定标本中的含氮量,根据蛋白质平均含氮量 16% 推算蛋白浓度。该法结果准确性好,精密度高,灵敏度高,适用于一切形态(固体和液体)标本,是公认的参考方法,目前用于标准蛋白质的定值和校正其他方法等。但该法操作复杂、费时,不适合体液总蛋白常规测定,而且标本中各种蛋白质含氮量有少许差异,尤其在疾病状态下差异可能更大。

六、紫外分光光度法

芳香族氨基酸在 280nm 处有一吸收峰,可用于蛋白质测定。生物标本常混有核酸,而核酸最大吸收峰为 260nm,在 280nm 也有较强的光吸收,因此测定蛋白质可采用两个波长的吸光度予以校正,即蛋白质浓度(g/L) = $1.45A_{280nm} - 0.74A_{260nm}$。该法准确性受蛋白质分子中该类氨基酸含量的影响较大。尿酸和胆红素在 280nm 附近有干扰,所以不适合血清、尿液等组成复杂蛋白质标本的测定,常用于较纯的酶、免疫球蛋白等蛋白质测定。本法未加任何试剂且不需处理,可保留制剂的生物活性,且可回收全部蛋白质。

紫外区 220~225nm 是肽键的强吸收峰,其吸收值是 280nm 的 10~30 倍,将血清稀释1000~2000 倍可消除干扰物质的影响。

七、比浊法

某些酸如三氯乙酸、磺基水杨酸等能与蛋白质结合而产生微细沉淀,由此产生的悬浮液浊度大小与蛋白质浓度呈正比。

该法优点是操作简便、灵敏度高,可用于测定尿液、脑脊液等蛋白质浓度较低的标本;缺点是影响浊度大小的因素较多,包括加入试剂的手法、混匀技术、反应温度等,且各种蛋白质形成的浊度亦有较大的差别。目前临床上较多应用的是苄乙氯铵法,其原理是苄乙氯铵在碱性条件下与蛋白质形成沉淀,其悬浮液稳定,可在 660nm 处进行浊度测定。该法是比浊法中较好的方法,其灵敏度、准确性及对白蛋白和球蛋白的反应一致性都优于其他比浊法,检测范围较广,可用于自动化分析,但精密度不够理想。

八、免疫化学法

蛋白质都由氨基酸组成,性质相似,除白蛋白等少数蛋白质因有某种特性能使用染料结合法等测定外,其他都需制备特异性抗体,采用免疫化学法测定。这些方法包括免疫比浊法、放射免疫法、酶免疫法和化学发光法等。免疫比浊法和免疫扩散法适用于血白蛋白质,放射免疫法、酶免疫法和化学发光法更灵敏,适用于测定低至每毫升纳克水平的蛋白质。目前以免疫比浊法应用最广泛。免疫比浊法原理是体液中的某种蛋白质与其特异性抗体在缓冲液中结合,形成抗原-抗体复合物,在抗体过量时,复合物随抗原量增加而增加,反应液的浊度亦随之增加。免疫比浊法包括透射比浊法和散射比浊法,散射比浊法又分为终点法和速率法。

第二节　脑脊液蛋白质测定

一、脑脊液总蛋白测定

脑脊液蛋白质主要是在脉络膜丛上的毛细血管壁超滤作用生成的,超滤过程已除去大部分血浆蛋白,还有中枢神经系统可以合成一些蛋白质。由于 CSF 中蛋白含量很低,常用的方法如比浊法、双缩脲法、酚试剂法等都不适用于 CSF 测定。

1.邻苯三酚红钼络合显色法　邻苯三酚红和钼酸络合形成红色复合物。该复合物在酸性条件下又与蛋白质形成复合物,在 604nm 有吸收峰。用比色法求出标本中蛋白质含量。

2.浊度法　脑脊液中的蛋白质与磺基水杨酸-硫酸钠作用产生白色沉淀,与同样处理的标准液比较,测得蛋白质含量。本法加试剂 10 分钟内浊度逐渐增加,到 10 分钟时达到峰值,如遇絮状发生,应颠倒混合后进行比浊。

3.染料结合法　在枸橼酸存在的酸性条件下,伊红 Y 染料离解成阴离子型,染料的黄色消退,使试剂空白吸光度降低。另外,蛋白质多肽链中的精氨酸、组氨酸、赖氨酸和色氨酸残基,解离生成带—NH_3^+基团,与染料的阴离子羧基和酚基借静电吸引结合成红色蛋白染料复合物,其吸光度大小与蛋白质浓度呈比例。

参考区间:150~450mg/L。

临床意义:测定 CSF 总蛋白主要用于观察血脑屏障对血浆蛋白质的通透性或鞘内分泌的免疫球蛋白是否增加。各种原因引起的颅内压增高均可导致血脑屏障对血浆蛋白质通透性增加,如脑肿瘤、脑内出血、细菌性或病毒性脑膜炎等。CSF 蛋白测定临床意义见表8-3。

表 8-3　几种常见疾病脑脊液蛋白质含量

临床情况	脑脊液蛋白含量(mg/L)
健康成年人	150~450
细菌性脑膜炎	1000~30000
结核性脑膜炎	500~3000,甚至达10000
癫痫	500~3000
脊髓肿瘤	1000~20000
脑瘤	150~2000
脑脓肿	300~3000
脑出血	300~1500

二、脑脊液蛋白电泳

脑脊液蛋白电泳可采用与普通血白蛋白电泳(SPE)相似的方法。脑脊液浓缩后,一般以琼脂糖凝胶为支持介质,由考马斯亮蓝染色。若出现两条或多条稀疏的IgG区带,且比同一患者的SPE中γ区带致密,为IgG寡克隆区带(图8-4)。

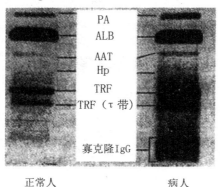

图 8-4　脑脊液蛋白电泳图谱

临床意义:由于血脑屏障对分子量大小不同蛋白质的渗透性不同,故在各种不同的疾病可见到某些异常的CSF蛋白电泳图谱,如PA增高见于脑萎缩、脑积水及中枢神经病变;Alb增高见于脑血管病变、椎管阻塞;α、β球蛋白增高见于脑膜炎、脑肿瘤;β球蛋白增高见于动脉硬化、脑血栓等疾病;γ球蛋白明显增高见于脑肿瘤。

第三节　尿液蛋白质测定

一、尿总蛋白测定

1.邻苯三酚红钼络合显色法　正常人尿蛋白定性检查为阴性,阳性时需进行尿蛋白定量检测,指导肾病的诊断、治疗及预后判断。尿蛋白定量同血浆蛋白定量测定一样,可采用双缩脲法、染料结合法、电泳法、磺基水杨酸一硫酸钠比浊法等。双缩脲法是测定蛋白质的经典方法,也是测定尿液总蛋白的常规方法,但主要缺点为灵敏度低,蛋白浓度较低时误差大,现已较少使用。邻苯三酚红钼络合显色法可用于测定尿液蛋白质,现已有可用于自动生化分析仪测定尿液微量总蛋白(MTP)的邻苯三酚红钼法商品试剂盒。

2.尿蛋白电泳　尿蛋白电泳(UPEP)可采用类似于普通 SPE 的方法。通常将尿液浓缩使蛋白质浓度到达 30g/L 以上,否则需要采用高灵敏的染色方法,如金染或银染。目前自动电泳仪采用十二烷基磺酸钠一聚丙烯酰胺凝胶电泳(SDS-PAGE),反复多次在琼脂糖凝胶上加样,无须浓缩尿液,经考马斯亮蓝染色可显示清晰的区带,得到初步的蛋白质类型。这种电泳具有较高的分辨率,能分离出 Alb、α_1、α_2、β_1、β_2 和 γ 球蛋白六条以上区带;由于患者的尿蛋白情况不同,时而区带不全显现(图 8-5)。

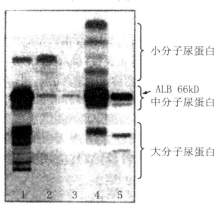

图 8-5　尿蛋白 SDS-PAGE 图谱

参考区间:MTP 法,成年人 30~130mg/24h;儿童<40mg/24h。

临床意义:尿液总蛋白增高见于急性肾炎、慢性肾炎、肾病综合征、系统性红斑狼疮、肾结核、肾结石、休克、感染等。还见于功能性蛋白尿,指泌尿系统并无器质性病变,尿内暂时出现蛋白质,如剧烈运动、长期直立或仰卧,过于激动、高热、高温与受冷等。

SDS-PAGE 能将尿蛋白按分子量大小进行分离,从而判断为肾小球性、选择性和非选择性、肾小管性、混合性、溢出性蛋白尿,有助于疾病的诊断与治疗。

二、尿微量白蛋白测定

尿中总蛋白排泄正常,尿常规蛋白定性为阴性,而尿白蛋白排泄增加,称之为"微量白蛋白尿"。这里"micro-"是指尿液中白蛋白的含量甚微,而不是指低分子量蛋白。

在正常情况下,白蛋白的分子大,不能越过肾小球基膜。因此,健康人尿液仅含有极低浓度的白蛋白。疾病时,肾小球基膜受损害使通透性改变,此时白蛋白进入尿液,尿液白蛋白持续升高,出现微量白蛋白尿。

常规方法灵敏度太低,不能用于尿微量白蛋白的检测。尿微量白蛋白测定方法有两类:染料结合法和免疫学方法。目前普遍使用的是免疫比浊法,有散射比浊法和透射比浊法,前者需专门设备,后者适用于手工和各型生化分析仪,且有试剂盒供应,临床上已广泛应用。

参考区间:健康成年人尿白蛋白,24 小时尿<30mg/24h;定时尿<24μg/min;随机尿<

30μg/mg 肌酐。

临床意义:从临床上界定微量白蛋白尿或白蛋白尿。微量白蛋白尿:24 小时尿 30~299mg/24h,定时尿 90~199μg/min,随机尿 30~299μg/mg 肌酐;白蛋白尿:24 小时尿>300mg/24h,定时尿>200μg/min,随机尿>300μg/mg 肌酐。

尿微量白蛋白测定方法特异度强,灵敏度很高。高血压、糖尿病及系统性红斑狼疮等常伴有肾脏病变的缓慢进行性恶化,在肾病早期,肾组织学或结构改变之前即可出现尿液白蛋白异常。尿微量白蛋白测定,对早期发现肾功能改变及治疗监控,对预防糖尿病肾病有重要意义。

第九章　糖代谢紊乱

第一节　糖代谢紊乱

糖代谢紊乱的表现形式有多种,如高血糖症、低血糖症及先天性异常等。空腹血糖浓度超过 7.0mmol/L 时称为高血糖症,高血糖症有生理性和病理性之分,病理性高血糖症主要表现为空腹血糖受损、糖耐量减低或糖尿病。其中,空腹血糖受损和糖耐量减低是正常糖代谢与糖尿病之间的中间状态,是发展为糖尿病及心血管病变的危险因子和标志。

血糖浓度低于空腹血糖参考水平下限时称为低血糖症。目前对于低血糖症的划分没有统一的界定值,多数人建议空腹血糖参考下限为 2.78mmol/L(50mg/dL),也有学者建议为 3.33mmol/L(60mg/dL)。

除此以外,由于糖代谢相关的酶类发生先天性异常或缺陷,导致某些单糖或糖原在体内贮积,并从尿中排出。这类糖代谢的先天性异常多为常染色体隐性遗传,患者症状轻重不等,可伴有血浆葡萄糖水平降低。

一、糖代谢紊乱的病因与发病机制

糖代谢紊乱的表现形式多样,其中最多见、最主要的是糖尿病,本处简要讨论糖尿病的病因与发病机制。先天性糖代谢紊乱症的发病机制在第三节简述。

糖尿病的发病机制有两种:①机体对胰岛素的作用产生抵抗,最后引起胰腺功能受损;②胰腺 β 细胞的自身免疫性损伤。多种因素共同作用、共同参与,引起胰岛素分泌的绝对和(或)相对不足,导致糖尿病的发生,这些因素如下。

1.遗传易感性

(1)1 型糖尿病:是一种多基因遗传性疾病,已确认的相关易感基因约有十多个,目前认为与 6 号染色体上的人类白细胞抗原(human leukocyte antigen,HLA)有很强的关联性,绝大多数 1 型糖尿病患者可表达 HLA-DR3 和 HLA-DR4 相容性抗原,而 HLA-DQB1 能显著降低发病的风险。另外,9 号染色体上至少 11 个位点与本病相关。不同民族、不同地区报道的与 1 型糖尿病易感性相关联的 HLA 单体型不尽相同。这些易感基因可能作用于同一或相关的生物学途径。同时,1 型糖尿病又存在着遗传异质性,遗传背景不同的亚型在病因和临床表现上也不尽相同。

(2)2 型糖尿病:具有明显的遗传倾向和家族聚集性。研究表明,本病与一些特异性遗传标志物有关,如印第安人、瑙鲁人的 2 型糖尿病与 HLA 型相关,墨西哥裔美国人 2 型糖尿病与 Rh 血型相关,但由于 98% 以上的 2 型糖尿病具有极大的异质性,并且其遗传因素和环境因素差别极大,虽然对本病的候选基因进行了大量的研究,但其遗传基因仍不明确。

2.环境因素　遗传易感性必须与特殊的环境因素相互作用才能发挥作用。环境因素在糖尿病的发病中也起着重要作用,包括病毒感染、化学毒性物质和饮食因素等。

(1)1 型糖尿病:风疹病毒、腮腺炎病毒、柯萨奇病毒、脑心肌炎病毒和巨细胞病毒、肝炎病毒等都与 1 型糖尿病有关。病毒感染导致胰岛 β 细胞损伤的机制包括：①直接损伤，可表现为 β 细胞大量、迅速地被破坏，导致患者死亡，也可表现为慢性过程，病毒长期停留在 β 细胞中，使 β 细胞发生细微变化，最终导致细胞数量减少；②启动了胰岛 β 细胞的自身免疫反应，进一步损伤胰岛 β 细胞；③诱导胰岛 β 细胞表达多种抗原及细胞因子，激活 B 淋巴细胞或 T 淋巴细胞。胰岛 β 细胞的损伤最终导致 1 型糖尿病的发生。

动物实验证实，链佐星、四氧嘧啶、锌螯合物及灭鼠剂 N-3-吡啶甲基 N′-P-硝基苯脲可造成胰岛 β 细胞自身（或非自身）免疫性破坏，但在人类，这类物质诱发糖尿病的重要性可能不是十分明显。流行病学研究发现，儿童食用亚硝基盐（亚硝基化合物）会导致 1 型糖尿病发病率增高。

不同的 1 型糖尿病患者的发病机制中，遗传因素和环境因素所起作用的重要性差异很大。

（2）2 型糖尿病：环境因素是 2 型糖尿病的另一类致病因子，可促使和（或）加速疾病的显现，主要包括年龄、营养因素、肥胖、缺乏体力活动、宫内发育不良、不良生活习惯（如吸烟和饮酒）和精神压力等。

1）年龄：随年龄的增加，周围组织对胰岛素的灵敏度减弱，胰岛 β 细胞的功能缺陷亦加重，故 40 岁以上 2 型糖尿病的发病率显著上升。

2）食物热量和结构：会影响血浆脂肪酸水平，其水平升高会加重胰岛素抵抗和 β 细胞功能损害。

3）肥胖：常是 2 型糖尿病的伴随和前导因素。目前认为，肥胖患者是否发生 2 型糖尿病取决于胰岛素抵抗的程度和 β 细胞的功能。多采用身体质量指数（BMI）、腰/臀围比值（WHR）、内脏脂肪容积、腹内脂肪层多少等指标预测发病的危险性。

4）伴有其他危险因子（如高血压、高 BMI、糖尿病家族史）的人，其体力活动不足会促进 2 型糖尿病的发展。

目前认为，胰岛素抵抗（insulin resistance，IR）是 2 型糖尿病和肥胖等多种疾病发生的主要诱因之一，也是 2 型糖尿病病理生理的基本组成部分，其特征性表现是降低胰岛素刺激肌肉和脂肪组织对葡萄糖进行摄取的能力，同时也抑制肝脏合成糖原的能力。发生机制为：体内一定数量的生物化学组成成分（如 α-2-HS-糖蛋白、PC-1、RAD、TNF-α 等）能降低胰岛素在靶细胞上刺激胰岛素受体的生化功能，细胞内糖原、脂肪、蛋白质合成降低，导致葡萄糖转运子（GLUT）向细胞表面的转运不足。简单而言，胰岛素抵抗是指单位浓度的胰岛素细胞效应减弱，即机体对正常浓度胰岛素的生物反应性降低的现象。在胰岛素抵抗状态下，为维持血糖稳定，迫使胰岛 β 细胞分泌更多的胰岛素进行代偿，导致高胰岛素血症，引发一系列代谢紊乱。胰岛素抵抗是 2 型糖尿病早期的缺陷，约 90% 的患者存在胰岛素抵抗，患者对胰岛素生物反应性降低了大约 40%。

3.自身免疫因素　1 型糖尿病是一种自身免疫性疾病，涉及体液免疫与细胞免疫的异常。60%~80%新确诊的 1 型糖尿病患者体内会发现多种自身抗体（后文中有详述）。

二、糖尿病

糖尿病（diabetes mellitus，DM）是一组复杂的代谢紊乱疾病，主要是由于葡萄糖的利用减少导致血糖水平升高所致。在 20 世纪 80 年代我国的发病率为 6.74‰~9.29‰，到 90 年代中期已增加到 30‰~50‰，并呈逐年上升趋势。糖尿病的患病率随年龄而增长，45 岁后明显上升,60 岁达高峰。在糖尿病中,绝大部分为 2 型糖尿病,占 90%～95%,1 型糖尿病为 5%～10%,其他型糖尿病仅占较小比例。

1.糖尿病的定义　糖尿病是一组由于胰岛素分泌不足和(或)胰岛素作用低下而引起的代谢性疾病,其特征是高血糖症。

长期的高血糖症将导致多种器官的损害、功能紊乱和衰竭,尤其是眼、肾、神经、心血管系统。糖尿病的典型症状为多食、多饮、多尿和体重减轻,有时伴随有视力下降,并容易继发感染,青少年患者可出现生长发育迟缓现象。糖尿病可并发危及生命的糖尿病酮症酸中毒昏迷和非酮症高渗性昏迷。

2.糖尿病的分型　根据病因,糖尿病可分为 4 大类型,即 1 型糖尿病、2 型糖尿病、其他特殊类型糖尿病和妊娠期糖尿病(gestational diabetes mellitus,GDM)(表 9-1)。

表 9-1　糖尿病的分型及其病因

类型	病因
1 型糖尿病 免疫介导性糖尿病 特发性糖尿病	胰岛 β 细胞破坏,导致胰岛素绝对不足
2 型糖尿病	病因不明确,包括胰岛素抵抗伴胰岛素相对不足、胰岛素分泌不足伴胰岛素抵抗等
其他特殊类型糖尿病	
β 细胞功能缺陷性糖尿病	①成人型糖尿病:12 号染色体 HNF-1α(MODY3)基因突变、7 号染色体葡萄糖激酶(MODY2)基因突变、20 号染色体 HNF-4α(MODY1)基因突变等;②线粒体糖尿病:由线粒体基因突变引起
胰岛素作用遗传性缺陷糖尿病	矮妖精貌综合征、脂肪萎缩性糖尿病、Rabson-Mendenhall 综合征、假性肢端肥大等
胰腺外分泌性疾病所致糖尿病	胰腺炎、外伤及胰腺切除、肿瘤、囊性纤维化病、血色病、纤维钙化性胰腺病变等
内分泌疾病所致糖尿病	肢端肥大症、库欣综合征、胰高血糖素瘤、嗜铬细胞瘤、甲状腺功能亢进、生长抑素瘤、醛固酮瘤等
药物和化学品所致糖尿病	吡甲硝苯脲、喷他脒、烟酸、糖皮质激素、甲状腺素、二氮嗪、β 受体激动剂、噻嗪类利尿药、苯妥英钠、α-干扰素等
感染所致糖尿病	风疹病毒、巨细胞病毒、柯萨奇病毒感染等
少见的免疫介导性糖尿病	抗胰岛素受体抗体、Stiffman 综合征等

（续表）

类型	病因
其他可能伴有糖尿病的遗传综合征	唐氏综合征、Turner 综合征、Klinefelter 综合征、Wolfram 综合征、Friedreich 共济失调症、亨廷顿舞蹈病、Laurence-Biedel 综合征、强直性肌营养不良、Prader-Willi 综合征、卟啉病等
妊娠期糖尿病	

空腹血糖受损（impaired fasting glucose，IFG）和糖耐量减低（impaired glucose tolerance，IGT）作为正常糖代谢与糖尿病之间的中间状态，是发展为糖尿病及心血管病变的危险因子和标志。它们作为糖尿病的前期阶段，统称为糖调节受损（impaired glucose regulation，IGR），可单独或合并存在。

3.糖尿病几种类型的主要特点

（1）1 型糖尿病：指因胰岛 β 细胞破坏导致胰岛素绝对缺乏所引起的糖尿病，按病因与发病机制分为免疫介导性糖尿病和特发性糖尿病。

1）免疫介导性糖尿病：主要是由于胰岛 β 细胞的自身免疫性损害，导致胰岛素分泌绝对不足引起，大多数损害是由 T 细胞介导的，多数患者体内存在自身抗体，在高血糖症出现的数年前，患者血清中存在的自身抗体就可检出。

特点：①任何年龄均可发病，典型病例常见于青少年；②起病较急；③血浆胰岛素及 C-肽含量低，糖耐量曲线呈低平状态；④β 细胞的自身免疫性损伤是重要的发病机制，多数患者可检出自身抗体；⑤治疗依赖胰岛素为主；⑥易发生酮症酸中毒；⑦遗传因素在发病中起重要作用，与 HLA 某些基因型有很强的关联。

2）特发性糖尿病：显著特点是具有 1 型糖尿病的表现，如易发生酮症酸中毒、依赖胰岛素生存等，但没有明显的自身免疫反应的证据，也没有 HLA 基因型的相关特点，这一类患者极少，主要见于非裔及亚裔人群。

（2）2 型糖尿病：是一组以空腹及餐后高血糖为主要特征的代谢异常综合征，主要表现为胰岛素抵抗（IR）和胰岛 β 细胞功能减退。胰岛素抵抗干扰了胰岛 β 细胞的分泌，导致胰岛 β 细胞的功能减退，不能产生足量的胰岛素，表现为早期胰岛素相对不足和后期胰岛素绝对不足。

特点：①典型病例常见于 40 岁以上肥胖的中老年成人，偶见于幼儿；②起病较慢；③血浆中胰岛素含量绝对值并不降低，但在糖刺激后呈延迟释放；④胰岛细胞胞质抗体（ICA）等自身抗体呈阴性；⑤初发患者单用口服降糖药一般可以控制血糖；⑥发生酮症酸中毒的比例不如 1 型糖尿病；⑦有遗传倾向，但与 HLA 基因型无关。

（3）特殊类型糖尿病：往往继发于其他疾病，病因众多，但患者较少，本处仅介绍几种。

1）β 细胞功能缺陷性糖尿病：包括成人型糖尿病和线粒体糖尿病。①成人型糖尿病：高血糖症出现较早，常在 25 岁之前发病，称为青年人成年发病型糖尿病（maturity-onset diabetes of the young，MODY），表现为胰岛素分泌的轻度受损和胰岛素作用缺陷。为常染色体显性遗传，目前已发现多个基因位点突变，已明确第一型（MODY3）主要是 12 号染色体上肝细胞核转录因子(HNF-1α)基因发生点突变,第二型(MODY2)主要是 7 号染色体葡萄糖激酶基因发生变异,第三型(MODY1)变异发生在 20 号染色体的转录因子 HNF-4α 上。其他几型虽然具有相同的临床表现,但尚不清楚特定的缺陷基因;②线粒体糖尿病:美国糖尿病协会(ADA)将线粒体糖尿病列为特殊类型糖尿病。本病属于母系遗传,也可散发,人群中发病率为 0.5%~1.5%,发病年龄多在 30~40 岁。临床上可表现为从正常糖耐量到胰岛素依赖型糖尿病的各种类型,最常见的是非胰岛素依赖型糖尿病,常伴有轻度至中度的神经性耳聋,患者无肥胖,无酮症倾向。目前已发现 20 余种线粒体的基因突变与发病有关,如线粒 tR-NA3243A→G 突变、ND1 基因 3316G→A 突变等,这些基因的突变导致胰岛 β 细胞能量产生不足,引起胰岛素分泌障碍而致糖尿病的发生。

2)胰岛素作用遗传性缺陷糖尿病:主要因胰岛素受体变异所致,较少见,一些患者可伴有黑棘皮病,女性患者可有男性化表现和卵巢囊肿。若为儿童患者,胰岛素受体基因的变异可致严重的胰岛素抵抗,称为矮妖精貌综合征。

3)胰腺外分泌性疾病所致糖尿病:包括胰腺的炎症、肿瘤、感染、纤维钙化性病变、损伤和胰切除、囊性纤维化病、血色病等,均可引起继发性糖尿病。

4)内分泌疾病所致糖尿病:当拮抗胰岛素作用的激素(如生长激素、皮质醇、胰高血糖素和肾上腺素)在体内过量产生时可引发糖尿病,如肢端肥大症、库欣综合征、胰高血糖素瘤、嗜铬细胞瘤、甲状腺功能亢进症、生长抑素瘤、醛固酮瘤等。去除导致激素过度分泌的因素后,血糖可恢复正常。

(4)妊娠期糖尿病(GDM):指在妊娠期间发现的糖尿病,包括任何程度的糖耐量减低或糖尿病发作,不排除妊娠前存在糖耐量异常而未被确认者,无论是否使用胰岛素或饮食治疗,也无论分娩后这一情况是否持续,但已知糖尿病伴妊娠者不属此型。在分娩 6 周后,按复查的血糖水平和糖尿病的诊断标准重新确定为:①糖尿病;②空腹血糖受损(IFG);③糖耐量减低(IGT);④正常血糖。妊娠期糖尿病的发生与很多因素有关,多数妊娠期糖尿病妇女在分娩后血糖将恢复正常水平。

4.糖尿病的主要代谢紊乱　　正常情况下,人体细胞内能量代谢主要由血糖供给,多余的血糖可转化为糖原、脂肪和蛋白质储存起来。患糖尿病后,由于胰岛素的绝对和(或)相对不足,机体组织不能有效摄取和利用血糖,不仅造成血糖浓度增高,而且组织细胞内三大营养物质的消耗增加,以满足机体的供能需要。

(1)糖尿病时体内的主要代谢紊乱

1)在糖代谢上:肝、肌肉和脂肪组织对葡萄糖的利用减少,糖原合成减少,而肝糖原分解和糖异生增多,导致血糖升高。

2)在脂肪代谢上:脂肪组织摄取葡萄糖及从血浆清除三酰甘油(TG)减少,脂肪合成减少;脂蛋白脂肪酶(LPL)活性增加,脂肪分解加速,血浆游离脂肪酸和三酰甘油浓度升高;当胰岛素极度不足时,脂肪组织大量动员分解产生大量酮体,当超过机体对酮体的氧化利用能力时,酮体堆积形成酮症,进一步发展为酮症酸中毒。

3)在蛋白质代谢上:蛋白质合成减弱,分解代谢加速,可导致机体出现负氮平衡、体重减轻、生长发育迟缓等现象。

(2)糖尿病并发症时体内的主要代谢紊乱:长期的高血糖可导致多种并发症的发生,尤其是病程长、病情控制较差的糖尿病患者。按并发症的起病快慢,可分为急性并发症和慢性并发症两大类。急性并发症除常见的感染外,还有糖尿病酮症酸中毒昏迷、糖尿病非酮症高渗性昏迷、糖尿病乳酸性酸中毒昏迷等;慢性病变主要是微血管病变(如肾脏病变、眼底病变、神经病变)、大血管病变(如动脉粥样硬化),以及心、脑、肾等的病变和高血压等。

1) 糖尿病酮症酸中毒昏迷:是糖尿病的严重急性并发症。常见于 1 型糖尿病患者伴应激时。诱发因素为感染、手术、外伤和各种拮抗胰岛素的激素分泌增加。当机体代谢紊乱发展到脂肪分解加速、酮体生成增多、血浆中酮体积累超过 2.0mmol/L 时称为酮血症。酮体进一步积聚,发生代谢性酸中毒时称为酮症酸中毒,表现为严重失水、代谢性酸中毒、电解质紊乱和广泛的功能紊乱。除尿酮呈强阳性外,血酮体常>5mmol/L、HCO_3^- 降低、血 pH<7.35,病情严重时可致昏迷,称为糖尿病酮症酸中毒昏迷。

糖尿病酮症酸中毒发病的机制主要是由于胰岛素的绝对或相对不足,拮抗胰岛素的激素(如胰高血糖素、皮质醇、儿茶酚胺及生长激素)分泌增多,肝糖原分解加速,糖异生加强,导致血糖增加,但机体不能很好地利用血糖,各组织细胞反而处于血糖饥饿状态,于是脂肪分解加速,血浆中游离脂肪酸增加,导致酮体生成增加而利用减慢,血酮体累积引起酮症。

2) 糖尿病非酮症高渗性昏迷:多见于 60 岁以上 2 型糖尿病病情较轻者及少数 1 型糖尿病患者。常见的发病诱因有:口服噻嗪类利尿药、糖皮质激素、苯妥英钠,腹膜透析或血液透析,甲状腺功能亢进,颅内压增高使用脱水剂治疗、降温疗法,急性胰腺炎,严重呕吐、腹泻、烧伤、尿崩症、高浓度葡萄糖治疗等,以及各种原因引起的失水、脱水等。

发病机制复杂,未完全阐明。血浆渗透压升高程度远比糖尿病酮症酸中毒明显,加上本症患者有一定量的内源性胰岛素,故在血糖极高的情况下,一般不易发生酮症酸中毒。而且脂肪分解和胰岛素拮抗激素增高不及酮症酸中毒突出。

3) 糖尿病乳酸性酸中毒昏迷:乳酸是糖代谢的中间产物,由丙酮酸还原而成,正常人乳酸/丙酮酸比值为 10:1,处于平衡状态。患糖尿病后,由于胰岛素的绝对和相对不足,机体组织不能有效利用血糖,丙酮酸大量还原为乳酸,使体内乳酸堆积增多。

4) 糖尿病慢性并发症:长期的高血糖会使蛋白质发生非酶促糖基化反应,糖基化蛋白质分子与未被糖基化的分子互相结合交联,使分子不断加大,进一步形成大分子的糖化产物。这种反应多发生在那些半衰期较长的蛋白质分子上,如胶原蛋白、晶状体蛋白、髓鞘蛋白和弹性硬蛋白等,引起血管基膜增厚、晶状体混浊变性和神经病变等病理变化。由此引起的大血管、微血管和神经病变,是导致眼、肾、神经、心脏和血管等多器官损害的基础。

5. 糖尿病的诊断

(1) 糖尿病的诊断标准:目前糖尿病和妊娠期糖尿病的诊断主要取决于生物化学检验结果,其诊断标准见表 9-2 和表 9-3。另外,空腹血糖受损和糖耐量减低作为糖尿病进程中的两种病理状态,也有相应的诊断标准(表 9-4)。

表 9-2　糖尿病的诊断标准

1.HbA1c≥6.5% *

2.空腹血浆葡萄糖浓度(FPG)≥7.0mmol/L(126mg/dL)

3.口服葡萄糖耐量试验(OGTT)中 2 小时血浆葡萄糖浓度(2h-PG)≥11.1mmol/L(200mg/dL)

（续表）

4.糖尿病的典型症状（如多尿、多饮和无原因体重减轻等），同时随机血糖浓度≥11.1mmol/L（200mg/dL）

注：* 2010 年美国糖尿病学会正式批准 HbA1c 作为糖尿病的诊断指标之一；在无明确高血糖病史时，应通过重复监测证实标准 1~3

表 9-3 妊娠期糖尿病的诊断标准

筛选：

1.对所有孕 24~28 周的具中高危妊娠期糖尿病倾向的妊娠期妇女进行筛查

2.空腹条件下，口服 50g 葡萄糖

3.测定 1 小时血浆葡萄糖浓度

4.若血糖≥7.8mmol/L（140mg/dL），则需进行葡萄糖耐量试验

诊断：

1.早晨空腹测定

2.测定空腹血浆葡萄糖浓度

3.口服 100g 或 75g 葡萄糖

4.测定 3 小时或 2 小时内的血浆葡萄糖浓度

5.至少有 2 项检测结果与下述结果相符或超过，即可诊断：

时间	100g 葡萄糖负荷试验 * 血浆葡萄糖浓度	75g 葡萄糖负荷试验 * 血浆葡萄糖浓度
空腹	5.3mmol/L（95mg/dL）	5.3mmol/L（95mg/dL）
1 小时	10.0mmol/L（180mg/dL）	10.0mmol/L（180mg/dL）
2 小时	8.6mmol/L（155mg/dL）	8.6mmol/L（155mg/dL）
3 小时	7.8mmol/L（140mg/dL）	

6.如果结果正常，而临床疑似妊娠期糖尿病，则需在妊娠第 3 个 3 月期重复上述测定

注：* 100g 和 75g 葡萄糖负荷试验均可，目前尚无统一标准，多数采用 100g 葡萄糖进行负荷试验

表 9-4 空腹血糖受损和糖耐量减低的诊断标准

空腹血糖受损（IFG）

空腹血浆葡萄糖浓度在 6.1 * ~7.0mmol/L（110 * ~126mg/dL）时，即可诊断

糖耐量减低（IGT）

1.空腹血浆葡萄糖浓度<7.0mmol/L（126mg/dL）

2.口服葡萄糖耐量试验（OGTT），2 小时血浆葡萄糖（2h-PG）在 7.8~11.1mmol/L（140~200mg/dL）。

检测结果同时满足以上两项时，即可诊断

注：* 2003 年美国糖尿病协会（ADA）推荐降低空腹血糖受损诊断标准的下限为 5.6mmol/L（100mg/dL）

（2）空腹血糖（fasting plasma glucose，FPG）：是指至少 8 小时内不摄入含热量食物后测定的血浆葡萄糖。如空腹血糖浓度不止一次高于 7.0mmol/L（126mg/dL），可诊断为糖尿病。空腹血糖为糖尿病最常用的检测项目。但应注意在 2 型糖尿病中，高血糖是相对较晚才产生的，因此仅用空腹血糖这个诊断标准将延误诊断，并对糖尿病的流行估计过低。在临床已诊断的 2 型糖尿病患者中，有 30% 已有糖尿病并发症（如视网膜病变、蛋白尿和神经肌肉疾病），说明 2 型糖尿病可能至少在临床诊断前 10 年就发生了。因此推荐对有关人群进行糖尿病的筛查（表 9-5）。

表 9-5　建议进行空腹血糖或口服葡萄糖耐量试验筛查的人群

1.所有年满 45 周岁的人群，每 3 年进行一次筛查

2.对于较年轻的人群，如有以下情况，应进行筛查：

　（1）肥胖个体，体重≥120%标准体重或者 BMI * ≥27kg/m²

　（2）存在与糖尿病发病高度相关的因素

　（3）糖尿病发病的高危种族（如非裔、亚裔、土著美国人、西班牙裔和太平洋岛屿居民）

　（4）已确诊妊娠期糖尿病或者生育过>9kg 体重的婴儿

　（5）高血压患者

　（6）高密度脂蛋白胆固醇≤0.90mmol/L（35mg/dL）或三酰甘油≥2.82mmol/L（250mg/dL）

　（7）曾经有糖耐量受损或者空腹血糖减低的个体

　注：* BMI 为身体质量指数（body mass index），BMI＝体重（kg）/身高（m）的平方

（3）口服葡萄糖耐量试验：由 WHO 推荐的口服葡萄糖耐量试验（oral glucose tolerance test，OGTT），是在口服一定量葡萄糖后 2 小时内进行系列血浆葡萄糖浓度测定，以评价不同个体对血糖的调节能力的一种标准方法，并且对确定健康和疾病个体也有价值（图 9-1）。

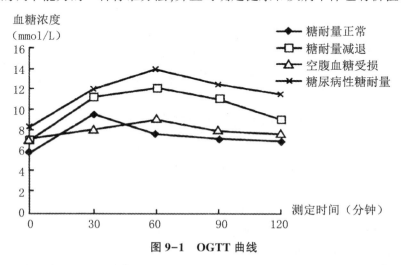

图 9-1　OGTT 曲线

虽然 OGTT 比空腹血糖更灵敏，但是有很多因素影响 OGTT 而导致重复性很差。除非第一次 OGTT 结果明显异常，否则就应该在不同的时间进行 2 次 OGTT 测定以判断是否异常。

OGTT 结合 FPG 可协助诊断糖尿病相关状态:①FPG 正常(<6.1mmol/L),并且 2h-PG<7.8mmol/L,为正常糖耐量;②FPG 介于 6.1~7.0mmol/L,2h-PG<7.8mmol/L,为空腹血糖受损(IFG);③FPG<7.0mmol/L 和 2h-PG 介于 7.8~11.1mol/L,为糖耐量减低(IGT);④FPG≥7.0mmol/L,2h-PG≥11.1mmol/L,为糖尿病性糖耐量。

注:*,2003 年美国糖尿病协会推荐诊断空腹血糖受损的下限为 5.6mmol/L(100mg/dL)。

OGTT 在糖尿病的诊断上并非必需,因此不推荐临床常规应用。大多数糖尿病患者会出现空腹血糖水平增加,空腹血糖<5.6mmol/L 或随机血糖<7.8mmol/L 足可排除糖尿病的诊断,所以临床上首先推荐空腹血糖测定。

OGTT 主要用于下列情况:①诊断妊娠期糖尿病;②诊断糖耐量减低;③有无法解释的肾病、神经系统病变或视网膜病变,其随机血糖<7.8mmol/L,可用 OGTT 评价。在此时如有异常 OGTT 结果,不代表有肯定的因果关系,还应该排除其他疾病;④人群筛查,以获取流行病学数据。

6.静脉葡萄糖耐量试验(intravenous glucose tolerance test,IGTT)　适应证与 OGTT 相同。对某些不宜进行 OGTT 的患者,如不能承受大剂量口服葡萄糖,或为胃切除后及其他可致口服葡萄糖吸收不良的患者,为排除影响葡萄糖吸收的因素,应按 WHO 的方法进行 IGTT。

第二节　糖代谢的先天性异常

由于糖代谢相关酶类发生先天性异常或缺陷,导致某些单糖或糖原在体内贮积,并从尿中排出。此类疾病多为常染色体隐性遗传。患者症状轻重不等,可伴有血浆葡萄糖水平降低。

一、半乳糖代谢异常

半乳糖来源于饮食中的乳制品,其结构与葡萄糖相似,但羟基在 C-4 上。半乳糖可由多种酶催化转变为葡萄糖。半乳糖代谢异常是指任意一种参与半乳糖代谢的酶缺陷所导致的半乳糖血症。

1.半乳糖-1-磷酸尿苷酰转移酶缺乏　由于乳类中的糖 50% 为半乳糖,半乳糖-1-磷酸尿苷酰转移酶缺乏使半乳糖不能转化为葡萄糖,所以患儿用奶喂养数天后,会出现呕吐和腹泻,随后有生长停滞、肝脏疾病、白内障和精神迟钝等半乳糖血症表现。早期发现和治疗(去除饮食中的半乳糖)可以防止不可逆的病变发生。测定血中的半乳糖和 1-磷酸半乳糖水平可提示该疾病,直接测定红细胞中该酶活性可确诊。

2.尿苷二磷酸半乳糖-4-异构酶缺乏　尿苷二磷酸半乳糖-4-异构酶缺乏非常少见,其临床症状与半乳糖-1-磷酸尿苷酰转移酶缺乏相似。

3.半乳糖激酶缺乏　症状较轻,主要表现为晶状体内半乳糖沉积而导致白内障。若检测到红细胞内半乳糖-1-磷酸尿苷酰转移酶活性正常而无半乳糖激酶活性,即可诊断。

二、果糖代谢异常

果糖是食物中糖的一部分,在进食水果、蜂蜜和果汁后,尿中可出现果糖。果糖代谢异常为常染色体隐性遗传,由于果糖代谢相关的酶缺乏而导致果糖尿症。

1.原发性果糖尿症　原发性果糖尿症是由于果糖激酶先天缺乏所致,本型比较罕见而且无害。

2.遗传性果糖不耐受　遗传性果糖不耐受为罕见的常染色体隐性遗传性疾病,由1-磷酸果糖醛缩酶缺乏引起。果糖饮食抑制了糖原分解和糖异生,导致患者出现低血糖和肝衰竭。本病的早期诊断很重要,应及早避免摄入蔗糖和果糖。

3.遗传性1,6-二磷酸果糖酶缺乏　遗传性1,6-二磷酸果糖酶缺乏为常染色体隐性遗传性疾病,由于存在严重的糖异生障碍,患者可出现呼吸暂停、换气过度和低血糖、酮血症、乳酸血症。经肝活检标本确定该酶缺失即可诊断。

三、糖原贮积症

糖原生成和分解的酶系统的先天性缺陷可导致一系列的糖原贮积症,已发现至少10种罕见的遗传性组织糖原贮积异常病。肝脏和骨骼肌是糖代谢的主要部位,也是糖原贮积症的主要受累器官。肝脏型(Ⅰ型、Ⅲ型、Ⅳ型和Ⅵ型)以肝大(肝糖原贮积增多所致)和低血糖(肝糖原不能转化为葡萄糖)为特征。相比之下肌肉型(Ⅱ型、Ⅲa型、Ⅴ型和Ⅶ型)症状较轻,常发生于青年时期,由于不能提供肌肉收缩的能量而使运动受限(表9-6)。

表 9-6　糖原贮积症的分型、病因与主要临床表现

分型	酶的缺陷	受累器官	主要临床表现
Ⅰ型(von-Gierke病)	葡萄糖-6-磷酸酶	肝、肾	病情最重,最常见;肝大,发育受阻,空腹低血糖,血乳酸浓度增加,高尿酸血症,高三酰甘油血症
Ⅱ型(Pompe病)	α-1,4葡萄糖苷酶	肌肉、心	肌肉衰弱和心脏肿大
Ⅲ型(Cori病)	淀粉-1,6-葡萄糖苷酶	肌肉、肝	肝大,肌无力;临床生化特征与Ⅰ型相似,但不明显
Ⅳ型(Andersen病)	分枝酶	肝、脾	肝硬化腹腔积液,生长迟缓
Ⅴ型(McArdle病)	肌肉磷酸化酶	肌肉	运动后肌肉抽搐,血浆肌酸激酶活性、氨浓度、肌球蛋白浓度增加
Ⅵ型(Hers病)	肝磷酸化酶、磷酸化激酶	肝	少见;不能承受剧烈运动,对葡萄糖无反应性,可发生溶血;高胆红素血症,色素沉着,网织红细胞增多
Ⅶ型	肌肉磷酸果糖激酶	肌肉	类似Ⅴ型,运动后肌肉酸痛、痉挛伴肌球蛋白尿,网织红细胞增多

第三节　糖代谢紊乱相关疾病检测指标及其评价

糖代谢紊乱相关疾病检测指标是实验室诊断的重要技术措施,评价血糖水平和临床症状相结合能对糖尿病进行诊断。临床实验室检测血糖和血糖调节物,以及并发症相关的其

他代谢产物、糖化蛋白等,有利于糖尿病及其并发症的早期诊断、鉴别诊断、指导治疗和评估预后。

一、糖尿病

1.体液葡萄糖的测定　多种体液、多种分析方法都可用于葡萄糖水平的测定,但诊断糖尿病应使用血浆或血清标本,同时随着检验技术的进步,目前采用酶法为推荐使用的方法。葡萄糖计和各种微创、无创(如尿糖测定)的方法检测葡萄糖浓度,主要用于患者对血糖自我监控(self-monitoring of blood glucose,SMBG),以控制饮食和调整用药。

(1)标本的收集和储存:多种体液都可作为葡萄糖测定的标本,不同标本的处理方法也有差异。

1)血浆标本:临床实验室推荐以血浆葡萄糖浓度为诊断糖尿病的指标。室温下,血细胞中存在的糖酵解会以每小时 $5\% \sim 7\%$(0.4mmol/L)的速度使血中葡萄糖减少,当有白细胞增多或细菌污染时,葡萄糖的损失会增加,因此标本采集后,必须分离血浆尽快测定。若不能及时测定,应对标本加以适当处理:标本中加入碘乙酸钠或氟化钠可抑制糖酵解作用,使血葡萄糖在室温下稳定 3 天。氟化钠通过抑制烯醇化酶而防止糖酵解。氟化物也是一种弱的抗凝剂,但在几小时后可有血液凝集出现。因此建议使用氟化物—草酸盐混合物,如每毫升血液加 2mg 草酸钾和 2mg 氟化钠以阻止后期凝血现象。高浓度氟离子会抑制脲酶和某些酶活性,因而标本不宜用脲酶法测定尿素,也不适合于某些酶的直接测定。草酸钾会使细胞水分外渗、血浆稀释,这种标本不能用于测定其他物质。

2)其他标本:床旁检查用的是便携式血糖计,采用毛细血管全血标本测定,由于受到血细胞比容及其他非糖还原物质的影响,空腹全血葡萄糖浓度比血浆葡萄糖浓度低 $12\% \sim 15\%$。在有葡萄糖负荷时,毛细血管的葡萄糖浓度却比静脉血高 $2 \sim 4$mmol/L,因此使用不同的标本应采用不同的参考值。

脑脊液中可能含细菌或其他细胞,因此应立即进行测定。如果测定不得不推迟,标本离心后应冷藏于 $4℃$。

收集 24 小时尿标本前,容器中应加 5mL 冰醋酸。另外,也可以加入 5g 苯甲酸钾,或加入双氯苯双胍乙烷+0.1%叠氮钠+0.01%氯化苯甲乙氧胺。在室温下 24 小时后,尿葡萄糖会丢失 40%,故标本应 $4℃$储存。

(2)葡萄糖的测定方法及评价:目前多采用酶法测定血浆葡萄糖,主要用的是己糖激酶和葡萄糖氧化酶,也可用葡萄糖脱氢酶;尿液葡萄糖测定多采用定量或半定量的方法,本书不再详述。

1)己糖激酶(HK)法:准确性和精密度高,特异度高于葡萄糖氧化酶法,适用于自动化分析,为葡萄糖测定的参考方法。轻度溶血、脂血、黄疸、氟化钠、肝素、依地酸(EDTA)和草酸盐等不干扰本法测定。

2)葡萄糖氧化酶—过氧化物酶(GOD-POD)法:葡萄糖氧化酶(GOD)高特异度催化 β-D-葡萄糖。葡萄糖 α 和 β 构型各占36%和64%。要使葡萄糖完全反应,必须使 α-葡萄糖变旋为 β-构型。某些商品试剂中含有变旋酶,可加速变旋过程,也可延长孵育时间,通过自发性变旋来转化。过氧化物酶(POD)的特异性远低于 GOD。尿酸、维生素 C、胆红素、血红蛋白、四环素和谷胱甘肽等可抑制呈色反应(通过与 H_2O_2 竞争色素原受体),用离子交换树脂过滤可以除去大部分干扰物质。本法线性范围可达 19mmol/L,回收率为 94%~105%,批内变异系数(CV)为 0.7%~2.0%,批间 CV 为 2% 左右,日间 CV 为 2%~3%。准确性和精密度都能达到临床要求,操作简便,适用于常规检验。本法也适于测定脑脊液葡萄糖浓度。尿中含较高浓度可干扰过氧化反应的物质(如尿酸),使测定值出现负偏差,因而本法不能直接用于尿标本测定,可使用离子交换树脂除去尿中干扰物再测定。

(3)采用氧电极直接测定葡萄糖氧化酶法:以第一步反应消耗的氧来进行定量,摒弃特异性不高的第二步反应。结合过氧化氢酶的使用,能有效防止 H_2O_2 转变为 O_2 而影响测定结果。该法可用于血浆、血清、脑脊液及尿标本的测定,但由于血细胞会消耗氧气,故不能用于全血标本。

(4)葡萄糖脱氢酶(GD)法:高度特异,不受各种抗凝剂和血浆中其他物质的干扰,商品试剂中含有变旋酶,以加速 β-D-葡萄糖的变旋过程。制成固相酶,可用于连续流动分析,也可用于离心沉着物的分析。

2.糖化蛋白的检测　血液中的己糖(主要是葡萄糖)可以将糖基连接到蛋白质的氨基酸基团上,生成糖化蛋白。这个反应是一个缓慢的、不可逆的、非酶促反应,与血糖的浓度和高血糖存在的时间相关,持续高血糖,可增高血液和组织蛋白的糖化比率。血红蛋白、白蛋白(白蛋白)、晶状体蛋白、胶原蛋白和基膜蛋白等多种蛋白都可发生糖基化反应。蛋白质与葡萄糖结合后可发生变性,引起机体多种器官的功能障碍,这是引起糖尿病慢性并发症的一个原因。因此,糖化蛋白是十分重要的检查项目,可为较长时间段的血糖浓度提供回顾性评估,而不受短期血糖浓度波动的影响。糖化蛋白浓度主要用于评估血糖控制效果,并不用于糖尿病的诊断。

(1)糖化血红蛋白的测定:成人血红蛋白(Hb)通常由 HbA(97%)、HbA2(2.5%)和 HbF(0.5%)组成。HbA 由 4 条肽链组成,包括 2 条 α 链和 2 条 β 链。对 HbA 进行色谱分析发现了几种次要血红蛋白,即 HbA1c、HbA1b 和 HbA1c,统称为 HbA1,或快速血红蛋白(因它在电泳时迁移比 HbA 快得多)或糖化血红蛋白(glycated hemoglobin,GHb),它们的糖基化位点是 β 链 N 末端的缬氨酸残基。糖基化也可以发生在 β 链的其他位点,如赖氨酸残基或 α 链上,所生成的糖化血红蛋白称为 HbA0,不能根据电荷不同的方法将其与普通血红蛋白分离。

GHb 的形成是不可逆的,其浓度与红细胞寿命(平均 120 天)和该时期内血糖的平均浓度有关,不受每天葡萄糖波动的影响,也不受运动或食物的影响,所以 GHb 反映的是过去 6~8 周的平均血糖浓度,这可为评估血糖的控制情况提供可靠的实验室指标。血浆葡萄糖转变为 GHb 与时间有关。血糖浓度急剧变化后,在起初 2 个月 HbA1c 的变化速度很快,在 3 个月之后则进入一个动态的稳定状态。HbA1c 的半衰期为 35 天。

由于 GHb 的形成与红细胞的寿命有关,在有溶血性疾病或其他原因引起红细胞寿命缩短时,GHb 明显减少。同样,如果近期有大量失血,新生红细胞大量产生,会使 GHb 结果偏低,然而仍可用于监测上述患者,但其测定值必须与自身以前测定值进行比较而不是与参考值比较。高浓度 GHb 也可见于缺铁性贫血患者,这可能与较多的衰老红细胞有关。HbF、HbS 和 HbC 等异常血红蛋白则因血红蛋白病和测定方法的不同,可引起 GHb 的假性升高或降低。

HbA1c 是由葡萄糖与 HbA 的 B 链氨基末端缬氨酸残基缩合而成,先形成一种不稳定希夫碱(前 HbA1c),希夫碱解离或经 Amadori 分子重排而形成 HbA1c。HbA1c 由 HbA1a1 和 HbA1a2 组成,两者分别是由血红蛋白 β 链与 1,6-二磷酸果糖和 6-磷酸葡萄糖缩合而成。HbA1b 是由丙酮酸与 β 链氨基末端缬氨酸结合而成。HbA1 的主要成分是 HbA1c,约占 80%。

2010 年美国糖尿病学会(ADA)在最新修订的《糖尿病治疗指南》中首次将 HbA1c 作为新的糖尿病诊断指标,诊断标准定为 6.5%(但这个标准还未被广泛接受)。

GHb 的测定方法有多种:①根据电荷差异,可采用离子交换层析、高效液相色谱分析(HPLC)、常规电泳和等电聚焦电泳等方法;②根据结构差异,可采用亲和层析和免疫测定法;③化学分析技术:可采用比色法、分光光度法。不管什么方法,结果都表示为糖化血红蛋白占总血红蛋白的百分比。化学分析技术已经很少使用。如果操作正确,大多数方法都有很好的精密度,但不同方法在测定组分上存在差异。为简便实用,临床上常以 HbA,代表总的糖化血红蛋白水平。

GHb 测定标本采用静脉血,用 EDTA、草酸盐和氟化物抗凝,患者无须空腹。

全血标本可于 4℃ 储存 1 周以上。高于 4℃,HbA1a 和 HbA1b 会随时间和温度上升,而 HbA1c 仅轻微变化,-70℃ 则可保存 18 周以上,一般不推荐 -20℃ 保存。肝素抗凝标本需在 2 天内完成测定,且不适用于某些方法,故不推荐使用。

GHb 参考范围(表 9-7)的个体差异很小,且不受急性疾病的影响,年龄的影响目前尚无定论。对于控制不良的糖尿病患者,测定值可达参考范围上限的 2 倍或更多,但很少再超过 15%,若超过,应考虑是否存在 HbF 的干扰。

表 9-7　糖化血红蛋白参考范围

糖化血红蛋白种类	平均值(%)	参考范围(%)
HbA1(a+b+c)	6.5	5.0~8.0
仅 HbA1c	4.5	3.6~6.0
总糖化血红蛋白(A1+A0)	5.5	4.5~7.0

根据 2010 年 ADA 修订的《糖尿病治疗指南》,HbA1c 水平在 5% 左右表示未患糖尿病,HbA1c 水平 5.7%~6.4% 预示进展至糖尿病前期阶段,HbA1c≥6.5% 则表明已患糖尿病。但对于患有糖尿病的孕妇或有贫血等血红蛋白异常的患者,不主张做糖化血红蛋白检查,因为异常的血红蛋白可干扰糖化血红蛋白的测定。为达到理想的糖尿病控制,ADA 推荐大多糖尿病患者的目标为 HbA1c 水平≤7%,希望这一目标可以有效预防糖尿病相关严重并发症,如肾病、神经病变、视网膜病变和牙龈病变。

糖尿病的治疗目标是将 HbA1c 降至非糖尿病水平(<7%,一些组织建议降为<6.5%)。对经治疗后血糖控制稳定的糖尿病患者,应将糖化血红蛋白作为常规检测指标,至少每 6 个月 1 次。在某些临床状态下(如糖尿病妊娠、未接受治疗或调整治疗时),应增加检测的次数(每 3 个月 1 次),以及时提供有价值的信息。

(2)果糖胺与糖化白蛋白:除了血红蛋白,葡萄糖也可通过非酶促糖基化反应与其他蛋白(如白蛋白、膜蛋白、晶状体)结合形成酮胺。

果糖胺是血浆蛋白酮胺的普通命名。与 GHb 类似,果糖胺测定可反映 2～3 周血糖的平均浓度。虽然果糖胺测定可自动化,有很高的精密度,并且比测定糖化血红蛋白更便宜,但是对于其临床应用仍存在争议。

由于测定果糖胺监测的是短期血糖的改变,因此果糖胺应与 GHb 结合应用而不是替代。当患者有血红蛋白异变体(如 HbS 或 HbC)存在时,会使红细胞寿命下降,此时测定糖化血红蛋白的意义不大,测定果糖胺则有价值。

果糖胺的测定方法有多种,如分光光度法、亲和层析法、HPLC 法及单克隆抗体法等,但均不适于常规检测而难以推广。目前应用最广的方法是利用碱性条件下果糖胺的 Amadori 重排产物具有还原性而设计的,该法快速、经济,已用于自动化仪器分析,线性可达 $1000\mu mol/L$,CV 为 5.4% 左右。红细胞寿命和血红蛋白变异体不影响果糖胺测定结果,但它受血浆总蛋白浓度的影响,血清白蛋白<30g/L 或尿中蛋白质浓度>1g/L 时,果糖胺的结果不可靠。中度溶血、胆红素和维生素 C 会干扰测定。

由于所有糖化血白蛋白都是果糖胺,而白蛋白是血白蛋白质中含量最多的组分,虽然测定果糖胺主要是测定糖化白蛋白,但果糖胺反映的是血清中总的糖化白蛋白,在白蛋白浓度和半衰期发生明显改变时,会对糖化白蛋白产生很大影响,故对于肾病综合征(nephrotic syndrome,NS)、肝硬化、异常蛋白血症或急性时相反应之后的患者,果糖胺结果不可靠。此外,果糖胺还容易受到血液中胆红素、乳糜和低分子物质等的影响,而检测糖化白蛋白可以减少血清白蛋白水平的影响,相对于果糖胺而言更准确。目前可采用 ELISA 法、HPLC 法、酮胺氧化酶(KAOD)法等多种方法测定糖化白蛋白,临床多用 KAOD 法,可结合血清白蛋白含量计算出糖化白蛋白占血清白蛋白的比例,本法可用于自动化生化分析仪,精密度高、准确性好,胆红素对其干扰较小。

由于白蛋白的产生比血红蛋白快(白蛋白半衰期约为 20 天),所以糖化白蛋白的浓度反映的是近 2～3 周的血糖情况,在反映血糖控制效果上比糖化血红蛋白更敏感、更及时。非糖尿病患者群果糖胺的参考范围为 205～285$\mu mol/L$,其中糖化白蛋白为 191～265$\mu mol/L$。

(3)晚期糖基化终末产物:非酶促作用使葡萄糖与长寿命的蛋白质(如胶原)相连,产生稳定的 Amadori 早期糖化产物。产物经一系列分子重排、脱氢和断裂反应后,生成不可逆的晚期糖基化终末产物(advanced glycation end products,AGE)。当高血糖得到纠正时,AGE 也不会转变为正常物质,而是持续地积累,因此糖尿病患者 AGE 水平高于健康人群。高血糖产生有害效应的分子机制还不清楚,但有证据显示组织蛋白糖基化起了重要作用:AGE 通过对蛋白质和细胞外基质功能的影响,促进糖尿病的微血管病变和大血管并发症的发生。使用 AGE 抑制剂氨基胍,可防止实验动物糖尿病的几种并发症,并在临床试验中得到初步应用。

AGE 的测定方法有多种,早期采用的是相对荧光法,该法受非 AGE 蛋白的干扰;放射受体法是利用巨噬细胞样肿瘤细胞株表面的 AGE 受体进行循环血液和组织蛋白中的 AGE 定量;竞争性 ELISA 法使用 AGE 多克隆抗体,用于测量 Hb-AGE,并且发现 HbA1c 和 Hb-AGE 间存在线性关系。健康人 Hb-AGE 占循环中血红蛋白的 0.4%,而糖尿病患者 Hb-AGE 水平明显增高。血糖改变后,Hb-AGE 水平也改变,但其变化速率比 HbA1c 低 23%。因此,Hb-AGE 提供了一种比糖化血红蛋白更长期的糖尿病控制指标。

3.血糖调节物的检测 血糖的稳定有赖于各种调节激素的正常作用,因此胰岛素及其抗体、胰岛素原、C-肽和胰高血糖素的检测对糖尿病及其并发症的诊断有意义,但需注意的是,糖尿病的诊断标准中并不包括激素的检测。

(1)胰岛素与胰岛素抗体的检测:胰岛素是降低血糖的主要激素,而胰岛素抗体通过与胰岛素结合而拮抗其降血糖效应。

1)胰岛素检测:目前胰岛素测定还没有高度精确、准确和可靠的方法。放射免疫分析(radioimmunoassay,RIA)、酶联免疫吸附测定(enzyme-linked immunosorbent assay,ELISA)、化学发光(chemiluminescence,CL)等都被采用。测定胰岛素的生物学活性更有生理学意义,但费时费力,难以推广。用外源性胰岛素治疗的患者会产生抗胰岛素抗体,可与免疫法使用的抗体竞争。内源性抗体和它结合的胰岛素可被聚乙二醇(PEG)沉淀,再测定游离胰岛素。用盐酸洗脱抗体结合的胰岛素,PEG沉淀抗体,可测定总胰岛素。

胰岛素的参考范围因方法而异,非肥胖健康者空腹胰岛素浓度为 $2 \sim 25\mu U/mL$($12 \sim 150pmol/L$)。在葡萄糖耐量试验时胰岛素浓度可达 $200\mu U/mL$。

胰岛素测定最主要的临床用途是:①对空腹低血糖患者进行评估;②确认需进行胰岛素治疗的糖尿病患者,并将他们与靠饮食控制的糖尿病患者分开。如在口服葡萄糖75g后血浆胰岛素水平超过 $60\mu U/mL$ 时不可能发生微血管并发症,这时能够靠饮食控制;但如果胰岛素峰值<$40\mu U/mL$,则需要胰岛素治疗而且很可能发生微血管病变;③预测2型糖尿病的发展并评估患者的状况,预测糖尿病易感性;④通过测定血胰岛素浓度和胰岛素抗体来评估胰岛素抵抗机制。

葡萄糖刺激胰岛素分泌的动态试验有利于糖尿病类型的鉴别(图9-2)。

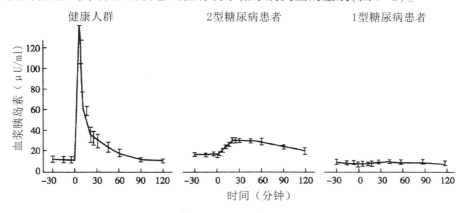

图9-2 葡萄糖刺激胰岛素分泌的动态试验

随着胰岛β细胞功能进行性损害,它对葡萄糖刺激反应的第一时相将丧失,而其他的刺激物(如氨基酸或胰高血糖素)仍能刺激其释放,所以大多数2型糖尿病仍保留第二时相的反应。1型糖尿病患者则基本没有任何反应。

2)胰岛素抗体检测:几乎所有使用异源性胰岛素治疗的糖尿病患者都产生胰岛素抗体,一般情况下这些抗体的滴度较低,不会产生抵抗作用。在少数情况下(多是2型糖尿病患者)抗体的滴度较高,可导致胰岛素抵抗。改善动物来源胰岛素的纯度和使用重组人胰岛素可减少抗体的产生,但并不能完全消除。未接受异源性胰岛素治疗的患者很少产生这种抗体。检测胰岛素抗体可帮助指导胰岛素治疗。另外,已有人提出存在抗胰岛素受体的抗体,通过与胰岛素受体的结合影响血糖的水平。

胰岛素抗体检测方法均为免疫学方法,如 RIA 法、免疫亲和层析法等。

(2)胰岛素原的检测:作为胰岛素的前体和主要储存形式,胰岛素原的检测仍较困难,其原因是:①血浆中胰岛素原浓度低,难获得纯品,故抗体制备困难;②不易获得胰岛素原参考品;③多数抗血清与胰岛素和 C-肽有交叉反应(两者浓度都较高),同时胰岛素原转化中间体也会干扰检测结果。目前已开始生产基因重组的胰岛素原,并由此制备单克隆抗体,将提供可靠的胰岛素原标准品和检测方法。

正常人空腹胰岛素原参考范围是 1.11~6.9pmol/L(也有报道为 2.1~12.6pmol/L),各实验室需建立自己的参考值。

胰岛素原浓度增加见于:①胰腺 β 细胞肿瘤,大多数 β 细胞瘤患者都有胰岛素、C-肽和胰岛素原浓度的增加。因肿瘤使胰岛素原不能转变为胰岛素,部分患者只有胰岛素原升高。尽管胰岛素原生物学活性很低,高浓度胰岛素原仍可能导致低血糖;②罕见的家族性高胰岛素原血症,其原因是胰岛素原转化为胰岛素的能力减弱;③存在可能与抗体起交叉反应的胰岛素原样物质;④在 2 型糖尿病患者,胰岛素原比例和胰岛素原转化中间体都会增加,并且与心血管危险因子关联;⑤妊娠期糖尿病(GDM)有明显高浓度水平的胰岛素原及其裂解产物-32、33 位氨基酸断裂的胰岛素原。最近报道,胰岛素原在胰岛素样物质中所占的比率增加可作为妊娠期糖尿病筛查的预测指标,比年龄、肥胖和高血糖更好。在慢性肾衰竭、肝硬化和甲状腺功能亢进的患者也可见胰岛素原浓度增加。

(3)C-肽的检测:测定 C-肽比测定胰岛素有更多优点:①由于肝脏的代谢可以忽略,所以与外周血胰岛素浓度相比,C-肽浓度可更好地反映 β 细胞的功能;②C-肽不受外源性胰岛素干扰且不与胰岛素抗体反应。

C-肽的测定均采用免疫法,但不同测定方法间的变异很大。其原因包括不同抗体存在特异性差异,与胰岛素原交叉反应的可变性和作为标准品的 C-肽类型不同。因此各实验室有必要建立自己的参考值范围。

健康人空腹血清 C-肽的参考范围为 0.25~0.6nmol/L(0.78~1.89ng/mL),葡萄糖或胰高血糖素刺激后可达 0.9~1.87nmol/L(2.73~5.64ng/mL)。尿 C-肽的参考范围为(25±8.8)μmol/L[(74±26)μg/L]。

C-肽测定的主要用途:①主要用于评估空腹低血糖:某些 β 细胞瘤患者,尤其是存在间歇性胰岛素分泌过多时,胰岛素检测可正常,但 C-肽浓度都升高。当注射胰岛素导致低血糖发生时,胰岛素水平会很高而 C-肽降低,这是因为药用胰岛素中没有 C-肽存在,且外源性胰岛素会抑制 β 细胞的分泌功能;②评估胰岛素的分泌:基础或刺激性(通过胰高血糖素或葡萄糖)尿和空腹血清 C-肽水平可用以评价患者的胰岛素分泌能力和分泌速度,并以此来鉴别糖尿病类型。例如糖尿病患者在用胰高血糖素刺激后 C-肽>1.8ng/mL,可能是 2 型糖尿病,若<0.5ng/mL 可能是 1 型糖尿病。但 C-肽测定对糖尿病患者的常规监测作用不大;③监测胰腺手术效果:在全胰腺切除术后检测不到血清 C-肽,而在胰腺或胰岛细胞移植成功后其浓度应该增加。当需要连续评估 β 细胞功能或不能频繁采血时,可测定尿 C-肽。24 小时尿 C-肽(非肾衰竭者,因肾衰竭可使 C-肽浓度上升)与空腹血清 C-肽浓度相关性很好,并与葡萄糖负载后连续取血标本的 C-肽浓度相关性也很好。C-肽主要通过肾脏排泄,

肾病时,血中 C-肽浓度会升高,同时尿 C-肽浓度的个体差异大,限制了其作为评价胰岛素分泌能力的价值。

(4)胰高血糖素的检测:胰腺 α 细胞瘤或胰高血糖素瘤患者血中胰高血糖素水平显著升高,并多伴有体重减轻、高血糖症等。胰高血糖素浓度降低常与慢性胰腺炎和长期使用磺酰脲类药物治疗有关。

胰高血糖素的检测多采用免疫法,即用标记的胰高血糖素与患者样本中胰高血糖素竞争性结合胰高血糖素多克隆抗体,用聚乙二醇(PEG)沉淀结合的胰高血糖素或使用第二抗体将结合型和游离型胰高血糖素分开,测定结合型胰高血糖素的标记信号而定量。

空腹血浆胰高血糖素的参考范围是 20~52pmol/L(70~180ng/L)。若超过参考值上限 500 倍,可能是自主性分泌的 α 细胞瘤。

4.胰岛素抵抗的检测　目前认为,胰岛素抵抗是糖尿病等多种代谢紊乱症的病因之一,因此其检测也是当前生命科学领域的研究热点。葡萄糖胰岛素钳夹技术(glucose insulin clamp technique,CLAMP)是公认的评价胰岛素抵抗的"金标准",即输注胰岛素,使之达到一种特殊的循环浓度,此时利用外源葡萄糖来补充和维持正常血糖浓度(4.48mmol/L)。在血浆胰岛素浓度接近 $100\mu U/mL$ 时,若维持正常血糖所需的外源葡萄糖少于 $150mg/(m^2 \cdot min)$,即为胰岛素抵抗。CLAMP 技术避免了内源性胰岛素缺乏和低血糖对胰岛素灵敏度的影响,适用于正常糖耐量、糖尿减低及糖尿病等各种人群的检测。但本技术需要特殊仪器设备,昂贵费时,方法复杂,限制了它的临床应用。

微小模型技术(minimal modeltechnique,MMT)比 CLAMP 简便,在静脉葡萄糖耐量试验(IGTT)的同时测定血中胰岛素的反应,根据血糖和胰岛素的动态改变计算出胰岛素的灵敏度。本法需要有足够的内源性胰岛素刺激反应才能正确评价胰岛素的灵敏度,因此在胰岛素分泌减弱的情况下,结果不准确。本法经改良后与 CLAMP 法结果相关性良好,但由于取血次数太多,难以被普遍接受。

国内常用的方法是在进行口服葡萄糖耐量试验(OGTT)的同时测定胰岛素,根据胰岛素反应水平或胰岛素曲线下面积判断胰岛素抵抗和胰岛素敏感指数(insulin sensitivity index,ISI),但该方法用于糖耐量减低和糖尿病患者时存在局限性。除此以外,还有胰岛素抑制试验、胰岛素耐量试验、胰高血糖素试验、持续输注葡萄糖模型分析法等多种评价胰岛素抵抗的方法。

也有一些简单的方法来计算胰岛素抵抗指数(insulin resistance index,IRI),如采用一定胰岛素浓度(logMI)下的葡萄糖代谢清除率(metabolic clearance rate,MCR)来计算的胰岛素敏感指数(ISI=MCRgMI),是一种简便、粗略评估胰岛素抵抗的方法;采用稳态模型以空腹血糖(FPG)和空腹胰岛素(FINS)为基础建立的胰岛素抵抗评价公式 $ISI = FINS/22.5e^{-lnFPG}$,即 $ISI=(FPG\times FINS)/22.5$,其结果与 CLAMP 结果相关性良好。目前有 20 多种指数,这些指数是利用血胰岛素测定、血胰岛素与葡萄糖关系(包括葡萄糖、胰岛素比值或乘积)推定胰岛素灵敏度,而无论单纯的胰岛素浓度,还是胰岛素与葡萄糖的关系,都受到胰岛素灵敏度及胰岛素是否缺乏的双重影响,因此这些指数只适用于大样本群体的胰岛素抵抗流行病学调查。

5.糖尿病的其他相关疾病检测指标及其评价

(1)乳酸和丙酮酸的检测:乳酸是糖代谢的中间产物,主要来源于骨骼肌、脑、皮肤、肾髓质和红细胞。血液中乳酸浓度和这些组织产生乳酸的速率及肝脏对乳酸的代谢速度有关,约 65% 的乳酸由肝脏利用。乳酸循环是指葡萄糖在外周组织转化为乳酸，而乳酸在肝脏中又转化为葡萄糖。肝外乳酸通过骨骼肌和肾皮质的氧化作用清除。乳酸产物增加会促进肝对乳酸的清除，但当乳酸浓度超过 2mmol/L 时，肝脏对其的摄取就会达到饱和。剧烈运动时，乳酸浓度可在短时间内明显增加。乳酸性酸中毒没有可接受的浓度标准，但一般认为乳酸浓度超过 5mmol/L 及 pH<7.25 时提示有明显的乳酸性酸中毒。

乳酸性酸中毒在下列两类临床情况下发生：①A 型（缺氧型）：常见，与组织氧合作用降低有关，如休克、低血容量和左心室衰竭；②B 型：与某些疾病（如糖尿病、肿瘤、肝病）、药物或毒物（如乙醇、甲醇、水杨酸）或先天代谢紊乱（如甲基丙二酸血症、丙酮酸血症和脂肪酸氧化缺陷）有关。机制还不清楚，但推测是线粒体功能缺陷，使氧的利用削弱。乳酸性酸中毒比较常见，住院患者发生率约为 1%。病死率超过 60%，而如果同时存在低血压，则病死率接近 100%。

乳酸性酸中毒另一个不常见且难以诊断的病因是 D-乳酸性酸中毒。D-乳酸不由人代谢产生，而是由肠道吸收后在体内积累。D-乳酸可以导致全身性酸中毒，常见于空回肠分流术后，表现为乳酸性脑病（意识模糊、共济失调、嗜睡），并有血浆 D-乳酸浓度升高。实际上所有测定乳酸的方法都使用 L-乳酸脱氢酶，而不能测定 D-乳酸。D-乳酸可用气液色谱法或用 D-乳酸脱氢酶测定。

脑脊液（CSF）中乳酸浓度通常与血中乳酸相同。但是当 CSF 发生生物化学改变时，其乳酸浓度的变化与血中浓度无关。CSF 中乳酸浓度上升可见于脑血管意外、颅内出血、细菌性脑膜炎、癫痫和其他一些中枢神经系统疾病。在病毒性脑膜炎，CSF 乳酸浓度常不增加。因此，CSF 乳酸浓度可用于鉴别病毒性和细菌性脑膜炎。

测量丙酮酸浓度可用于评价有先天代谢紊乱而使血清乳酸浓度增加的患者。与乳酸/丙酮酸比例增加有关的先天代谢紊乱包括丙酮酸羧化酶缺陷和氧化磷酸化酶缺陷。乳酸/丙酮酸比率升高可作为敏感的指标，用于发现齐多夫定治疗所致的线粒体性肌肉毒性。乳酸/丙酮酸比率<25 提示糖异生缺陷，而比率增加（≥35）时则提示细胞内缺氧。

丙酮酸很不稳定，在采血后 2 分钟内就可出现明显的下降，应利用高氯酸等制备无蛋白滤液测定丙酮酸。在偏磷酸滤液中，丙酮酸室温下可稳定 6 天，4℃ 可稳定 8 天。丙酮酸标准物也需新鲜制备。

（2）酮体检测：酮体由乙酰乙酸、β-羟丁酸和丙酮组成，主要来源于游离脂肪酸在肝脏的氧化代谢产物。正常情况下，长链脂肪酸被肝脏摄取，重新酯化为三酰甘油储存在肝脏内，或转变为极低密度脂蛋白再进入血浆。在未控制的糖尿病中，由于胰岛素缺乏，导致重新酯化作用减弱而脂解作用增强，使血浆中游离脂肪酸增加；同时胰高血糖素/胰岛素比率增加，使得脂肪酸在肝脏中的氧化作用增强，肝脏酮体生成增加而在外周组织中的代谢减少，导致血液中乙酰乙酸堆积。其中小部分乙酰乙酸可自发性脱羧生成丙酮，而大部分则转变为 β-羟丁酸。

酮体的 3 种成分相对比例与细胞的氧化还原状态有关。在健康人，β-羟丁酸与乙酰乙酸以等摩尔的浓度存在，两者基本构成血清中所有酮体，丙酮是次要成分。在严重糖尿病，β-羟丁酸/丙酮的比率可增至 6:1，这是因为此时机体有大量还原型烟酰胺腺嘌呤二核苷酸（NADH）存在，促进了 β-羟丁酸的生成。目前大多数试验仅检测乙酰乙酸，这将导致实验检测结果与病情不相符的情况，即当患者最初有酮症酸中毒时，测定酮体可能仅有弱阳性；

当治疗后，β-羟丁酸转变为乙酰乙酸时，临床却表现为酮症加重。

酮体形成过多会导致其在血中浓度增加（酮血症）和在尿中排泄增加（酮尿）。这个过程可发生于糖的来源减少（饥饿或频繁呕吐）或糖的利用下降（如糖尿病、糖原贮积症等）。对于糖尿病酮症酸中毒，血中酮体的半定量比检测尿中酮体更为准确。虽然尿酮体排泄并不总是与血中酮体浓度成比例，但由于尿酮体检测的方便性，已广泛用于 1 型糖尿病的病情监测。

（3）尿白蛋白排泄率（urinary albumin excretion，UAE）试验：糖尿病患者有很高的肾脏损害风险。大约 1/3 的 1 型糖尿病患者最终发展为慢性肾衰竭。2 型糖尿病发展为糖尿病肾病的概率不及 1 型糖尿病，但由于其患者众多，占整个糖尿病肾病患者的 60%。

糖尿病肾病的早期检测依赖于尿白蛋白排泄率（urinary albumin excretion，UAE）试验。UAE 增加提示白蛋白经肾小球滤过增加，是微血管病变的标志。一旦糖尿病肾病发生，肾功能会迅速恶化。此时进行治疗可延缓疾病进程，但不能停止和逆转肾的损害。

对 1 型和 2 型糖尿病患者，UAE 持续 $>20\mu g/min$ 说明发展为明显肾脏疾病的危险将增加 20 倍；持续性尿蛋白定性阳性（相当于尿白蛋白排泄率 $\geq 200\mu g/min$），提示已有明显的糖尿病肾病。UAE 增加对预测 1 型糖尿病患者发生糖尿病肾病、终末期肾病和增生性眼病都有价值；在 2 型糖尿病患者，UAE 增加可预测渐进性肾脏疾病、动脉粥样硬化和心血管病病死率。2 型糖尿病被诊断时，常有 UAE 增加，提示糖尿病已经存在一段时间。

（4）糖尿病的分子诊断：糖尿病是在多基因遗传基础上，由于各种因素作用，引起胰岛素分泌不足和（或）胰岛素作用低下而引起的代谢性疾病，因此，其遗传表型的分子诊断在糖尿病诊断中也具有一定意义。

1 型糖尿病的遗传易感性与人 HLA 复合体的某些等位基因密切相关。目前已知绝大多数 1 型糖尿病患者可表达 HLA-DR3 和 HLA-DR4 相容性抗原，其表达的频率显著高于正常人群，而 HLA-DQB1 能显著降低发病的风险。

2 型糖尿病具有明显的遗传倾向，其与遗传因素的联系较 1 型糖尿病更紧密。2 型糖尿病中发生突变的基因包括胰岛素基因、胰岛素受体基因、葡萄糖激酶基因等。另外，糖原合成酶基因 416 位点 Val 等位基因的多态性也与本型有关，可采用聚合酶链反应-单链构象多态性法（PCR-SSCP）等多种分子生物学技术检测基因的突变，辅助诊断糖尿病。

20 余种线粒体基因的突变与本病相关，其中突变率最高的是线粒体 tRNAlew（uuR）基因（线粒体转运核糖核酸亮氨酸基因）3243A→G 突变，其余如线粒体 NADH 脱氢酶亚单位 1 基因（ND1）3316G→A 突变、ND4 基因 12026A→G 突变等相对少见。可采用聚合酶链反应-限制性片段长度多态性（PCR-RFLP）、PCR-SSCP、DNA 印迹等方法检测。

（5）新指标：目前有关糖尿病及其并发症的新的检测项目很多，但基本上处于实验室研究阶段，用以探讨发病机制或作为早期筛查项目。

1）脂联素：是一个新的脂肪细胞因子家族成员，其正常血浆浓度为 5～30mg/L。脂联素水平降低与 2 型糖尿病有关，并且低脂联素水平与胰岛素抵抗密切相关。

2）抵抗素：是由脂肪细胞特异分泌的一种肽类激素，目前它与糖尿病的关系存在争议。有学者认为 2 型糖尿病患者空腹血清抵抗素水平明显升高，与 BMI 呈正相关，还与空腹血糖水平和胰岛素抵抗的程度密切相关。但也有学者的研究结果显示它与肥胖和胰岛素抵抗无显著相关性。

3)瘦素：是由肥胖基因编码的一种蛋白质，主要分布于脂肪组织，通过瘦素受体发挥调节代谢、调节胰岛素分泌及免疫调节的作用。瘦素水平升高可显著降低胰岛素的分泌，而瘦素缺乏能导致胰岛素抵抗。目前，瘦素的测定仅仅有助于瘦素缺乏的以幼年性肥胖为特征的疑似病例。

另外，内脏素［前 B 细胞克隆增强因子（PBEF）］、可溶性瘦素受体、胰淀粉样肽、内源性生长激素促分泌素受体（GHS-Rs）配体及血脂等都与糖尿病相关，检测它们的水平可以在相应方面了解糖尿病及其并发症的情况。

二、继发性糖代谢紊乱症

对于 1 型糖尿病的诊断而言，除了上述易感基因及自身抗体的检测外，自身免疫性 1 型糖尿病可伴有器官特异性自身免疫性疾病，如格雷夫斯病、桥本甲状腺炎、艾迪生病和恶性贫血等。因此，临床发现体内存在这些疾病或其相关抗体，可以作为自身免疫性 1 型糖尿病的佐证。

胰腺外分泌疾病达到一定的严重程度，可影响胰腺的内分泌，造成胰腺 β 细胞分泌功能减退或丧失，导致糖尿病的发生。患者有明确的胰腺疾病史，胰腺形态异常，有特征性病理学改变，如水肿、出血、硬化、囊肿及纤维化等。

内分泌疾病（如嗜铬细胞瘤、甲状腺功能亢进、皮质醇增多症等）会引起体内升血糖激素水平增高，引起继发性糖尿病，除血糖增高外，还具有其原发疾病的特征改变，随原发疾病的治愈或缓解，糖代谢紊乱会随之改善。

第十章 核酸与核酸分离纯化技术

第一节 核酸的结构和功能

核酸是生物体内以核苷酸为基本单位的生物大分子化合物,为生命的最基本物质之一。根据化学组成的不同,核酸可分为脱氧核糖核酸(deoxyribo nucleic acid,DNA)和核糖核酸(ribo nucleic acid,RNA)。DNA是储存、复制和传递遗传信息的主要物质基础,RNA在蛋白质合成过程中起着重要作用,也是某些病毒的遗传物质。核酸在医学实践中有着重要的应用,在人类疾病诊断中发挥重要作用。

一、DNA的结构与功能

1.DNA的组成 DNA是一种高分子化合物,其基本单位是脱氧核苷酸,每个核苷酸由磷酸、脱氧核糖和含氮碱基3部分组成。组成DNA分子的碱基有4种:腺嘌呤(A),鸟嘌呤(G),胸腺嘧啶(T),胞嘧啶(C)。DNA的碱基组成有以下特点:①各种生物的DNA分子中腺嘌呤与胸腺嘧啶的摩尔数相等,即A=T;鸟嘌呤与胞嘧啶的摩尔数相等,即G=C。因此,嘌呤碱的总数等于嘧啶碱的总数,即A+G=C+T;②DNA的碱基组成具有种属特异性,即不同生物种属的DNA具有各自特异的碱基组成,如人、牛和大肠埃希菌的DNA碱基组成比例是不一样的;③DNA的碱基组成没有组织器官特异性,即同一生物体的各种不同器官或组织DNA的碱基组成相似;④生物体内的碱基组成一般不受年龄、生长状况、营养状况和环境等条件的影响。这就是说,每种生物的DNA具有各自特异的碱基组成,与生物的遗传特征有关,因此,可以通过对特定DNA序列的分析,对物种做出鉴定。

此外,DNA分子中还发现了一些修饰碱基,最常见的是5-甲基胞嘧啶,这种修饰可以对基因的功能产生影响,为表观修饰的一种形式。此外,最近还发现了5-羟甲基胞嘧啶、5-甲酰胞嘧啶和5-羧基胞嘧啶等修饰碱基。

2.DNA的结构与功能 多个脱氧核苷酸经3′-5′磷酸二酯键聚合而成为DNA链,DNA一级结构就是指各核苷酸单体沿多核苷酸链排列的顺序,表明了该DNA分子的化学构成。在分子生物学检验中,主要内容就是对DNA一级结构的分析,即DNA序列的分析。DNA的一级结构是形成二级结构和三级结构的基础。DNA的二级结构是双螺旋结构,主要特征是:①主干链反向平行:DNA分子是一个由两条平行的脱氧多核苷酸链围绕同一个中心轴盘曲形成的右手螺旋结构,两条链行走方向相反,一条链为5′→3′走向,另一条链为3′→5′走向。磷酸基和脱氧核糖基构成链的骨架,位于双螺旋的外侧;碱基位于双螺旋的内侧。碱基平面与中轴垂直;②侧链碱基互补配对:两条脱氧多核苷酸链通过碱基之间的氢键连接在一起。碱基之间有严格的配对规律:A与T配对,其间形成两个氢键;G与C配对,其间形成三个氢键。这种配对规律,称为碱基互补配对原则。每一碱基对的两个碱基称为互补碱基,同一DNA分子的两条脱氧多核苷酸链称为互补链。DNA双螺旋的直径为2nm,一圈螺旋含10个碱基对,每一碱基平面间的轴向距离为0.34nm,故每一螺旋的螺距为3.4nm,每个碱基的旋转角度为36°。维持DNA结构稳定的力量主要是碱基对之间的堆积力,碱基对之间的氢键也起着重要作用。在分子生物学检验中最基本的变性/复性,就是指在一定理化因素作用下,DNA双螺旋结构破坏/重新形成的过程,是分子生物学技术最基本的原理。DNA双螺旋进一步盘曲形成更加复杂的结构,称为DNA的三级结构。绝大部分原核生物的DNA都是共价封闭的环状双螺旋分子,这种双螺旋分子还需再次螺旋化形成超螺旋结构。超螺旋是DNA三级结构的最常见的形式。超螺旋方向与双螺旋方向相反,使螺旋变松者,叫作负超螺旋;超螺旋方向与双螺旋方向相同,使螺旋变紧者,叫作正超螺旋。

在真核生物的染色质中,DNA的三级结构与蛋白质的结合有关。构成染色质的基本单位是核小体。核小体由核小体核心和连接区组成。核小体核心由组蛋白八聚体(由H2A、H2B、H3、H4各两分子组成)和盘绕其上的一段约含146碱基对的DNA双链组成,连接区含有组蛋白H1和一小段DNA双链。核小体彼此相连成串珠状染色质细丝,染色质细丝螺旋化形成染色质纤维,后者进一步卷曲、折叠形成染色单体。这样,DNA的长度被压缩近万倍而存储在细胞核中(图10-1)。

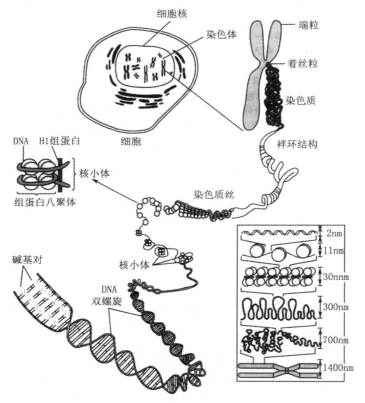

图10-1 DNA高级结构的形成

3.DNA双螺旋结构的变异　Watson和Crick提出的DNA双螺旋结构模型为B型,存在于生理条件下,在一定条件下双链DNA可以从B型转变成其他的构象。目前已辨识出来的构象还包括:A-DNA、C-DNA、D-DNA、E-DNA、H-DNA、L-DNA、P-DNA与Z-DNA。但是,自然界中可见的只有A-DNA、B-DNA与Z-DNA。引起DNA构象改变的因素包括:DNA序列、超螺旋的程度与方向、碱基上的化学修饰、相对湿度及溶液状态如金属离子浓度等。

4.DNA 的功能与分析技术 DNA 是遗传物质,它具有相对的稳定性,能够精确的自我复制,使亲代与子代间保持遗传的连续性;能够指导蛋白质合成,控制新陈代谢过程和性状发育;在特定条件下产生可遗传的变异。在分子生物学检验中,可以通过对某种生物体的特异DNA 组成进行分析对其做出鉴定和识别,如个体识别、菌种鉴定等,也可以对其变异进行分析,对遗传病做出诊断和易感性预测,以及病毒分型和耐药菌株监测。DNA 分析技术主要包括传统的 DNA 提取、分离和纯化,PCR 扩增、限制性内切酶酶切和杂交分析,以及发展迅速的基因芯片和 DNA 测序技术,这些技术将在后面的章节中详细论述。

二、RNA 的结构与功能

核糖核酸也是一种重要的生物大分子,存在于细胞的细胞质和细胞核中,对一部分病毒而言,RNA 是其唯一的遗传物质。与 DNA 相似,每个 RNA 分子都是由核苷酸为基本单位组成的长链,每个核苷酸含有一个含氮碱基、一个核糖和一个磷酸基。RNA 种类丰富,与蛋白质生物合成有密切的关系,在基因的表达调控中也起着重要的作用。

1.RNA 的组成与分类 组成 RNA 的碱基主要有四种,即腺嘌呤(A)、鸟嘌呤(G)、胞嘧啶(C)和尿嘧啶(U),与 DNA 不同的是尿嘧啶取代了胸腺嘧啶而成为 RNA 的特征碱基。另外,还有多种稀有碱基存在于特定类型的 RNA,如 tRNA 中往往含有较多的稀有碱基,有的tRNA 含有的稀有碱基达到 10%,如二氢尿嘧啶、核糖胸腺嘧啶(rT)和假尿苷(Ψ)及不少碱基被甲基化。在细胞中,根据结构功能的不同,RNA 主要分三类,即 tRNA、rRNA 及 mRNA,与蛋白质合成有关。除此之外,在细胞中还有许多种类和功能不一的小型 RNA,在细胞功能中发挥重要作用,如细胞核内小分子 RNA 是细胞核内核蛋白颗粒的组成成分,参与 mRNA前体的剪接及成熟的 mRNA 由核内向胞质中转运的过程;核仁小分子 RNA 参与 rRNA 前体的加工及核糖体亚基的装配;反义 RNA 可以与特异的 mRNA 序列互补配对,阻断 mRNA 翻译,能调节基因表达;微小 RNA 可以与靶 mRNA 结合,产生转录后基因沉默作用,在基因表达调控和控制个体发育中起重要作用。而其他如 Ⅰ 型内含子、Ⅱ 型内含子、RNase P、HDV、核糖体 RNA 等都有催化的活性,这类 RNA 被称为核酶。

2.RNA 的结构与功能

(1)tRNA:约占总 RNA 的 15%,tRNA 主要功能是在蛋白质生物合成中转运氨基酸和识别密码子,细胞内每种氨基酸都有其相应的一种或几种 tRNA,因此 tRNA 的种类很多,在细菌中有 30~40 种 tRNA,在动植物中有 50~100 种 tRNA。tRNA 是单链分子,含 73~93 个核苷酸,其 3 端为 CCA-OH,5 端多为 pG,分子中大约 30% 的碱基是不变的或半不变的,碱基类型保守。tRNA 二级结构为三叶草型。配对碱基形成局部双螺旋而构成臂,不配对的单链部分则形成环(图 10-2)。tRNA 的三级结构为倒 L 形。

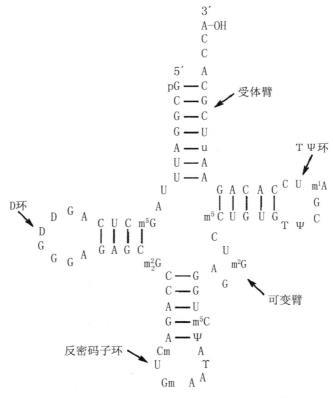

图 10-2　tRNA 三叶草型二级结构及稀有碱基

（2）mRNA：原核生物的 mRNA 结构简单，为多顺反子。在原核生物 mRNA 中编码序列之间有间隔序列，可能与核糖体的识别和结合有关。在 5′端与 3′端有与翻译起始和终止有关的非编码序列，原核生物 mRNA 中没有修饰碱基，5′端没有帽子结构，3′端没有多聚腺苷酸（poly adenylate tail，polyA）尾巴。真核生物 mRNA 为单顺反子结构（图 10-3），在真核生物成熟的 mRNA 中 5′端有 m7GpppN 的帽子结构，帽子结构可保护 mRNA 不被核酸外切酶水解，并且能与帽结合蛋白结合识别核糖体并与之结合，与翻译起始有关。3′端有 polyA 尾巴，其功能可能与 mRNA 的稳定性有关，少数成熟 mRNA 没有 polyA 尾巴，如组蛋白 mRNA，它们的半衰期通常较短。

（3）rRNA：占细胞总 RNA 的 80% 左右，rRNA 分子为单链，局部有双螺旋区域，具有复杂的空间结构，原核生物主要的 rRNA 有三种，即 SS、16S 和 23S rRNA，真核生物则有 4 种，即 5S、5.8S、18S 和 28S rRNA。rRNA 分子作为骨架与多种核糖体蛋白装配成核糖体。16S rRNA 普遍存在于原核生物中，而且在生物进化的漫长历程中保持不变，可作为生物演变的时间钟。16S rRNA 相对分子量大小适中，约 1540nt，既含有高度保守的序列区域，又有中度保守和高度变化的序列区域，因而它适用于进化距离不同的各类生物亲缘关系的研究。可变区序列因细菌不同而异，恒定区序列基本保守，所以可利用恒定区序列设计引物，将 16S rDNA 片段扩增出来，利用可变区序列的差异来对不同菌属、菌种的细菌进行分类鉴定。最常用的通用引物 27F 和 1492R。

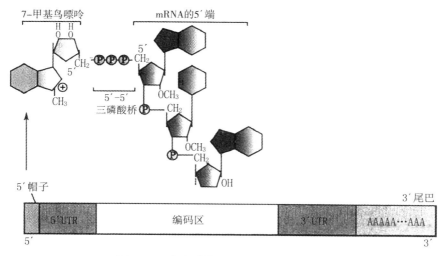

图 10-3 人类成熟 mRNA 的结构示意图

（4）miRNA：是一类内源性的具有调控功能的非编码 RNA，其大小长 20~25 个核苷酸，在细胞内主要发挥基因转录后水平调控作用。作为重要的调节分子，miRNA 参与生命过程中一系列的重要进程，包括胚胎发育、细胞增生、细胞凋亡、病毒防御、脂肪代谢、肿瘤发生等。从第一个 miRNA 的发现至今，有关 miRNA 的研究日新月异。最近在血浆中也发现存在着循环 miRNA 分子，可以作为疾病的分子标志物。miRNA 的前体常形成分子内茎环结构，而且含有大量的 U/G 碱基对，经过核酸酶的加工形成成熟的 miRNA。成熟的 miRNA 长 18~28nt，5'端有一个磷酸基团且多为尿嘧啶核苷酸，3'端为羟基，miRNAs 具有高度的保守性。

RNA 基因通常是在核内由 RNA 聚合酶Ⅱ（polⅡ）转录的，最初产物为大的具有帽子结构（m7GpppG）和多聚腺苷酸尾巴（AAAAA）的原始 miRNA，原始 miRNA 在核酸酶和其辅助因子的作用下被处理成 70 个核苷酸组成的前 miRNA。RNA-GTP 和 Exportin-5 将前 miR-NA 输送到细胞质中。随后，另一个核酸酶 Dicer 将其剪切产生约为 22nt 长度的 miRNA/miRNA * 双链。这种双链很快被引导进入沉默复合体中，其中一条成熟的单链 miRNA 保留在这一复合体中，成熟的 miRNA 结合到与其互补的 mRNA 的位点通过碱基配对调控基因表达。

3.RNA 分析技术　传统的 RNA 操作技术包括 RNA 的分离提取、纯化、定量与鉴定等，RNA 在体外容易降解，分离提取需十分注意。与 DNA 不同的是 RNA 种类较多，在分离纯化方面需要根据不同 RNA 的特征设计方案，如 mRNA 从总 RNA 的分离可采用 oligo（dT）-纤维素亲和层析法，而 miRNA 则采用聚丙烯酰胺凝胶电泳根据分子量大小分离。RNA 的表达检测一般先进行反转录成为 cDNA 后，再通过 Northern 杂交、荧光定量 PCR 或基因芯片检测。随着测序技术发展，数字基因表达谱成为新一代的全基因组表达谱研究技术，在分子标志物发现方面具有巨大的优势。

第二节 基因的结构与功能

基因的现代分子生物学概念是指能编码有功能的蛋白质多肽链或合成 RNA 所必需的全部核酸序列,是核酸分子的功能单位。一个基因通常包括编码蛋白质多肽链或 RNA 的编码序列,保证转录和加工所必需的调控序列和 5′端、3′端非编码序列。另外在真核生物基因中还有内含子等核酸序列。

一、基因的结构与功能

1.原核生物的基因结构 原核生物基因的编码区为起始密码子到终止密码子之间的一段连续的序列,在基因组中原核生物基因一般以操纵子形式存在。非编码区中包含了调控序列,包括启动子和转录终止信号,某些基因中可能有阻遏蛋白或激活蛋白识别和结合的顺式作用元件(图 10-4)。

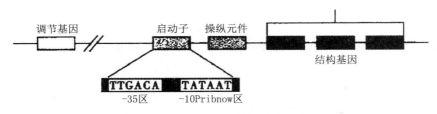

图 10-4 原核生物的基因结构示意图

(1)启动子:启动子是一段位于结构基因 5′端的上游的 DNA 序列,能活化 RNA 聚合酶,使之与模板 DNA 准确地结合并具有转录起始的特异性。在原核生物中,启动子包含两个短序列,位于转录起始点上游的−10 及−35 位置。位于−10 的序列称为 Pribnow 区或−10 区,通常包含 6 个核苷 TATAAT。Pribnow 区对于转录开始是绝对必要的。位于−35 的序列通常包含 6 个核苷 TTGACA。它的出现可以提高转录效率。

(2)终止子:在结构基因的下游近 3′端的一段 DNA 序列中有 GC 富集区组成的具有回文特征的重复序列,转录后在 RNA 分子中形成特殊结构以终止 RNA 链的延伸。

(3)操纵元件:或称操纵序列,可以被阻遏蛋白识别与结合,是一些启动子邻近部位的一小段特定序列,可被具有抑制转录作用的阻遏蛋白识别并结合,通常与启动子区域有部分重叠。

2.真核生物基因 真核生物基因结构与原核生物基因不同,包括外显子与内含子,称为断裂基因。调控序列也较原核生物复杂,包括启动子、增强子、剪接信号、加尾信号和侧翼序列等。

(1)断裂基因:大多数真核生物的基因为断裂基因,就是基因的编码序列在 DNA 分子上是不连续的,被非编码顺序所隔开。编码的序列称为外显子,非编码序列称为内含子,又称插入序列。内含子在转录后被剪切掉。外显子和内含子接头区都有一段高度保守的一致序列,即内含了 5′末端大多数是 GT 开始,3′末端大多是 AG 结束,称为 GT-AG 法则,是普遍存在于真核生物基因中 RNA 剪接的识别信号。

(2)侧翼序列:侧翼序列在第一个外显子和最末一个外显子的外侧是一段不被翻译的非

编码区,称为侧翼序列,在 mRNA 中称为非翻译区(untranslated region,UTR)。侧翼序列含有基因调控顺序,对该基因的活性有重要影响。

(3)启动子:真核生物基因的启动子主要包括下列元件(Ⅱ类启动子为例):①TATA 盒:其核心序列为 TATA(AT)A(AT)。它在基因转录起始点上游−30~−25bp 处,基本上由 A−T 碱基对组成,RNA 聚合酶与 TATA 框牢固结合之后才能开始转录;②CAAT 盒:其一致顺序为 GGCCAATCT,位于转录起始点上游−80~−70bp 处,为一重要的顺式作用元件,对许多真核基因的转录有控制和调节作用;③GC 盒:由 GGCGGG 组成,位于−70~−110,对基因转录起到调节作用。

(4)增强子:增强子可以位于基因的上游或下游,也可位于内含子中,它不能启动一个基因的转录,但有增强转录的作用。增强子可与特异因子结合而促进转录的进行。增强子通常有组织特异性,从而使基因表达出现时空表达的差异。

二、表观遗传与基因功能

表观遗传是指在 DNA 序列不发生改变的情况下,基因功能出现可逆的、可遗传的变化。表观遗传现象包括组蛋白修饰、DNA 甲基化、RNA 干扰等。本节主要介绍组蛋白修饰和DNA 甲基化。

1.组蛋白修饰　常见的组蛋白修饰包括乙酰化、甲基化、磷酸化、泛素化、糖基化等,这是组蛋白密码的基本元素,下面逐个介绍这些组蛋白修饰。

(1)甲基化:组蛋白甲基化是由组蛋白甲基化转移酶完成的。甲基化可发生在组蛋白的赖氨酸和精氨酸残基上,而且赖氨酸残基能够发生单、双、三甲基化,而精氨酸残基能够单、双甲基化,这些不同程度的甲基化极大地增加了组蛋白修饰和调节基因表达的复杂性。甲基化的作用位点在赖氨酸(Lys,K)、精氨酸(Arg,R)的侧链 N 原子上。组蛋白 H3 的第 4、9、27 和 79 位,H4 的第 20 位 Lys,H3 的第 2、17、26 位及 H4 的第 3 位 Arg 都是甲基化的常见位点。组蛋白精氨酸甲基化是一种相对动态的标记,而赖氨酸甲基化是基因表达调控中一种较为稳定的标记。

(2)乙酰化:组蛋白乙酰化主要发生在 H3、H4 的 N 端比较保守的赖氨酸位置上,是由组蛋白乙酰转移酶和组蛋白去乙酰化酶协调进行。组蛋白乙酰化呈多样性,核小体上有多个位点可提供乙酰化位点,但特定基因部位的组蛋白乙酰化/去乙酰化是以一种非随机的、位置特异的方式进行。乙酰化可能通过对组蛋白电荷及相互作用蛋白的影响,来调节基因转录,去乙酰化可以使染色质紧密,阻止基因的表达,而乙酰化则可以使染色质开放,激活基因表达。

(3)组蛋白的其他修饰方式:相对而言,组蛋白的甲基化修饰方式是最稳定的,所以最适合作为稳定的表观遗传信息。而乙酰化修饰具有较高的动态,另外还有其他不稳定的修饰方式,如磷酸化、泛素化、ADP 核糖基化等。这些修饰更为灵活的影响染色质的结构与功能,通过多种修饰方式的组合发挥其调控功能。

2.DNA 甲基化　DNA 甲基化是指生物体在 DNA 甲基转移酶的催化下,以 S−腺苷甲硫氨酸为甲基供体,将甲基转移到特定的碱基上的过程。DNA 甲基化可以发生在腺嘌呤的 N−6 位、胞嘧啶的 N−4 位、鸟嘌呤的 N−7 位或胞嘧啶的 C−5 位等。但在哺乳动物及人类基因组中,大约有 1%的 DNA 碱基发生了甲基化。DNA 甲基化一般发生于 CpG 双核苷酸中的胞嘧啶上,生成 5-甲基胞嘧啶(5mC)。人类的 CpG 以两种形式存在,一种是分散于 DNA 中,另一种是 CpG 结构高度聚集的 CpG 岛。在正常组织里,70%~90%的散在的 CpG 是被甲基修饰的,而 CpG 岛则是非甲基化的。DNA 甲基化的会产生基因突变并影响基因的表达。

DNA 甲基化在人的正常发育、X 染色体失活、衰老及许多人类疾病(如发育遗传、肿瘤、心血管疾病、糖尿病和神经系统疾病等)过程中发挥重要作用,已经成为表观遗传学的重要研究内容。DNA 甲基化的检测技术发展迅速,其基本原理是 DNA 经亚硫酸氢钠处理后,所有未甲基化的胞嘧啶发生脱氨基变为尿嘧啶,而甲基化的胞嘧啶无此改变,然后可以通过两种策略来进行 DNA 甲基化的分析。

(1)甲基化特异性 PCR 法:DNA 经亚硫酸氢钠处理后,设计两对分别针对甲基化与非甲基化等位基因的引物,结合 PCR 扩增就可以将经甲基化与非甲基化等位基因区分开。这种方法灵敏度高,对 DNA 的质和量要求低,是目前较为常用的甲基化检测方法。

(2)非甲基化特异性 PCR 法:亚硫酸氢钠处理后,分别在待检测甲基化区域两侧设计上下游引物扩增目的片段,然后采用测序等方法进行分析,该方法可以克服只能针对单个位点检测的缺点,可以对任何基因序列的甲基化状态进行检测。

三、基因突变

1.点突变　点突变也称为碱基置换,是指单个碱基的改变,在引起人类遗传性疾病的点突变中包括错义突变、无义突变、RNA 加工突变及发生在调控区的突变等。

(1)错义突变:是指点突变改变了三联体密码子,导致基因产物中某个氨基酸被另一个氨基酸所取代。在许多的遗传病中,发现的突变绝大多数是错义突变。

(2)无义突变:又称为链终止突变,是指 DNA 序列的改变使得编码某一氨基酸的密码子突变终止密码,则导致翻译过程提前终止。也有情况下是突变使得终止密码子破坏,导致翻译延续到下一终止密码子才能终止,使得肽链延长。

(3)RNA 加工突变:真核生物细胞中 RNA 转录后需要经过戴帽、加尾和剪接才能成为成熟的 RNA。与剪接有关的突变有两种情况:在外显子内含子结合点(5′给位)或内含子。外显子结合点(3′受位)发生的突变,会影响正常 RNA 在该位点的剪接。另一种是内含子中的序列发生点突变,形成新的给位或受位,因此会导致成熟的 mRNA 中增加一段额外的"外显子",如发生在人类 β 珠蛋白基因第 2 内含子第 654 位的突变[IVS-Ⅱ-654(C_>T)]导致 p 珠蛋白基因转录后会增加一段 73bp 的额外外显子。

2.插入/缺失突变　插入/缺失突变分为小片段和大片段插入/缺失,小片段突变指的是在 1~60 个碱基范围的改变,而大片段的插入/缺失甚至可以在染色体水平上检测到。如果在编码序列中插入/缺失 1 个或几个(非 3 的整数倍)碱基,则改变了自突变位点到开放阅读框终止密码子间的全部序列,由此所导致的突变称为移码突变,移码突变通常会导致其蛋白产物完全丧失功能。如果插入/缺失 3 的整数倍,则在蛋白质产物相应的序列中插入/缺失编码的氨基酸。大片段的插入/缺失并不常见,尤其是大片段的插入突变更为罕见。然而对于某些遗传病来讲,大片段缺失是其主要的突变形式,如迪谢内肌营养不良症和 α 地中海贫血。

3.动态突变　某些单基因遗传病的发生,是由于 DNA 分子中某些短串联重复序列,尤其是基因编码序列或侧翼序列的三核苷酸重复次数增加所引起。因为这种三核苷酸的重复次数可随着世代交替的传递而呈现逐代递增的累加突变效应,故而被称之为动态突变。如亨廷顿舞蹈病,致病基因 HTT 位于 4p16.3,基因序列中包含一段以 CAG 为核心序列的三核苷酸重复(…CAGCAGCAG…),当重复次数<28 次时为正常,当在 28~35 次时,风险大大增加;当>35 次时则开始表现出症状,当>40 次时为表现出典型的症状。

第三节　基因组结构与特征

基因组是一个细胞或一种生物体的整套遗传物质,包括基因和非编码 DNA。更准确地讲,一个生物体的基因组是指一套染色体中的完整的 DNA 序列。如体细胞中的二倍体由两套染色体组成,其中一套 DNA 序列就是一个基因组。基因组也可以指整套核 DNA(核基因组),也可用于拥有自身遗传物质的细胞器基因组,如线粒体基因组。自然界中从简单的病毒到复杂的高等动植物,都具有自己独特的基因组。

一、原核生物基因组

1.原核生物基因组特征　原核生物基因组通常是由一条环状双链 DNA 分子组成,习惯上也称之为染色体,大多数原核生物只包含一条染色体,以类核结构形式存在于细胞中,原核生物基因组相对较小,结构基因往往以操纵子形式存在,不含内含子,具体特征如下。

(1)原核生物基因组较小:基因组大小一般在 10^6 ~ 10^7 碱基对。例如,大肠埃希菌基因组由 $4.6×10^6$ bp 组成,是人类基因组($3.0×10^9$ bp)的 1‰;而且基因数目也较少,大约含 3500 个基因。

(2)原核生物的类核结构:原核生物与真核生物的主要区别在细胞核,原核生物没有典型的细胞核结构,基因组 DNA 位于细胞中央的核区,没有核膜将其与细胞质隔开,但能在蛋白质的协助下,以一定的形式盘曲、折叠包装起来,形成类核。类核的中央部分由 RNA 和支架蛋白组成,外围是双链闭环的超螺旋 DNA。类核中 80% 为 DNA,其余为 RNA 和蛋白质。类核常常与细胞膜的许多部位相连。

(3)原核生物的操纵子结构:操纵子结构是原核生物基因组的功能单位。原核生物的结构基因大多数按功能相关性成簇地串联排列于染色体上。结构基因同其上游的调控区(包括调节基因、启动子和操纵基因)及下游的转录终止信号,共同组成了一个基因表达单位,即操纵子结构。如乳糖操纵子、阿拉伯糖操纵子及色氨酸操纵子等。

原核生物的 mRNA 是多顺反子 mRNA,即一个 mRNA 分子带有几种蛋白质的遗传信息,利用共同的启动子和终止信号,转录出的 mRNA 分子可以编码几种不同的但多为功能相关的蛋白质,原核生物 mRNA 的 5′端无帽结构,3′端一般也无多聚 A 尾巴,但 5′端和 3′端也有非编码区。非编码区内主要是一些调控序列,所占比例为 50% 左右。非编码区域中常常有反向重复序列存在,并能形成特殊的结构,具有一定的调控作用,如复制起始区 OriC、复制终止区 TerC、转录起始区和终止区等。

(4)原核生物的结构基因:原核生物的结构基因中无内含子成分,其 RNA 合成后不需要经过剪接加工过程。但基因与基因之间有重复序列存在,如肠杆菌基因间重复一致序列已在多个细菌中被检出,长约 126bp,可形成茎环结构,而且序列的同源性很高。原核生物的结构基因多数是单拷贝基因,只有编码 rRNA 和 tRNA 的基因有多个拷贝。原核生物结构基因的编码顺序一般不重叠。

（5）具有编码同工酶的基因：这类基因表达产物的功能相同，但基因结构不完全相同。例如，在大肠埃希菌基因组中含有两个编码乙酰乳酸合成酶同工酶的基因，两个编码分支酸变位酶同工酶的基因。

（6）含有可移动 DNA 序列：原核生物基因组中的可移动序列包括插入序列、转座子等。这些可移动的 DNA 序列通过不同转移方式发生基因重组，改变生物体的遗传性状，使生物体更适应环境的变化。

2.质粒　质粒可编码细菌多种重要的生物学性状，根据其所携带基因功能的不同将质粒分为以下几类，其中 R 质粒与临床分子生物学检验关系最为密切。

（1）R 质粒：也称抗药性质粒或耐药性质粒。分子量在 2.5×10^7 D 以上，主要特征是带有耐药性基因，耐药质粒可通过细菌之间的接合作用进行传递。R 质粒由两个相邻的 DNA 片段组成：一段称为抗性转移片段（resistance-transfer factors，RTF），它包括转移基因、DNA 复制基因、决定拷贝数基因及四环素抗性基因，其分子量为 1.1×10^7 D；另一段称抗性决定片段（resistance-determinant factors，RDF）主要含有串联在一起的抗各种抗生素的抗性基因，如抗青霉素（Pen）、抗氨苄西林（Amp）、抗氯霉素（Chl）、抗链霉素（Str）、抗卡那霉素（Kan）和抗磺胺（Sul）等抗性基因，这些抗性基因常常串联在一起。RTF 和 RDF 有可能相互脱离成为两个独立的环，单独的 RDF 不能转移，但可在 RTF 的带动下转移，可通过转位作用插入到染色体基因组上，从而使宿主菌产生抗药性；也可通过转位作用再与 RTF 重新形成 R 质粒。耐药基因还可以通过转化、转导和转座等非接合方式在细菌间转移，并在细菌内与 R 质粒发生重组，进一步造成耐药性播散。

由于抗菌药物的广泛应用，细菌迅速适应了抗菌药物的环境，临床分离细菌中耐药菌株日益增多，多重耐药菌株乃至"超级细菌"出现，以致新药开发研究的速度跟不上细菌耐药性变异的变化。而且有些耐药质粒同时带有编码毒力的基因，使其致病性增强，这些变异的后果给疾病的治疗带来很大的困难。因此，检测细菌所携带的耐药性质粒及耐药基因，分析耐药性播散及其规律，及时发现新的耐药基因，研究细菌的耐药机制与调控，已显得越来越重要。

（2）F 质粒：也称性质粒，它可以决定细菌的性别，能将宿主染色体基因和它本身转移到另一宿主细胞中去。F 质粒也是一种游离基因，既可整合到细菌染色体中，又可再游离出来。F 质粒的整合作用属于 DNA 同源重组过程，整合到细菌染色体中的 F 质粒还可以再切割下来，但切割的部位往往不准确，一个切点可在 F 质粒一端的内部，另一个切点则在细菌染色体上，所以切下来的质粒是带有一部分细菌的染色体。这种带有宿主菌染色体 DNA 片段的质粒称 F′质粒。

（3）Col 质粒：　也称大肠埃希菌素生长因子，而大肠埃希菌素又能阻止不含这种质粒的大肠埃希菌生长。Col 质粒能编码大肠埃希菌素，并结合在敏感细菌的胞壁上，干扰它们的某些生化过程，如复制、转录、翻译或能量代谢等，杀死这些细菌有利于自身的生存。Col 质粒分子量的波动范围很大，从几百万到 6×10^7 D。

另外，还有毒力质粒或称 Vi 质粒，如编码产毒性大肠埃希菌产生外毒素的质粒；代谢质粒，编码可使宿主菌降解特殊的分子（如甲苯或水杨酸）的酶。

3.转座因子　转座因子又称转座元件，是一类在细菌染色体、质粒或噬菌体之间自行移动并具有转位特性的独立的 DNA 序列。转座可以引起多种类型的基因突变,在插入位点引入新的基因和基因重排等遗传效应,是基因重组的一种重要方式。在原核生物中,转座因子主要包括插入序列(insertion sequence,IS)、转座子(transposon,Tn)和 Mu 噬菌体,本章主要介绍前两者。

(1)插入序列:插入序列是最早发现的转座因子,也是一类最简单的转座因子。长度为 700~2000bp,由一个转座酶基因及两侧的反向重复序列(inverted repeat,IR)组成。反向重复序列的对称结构使 IS 可以双向插入(正向插入或反向插入)靶位点,并在插入后于两侧形成一定长度(3~11bp)的正向重复序列(direct repeat,DR)称为靶序列。

F 质粒、R 质粒中均含 IS。当含有抗药基因 R 质粒的转座因子转位到染色体中时,在该部位产生抗性基因,从而使抗药性在不同菌群中得以传播。IS 的转座频率为 10^{-7}/拷贝,即在 1 个世代的 10^7 细菌中有 1 次插入。IS 常常对插入后的基因功能产生多种遗传效应。

(2)转座子:转座子是一类复杂的转座因子。Tn 比 IS 大,4.5~20kb,除了携带有关转座的必需基因外,还含有能决定宿主菌遗传性状的基因,主要是抗生素和某些药物的抗性基因,如热稳定的大肠埃希菌毒素 I 基因或抗药性基因等。转座子中的转位酶称为转座酶,其功能是介导转座子从一个位点到另一个位点,或从一个复制子转座到另一个复制子,其转座过程与 IS 相似。

二、病毒基因组

1.病毒基因组特征　与原核生物和真核生物基因组相比,病毒基因组在基因组大小、碱基组成、核酸类型、基因组结构等组织形式上都有所不同。病毒基因组结构简单,核酸类型多样,具有重叠基因现象,无重复序列,非编码序列少,某些病毒基因具有内含子结构。具体特征如下。

(1)基因组的碱基组成:病毒基因组结构相对简单,基因数少,所含信息量也少,但不同的病毒其基因组大小存在较大的差异,变化范围一般在 $1.5×10^3$ ~ $3.6×10^6$ bp。如乙型肝炎病毒基因组为 3.2kb,仅编码 6 种蛋白质;而痘病毒基因组 DNA 为 300kb,可编码几百种蛋白质。不同病毒核酸的碱基组成相差也很大,如某些疱疹病毒属,G+C 碱基含量高达 75%,而某些痘病毒属 G+C 碱基含量低至 26%。G+C 碱基含量越高,核酸双链结构越稳定。

(2)基因组的核酸类型:原核生物和真核生物的染色体及染色体外基因组多数为双链 DNA,而病毒基因组的核酸类型较多,有双链、单链和双链部分区域为单链;有环状分子,也有线状分子。无论是哪种核酸类型,一种病毒颗粒中核酸成分只能是一种,或为 DNA,或为 RNA,而其他生物体类型中往往 DNA 和 RNA 是共存的。多数 RNA 病毒的基因组是由连续的 RNA 组成,有些病毒的基因组 RNA 是节段性的,由不连续的几条链组成,如流感病毒。

根据巴尔的摩分类法(基于病毒 mRNA 合成方式)可将病毒基因组分为七类(表 10-1)。对于单链 DNA 或是 RNA 病毒而言,如果基因组序列与 mRNA 相同,称为正链 DNA(+DNA)或正链 RNA(+RNA)病毒;如果与 mRNA 互补,则称为负链 DNA(-DNA)或负链 RNA(-RNA)病毒。单链正链 RNA 病毒基因组的 RNA 与 mRNA 相同,可以直接作为 mRNA 行使模板功能,翻译出所编码的蛋白质,并复制出病毒核酸,自我组装成成熟的病毒颗粒,感染宿主细胞。如脊髓灰质炎病毒、SARS 相关冠状病毒、丙型肝炎病毒及鼻病毒等。而单链负链 RNA 病毒基因组的 RNA 序列与 mRNA 互补,不能直接作为 mRNA 指导蛋白质的合成,必须以基因组 RNA 为模板转录生成互补 RNA,再以这个互补 RNA 作为 mRNA 翻译出遗传密码所决定的蛋白质。所以,负链 RNA 病毒没有直接的感染性,需要转录成 mRNA 以后才具有感染性,如流感病毒、副流感病毒、滤泡性口腔炎病毒等。双链 RNA 病毒基因组中含有正、负两条 RNA 链。这两条链都有产生互补链的功能,但只有正链 mRNA 具有编码能力,如呼肠孤病毒、轮状病毒。此外还有特殊的单链正链 RNA 病毒,即反转录病毒,在这些病毒颗粒中带有 RNA 指导的 DNA 聚合酶,即反转录酶,它能使 RNA 反转录生成 DNA,如人类免疫缺陷病毒、白血病病毒、肉瘤病毒等。DNA 病毒基因组也有单、双链和正、负链之分,但由于单链 DNA 在转录之前都要合成互补 DNA,所以正、负链的区别没有真正显示出来。

表 10-1　巴尔的摩病毒分类及举例

核酸类型	基因组组成	病毒举例
DNA	Ⅰ:双链 DNA 病毒(dsDNA)	单纯疱疹病毒、EB 病毒、天花病毒、人乳头瘤病毒
	Ⅱ:单链 DNA 病毒(ssDNA)	猫细小病毒
RNA	Ⅲ:双链 RNA 病毒(dsRNA)	轮状病毒
	Ⅳ:单股正链 RNA 病毒(+ssRNA)	脊髓灰质炎病毒、甲肝病毒、柯萨奇病毒、冠状病毒、风疹病毒、丙型肝炎病毒
	Ⅴ:单股负链 RNA 病毒(-ssRNA)	流感病毒、麻疹病毒、埃博拉病毒、狂犬病毒
DNA/RNA	Ⅵ:单股正链 RNA 病毒(反转录)(ssRNA-RT)	人类免疫缺陷病毒
	Ⅶ:双链 DNA 病毒(反转录)(dsD-NA-RT)	乙型肝炎病毒

(3)基因组中有基因重叠现象:因病毒基因组一般比较小,而编码的蛋白质又较多,故有些病毒基因间可以相互重叠,即同一段核酸序列能够编码 2~3 种蛋白质。重叠基因(也称基因重叠)虽共享同一段核酸序列,但随读码框架起始点的改变,同一段病毒核酸可翻译出几种多肽,这种现象在其他生物细胞中仅见于线粒体 DNA 和质粒 DNA。这种结构的意义在于较小的基因组能够携带较多的遗传信息,使病毒利用有限的基因,编码更多的蛋白质。基因重叠的程度有所不同,有的完全重叠,如图 10-5 中 B 基因完全在 A 基因内,E 基因完全在 D 基因内。B 和 A、D 和 E 虽然有共同的顺序,但阅读框架不同;A 和 A * 基因的起始点不同,但在同一处终止。有的基因部分重叠,如 K 基因与 B、C 部分重叠。还有的基因是两个基因间只有 1 个碱基重叠,如基因 D 的最后一个碱基是 J 基因的第一个碱基。

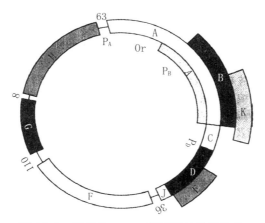

图 10-5 噬菌体 φX174 基因组的重叠结构

（4）基因组中具有操纵子结构：例如噬菌体 φX174 是单链 DNA 病毒,此病毒含 A、A'、B、C、D、E、F、G、H、J 及 K 共 11 个蛋白质基因,但这些基因却只能转录成 3 个 mRNA,其中一个从 A 基因开始,一个从 B 基因开始,另一个从 D 基因开始。

（5）病毒基因可连续也可间断：感染细菌的病毒（噬菌体）基因组中无内含子,基因是连续的；而感染真核细胞的病毒基因组与真核细胞的基因结构相似,含有内含子,基因是间断的,转录后需经拼接加工才能成为成熟的 mRNA。

（6）基因组中重复序列少：病毒基因组不像真核生物基因组存在大量的重复序列,基因组中没有或仅有少量重复序列。

（7）基因组中非编码区少：病毒基因组有编码区和非编码区,但病毒基因的编码序列>90%,大部分用来编码蛋白质,只有很小一部分不编码蛋白质。非编码区通常是基因表达的调控区。

（8）基因组是单倍体：除反转录病毒基因组有两个拷贝外,至今发现的病毒基因组都是单倍体,每个基因在病毒颗粒中只出现 1 次。

（9）相关基因丛集：病毒基因组核酸序列中功能相关的蛋白质基因往往丛集在基因组的 1 个或几个特定部位,形成一个功能单位或转录单元。它们可被一起转录成多顺反子 mRNA,然后加工成各种蛋白质的 mRNA 模板。如腺病毒晚期基因编码表达的 12 种外壳蛋白,在 1 个启动子作用下生成多顺反子 mRNA,然后加工成各种 mRNA,编码病毒的各种外壳蛋白,它们在功能上都是相关的。

（10）病毒基因组含有不规则结构基因：有些病毒基因的结构不规则,转录出的 mRNA 分子有几种情况：①几个基因的编码区是连续的、不间断的,即编码一条多肽链,翻译后切割成几个蛋白质；②有些病毒的 mRNA 没有 5'端的帽子结构,但能利用 5'端非编码区的 RNA 形成特殊的空间结构,作为翻译增强子,参与蛋白质的翻译过程；③有的病毒 mRNA 没有起始密码子,必须在转录后进行加工、剪接,与其他基因的密码子连接,成为有翻译功能的完整 mRNA。

2.DNA 病毒 DNA 病毒基因组的一般特点：①以双链 DNA 为多数,少数是单链 DNA；可以是线性分子,也可以是环状分子。线性 DNA 均以含有反向重复序列为基本特征,反向重复序列一般存在于末端（腺病毒）,也可存在于内部（如疱疹病毒）；②在 DNA 病毒的基因组中,不同基因可以不同的链作为转录模板,很难严格定义为正链或负链。因此,有的病毒 DNA 有正链和负链之分,有的则没有;③几乎所有的真核 DNA 病毒都是在活宿主细胞核内复制,且能利用宿主细胞的复制转录和翻译系统,这意味着病毒和宿主细胞的启动子序列常有相当大的相似性;④有的 DNA 病毒不能直接复制,首先必须转录出一个 RNA 中间体即前基因组,然后通过反转录过程才能完成基因组复制,如乙型肝炎病毒(HBV);⑤DNA 病毒一般都比 RNA 病毒大,生活周期也较复杂。

3.RNA 病毒　RNA 病毒基因组的一般特点:①RNA 病毒基因组可以是单链也可以是双链,但以单链 RNA 为多见,其中少数单链 RNA 病毒末端有反向重复序列;②RNA 病毒基因组所携带的遗传信息一般都在同一条链上。因此病毒 RNA 链有正负之分。正链 RNA 既可起模板作用复制出子代 RNA,又可起转录本的作用翻译出病毒蛋白质。而负链 RNA 必须由依赖 RNA 的 RNA 聚合酶合成 mRNA 才能翻译出病毒蛋白质;③许多哺乳类反转录病毒属于单正链双体 RNA,即含有两个相同的(+)RNA,属于双倍体。反转录病毒有时会与宿主基因发生重组,干扰宿主基因的表达调控;④RNA 病毒变异率很高,在每个循环中每 l03～104bp 中即有 1 个突变。如果该病毒复制周期快,那么病毒的抗原性与毒性就会很快地发生较大的变化。所以 RNA 病毒能很快进化以适应改变的新环境;⑤RNA 病毒的复制和转录常常独立于宿主细胞核,由于宿主细胞没有依赖于 RNA 的 RNA 聚合酶,所以只能靠病毒本身编码,这一点与真核 DNA 病毒不同,而且许多 RNA 病毒在细胞质中复制;⑥尽管不同的 RNA 病毒的复制方式不同,但均需经反转录才能完成其基因组的复制。反转录酶在复制过程中的错误率远远大于依赖于 DNA 的聚合酶。这在很大程度上影响了 RNA 病毒的进化,即限制了 RNA 病毒基因组的增大,相反 RNA 病毒正朝着增强承受能力的方向发展。

三、人类基因组

人类基因组包括细胞核内的核基因组和细胞质内的线粒体基因组。核基因组由 3.0×109bp 组成,线粒体基因组由 16569bp 组成。正常体细胞(二倍体)基因组包括两个核基因组和多个线粒体基因组,核基因组包含在 22 条常染色体和 X、Y 性染色体内。

1.人类基因组的特征　人类基因组中包含约 2.5 万个编码蛋白质的基因,其外显子序列仅占人类基因组的 1.5%,除了蛋白质编码基因之外,人类的基因组还包含了数千个 RNA 基因,包括转运 RNA、核糖体 RNA、信使 RNA 与微小 RNA 等。其余非编码 DNA 包括调控序列、内含子、假基因,以及重复序列、转座因子和大量不属于已知分类序列等,这些区域估计占有人类基因组序列的 97%。上述 DNA 序列中,如编码蛋白质的基因在人类基因组中往往仅有一个或几个拷贝,称为单拷贝或单一序列,而某些 DNA 序列会在基因组中重复出现多次,称为重复序列。基因组中存在大量的非编码序列和重复序列是人类基因组区别于原核生物基因组的重要特征。

(1)单一序列:又称非重复序列,在基因组中仅有单一拷贝或少数几个拷贝,约占人类基因组的 50%,绝大多数的蛋白质编码基因为单一序列,但是单一序列大部分不编码,长度一般在几个 kb 以下,分布在各种重复序列之间。

(2)重复序列:人类基因组中的重复序列可以根据其组织形式分为两种:串联重复序列和分散重复序列,前一种成簇的存在于染色体的特定区域,后一种分散存在于染色体的位点上。

1）串联重复序列：人类基因组中 10%～15% 是串联重复序列，以各自的核心序列（重复单元）首尾相连多次重复，长度可达 $10^5～10^6$bp，为高度重复序列，又称为简单序列 DNA，或卫星 DNA，主要存在于染色体的着丝粒区域，通常不被转录。因其碱基组成中 GC 含量少，具有不同的浮力密度，在氯化铯密度梯度离心后单独形成一条较窄的带，位于主体 DNA 带的上面而得名，如 α-卫星 DNA 的重复单元为 171bp，位于每条染色体的着丝粒处。另外，还有两种串联重复序列称为小卫星 DNA 和微卫星 DNA，小卫星 DNA 由 10～100bp 组成的重复单位重复几十到几百甚至几千次，形成的 1～5kb 的短 DNA，又叫作可变数目串联重复。微卫星 DNA 核心序列为 1～6bp，可以重复上百次，又称为短串联重复（short tandem repeat，STR）和简单序列重复（simple sequence repeats，SSR），如（CA）$_n$/（TG）$_n$、（CT）$_n$、（AG）$_n$、CAG 等。

2）散在重复序列：散在重复序列为中度重复序列，可分为三种类型：第一种为长散在核元件（long interspersed nuclear element，LINE）和短散在核元件（short interspersed nuclear element，SINE），也称为非 LTR 或 polyA 反转录转座子；第二种为 LTR 反转录转座子，也称为反转录病毒样元件；另外一种为 DNA 转座子。

LINE 在真核生物基因组中广泛存在，主要为 LINE1（L1），其可以利用位于 LINE 中的 RNA 聚合酶Ⅱ启动子转录出 RNA，编码反转录酶，对 LINE RNA 高度专一，在 5′UTR 含有启动子序列，在 3′UTR 包含多聚腺苷酸信号（AATAAA）和 polyA 尾巴。人类基因组中的 LINE 最长可以达到 6kb，近 85 万拷贝，约占整个基因组的 20%。SINE 是指长度小于 500bp 的序列，不编码反转录酶，在整个基因组中约占 11%，SINE 最具代表性的是 Alu 家族，不包含任何编码序列，在 Alu 序列内含有一个限制性内切酶 Alu Ⅰ 的特异性识别位点 AGCT，因此这一序列称为 Alu 序列。Alu 序列是人类基因组含量最丰富的中度重复顺序，长达 300bp，基因组中总共有 100 万种 Alu 序列，约占基因组总 DNA 含量的 10%。Alu 序列和 LINE 的突变均可导致疾病，不同 LINE 和 Alu 序列的异常重组也可能导致疾病的发生。

（3）多基因家族和假基因：真核基因组的另一特点就是存在多基因家族。多基因家族是指由某一祖先基因经过重复和变异所产生的一组基因。多基因家族大致可分为两类：一类是成簇的分布在某一条染色体上，它们可同时发挥作用，合成某些蛋白质，如组蛋白基因家族就成簇地集中在第 7 号染色体长臂 3 区 2 带到 3 区 6 带区域内；另一类是一个基因家族的成员散在的分布于不同染色体上，这些不同成员编码一组功能上紧密相关的蛋白质，如珠蛋白基因家族。在多基因家族中，某些成员并不产生有功能的基因产物，这些基因称为假基因，如珠蛋白基因簇中的 Ψζ 和 Ψβ。假基因与有功能的基因同源，原来可能也是有功能的基因，但由于缺失、倒位或点突变等，使这一基因失去活性，成为无功能基因。

2.人类基因组多态性　人类基因组中的 DNA 多态性有多种形式，主要包括限制性片段长度多态性、微卫星和小卫星多态性、单核苷酸多态性及拷贝数多态性等。

（1）限制性片段长度多态性：是第一代 DNA 分子标记。限制性内切酶可以识别特异的 DNA 序列，在识别位点切开 DNA 分子，产生特定长度的片段。对于不同的个体而言，其 DNA 序列存在差别，如果这种碱基替换恰好发生在限制性内切酶的切割位点，就会造成酶切位点的减少或增加，结果产生酶切片段的减少或增加。这样就形成了用同一种限制性内切酶切割不同个体的 DNA 序列时，产生不同长度大小、不同数量的限制性酶切片段，后通过 Southern 杂交等即可分析其多态性结果。这种造成限制性片段长度多态性的位点变异实际上是单核苷酸多态性的一部分，因此，这一类限制性片段长度多态性分析现在已经可以被单核苷酸多态性分析技术所取代。限制性片段长度多态性也可以由于 DNA 序列发生长度的改变所致：第一种是由于 DNA 序列上发生插入、缺失所致；第二种是由不同个体基因组中某个区域串联重复的拷贝数不同，从而使两侧限制性内切酶识别位点之间的片段长度发生了变化。

（2）小卫星和微卫星多态性：是属于第二代的 DNA 分子标记，其基本概念在前面已经提到。1980 年 A.RWyman 和 R.White 首次发现人类基因组中的小卫星序列，并具有高度多态性，后来被广泛用于 DNA 指纹分析和遗传连锁分析。小卫星主要分为两种，一种是高变小卫星主要位于着丝粒区，核心单元为 9~24 个碱基，另一种为端粒小卫星，核心单元为 6 个碱基，人类 90% 的位于染色体的亚着丝粒区域，其实端粒序列本身就是小卫星重复序列：TTAGGG TTAGGGTTAGGG…。20 世纪 80 年代后期，又发现了一种比小卫星 DNA 具有更短重复单元（1~6bp）的卫星 DNA，被称为微卫星 DNA，微卫星由于重复单元的重复次数在个体间呈高度变异性并且数量丰富，其多态性比限制性片段长度多态性显著增高，因此微卫星标记的应用非常广泛。微卫星分为 3 类：单纯 SSR、复合 SSR 和间隔 SSR。所谓单纯 SSR 是指由单一的重复单元所组成的序列，如（AT）$_n$；复合 SSR 则是由 2 个或多个重复单元组成的序列，如（GT）$_n$（AT）$_m$；间隔 SSR 在重复序列中有其他核苷酸夹杂其中，如（GT）nGG（GT）$_m$。每个微卫星 DNA 都由核心序列和侧翼序列组成，其核心序列呈串联重复排列。侧翼 DNA 序列位于核心序列的两端，为保守的特异单拷贝序列，能使微卫星特异地定位于染色体常染色质区的特定部位。微卫星位点通常通过 PCR 扩增，扩增产物通过电泳分析检测。微卫星可以用于个体识别，某些微卫星位点重复次数的变化与人类疾病特别是神经系统疾病和癌症有着密切的关系。

（3）单核苷酸多态性（single nucleotide polymorphisms，SNPs）：主要是指在基因组水平上由单个核苷酸的变异所引起的 DNA 序列多态性。它是人类可遗传的变异中最简单、最常见的一种，其中 90% 都可归因于 SNPs。SNPs 在人类基因组中广泛存在，已经确定和分类的全世界人群的 SNPs 总数有数百万个，预计总数可达 1000 万以上。约 10% 常见的 SNPs 作为建立单体型图谱的遗传标记。根据 SNP 在基因中的位置，可分为基因编码区 SNPs、基因周边 SNPs 及基因间 SNPs 三类。一般来讲，SNPs 并不直接致病，而是对疾病的易感性产生影响。目前，分析 SNPs 的方法多种多样，包括从点杂交、PCR-RFLP、荧光定量 PCR、变性高效液相色谱，以及基因测序、基因芯片分析等，特别是通过全基因组关联分析，已经发现了许多疾病的致病位点。从 NCBI 的 SNPs 数据库中可以检索到现在已经发现的 SNP 的详细情况。

（4）拷贝数多态性：是最近发现的一种基因组多态性。拷贝数变异指的是基因组中较大的 DNA 片段（200bp~2Mb）发生了拷贝数的变化，可以涉及一个基因，也可以是连续的几个基因，相当于染色体的某个区域发生了复制或缺失的改变。例如，染色体某区域 DNA 片段的正常排列顺序为 A-B-C-D，发生变异后可成为 A-B-C-C-C-D（复制）或者 A-C-D（缺失），这种变异大约占人类基因组的 12%，可以遗传也可以由新发突变造成。拷贝数变异可以通过细胞遗传学技术如荧光原位杂交、芯片比较基因组杂交和 SNPs 芯片检测分析，目前也已可以通过第二代测序技术进行拷贝数变异分析。与其他基因变异类似，CNV 与疾病的易感性有着密切的关系。在癌细胞中，EGFR 基因的拷贝数与正常细胞相比较显著增加；CCL3L1 基因拷贝数的增加可以降低 HIV 感染的风险。

第四节　DNA 的分离纯化技术

一、真核细胞基因组 DNA 的制备

在十二烷基磺酸钠(sodium dodecyl sulfate,SDS)和乙二胺四乙酸存在下,蛋白酶 K 仍具有很高活力,因而可在抑制 DNA 降解酶活力的条件下用蛋白酶 K 消化去除蛋白质,为制备高纯度、高分子质量的 DNA 制品创造了条件。

(一)样本制备

1.细胞的破碎

(1)使用捣碎机捣碎组织:将材料制成稀糊状,放置于筒内(不能超过 1/3 体积),盖紧筒盖,将调速器先拨至最慢处,开动开关后,逐步加速至所需速度。此法适用于动物内脏组织、植物肉质种子等。

(2)玻璃匀浆器匀浆:将剪碎的组织置于管中,套入研杵,上下移动研磨,即可研碎细胞。此法适用于细胞的破碎,也适用于量少的动物脏器组织的破碎。

(3)超声波处理:用一定功率超声波处理细胞悬浮液,使细胞急剧振荡破裂。多用于微生物,如用大肠埃希菌制备各种酶,常选用浓度在 $50 \sim 100 mg/mL$ 菌体,$14 \sim 100 kHz$ 频率处理 10~15 分钟。此法缺点是在处理过程中产生热量,因此应采取降温措施。对超声波敏感的酶和核酸应慎用。

(4)反复冻融法:将细胞在 $-20℃$ 下冷冻,室温解冻,反复几次。由于细胞内冰粒形成和剩余细胞液盐浓度的提高而引起溶胀,使细胞结构破碎。

(5)化学处理法:有些动物细胞,如肿瘤细胞,可采用十二烷基硫酸钠、去氧胆酸钠等使细胞膜破坏。细菌细胞壁较厚,采用溶菌酶处理效果更好。

无论用哪一种方法破碎组织细胞,都会使细胞内蛋白质或核酸水解酶释放到溶液中。加入二异丙基氟磷酸可抑制或减慢自溶作用,加入碘乙酸可抑制活性中心含有巯基的蛋白水解酶的活性,加入苯甲基磺酰氟能消除部分蛋白水解酶活力。

2.去除与 DNA 结合的蛋白质　用蛋白质变性剂,常用酚、氯仿提取法。用酚-氯仿-异戊醇(体积比 25∶24∶1)提取可得到 $10 \sim 20 kb$ 的 DNA,交替使用酚和氯仿这两种不同的蛋白质变性剂,以增加去除蛋白质的效果。其中酚是很强的蛋白质变性剂,氯仿能加速有机相与水相分离,且可以去除蔗糖等。在氯仿中加少量异戊醇可减少蛋白质变性过程中产生的大量气泡。

3.分离核酸与其他杂质(沉淀核酸)　最常用两倍体积的乙醇及醋酸钠(NaAc)。因核酸为水溶性,在有机溶剂及高盐存在下,核酸在水相中的稳定性被破坏,呈不溶状态而沉淀下来。

(1)有机溶剂:因无水乙醇对盐类共沉淀少,且易挥发,故经常使用。一般用二倍体积(原来体积 2.2 倍)。

(2)盐类:最常用 0.3mol/L NaAc(pH 5.2)。NaAc 与核酸形成盐复合物,在有机溶剂中不溶解,因而使核酸沉淀。但对于含 SDS 样品,最好用氯化钠(0.2mol/L)使 SDS 在乙醇中保持溶解,不与 DNA 共沉淀,避免 SDS 对酶促反应的影响,但氯化钠在低温时容易析出。而四

种脱氧核糖核苷酸在醋酸胺(2~2.5mol/L)中具有较高的溶解性,乙醇沉淀后可去除大部分dNTP,可用于 DNA 探针缺口翻译后去除^{32}P 标记的 dATP。另外,氯化锂、醋酸钾等也可用于沉淀 DNA,但各有优缺点。如果吸取上清液量大时,则可用等体积异丙醇沉淀。

4.去除残留的杂质

(1)去除残留的酚:用等体积的氯仿再抽提一次。

(2)去除残留的氯仿:用两倍体积的无水乙醇洗涤沉淀。

(3)去除残留的盐离子:用75%乙醇溶液洗涤沉淀。

(4)去除 RNA 的干扰:用 RNA 酶消化处理。

(二)哺乳动物组织中制备基因组 DNA 常用的技术方法

迅速冷冻组织并捣碎成可消化的碎片,置入蛋白酶 K 和 SDS 溶液中,孵育到大部分的细胞蛋白质降解。消化物通过连续的酚-氯仿-异戊醇抽提,去除蛋白质。通过乙醇沉淀获取核酸,干燥之并重新混悬在缓冲液中。

1.细胞的制备

(1)从整个组织开始

1)切下组织后,尽快地切碎组织并置液氮中速冻。如果是肝脏,要切除胆囊,胆囊中含有高浓度的降解酶。

2)取 0.2~1g 组织,用预冷的研钵研碎,或用榔头碾碎成细的粉末。

3)混悬组织粉末,比例是每 100mg 组织用 1.2mL 消化缓冲液,不应该有团块。

(2)从组织培养细胞开始

1)离心悬浮培养液去除上清培养液。以胰蛋白酶处理黏附的细胞,并收集培养瓶中的细胞,以 500g 离心 5 分钟,弃去上清液。

2)以 10mL 冰冷的 PBS 重新混悬细胞,500g 离心 5 分钟,弃去上清液。重复混悬和离心步骤。

3)以等体积的消化缓冲液重新混悬细胞。用 0.3mL 消化缓冲液混悬 3×10^7 个细胞。对更多的细胞,则用 1mL 消化缓冲液悬 10^8 个细胞。

4)样本放在紧密加盖的试管中,50℃振摇温育 12~18 小时。

2.核酸的抽提

(1)用等体积的酚-氯仿-异戊醇抽提样本。

(2)在悬空吊桶的转头中,以 1700g 的速度离心 10 分钟。

3.DNA 的纯化

(1)将上层液相转入一个新的试管中加入 1/2 体积的 7.5mol/L 醋酸铵和 2 倍体积的100%的乙醇。DNA 将即形成纤维样的沉淀。以 1700g 的速度离心 2 分钟,以收获 DNA。

(2)将离心物以 70%的乙醇洗涤。弃去乙醇,将离心物空气干燥。

(3)将 DNA 沉淀以 TE 缓冲液再混悬直至溶解,可以室温下或 65℃下温和振摇 DNA 若干小时。以使充分溶解。

(4)贮存在 4℃。1mg/mL DNA 是合适的工作浓度,从 1g 哺乳类动物细胞中,预期可以获得约 2mg 的 DNA。

4.注意事项　为了将内源性核酸酶的活性下降到最低限度,必须迅速地分离、碾碎和冷冻组织。组织培养细胞必须冷却并迅速洗涤。一旦组织冷冻，或向组织培养细胞中加入溶解缓冲液，可以保护整个过程中 DNA 不受核酸酶作用。重要的是组织要充分分散，不得有团块，以便迅速有效地与蛋白酶 K 的 SDS 充分接触。

极为关键的是产生相对分子质量非常高的 DNA 以构建噬菌体或黏粒基因库。为了使相对分子质量达到最大限度，必须注意两点：①在抽提时，应温和但彻底地混合，以把切割力下降到最低程度；②抽提之后，去除 DNA 中的有机溶剂和盐是通过透析，而不是用乙醇沉淀。最重要的是，在最终 DNA 溶液中，应不存在细胞蛋白质和蛋白酶 K，因为基因组 DNA 对限制性酶的作用敏感。因此，在去蛋白质时应该注意，为了完全去除蛋白质，要反复用蛋白酶 K 消化。一般而言，高纯度 DNA OD260 与 OD280 的比率应为 1.8，而 50% 蛋白 50%DNA 的混合物的 OD260 与 OD280 比率约为 1.5。

二、细菌细胞 DNA 的提取

在许多细菌中，不但含有染色质 DNA，还含有质粒等一些染色质外的 DNA，被噬菌体转染的细菌细胞内也含有噬菌体 DNA。质粒和噬菌体 DNA 是重要的基因载体。在基因工程研究中具有重要的作用。

(一)细菌基因组 DNA 的提取

1.操作步骤

(1)取对数生长期的细菌 1.5mL,室温 4000g 离心 10 分钟。

(2)弃去上清液,用等体积(1.5mL)的 TRS 溶液洗涤 1 次,离心弃上清。

(3)称量菌体的重量,按每克湿菌体约 1mL 的体积计算加入 5 倍体积预冷的蔗糖–TES 溶液,在冰浴中用玻璃棒充分悬浮。加入溶菌酶至终浓度为 1mg/mL。

(4)加入 0.25mol/L 乙二胺四乙酸至终浓度为 0.1mol/L,轻轻混匀后处理 10 分钟,充分混匀抑制 DNase 活性。

(5)再加入 SDS 溶液至终浓度为 1%(W/V),混匀后于室温裂解 30 分钟。

(6)加入等体积的饱和酚,轻轻上下倒置离心管约 5 分钟,以使蛋白质变性。

(7)12000g 离心 2 分钟。

(8)用吸管将上层水相移至另一新的 1.5mL 小离心管中,再加入等体积酚去除蛋白质,重复步骤(7)~(8)的操作,直至几乎看不到蛋白层为止。

(9)加入等体积的氯仿—异戊醇(24:1),混合后,于 12000g 离心 2 分钟,随后用吸管轻轻将上层水相移入另一支 1.5mL 小离心管中。

(10)加入 2 倍体积的冷无水乙醇沉淀 DNA。用玻璃棒轻轻缠绕挑出 DNA 细丝,再用 70%冷乙醇洗涤 1 次。干燥,并将 DNA 悬于 100μg TE 缓冲液中。

(11)加入终浓度为 50μg/mL 核糖核酸酶,置于 37℃保温 30 分钟。

(12)加入 2 倍体积冷无水乙醇,于-20℃放置 2 小时,沉淀 DNA。

(13)将沉淀 DNA 再用 70%乙醇溶液洗涤 1 次。离心,弃去上清液。使 DNase 失活。沉淀干燥,最后将 DNA 沉淀悬于 100μg TE 缓冲液中。

2.注意事项

(1)破碎细胞壁时,最好用溶菌酶处理,尽量避免使用超声波等机械方法。不同种属细菌对溶菌对溶菌酶的灵敏度不同,溶菌酶用量可以增加或减少。对溶菌酶不敏感的某些菌株或细菌孢子可加巯基试剂协同处理。溶菌酶处理要低温进行。

（2）在溶菌酶处理之前，先将细菌悬浮于高渗的蔗糖–TES溶液中。因为在高渗溶液中质膜不易胀破，溶菌酶破碎细胞壁时，不会引起细胞的骤然裂解，保持细胞内部各亚细胞结构的完整，防止DNA被DNase降解。

（3）先用乙二胺四乙酸充分抑制DNase活性，再用SDS或N–十二烷基肌氨酸钠等去污剂裂解细胞，可防止DNase降解，保证DNA分子的完整性。

（二）质粒DNA的分离纯化

通常用的质粒DNA分离方法有3种：碱裂解法、煮沸法和去污剂（如Triton或SDS）裂解法。前两种方法比较剧烈，它们可破坏碱基配对，使宿主细胞的线性染色体DNA变性，而共价闭合环状DNA由于拓扑缠绕，两条链不会互相分离。当外界条件恢复正常时，质粒DNA的双链又迅速恢复原状，重新形成天然的超螺旋分子，而较大的线性染色体DNA则难以复性。这两种方法适合用于较小的质粒。第3种去污剂裂解法则比较温和，一般用来分离大质粒（>15kb）。上述3种方法既可用来分离少量的质粒，也可等比例扩大和来分离大量的质粒。以下主要介绍质粒DNA小量制备的几种常用方法。

1.碱裂解法　碱裂解法制备质粒DNA是最常用的实验方法，它对细菌的裂解、细菌染色体DNA和蛋白质变性充分，提取的质粒DNA产量高、纯度好。操作步骤如下。

（1）接种一个单菌落于5mL LB培养液中，37℃培养过夜。

（2）取1.5mL培养液，离心20秒，沉淀用100μL GTE溶液重悬，室温静置5分钟。

（3）加200μL NaOH/SDS溶液，混匀后冰置5分钟。

（4）加2150μL乙酸钾溶液，混匀后冰置5分钟。

（5）离心3分钟，吸0.4mL上清液移入另一离心管中，加0.8mL 95%乙醇室温静置2分钟。

（6）离心3分钟，用70%乙醇1mL清洗沉淀，然后真空干燥。

（7）沉淀用30μL TE溶液溶解，加1μL 10mg/mL不含DNA酶清洗沉淀，然后真空干燥。

（8）离心3分钟，用1mL 70%乙醇清洗沉淀，然后真空干燥。

（9）沉淀用30μL TE溶液溶解，加1μL 10mg/mL不含DNA酶的RNA酶溶液，贮存于–20℃。

2.煮沸裂解法　操作步骤如下。

（1）接种一个单菌落于5mL LB培养液中，37℃培养液。

（2）取1.5mL培养液，离心20秒，加300μL含200μI溶菌酶的STEL溶液，振荡充分混匀，冰置5分钟。

（3）将离心管置沸水中2分钟后，离心30分钟，吸上清液移入另一离心管中，加200μL冰冷的异丙醇，置于–20℃15分钟。

（4）离心5分钟，弃上清液，真空干燥。

（5）沉淀用50μL TE溶液溶解，加1μL 10mg/mL不含DNA酶的RNA酶溶液的依数性液，贮存于–20℃。

3.质粒DNA的纯化　初步制备质粒DNA，经酚:氯仿抽提后可进行酶切分析，但对于一些DNA纯度要求较高的实验，还需要进一步提高质粒DNA的纯度。下面几种常用的方法可供选择。

（1）聚乙二醇沉淀法：此方法简单方便，纯化的质粒 DNA 可用于细菌转化、酶切分析，尤其是对碱裂解法提取的质粒 DNA 纯化效果更佳。操作步骤如下。

1）取 3mL 粗制质粒 DNA 溶液至离心管中，加 3mLLiCl 溶液，混匀，4℃，1000r/min，离心10 分钟。

2）转移上清液至另一离心管中，对倍加入异丙醇后，室温放置 3 分钟后离心，1000r/min，10 分钟。

3）弃上清，用 70% 乙醇清洗沉淀，去乙醇，真空干燥。

4）用 0.5mL TER 溶液溶解沉淀，室温放置 30 分钟后，加入 0.5mLNaCUPFG 溶剂，混匀，4℃离心，12000r/min，5 分钟。

5）去上清液，沉淀用酚-氯仿和氯仿各抽提一次。

6）移上清液入另一离心管中，加 0.1mL 醋酸铵溶剂，两倍容积 95% 乙醇混匀，室温放置10 分钟后，12000r/min，4℃离心 5 分钟，去上清液。

7）用 0.2mL 70% 乙醇洗涤沉淀，快速离心，弃乙醇真空干燥，4℃贮存。

（2）氯化铯/溴化乙啶平衡离心法的操作步骤

1）取 4mL 粗制质粒 DNA 溶液至离心管中，加 4.4g CsCl 溶解后，加入 0.4mL 溴化乙啶。

2）加溶液至 5mL 的 quick-scale 的超速离心管中，加入适量的 CsCl/TE 溶液，封好离心管，20℃，35000g，离心 16 小时。

3）先用一支 20G 的针头插入管的顶端，然后用另一支带 20G 针头 3mL 注射器将质粒带吸出（针头插入质粒带下约 1cm）。

4）二次超速离心［步骤 2）、3）］，除去 RNA 和染色体 DNA。

5）按 DNA/EB 液的 2 倍体积各装 Dowex AG50W-X8 柱子，用数倍体积的 TE/NaCl 清洗平衡柱子。

6）用注射器将混合有溴化乙啶的质粒 DNA 液直接加到树脂顶部，注射时不要摇动柱子。

7）收集流出液，然后用 2 倍上样体积的 TE/NaCl 洗脱柱子两次。

8）加入 2 倍体积 100% 乙醇沉淀 DNA，4℃，10000g，离心 10 分钟。

9）用 70% 乙醇清洗沉淀，真空干燥，溶于 TE 缓冲液 4℃保存。

（3）离子交换层析和分子筛层析：用层析方法纯化质粒 DNA 主要是利用质粒 DNA 与粗制裂解物中的其他分子的物理性质的差别。核酸带负电，因此可用离子交换层析的方法进行纯化，同样，大分子的质粒 DNA 也可以通过分子筛层析方法去除小分子杂质而得到纯化。

1）用 Qiagen-tip2500 柱和 Wizard Maxiprep 柱，去除溶菌酶，以获不完全裂解的细菌。

2）加 50μg/mL 的 RNA 酶 A，去除高分子量的 RNA。

3）用离心或氯仿抽提法，去除 DNA 沉淀时的漂浮物。

4）重复过柱可提高纯化效果。

三、噬菌体 DNA 的分离纯化

噬菌体为感染细菌后并使细菌裂解的一种病毒，多由正 12 面体头部及各种形状尾部所组成，也有纤维状形态的。噬菌体广泛应用基因复制、表达调控等领域，尤其作为基因文库的载体更具有其特殊价值。λ 噬菌体和 M13 噬菌体是常用的两种噬菌体。λ 噬菌体有许多改造型，是最早使用的克隆载体，多用于构建文库，基因组长 48 502bp，DNA 为双链线状分子,两端有长12nt互补单链。M13噬体基因组为5407nt单链闭环DNA,属于大肠埃希菌丝状噬菌体。以下简要介绍噬菌体DNA小量制备的常用方法。

1.将目的噬菌体克隆或克隆载体,经适当稀释后倒平板,以获得单噬菌斑。

2.加$MgSO_4$至10mL LB培养基管中,至终浓度为10mmol/L。

3.用移液器吸少许LB培养基,将平板上的单个噬斑移入培养管中,加入50μL受体细胞。

4.良好通气,剧烈振荡培养8~12小时,待培养基先浊后清,加入100μL氯仿,37℃振荡2分钟。

5.室温,3000g,离心10分钟。

6.将上清裂解液移入新离心管,加100μL灭菌的$MgSO_4$,可贮存于4℃或断续下列步骤。

7.加10mL TM缓冲液、320μL DNA酶I液入10mL裂解液中,温和混匀,室温放置15分钟。

8.加2mL氯化钠溶液、2.2g聚乙二醇-600,溶解,冰置15分钟。

9.4℃,12000g,离心10分钟,弃上清,用300μL TM缓冲剂重悬沉淀,并移入另一离心管中。

10.加入300μL氯仿,混匀,1200g,离心5分钟,移上层水相入另一离心管中,用氯仿抽提1次。

11.加入15μL乙二胺四乙酸液、30μL NaCl液混匀后,加350μL SS-酚,振荡混匀,12000g,离心5分钟,移上清入另一管中,用氯仿抽提1次。

12.加入875μL乙醇,冰冷10分钟,然后4℃,12000g,离心5分钟,去上清,用80%乙醇清洗沉淀,4℃,12000g,离心2分钟,弃乙醇,真空干燥后,加50μL TE溶解贮存。

第五节　RNA的分离纯化技术

RNA分离过程中的难点在于多数核糖核酸酶(RNA酶)都非常稳定并且活性很高,不需要任何辅助因子就能进行酶解反应。因此,在所有RNA分离提取的操作方案中,第一步都是在能使RNA酶失活的化学环境中裂解细胞,然后才是从各种细胞分子中分离提取RNA。

一、实验材料的准备

细胞破坏后,细胞内源RNase将RNA产生降解。因此,细胞或组织的变性、溶解等操作是RNA提取的关键步骤。

(一)破碎培养细胞

1.从悬浮细胞制备匀浆物

(1)将细胞转移至15mL离心管中,4℃800g离心5分钟,弃上清,加10倍细胞体积的预冷1×PBS,轻轻吸打混匀。4℃800g再离心5分钟。重复一次弃上清。

(2)立即加5倍细胞体积的变性剂(NP-40法为裂解缓冲液)。若是含GTP的变性剂,基因组DNA则使溶液黏稠,因此,应使用20~21号针头吸打溶液十几次以分散基因组DNA。

2.用黏附细胞制备匀浆物

(1)在培养皿中裂解细胞

1)弃培养皿中的培养基,然后将其置于冰上。从下一步开始,所有操作在冰上进行。

2）加 5～10mL 预冷 1×PBS 洗涤后,弃之。PBS 完全去净后立即加变性液。

3）用刮刀刮取细胞提取液,转移至离心管。

4）若使用 GTP 变性剂,用 20～21 号注射针分散基因组 DNA(参考悬浮细胞的操作方法)。

（2）细胞刮下后,在离心管内裂解细胞

1）弃培养皿中的培养基,转移至冰上,以下操作在冰上进行。

2）加 5～10mL 预冷 1×PBS,待 PBS 充满皿底后弃之。

3）加 1mL 预冷 1×PBS,用刮刀收集细胞。

4）细胞转移至 1.5mL Eppendorf 管中,4℃ 2000r/min,离心 3 分钟。

5）弃上清后立即加 1 倍细胞体积的变性液(NP-40 法为裂解缓冲液)。

6）若用 GTC 变性剂,用 20～21 号注射针分散基因组 DNA。

(二)组织

1.使用特氟纶/玻璃匀浆器捣碎组织

（1）组织取出后用液氮速冻,保存于-70℃。

（2）取出所需组织置于在铝箔纸上,用锤子捣碎。

（3）锤子不能破碎的组织可用组织捣碎机破碎:在容器中灌满液氮后再放入组织材料,开机,使组织捣成数毫米厚的碎片(约 5 分钟)。注意不要让液氮挥发完。

（4）将碎小组织迅速转至灌满液氮的研钵中,研磨成粉末,称重。若用 NP-40 法提取 RNA,粉末悬浮于裂解缓冲液中,按后面介绍的 NP-40 法流程进行操作。

（5）待匀浆黏稠时,用 20～21 号注射针分散基因组(参考悬浮细胞的操作方法)。

2.使用聚乙烯匀浆器

（1）与前法相同,速冻组织,绞碎至适当大小。

（2）称量:2～3g 以下为宜。

（3）转移至 50mL 离心管,加 10 倍量变性剂立即高速匀浆 2 分钟。

（4）匀浆的同时也剪碎了基因组 DNA,因此匀浆物可直接用于 RNA 提取。

常用的酸性胍酚-氯仿法、NP-40 法和试剂盒 3 种方法中,试剂盒法最简单,提取的 RNA 纯度也最高,严格按说明书操作即可。以下具体介绍酸性胍酚-氯仿法和 NP-40 法。

二、用酸性胍酚-氯仿法提取 RNA

核酸在酸性水溶液中亲水性低,酸性酚抽提时 DNA 溶于酚相,而 RNA 溶于水相中,利用这个特性开发了酸性胍酚-氯仿法。由于该法不用超速离心机,因此广泛用于少量 RNA 的提取。根据该技术原理开发的试剂盒也较多。

1.按前述方法捣碎组织或破碎细胞,溶于 10 倍量的变性液中,用针头分散基因组织 DNA。

2.加 1/10 变性液体积的 2mol/L NaAc(pH 4.0),充分混匀。

3.加变性液等体积的水饱和酚,用漩涡混合器搅拌 30 秒。

4.加 0.2 倍变性液体积的 24∶1 的氯仿 异丙醇,用漩涡混合器搅拌 30 秒。冰上静置 15 分钟,使分层。4℃、5000g(1.5mL 离心管为 15000r/min)离心 20 分钟。

5.离心后分 3 层 上层(含 RNA 的水相、透明),中间层(蛋白质、脂类、基因组 DNA),下层(酚相)。吸取水相至新离心管中。

6.加与变性液等体积的异丙醇,室温放置 10 分钟。4℃,5000g 离心 10 分钟。弃上清。沉淀溶于 300~500μL 变性液中。

7.加等体积丙醇,-20℃静置 30 分钟。4℃,15000r/mm 离心 10 分钟。

8.弃上清,沉淀用 80%乙醇漂洗(此样品可长期保存)。4℃,15000r/min 离心 10 分钟。

9.弃上清,倒置于干净吸水纸上,以去除净残留的乙醇。开盖,风干。

10.溶于适量 RNA 专用水中,取部分测浓度,其余可长期保存于-70℃冰箱中。

三、用 NP-40 法提取 RNA

细胞置于低渗液中,胞质将从外界环境吸水膨胀,处于易裂解状态。利用表面活性剂乙基苯基乙二醇(Nonidet P-40,NP-40)提取细胞质 RNA 法即是根据这一原理开发的。该法的优点是:①核未破裂,RNA 不受细胞核内 RNase 所降解;②核未破裂,提取的 RNA 不被基因组 DNA 所污染,可放心地应用于 RT-PCR 实验;③操作简单,节省时间,可同时进行多个样品的 RNA 提取。缺点是:①不能进行大量提取,特别是脏器等 RNA 的提取效率很低;②仅提取细胞质 RNA,不能获得拼接前体 RNA,因此提取的 RNA 不能用于拼接体有关实验,应用领域相对狭窄。

1.黏附细胞离心后收集沉淀于 1.5mL 离心管内。悬浮细胞离心后悬浮于 1mL 预冷的 1×PBS 中,再转移至 1.5mL 离心管内,离心后弃上清。组织研磨成粉末后转移至 1.5mL 离心管。

2.细胞(或组织粉末)中加 400μL 裂解缓冲液,用微量移液器缓慢吸打。冰上静置 5 分钟。

3.加 20μL 10% NP-40,漩涡混合器搅拌 30 秒。4℃,15000r/min 离心 5 分钟,加 2×蛋白酶 K 缓冲液后分装成每管 375μL。

4.离心,沉淀为不溶的 VRC 和细胞核,上清分装成每管 375μL,再分别加 375μL 2×蛋白酶 K 缓冲液。充分混匀后,37℃保温 40 分钟。

5.加 700μL 酚后,漩涡混合器充分搅拌 3 分钟以除去蛋白质和 VRC。室温、15000r/min 离心 3 分钟。

6.上清转移至新管。加 700μL 酚-氯仿-异戊醇提取液,漩涡混合器充分搅拌 3 分钟。室温,15000r/min 离心 3 分钟。

7.按(6)步骤再进行一次酚-氯仿-异戊醇抽提。

8.酚-氯仿-异戊醇抽提完毕后,上清转移至新管。加 70μL 3mol/L NaAc 和 700μL 异丙醇,-70℃静置 5 分钟(此步可长期保存 RNA 样品)。

9.4℃,15000r/min 离心 10 分钟。弃上清,沉淀用 50μL 80%乙醇漂洗。4℃,15000r/min 离心 5 分钟。弃上清。干燥沉淀 RNA。

10.用 20μL RNA 专用水溶解沉淀,取少量测 RNA 浓度。

11.电泳检测 RNA 质量。

第十一章　核酸分子杂交技术

第一节　核酸分子杂交的基本原理与分类

核酸分子杂交技术是分子生物学和基因诊断领域最为常用的基本技术之一。其基本原理是利用核酸变性和复性的特点，使具有一定同源性的两条核酸单链在一定条件下按照碱基互补配对原则形成异质双链。此杂交过程可以发生在同源或异源的 DNA 链和 DNA 链之间，也可发生在 RNA 链和 DNA 链之间。

DNA 分子是由两条方向相反的多核苷酸链，彼此通过碱基互补配对原则，靠氢键连接而形成的双链分子。因此 DNA 分子中的两条链之间是互补关系，在一定条件下，这两条链分开成为单链。不同来源的 DNA 或 RNA 单链，在一定条件下，只要两条链之间有一定程度的互补序列，它们就可以重新组成新的双链分子—杂交分子。为了检测目的核酸，在进行核酸杂交时，用一段做好标记(核素或非核素)的已知序列的核酸，去探测或追踪所要研究的目的核酸，这段带有标记的核酸分子称为探针。探针标记技术与核酸分子杂交技术是目前分子生物学研究中不可缺少的重要手段。

一、核酸分子杂交的基本原理

1.DNA 变性　　DNA 变性是指双螺旋之间氢键断裂，双螺旋解开，形成无规则线团，因而发生性质改变(如黏度下降、紫外吸光度增加等)。加热、酸、碱、某些变性剂(如乙醇、尿素、甲酰胺及丙酰胺等)等理化因素的影响，均可使 DNA 变性。

通常，可利用 DNA 变性后在波长 260nm 处紫外吸光度的变化追踪变性过程，在核酸分子中，由于碱基中的共轭双键具有独特的紫外吸收光谱，在 260nm 处有最大吸收峰。DNA 变性后，双螺旋解开，位于螺旋内侧的碱基暴露，因而在 260nm 处紫外吸光度增加，这一现象称为增色效应。

当温度升高使 DNA 变性时，以温度对紫外吸光度作图，可得到一条曲线，称为熔解曲线(图 11-1)。由图 11-1 可见当温度升高到一定范围时 DNA 熔解，在 260nm 处的吸光度突然上升至最高值，随后即使温度继续升高，其吸光度也无明显变化。由此说明 DNA 变性是在一个很窄的温度范围内发生，增色效应是爆发式的，当达到一定温度时，DNA 双螺旋几乎是同时解开的。通常将吸光度上升到最大吸光度一半时的温度称为变性温度，由于这一现象和结晶的熔解相类似，故变性温度又称熔解温度，简称 T_m。

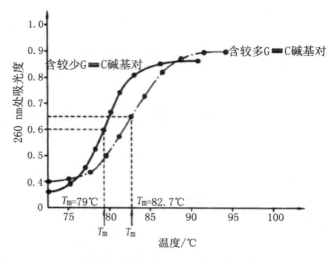

图11-1　DNA 的解链温度及 G≡C 碱基对含量对解链温度的影响

T_m 值不是一个固定的常数,受许多因素影响。①DNA 的均一性。均一 DNA 如病毒 DNA,解链发生在很窄的范围内,而不均一 DNA,如动物 DNA,其 T_m 值的范围则较宽;②DNA 分子中(G+C)的含量。一定条件下 DNA 的 T_m 值由(G+C)含量所决定,(G+C)含量较高的 DNA,T_m 值也较高;③溶剂的性质。T_m 值不仅与 DNA 本身性质有关,而且与溶液的条件有关,通常溶液的离子强度较低时,T_m 值较低,熔点范围也较窄;离子强度增高时,T_m 值升高,熔点范围也变宽。因此,DNA 制剂不应保存在离子强度过低的溶液中,一般应保存在 1mol/L 氯化钠溶液中。

2.DNA 复性　变性 DNA 只要消除变性因素,两条互补链还可以重新结合,恢复原来的双螺旋结构,这一过程称为复性。DNA 热变性后,缓慢冷却,并维持在比 T_m 低 25～30℃时,变性后的单链 DNA 即可恢复双螺旋结构。因此,这一过程也称为退火。复性后的 DNA,理化性质都能得到恢复,倘若 DNA 热变性后快速冷却,则不能复性(图 11-2)。

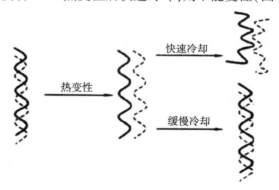

图11-2　热变性过程和两种冷却过程示意图

DNA 的复性速度受多种因素影响:①DNA 浓度:DNA 浓度越高,两条互补链相互碰撞的概率增加,复性速率越快;②DNA 片段的大小及复杂性:DNA 片段越小、序列越简单,复性速率越快。因为片段越大、复杂性越高,单链 DNA 分子相互碰撞的概率减少;③溶液的离子强度:通常盐浓度较高时,复性速率较快;④DNA 序列的复杂性:DNA 序列简单的分子复性快,序列较复杂的 DNA 分子复性则较慢。因此,通过复性速率的研究,可以了解 DNA 序列的复杂性。

3.核酸分子杂交　不同来源的核酸分子经变性后成为单链,当缓慢退火时,不同来源的核酸分子只要它们之间存在一定程度的互补序列,就可以重新结合成双链,这一过程称为核酸的杂交。杂交可以发生在 DNA 与 DNA 之间、DNA 与 RNA 之间及 RNA 与 RNA 之间。

核酸杂交分子的双方常常有一方是已知序列,把它作为探针去探测另一方(未知)是否存在,如果双方能形成杂交分子并被检测出来,说明未知的那一方具有与已知(探针)核酸同源的序列,这在研究疾病的发生、某些病原微生物的感染及分子生物学许多方面都有不可替代的作用。

二、核酸分子杂交的分类

核酸分子杂交按其反应介质的不同大致可分为固相杂交和液相杂交两大类。

1.固相杂交　固相杂交是将需要杂交的一条核酸链先固定在固体支持物上,另一条核酸链游离在液体中。由于固相杂交后,未杂交的游离片段可容易地漂洗除去,膜上留下的杂交物容易检测和能防止靶自我复性等优点,故该法最为常用。常用的固相杂交类型有:滤膜杂交、菌落原位杂交和组织原位杂交等(图 11-3)。

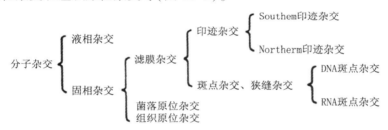

图 11-3　核酸分子杂交的常见类型

常用的同体支持物有硝酸纤维素滤膜、尼龙膜、乳胶颗粒、磁珠和微孔板等,它们各有优、缺点,可根据实验目的进行选择,但总的原则是这些支持物必须具备下列要求。①具有较强的结合核酸的能力,一般每平方厘米结合核酸的量不应低于 $10\mu g$;②与核酸的结合比较稳定,可耐受杂交时的温度变化及洗膜时缓冲溶液酸碱性的改变;③尽量少的非特异性吸附,在洗膜条件下能将非特异性吸附在其表面的探针分子洗掉。下面对常用的硝酸纤维素滤膜和尼龙膜分别进行介绍。

(1)硝酸纤维素滤膜:硝酸纤维素滤膜具有较强的吸附单链 DNA 和 RNA 的能力,特别是在高盐浓度下,其结合能力可达 $80\sim100\mu g/cm^2$。吸附的单链 DNA 或 RNA 经真空烘烤后,依靠疏水性相互作用结合在硝酸纤维素滤膜上。硝酸纤维素滤膜还具有杂交信号本底较低的优点,因此被广泛应用于 Southern、Northern、斑点印迹克隆筛选中。硝酸纤维素滤膜非特异性地吸附蛋白质的作用较弱,因此特别适合于那些涉及蛋白质作用(如抗体和酶等)的非核素标记探针的杂交体系。

硝酸纤维素滤膜虽是应用最广泛的一种固相支持物,但它并不十分理想。因为硝酸纤维素滤膜是依靠疏水性相互作用结合 DNA 的,这种结合并不十分牢固,随着杂交及洗膜的进程.DNA 会慢慢脱离硝酸纤维素滤膜,特别是在高温情况下,从而使杂交效率下降,因此不太适宜于在同一膜上重复进行杂交。再者,硝酸纤维素滤膜质地较脆,特别是经烘烤后操作不方便,须特别小心。硝酸纤维素滤膜与核酸的结合有赖于高盐浓度($>10×SSC$),在低盐浓度时结合 DNA 效果不佳,因此不适用于电转印迹法。另外,硝酸纤维素滤膜对于小分子DNA 片段(特别是小于 200bp 的 DNA 片段)结合能力不强,因此现在更多的人倾向于使用尼龙膜。

(2)尼龙膜:尼龙膜是目前较理想的一种核酸固相支持物。它有多种类型,除网眼大小不一样外,有些经过了正电荷基团的修饰。这种修饰的尼龙膜结合核酸的能力更强。尼龙膜结合单链及双链 DNA 和 RNA 的能力较硝酸纤维素滤膜更强,可达 $350\sim500\mu g/cm^2$。而且经烘烤或紫外线照射后,核酸分子可牢固地结合在尼龙膜上,特别是用短波紫外线照射后,核酸中的部分嘧啶碱基可与膜上的带正电荷的氨基相互交联,从而使结合更加牢固。碱处理也可使 DNA 牢固结合在尼龙膜上,因此使 DNA 的变性、吸印和固定可以一步完成。有报道微波处理也可使 DNA 结合在尼龙膜上,此方法特别适合于菌落原位吸印法,使细菌的裂解、DNA 变性与固定可一步完成(注意,硝酸纤维素滤膜不能用微波处理,否则会引起燃烧)。另外,它的韧性较强,操作较方便;对于小分子的核酸片段亦有较强的结合能力,甚至短至 10bp 的核酸片段也能结合;在低离子强度条件下也可较好地结合 DNA,因此比较适合于电转印迹法。再者,尼龙膜可重复用于杂交,一次杂交后探针分子可经碱变性而被洗脱下来,从而可用于与第二探针进行杂交。其缺点是杂交信号本底较高,可以用加大预杂交液中的非特异性封闭试剂的方法克服。

2.液相杂交 液相杂交时参加反应的两条核酸链都游离在液体中。液相杂交是一种研究最早且操作简便的杂交类型,但其应用远不如固相杂交那样普遍,其主要原因是杂交后过量的未杂交探针在溶液中除去较为困难且误差较高。常用的液相杂交方法有吸附杂交、发光液相杂交、液相夹心杂交和复性速率液相分子杂交等。

近几年杂交检测技术的不断改进,商业性基因探针诊断盒的实验室应用,推动了液相杂交技术的迅速发展。

三、影响分子杂交的因素

1.探针的选择 根据不同的杂交实验要求,应选择不同的核酸探针,在大多数情况下,可以选择克隆的 DNA 或 cDNA 双链探针,但是在有些情况下,必须选用其他类型的探针如寡核苷酸探针和 RNA 探针。探针选择的一般原则是:①在检测靶序列上的单个碱基改变时应选用寡核苷酸探针;②在检测单链靶序列时应选用与其互补的 DNA 单链探针(通过克隆人 M13 噬菌体 DNA 获得)、RNA 探针或寡核苷酸探针;③检测复杂的靶核苷酸序列和病原体应选用特异性较强的长的双链 DNA 探针;④组织原位杂交应选用寡核苷酸探针和短的PCR 标记探针(80~150bp),因为它们易透过细胞膜进入胞内或核内。

2.探针的标记方法 在选择探针类型的同时,还需要选择标记方法。探针的标记方法很多,选择什么标记方法主要视个人的习惯和可利用条件而定,但在选择标记方法时,还应考虑实验的要求,如灵敏度和显示方法等。一般认为核素探针比非核素探针的灵敏度高,核素探针的实际灵敏度还依赖于所采用的标记方法,如随机引物延伸法往往得到比缺口平移法更高的比活度。在检测单拷贝基因序列时,应选用标记效率高、显示灵敏的探针标记方法,在对灵敏度要求不高时,可采用保存时间长的生物素探针技术和比较稳定的碱性磷酸酶显示系统。

3.探针的浓度　总的来说,随探针浓度增加,杂交率也增加。另外,在较窄范围内随探针浓度增加,灵敏度增加。依上所述,要获得较满意的灵敏度,膜杂交中,^{32}P 标记探针与非核素标记探针的用量分别为 $5\sim10ng/mL$ 和 $25\sim1000ng/mL$,而原位杂交中无论应用何种标记探针,其用量均为 $0.5\sim5.0\mu g/mL$,探针的任何内在物理特性均不影响其使用浓度,但受不同类型标志物、固相支持物非特异性结合的影响。

4.杂交率　传统杂交率分析主要用于 DNA 复性研究,在这种情况下,探针和靶链在溶液中的浓度相同。现代杂交实验无论是液相杂交还是固相杂交均在探针过剩的条件下进行,在此条件下,杂交率主要依赖于探针长度(复杂度)和探针浓度,下面列出的公式适用于过剩单链探针对靶序列杂交的情形。公式 $t_{1/2}=\dfrac{\ln2}{kc}$ 可用于估计半数探针与固定靶序列杂交所需的时间。其中,t 为杂交时间(s);k 为形成杂交体的速率常数,其值取决于探针长度、探针复杂度、温度、离子强度、黏度和 pH 等;c 为溶液中的探针浓度(mol/L)。

5.杂交最适温度　杂交技术最重要的因素之一是选择最适的杂交反应温度,当反应温度增加到低于 T_m 值 $20\sim25℃$ 时,即达到杂交温度的上限,此温度称为最适杂交温度,此时反应速率最大。然而对于那些反应时间需要延长,或对生物活性必须保护的复杂生物的核酸研究(如哺乳动物),核酸长时间处于此温度下很显然是不利的,这会引起核酸链的断裂,结合到膜上的 DNA 脱落也会增多,使用高浓度盐溶液(如 $6.2mol/L$ NaCl)或某些有机溶剂能降低反应温度。常使用的有机溶剂有两类,甲酰胺和二甲亚砜(DMSO)。在杂交液中加入 30%二甲亚砜可使 T_2 噬菌体 DNA 的 T_m 值比原先降低 $14℃$,而使用甲酰胺甚至可使 DNA 在室温下变性和复性。

现在认为,适当选择甲酰胺和盐浓度及合适的反应温度,可使 DNA 复性和 DNA-RNA 杂交获得高特异度和更快反应速率。

6.杂交反应时间　在条件都得到满足的情况下,杂交的成败取决于保温时间。时间短了,杂交反应不完全,时间长了会引起非特异性结合增多,一般杂交反应要进行 20 小时左右。

7.杂交促进剂　惰性多聚体可用来促进 250bp 以上探针的杂交率,对单链探针可增加 3 倍,而对双链探针,随机剪切或随机引物标记的探针可增加高达 100 倍。而短探针不需用促进剂,因其复杂度低和相对分子质量小,短探针本身的杂交率就高。

硫酸葡聚糖是一种广泛用于较长双链探针杂交的促进剂,它是一种多聚胺,平均相对分子质量为 500000,使用终浓度为 5%~10%。使用该分子的缺点是因其相对分子质量大而引起溶液黏度大大增加。另一种常见的促进剂是聚乙二醇(PEG),PEG 相对分子质量小(6000~8000),黏度低,价格低廉,但它不能完全取代硫酸葡聚糖。在某些条件下 5%~10%硫酸葡聚糖效果较好,若用 5%~10%PEG 则可产生很高的本底值,因此,使用促进剂时有必要优化条件。

第二节 核酸探针

核酸探针指的是能与特定的靶分子(DNA 或 RNA)发生特异性互补结合,并可用特殊方法检测的已知序列核酸分子。作为探针的核酸分子必须在其分子中做上标记才能起到检测目的核酸的作用。

一、核酸探针的种类

核酸探针根据来源及性质的不同,可分为基因组 DNA 探针、cDNA 探针、RNA 探针及人工合成的寡核苷酸探针等几类,根据所要检测的目的不同,应仔细考虑选择哪一类最为合适,最基本的选择原则是核酸探针与要检测的目的核酸之间在核酸序列上具有高度的特异性。

1.基因组 DNA 探针 基因组 DNA 探针的制备是利用机械剪切或限制性内切酶消化染色体 DNA,制成一定大小的 DNA 片段,再将这些片段重组到适当的载体中,转化宿主细胞,构建成基因组 DNA 文库,从文库中筛选出含有目的基因的阳性克隆,经扩增、酶切及电泳分离,可得到足够量的基因片段,经适当的标记后,即可作为探针使用。由于真核生物基因组中存在着大量的非编码序列(如调控序列和内含子),因此,真核生物基因组 DNA 探针用于检测基因表达时的杂交效率明显低于 cDNA 探针。

2.cDNA 探针 cDNA 探针的制备是以 mRNA 为模板,在反转录酶的催化下合成一条与 mRNA 互补的 DNA 链(cDNA),形成 RNA/DNA 杂交体,随后在反转录酶的 RNaseH 活性作用下,将 RNA 链水解去除,反转录酶又以第一条 cDNA 链为模板再合成第二条 DNA 链,形成双链 DNA,与适当的载体重组,转入细菌中扩增,再筛选出目的基因克隆。用这种技术获得的 DNA 探针不含有内含子序列,尤其适用于基因表达的检测。

3.RNA 探针 将目的基因插入载体启动子下游的多克隆位点,利用限制性内切酶对重组质粒进行切割,使之成为线性 DNA。特定的 RNA 聚合酶催化启动下游目的基因的转录,以含目的基因的 DNA 片段为模板合成 RNA 探针(图 11-4)。

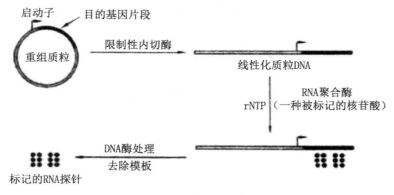

图 11-4 RNA 探针制备示意图

RNA 探针是一类很有前途的核酸探针,由于 RNA 是单链分子,杂交时不存在第二条链的竞争,所以它与靶序列的杂交反应效率极高。同时由于 RNA/RNA 和 RNA/DNA 杂交体的稳定性较 DNA/DNA 杂交体的稳定性高,杂交反应可以在更为严格的条件下进行,因而

RNA 探针的特异度高。RNA 探针适合于 Northern 杂交、原位杂交等。其主要缺点是不稳定，易降解。

4.人工合成的寡核苷酸探针　随着 DNA 合成仪的推广使用，人工合成的寡核苷酸作为探针应用也越来越普及。寡核苷酸探针主要优点是：①短的探针比长探针杂交速度快；②可以在短时间内大量制备；③在合成中进行标记；④可合成单链探针，避免在杂交中自我复性，提高杂交效率；⑤寡核苷酸探针可以检测小 DNA 片段，在严格的杂交条件下，可用于检测在序列中单碱基对的错配。

在设计寡核苷酸探针时应注意以下几个问题：①探针的长度以 18~50bp 为宜，较长探针杂交时间较长、合成量低，较短探针特异性会差些；②（G+C）含量为 40%~60%，超出此范围则会增加非特异性杂交；③探针分子内不应存在互补区，否则会出现抑制探针杂交的"发夹"状结构；④避免单一碱基的重复出现（不能多于 4 个），如—CCCCC—；⑤一旦选定某一序列符合上述标准，最好将该序列与核酸库中的序列进行同源性比较，探针序列应与含靶序列的核酸杂交，而与非靶区域的同源性不应超过 70% 或有连续 8 个或更多的碱基同源，否则，该探针不能用。

二、核酸探针的标记

核酸分子杂交技术在分子生物学中的广泛应用，在很大程度上取决于高灵敏度检测的各种标志物。标志物根据本身的性质及检测特点，可分为核素标志物及非核素标志物。

1.核酸探针标志物

（1）放射性核素标志物：放射性核素具有以下特性。①放射性核素的灵敏度极高，一般可以检测到 $10^{-18} \sim 10^{-4}$g 的物质，在最适条件下，可检测出样品中少于 1000 个分子的核酸含量；②放射性核素与核酸相应的元素具有完全相同的化学性质，因此对各种酶促反应无任何影响，也不会影响碱基配对的特异性与稳定性；③对于放射性核素的检测具有很高的特异性，假阳性的结果比较少；④它最大的缺点就是可造成放射性污染，这是个十分要紧的问题；⑤不同的放射性核素的半衰期不同，半衰期短的核素应用受到限制，必须随时用随时标记，标记后立即使用，不能长时间存放，因此给应用带来诸多的不便。

常用于标记核酸探针的放射性核素有 ^{32}P、^3H 和 ^{35}S，另外 ^{14}C、^{125}I 和 ^{131}I 也有使用，各种放射性核素的适用范围是由其物理特性决定的。常用放射性核素的物理性质见表 11-1。

表 11-1　常用放射性核素的物理性质

核素	半衰期	100%纯度时的放射活性（3.7×1016Bq/mmol）	射线粒子的最大能量 keV	
			β	γ
^3H	12.1 年	29	18.5	–
^{14}C	5100 年	62	156	–
^{32}P	14.3 天	9120	1710	–
^{35}S	87.1 天	1490	169	–
^{125}I	60 天	2400	34.6	35.4
^{131}I	8.6 天	16100	608	365

（2）非核素标志物：非核素标志物的最大优点就是无环境污染，另一个优点是无半衰期的问题，标记好以后可以储存较长时间，给应用和操作带来极大的方便。目前常用的非核素标志物有生物素、地高辛、酶（碱性磷酸酶和辣根过氧化物酶）和荧光素（异硫氰酸荧光素、四乙基罗达明等）。

2.核酸探针的标记方法　根据反应方式的不同，将核酸探针的标记方法分为化学法和酶法两种。化学法指利用标志物分子和探针分子上活性基团间的化学反应，将标志物结合到探针分子上的标记方法。酶法则是预先将标志物标记在核苷酸分子上，经过酶促反应将标记好的核苷酸分子或标记基团掺入或交换到探针分子中的方法。酶法常用的有缺口平移法、随机引物法、末端标记法及寡核苷酸探针的标记等，可根据不同的实验需要加以选择。

（1）缺口平移法：其原理是利用 DNA 酶 1 在双链 DNA 分子中随机切开若干个缺口，利用大肠埃希菌 DNA 聚合酶 1 的 $5'\rightarrow3'$ 核酸外切酶活性，此酶将缺口 $5'$ 核苷酸依次切除。同时，利用大肠埃希菌 DNA 聚合酶 1 的 $5'\rightarrow3'$ 聚合酶活性，以 dNTP（其中一种被放射性核素标记）为原料，按碱基互补配对的原则将 dNTP 依次连接到 $3'$-羟基上，使缺口不断向 3 方向移动，在移动的过程中，DNA 链上的核苷酸不断被标记的核苷酸取代，故称为缺口平移。

（2）随机引物法：随机引物是人工合成的含有各种可能排列顺序（4096 种排列顺序）核苷酸片段的混合物。它们可以随机地互补到 DNA 探针的某一处，作为聚合酶反应的引物，在大肠埃希菌 DNA 聚合酶作用下，以 dATP（其中一种被放射性核素或非核素标志物标记）为原料，按碱基互补配对原则不断在 DNA 的 $3'$-OH 端连接核苷酸，合成 DNA 探针。

随机引物法标记的 DNA 探针或 cDNA 探针比活度显著高于缺口平移法，且结果较为稳定。这种方法尤其适用于真核 DNA 探针，因为随机引物来自真核 DNA，其与真核序列的退火率要高于原核序列。

（3）DNA 探针的末端标记法：末端标记法是将 DNA 探针的一端（$5'$端或 $3'$端）进行标记的方法，其特点是可得到全长 DNA 片段。但标记的探针活性低，标记不均匀，主要用于 DNA 的测序，很少用于核酸分子杂交探针的标记。

1）用 T_4 多核苷酸激酶 $5'$末端标记法：该法利用 T_4 多核苷酸激酶（polynucleotide kinase，PNK）能催化 ATP 的 γ-磷酸基团转移至 DNA 或 RNA $5'$-OH 末端的特性。首先用碱性磷酸酶去除 DNA 双链的 5 端磷酸基团，以标记的[γ-^{32}P]ATP 为底物，在 T_4 多核苷酸激酶的作用下，将[γ-^{32}P]ATP 分子中的磷酸基团转移至 DNA 的 $5'$末端，从而使 DNA 重新磷酸化，并对 DNA 片段 $5'$末端进行标记。由于非核素标志物是连接在碱基上，而不是连接在磷酸基团上，因此，该方法不能直接对 $5'$末端进行非核素标记。

2）Klenow 大片段的 $3'$末端标记法：大肠埃希菌 DNA 聚合酶 1 经枯草杆菌蛋白酶切割可得到两条多肽链，其中相对分子质量为 76×10^3 的大片段称为 Klenow 片段，该片段具有完整的 $5'\rightarrow3'$ 核酸聚合酶活性。利用 Klenow 片段可以填补由限制酶消化 DNA 所产生的凹陷 $3'$末端。因此，用这种方法可以标记双链 DNA 的凹陷 $3'$末端。例如，用 EcoR I 切割 DNA 所产生的末端可用[α-^{32}P]dATP 标记。标记反应可在一种限制酶消化 DNA 后立即进行，不需去除限制酶或使其失活，也不需更换缓冲溶液。

三、核酸探针的检测

1.放射性核素探针的检测　放射性核素探针杂交结果的检测有两种方式：一种是放射

自显影;另一种是液体闪烁计数法。

（1）放射自显影:利用放射线在 X 线底片上的成像作用来检测杂交信号,称为放射自显影。该方法简便,只需将漂洗后的杂交膜与 X 线片贴紧放在暗盒中,根据放射性的强弱曝光数小时到数天,在暗室中将 X 线片显影、定影即可。对于杂交信号较弱的固相膜,用增感屏并延长曝光时间可显著增强曝光强度。此外,置于 $-70℃$ 低温冰箱中曝光可以减弱 ^{32}P 的散射。

（2）液体闪烁计数法:液体闪烁计数法简称液闪。液体闪烁计数法是利用粒子射到某种闪烁体上时,闪烁体产生荧光,然后经光电倍增管转变为电子脉冲而被记录下来。将漂洗结束后的杂交膜剪成小块(每份样品一块),真空干燥后装入闪烁瓶。加入 2~5mL 闪烁液,以与样品模块大小相同的无样品模块作为对照,在液体闪烁计数器上自动计数。液体闪烁计数法主要用于斑点杂交等。

2.非核素标记探针的检测　非核素探针的标志物不同,其检测体系和方法也各异。一般分为直接检测法和间接检测法。在直接检测法中,由于可检测的标记分子与核酸探针直接结合,因此,杂交后可以直接观察结果。如酶直接标记的探针可通过直接显色检测,荧光素直接标记的核酸探针在杂交后,通过光照射发出荧光,与 X 线胶片在暗室曝光、显影检测。其他非核素标志物(生物素、地高辛等)需先与检测系统偶联(偶联反应),然后才能显色检测(显色反应),因此称为间接检测法。

（1）直接检测法

1）碱性磷酸酶(alkaline phosphatase,ALP)显色体系:ALP 可作用于 5-溴-4-氯-4-吲哚磷酸(5-bromo-4-chloro-indolyl phosphate,BCIP),使其脱磷酸并聚合,同时释放出 H^+ 使硝基蓝四氮唑(nitro-blue tetrazolium,NBT)还原,生成不溶性紫色化合物。

2）辣根过氧化物酶(horseradish peroxidase,HRP)显色体系:HRP 能利用过氧化氢作用于芳香胺类的显色底物,如 3,3′-二氨基联苯胺(3,3′-diaminobenzidine,DBA)和 3,3′,5,5′-四甲基联苯胺(3,3′,5,5′-tetramethylbenzidine,TMB)等。DBA 经 HRP 催化后,在杂交部位形成红棕色沉着物。TMB 的反应产物为蓝色,较红棕色的 DBA 产物更易于观察。DBA 是一种致癌物,而 TMB 没有致癌性。

3）荧光法:根据不同的荧光素吸收和发射荧光波长的不同,采用不同波长的光照射,以检测激发光。直接荧光检测法主要用于原位杂交。

（2）间接检测法

1）偶联反应:探针与检测体系发生偶联反应。大多数非核素标志物是半抗原,可通过抗原-抗体免疫系统与检测体系偶联。如生物素是链亲和素的配体,可利用生物素-链亲和素-显色体系偶联检测。

根据偶联反应的不同,检测方法可分为直接法、间接免疫法、间接亲和法、直接亲和法和间接免疫亲和法几类。

2）显色反应:通过连接在抗体或抗生物素蛋白(或链亲和素)上的显色物质(酶、荧光素)对杂交信号进行检测。①酶促显色法:常用的免疫酶学检测方法有两类:ALP 显色体系,显示结果为紫色;HRP 显色体系,根据底物不同,可以显示棕色或蓝色。作用原理同直接检测法;②荧光法:主要用于原位杂交,常用的荧光素有异硫氰酸荧光素(fluorescein isothiocyanate,FITC)、四乙基罗达明等。不同荧光素在激光照射下发出不同颜色的荧光,用荧光显微镜或荧光检测系统可以检测荧光信号。

3）化学发光法：化学发光法指在化学反应过程中伴随有发光现象，从而实现对结果的检测的方法。目前应用最广的是 HRP 催化鲁米诺伴随的发光反应。其原理是 HRP 在过氧化氢存在下催化鲁米诺氧化，产生高反应的内过氧化物，在分解至基态时发射 425nm 的光。

第三节　常用核酸分子杂交技术

常用的固相杂交类型很多，虽然各具特点，但操作流程基本一致，可概括如下：靶核酸分子的制备和探针分子的制备及标记→靶核酸分子固定于固相载体→预杂交和杂交→漂洗→检测杂交信号→分析杂交结果。下面对常用的核酸分子杂交技术进行简介。

一、Southern 印迹杂交

Southern 印迹技术是 1975 年由 Southern 创建的，故以其姓氏命名，被称为 Southern blotting。Southern 印迹技术是研究 DNA 图谱的基本技术，在遗传诊断 DNA 图谱分析及 PCR 产物分析等方面有重要价值。Southern 印迹杂交的基本方法，是将 DNA 标本用限制性内切酶消化后，经琼脂糖凝胶电泳分离各酶解片段，然后经碱变性，将 DNA 从凝胶中转印至硝酸纤维素滤膜上，烘干固定后即可用于杂交。凝胶中 DNA 片段的相对位置在 DNA 片段转移到滤膜的过程中继续保持着，随着在滤膜上的 DNA 与 ^{32}P 标记的探针杂交，利用放射自显影技术确定与探针互补的每一条 DNA 带的位置，从而可以确定在众多消化产物中含某一特定序列的 DNA 片段的位置和大小。

二、Northern 印迹杂交

这是一种将 RNA 从琼脂糖凝胶中转印到硝酸纤维素滤膜上的方法。1977 年 Alwine 将 DNA 印迹技术应用于 RNA 的研究，被称为 Northern 印迹技术，1979 年 Stark 等则把该方法扩展应用到单向电泳后的蛋白质分子的分析，被称为 Western 印迹技术。1982 年 Reinhart 报道了双向电泳后蛋白质分子的印迹分析，称之为 Eastern 印迹技术。Northern 印迹杂交的 RNA 与 Southern 印迹杂交的 DNA 吸印方法类似，只是在进样前用甲基氢氧化银、乙二醛或甲醛使 RNA 变性，而不用 NaOH，因为它会降解 RNA。所有的操作均应避免 RNase 的污染。

三、原位杂交

原位杂交（in situ hybridization，ISH）是指将核酸探针与细胞或组织切片中核酸进行杂交，从而对细胞内 DNA 或 RNA 进行精确定位的过程。样本经适当处理后，使细胞通透性增加，让探针进入细胞内与 DNA 或 RNA 杂交。然后通过组织化学或免疫组织化学方法检测在细胞内形成的杂交信号，在显微镜或电子显微镜下对待测核酸进行细胞内定位。

原位杂交技术的基本步骤如下。①杂交前准备：包括固定、取材、玻片和组织的处理等，保持细胞形态结构，最大限度保存细胞内 DNA 或 RNA 的水平，增加细胞膜通透性和探针的穿透性，降低背景染色；②杂交：使探针与细胞中核酸的靶序列结合；③杂交后处理：一系列不同浓度、不同温度的盐溶液的漂洗，降低背景色；④显示：根据核酸探针标志物的种类选择相应的检测系统。

四、菌落原位杂交

菌落原位杂交是将细菌从一主平板转移到硝酸纤维素滤膜上,然后滤膜上的菌落裂解以释放出 DNA,将 DNA 烘干固定于膜上与 ^{32}P 标记的探针杂交,放射自显影检测菌落杂交信号,并与主平板上的菌落对位。这对于从众多的菌落中筛选出阳性克隆尤为适用。

菌落原位杂交技术的基本步骤如下。①将少数菌落转移到硝酸纤维素滤膜上。用无菌牙签挑取单菌落种于滤膜和琼脂平板上,排列成方格栅,膜和板上菌落位置相同;②菌落的裂解及 DNA 结合于硝酸纤维素滤膜。用 NaOH 裂解细菌释放 DNA,将 DNA 固定于膜上;③杂交。DNA 预杂交后与 ^{32}P 标记的探针杂交,用一系列不同浓度、不同温度的盐溶液漂洗;④放射自显影。将膜紧贴 X 线片并加上增感屏于 $-70℃$ 曝光,底片显影后,通过对比胶片点与琼脂上的点来鉴定阳性菌落。

总之,核酸分子杂交技术是一种灵敏度高、特异度强、应用面广的科学研究和临床诊断的手段。它被广泛用于病原微生物感染、病毒基因和肿瘤发生关系、癌基因和肿瘤发病机制、人类遗传病的产前诊断等方面的研究。它作为一种典型的分子诊断学技术在临床医学中发挥着越来越重要的作用。

第十二章　重组 DNA 技术

重组 DNA 技术是在体外将目的 DNA 与载体 DNA 结合成具有自我复制功能的重组 DNA 分子(复制子),然后导入宿主细胞,筛选出含有目的基因的转化子细胞,再进行扩增和表达,从而得到大量的基因产物的过程。这种定向改造细胞或生物的遗传特性所采用的方法和相关的工作称为分子克隆或基因工程。

第一节　工具酶

工具酶是重组 DNA 技术中必不可少的工具,在 DNA 的切割、拼接、组合和修饰中发挥着重要作用。常见的工具酶有限制性核酸内切酶、DNA 连接酶、DNA 聚合酶 I、反转录酶、碱性磷酸酶等。常见的主要工具酶见表 12-1。

表 12-1　重组 DNA 实验中常见的主要工具酶

酶类	功能
限制性核酸内切酶	识别并在特定位点切开 DNA
DNA 连接酶	通过磷酸二酯键把两个或多个 DNA 片段连接成一个 DNA 分子
DNA 聚合酶 I	具有 DNA 聚合酶活性、5′→3′和 3′→5′外切酶活性,用于合成双链 DNA 分子;修补缺口;DNA 序列分析
Klenow 片段	DNA 聚合酶 I 大片段,具有 DNA 聚合酶活性和 3′→5′外切酶活性,无 5′→3′外切酶活性。用于 3′末端标记;cDNA 第二链合成;DNA 序列分析
反转录酶	按照 RNA 分子中的碱基序列,根据碱基互补配对原则合成 cDNA 链
T₄ 多核苷酸激酶	催化多聚核苷酸 5′-OH 末端磷酸化(进行末端标记实验或用来进行 DNA 的连接)
末端转移酶	在双链核酸的 3′末端加上多聚物尾巴;标记探针 5′末端
DNA 外切酶Ⅲ	从 DNA 链的 3′末端逐个切除单核苷酸
λ噬菌体 DNA 外切酶	从 DNA 链的 5′末端逐个切除单核苷酸
碱性磷酸酶	切除位于多聚核苷酸 5′末端的磷酸基因

一、限制性核酸内切酶

限制性核酸内切酶是一类能够识别双链 DNA 分子中的特异序列,并在识别位点及其周围切割双链 DNA 结构的核酸内切酶,在重组 DNA 技术中有重要地位。

1.限制性核酸内切酶的分类　　根据酶的结构、作用特点不同,可将其分为Ⅰ型、Ⅱ型和

Ⅲ型三大类。Ⅰ型和Ⅲ型酶切割位点或识别序列缺乏专一性,因此这两者在重组 DNA 技术中没有太大的实用价值。而Ⅱ型酶能够在识别序列的固定位点切割双链 DNA,识别序列与切割序列一致,而且能产生具有相同末端结构的 DNA 片段,利于片段的再连接,因此,Ⅱ型限制性核酸内切酶具有较大的实用价值,是重组 DNA 技术中最重要的工具酶,简称为限制酶。

2.Ⅱ型限制性核酸内切酶的作用特点　Ⅱ型限制性核酸内切酶能识别由 4~8 个碱基所组成的 DNA 序列,其序列一般具有双轴对称结构,又称回文对称。Ⅱ型限制性核酸内切酶在该特异位点切割 DNA 分子,且切口在识别序列内部,切割后产生 5′-磷酸基和 3′-羟基的末端,切口分黏性末端和平末端两类。大多数限制性核酸内切酶产生带有单链突出端的 DNA 片段,称为黏性末端。黏性末端又可以分为两类:一类是具有 3′末端突起的黏性末端(如 Pst Ⅰ),另一类是具有 5′末端突起的黏性末端(如 EcoR Ⅰ)。部分限制性核酸内切酶(如 Hpa Ⅰ)产生带平端切口的 DNA 片段,称为平末端。几种常见的限制性核酸内切酶酶切位点及末端类型见表 12-2。通常,不同的限制性核酸内切酶识别序列不同,产生的末端类型也不尽相同。

表 12-2　限制性核酸内切酶切口类型

限制性核酸内切酶	识别序列和酶切位点		末端类型
EcaR Ⅰ	↓ 5′···GAATTC···3′3′ ···CTTAAG···5′↑	→	5′···G　　AATTC···3′3′ ···CTTAA　　G···5′	5′黏性末端
Pst Ⅰ	↓ 5′···CTGCAG···3′3′ ···GACGTC···5′↑	→	5′···CTGCA　　G···3′3 ′···G　　CGTC···5′	3′黏性末端
Hpa Ⅰ	↓ 5′···GTTAAC···3′3′ ···CAATTG···5′↑	→	5′···GTT　　AAC···3′3′ ···CAA　　TTG···5′	平末端

3.影响酶切活性的主要因素　DNA 纯度和结构、缓冲溶液 pH 及离子浓度、酶解温度和时间及限制性核酸内切酶本身都会影响限制性核酸内切酶的活性。

二、DNA 连接酶

DNA 连接酶是一种能够催化两条双链间磷酸二酯键的形成,将具有相同黏性末端或平末端的 DNA 连接起来的酶。DNA 连接酶也是重组 DNA 技术重要的工具酶。该连接酶只能作用于双链 DNA 分子而不能连接两个游离的单链 DNA 分子,因此双链 DNA 分子中的某一条链上两个相邻核苷酸之间磷酸二酯键断裂所出现的单链缺口,可以用 DNA 连接酶来修复。

DNA 连接酶主要有两种,T4DNA 连接酶和大肠埃希菌 DNA 连接酶。T4DNA 连接酶可用于双链 DNA 片段互补黏性末端的连接,也可用于连接两条平滑末端的双链 DNA 分子。而大肠埃希菌 DNA 连接酶只能催化带有黏性末端的双链 DNA 分子连接。重组 DNA 技术中常用 T4DNA 连接酶。

三、DNA 聚合酶

DNA 聚合酶是指以 DNA 为模板、脱氧核苷酸为原料,催化合成 DNA 的一类酶。此类酶作用的共同特点是在模板指导下将脱氧核苷酸连续地加到双链 DNA 分子引物的 3′-OH 末端,催化核苷酸发生聚合反应。常见的 DNA 聚合酶有 DNA 聚合酶 I、Klenow 片段、耐热 Taq DNA 聚合酶、T4DNA 聚合酶等。

1.DNA 聚合酶 I 和 Klenow 片段　DNA 聚合酶 I (DNA polymerase I,DNA-pol I)是从大肠埃希菌中发现的第一个 DNA 聚合酶。该酶是一个多功能酶,具有三种酶活性:①5′→3′聚合酶活性,这是 DNA 聚合酶 I 的主要功能,即聚合脱氧核苷酸,使其逐个接到引物的 3′-OH 末端,合成新的 DNA 分子;②5′→3 核酸外切酶活性,能够切除受损伤的 DNA,起修复作用或用于标记 DNA 探针(切口平移法);③3′→5′外切酶活性,能够消除在聚合作用中掺入的错误的核苷酸,从而具有校正功能。

DNA 聚合酶 I 可被枯草芽孢杆菌蛋白酶或胰蛋白酶降解成为大小两个片段,相对分子质量分别为 76000 和 36000。其中含有 C 末端的大片段只有 5′→3′聚合酶活性及 3′→5′外切酶活性,而没有 3′外切酶活性,这个片段称为 Klenow 片段。Klenow 片段的 3′→5′外切酶活性能保证 DNA 复制的准确性,把 DNA 合成过程中错配的核苷酸去除,再把正确的核苷酸接上去。Klenow 片段在分子生物学研究中具有广泛的用途:①随机引物法标记核酸探针;②标记DNA 片段末端;③用于合成 cDNA 的第二股链;④应用 Sanger 双脱氧法进行 DNA 序列测定等。

2.Taq DNA 聚合酶　Taq DNA 聚合酶是从水生栖热菌中纯化的耐热 DNA 聚合酶,水生栖热菌是一种生长在温泉、蒸汽管道等处的细菌,它体内的 Taq DNA 聚合酶可以耐受 90℃以上的高温而不失活,最适反应温度为 72℃,具有 5′→3′聚合酶活性和 5′→3′外切酶活性,而无 3′→5′外切酶活性,因此缺乏校正功能。由于具有耐高热这一特性,Taq DNA 聚合酶主要用于聚合酶链反应(PCR),也可用于 DNA 测序。

3.T$_4$DNA 聚合酶　T$_4$DNA 聚合酶来源于 T$_4$噬菌体感染的大肠埃希菌,与 Klenow 片段活性相似,都具有 5′→3′的聚合酶活性及 3′→5′的外切酶活性,但其 3′→5′的外切酶活性要比Klenow 片段强 200 倍,而且该酶降解单链 DNA 的速度比降解双链 DNA 的速度快得多。T4DNA 聚合酶的主要用途是:①3′黏性末端和平末端的 DNA 片段标记;②将双链 DNA 的黏性末端转化平末端;③制备 DNA 探针等。各种 DNA 聚合酶的活性比较见表 12-3。

表 12-3　DNA 聚合酶的特性

聚合酶	3′→5′外切酶活性	外切酶活性	聚合反应速度	持续合成能力
DNA 聚合酶 I	低	有	中速	低
Klenow 片段	低	无	中速	低
反转录酶	无	无	低速	中
T4DNA 聚合酶	高	无	中速	低
TaqDNA 聚合酶	无	有	快速	高

四、其他酶类

其他的工具酶,如碱性磷酸酶等,在基因工程中也发挥着较为重要的作用,在此不予赘述。

第二节　重组 DNA 常用载体

载体是携带外源基因进入宿主细胞进行扩增表达的 DNA 分子。根据用途不同,载体可分为克隆载体和表达载体两大类。前者主要用于外源基因的扩增,后者主要用于外源基因的表达。

适用于重组 DNA 技术的理想载体必须具备以下条件:①具有自主复制功能,从而保证外源基因在宿主细胞内扩增;②具有多个单一的酶切位点,便于外源基因插入;③具有一个以上的选择性标记,例如具有抗生素的抗性基团便于重组子的筛选和鉴定;④相对分子质量较小,便于容纳较大片段的外源基因并获得较高的拷贝数。目前,重组 DNA 技术中常用的载体有质粒、噬菌体、柯斯质粒、病毒和人工染色体等。

一、质粒

质粒是细菌染色体以外具有自主复制能力的小型环状双链 DNA 分子,它是重组 DNA 技术中最常用的基因克隆载体。

1.类型　根据其赋予宿主的遗传性状,质粒分为 F 质粒(性质粒)、R 质粒(抗药性质粒)、Col 质粒(产生大肠埃希菌素因子)。根据转移性质,又分为接合型质粒及非接合型质粒,前者除可自我复制外,还可以在细菌间转移;而后者为不能自我转移的质粒。根据复制控制类型,又可将质粒分为严密型和松弛型两种,前者每个宿主细胞中质粒拷贝数只能达到 1 至数个,松弛型质粒每个宿主细胞中质粒拷贝数可达几十到几百个。在重组 DNA 技术中为提高含有目的基因的转化子细胞表达效率,一般选用松弛型复制控制质粒作为载体。

2.常见的质粒载体　重组 DNA 技术中所用的质粒大多是天然质粒经人工改造拼接而成,pBR322 质粒载体和 pUC 系列载体是最常见的两种克隆载体。

(1)pBR322 质粒载体:pBR322 是最早用人工方法构建成功的一种松弛型复制控制质粒,是目前应用最广泛的载体之一。pBR322 大小为 4363bp,包括三个组成部分:①DNA 复制起点;②氨苄西林抗性基因(Amp^r);③四环素抗性基因(Tet^r)。pBR322 的结构如图 12-1 所示。

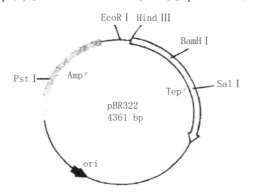

图 12-1　pBR322 质粒结构示意图

pBR322 质粒具有以下特点：①相对分子质量小，因此不仅易于纯化，而且即使携带一段6~8kb 的外源 DNA 片段，操作起来也极为便利；②具有一个复制起始位点（ori），能保证该质粒在大肠埃希菌中复制；③具有两个抗生素抗性基因（可作为选择标记），一个是 Arnp^r，另一个是 Tet^r，其中一个作为插入失活基因，另一个可以作为筛选基因；④pBR322 基因组序列中有多达 24 种限制性内切酶的单一切点，其中有多个克隆位点位于 Amp^r 和 Tet^r 两个抗性基因中，选择适当的位点插入外源性 DNA 片段可导致 Tet^r 基因失活或 Amp^r 失活；⑤具有较高的拷贝数，一般一个细胞中可达到 15 个。而在蛋白质合成抑制剂（如氯霉素）存在条件下，可达到 1000~3000 个拷贝，这为重组 DNA 的制备提供了极大的方便。

（2）pUC 系列载体：pUC 系列是在 pBR322 质粒基础上，插入了一个来自 M13 噬菌体在5′端带有一段多克隆位点（multiple cloning site，MCS）的 lacZ′基因，而发展成为具有双重检测特性的新型质粒载体系列，是目前重组 DNA 技术中最常用的大肠埃希菌克隆载体。

pUC 系列载体主要由如下 4 个部分组成：①来自 pBR332 质粒的复制起点；②含有 Ampr但其核苷酸序列已经发生了改变，不再含有原来的单一性酶切位点；③具备大肠埃希菌 β-半乳糖苷酶基因（lacZ）的启动子及其编码 α-肽链的 DNA 序列，这一结构称为 lacZ 基因；④位于 lacZ′基因中靠近 5′端有一段多克隆位点，外源基因插入后并不破坏 lacZ′基因的功能。pUC 系列载体的结构如图 12-2 所示。

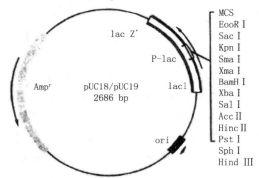

图 12-2　pUC18/pUC19 质粒载体结构图

pUC 系列载体具有许多 pBR332 质粒载体无法比拟的优越性。①具有更小的相对分子质量和更高的拷贝数。其结构中仅保留了 pBR322 的复制子和 Amp^r，其长度仅为 2000~3000bp。同时 pUC 系列载体拷贝数极高，不经氯霉素扩增，平均每个细胞可达 500~700 个拷贝；②适应于组织化学方法筛选重组子。pUC 载体结构中具有 lacZ′基因，当培养基中含有诱导物异丙醇-β-D 硫代半乳糖（IPTG）时，lacZ′基因被诱导表达产生的 β-半乳糖苷酶 N-肽与宿主菌表达的 C-肽互补而具有 β-半乳糖苷酶活性（质粒和宿主编码的肽段各自都没有酶活性），两者融为一体而具有酶活性，称为 α-互补，β-半乳糖苷酶能水解 5-溴-4-氯-3-吲哚-β-D-半乳糖（X-gal）使菌落显蓝色（蓝白斑实验），用于鉴定重组 DNA 分子；③pUC系列的多克隆位点与 M13mp 系列对应，因此，可将两种不同黏性末端 DNA 片段（如 EcoR Ⅰ和 BamH Ⅰ）直接克隆到 pUC 系列载体上。

二、噬菌体

噬菌体是一类细菌病毒的总称。常用做载体的噬菌体主要有 γ 噬菌体和 M$_{13}$噬菌体。

γ 噬菌体是一种人肠杆菌双链 DNA 噬菌体,属于温和噬菌体。其克隆效率远远高于质粒载体,获得的文库大而完整。γ 噬菌体线性双链 DNA 分子两端各有一条有 12 个核苷酸构成的彼此完全互补的 5′单链突起序列,是天然的黏性末端。γ 噬菌体感染细菌后,会迅速通过黏性末端之间的互补作用,形成环形双链 DNA 分子,这种由黏性末端结合形成的双链区段称为 cos 位点。

γ 噬菌体载体的主要特点是:①增加了容纳外源 DNA 片段的能力,可以插入 10～20kb 的外源 DNA 片段;②γ 噬菌体感染大肠埃希菌要比质粒转化细菌的效率高得多,所以 γ 噬菌体载体常用于构建 cDNA 文库或基因组文库;③具有多种限制酶的识别序列,便于外源 DNA 片段的插入和置换;④重组 DNA 分子的筛选较为方便。

三、柯斯质粒

噬菌体载体较为有效的克隆范围仅为 15kb 左右,而许多真核基因的分子大小可达 30～40kb,甚至更大。因此,进行真核基因的结构和功能研究需要比噬菌体载体具有更大克隆能力的载体。

柯斯质粒,又称为黏粒,是 1978 年由 collins 和 hohn 改建的一种含有 γ 噬菌体 DNA 黏性末端 ccs 序列和 pBR322 质粒复制子的质粒载体。它具有较强的克隆能力。

柯斯质粒具有以下特点。①具有 γ 噬菌体的体外包装、高效感染等特性;②具有质粒载体的易于克隆操作、选择及高拷贝等特性。黏粒载体具有质粒的复制起点,因此能够在宿主细胞内像质粒 DNA 一样进行复制,并且在氯霉素作用下,可进一步扩增。此外,黏粒载体通常也具有抗生素抗性基因,可用于重组体分子表型选择标记;③具有高容量的克隆能力,其克隆能力最高可达 52kb,可用于克隆大片段的 DNA 和构建基因组文库。

第三节　重组 DNA 技术的基本步骤

重组 DNA 技术的基本步骤大致包括:①目的基因的制备;②载体的选择与构建;③目的基因与载体的连接;④重组 DNA 导入宿主细胞;⑤重组 DNA 的筛选与鉴定;⑥外源基因的表达、分离与纯化等过程。

一、目的基因的制备

目的基因是指被研究的某一基因或 DNA 序列,又称为靶基因。获得目的基因的主要方法有:化学合成法、基因组 DNA 文库、cDNA 文库、聚合酶链反应(PCR)。

1.化学合成法　此法适用于已知目的基因的核苷酸序列,或根据某种基因产物的氨基酸序列推导出的该多肽编码基因的核苷酸序列,可以利用 DNA 合成仪通过化学合成原理直接合成目的基因。该方法具有快速、有效、不需收集基因来源的优点,可以用来合成数十个核苷酸长度的寡核苷酸片段。

2.基因组 DNA 文库　用机械法或限制性核酸内切酶随机将基因组 DNA 切割成许多片段,每一个片段与适当克隆载体拼接成重组 DNA。将所有的重组 DNA 分子全部导入宿主细胞并进行扩增,得到分子克隆的混合体,这一含有全部基因片段的分子克隆混合体称之为基因组 DNA 文库(genomic library,G 文库)。基因组 DNA 文库构建通常包含以下五个步骤:①载体 DNA 的制备;②染色体 DNA 片段的制备;③体外连接与包装;④重组噬菌体感染大肠埃希菌;⑤基因文库的鉴定、扩增与保存。

3.cDNA 文库　反转录酶能利用 RNA 为模板合成 DNA 片段。将细胞全部 mRNA 经反转录制备成 cDNA 后建立的基因文库,称为 cDNA 文库(C 文库)。建立 cDNA 文库与基因组 DNA 文库的最大区别是 DNA 的来源不同。基因组 DNA 文库是取现成的基因组 DNA,cDNA 文库是取细胞中全部的 mRNA 经反转录酶生成 DNA(cDNA),其余构建步骤两者相类似。构建 cDNA 文库的基本步骤有 5 步:①制备 mRNA;②合成 cDNA;③制备载体 DNA(质粒或 γ 噬菌体);④双链 cDNA 的克隆(cDNA 与载体的重组);⑤cDNA 文库的鉴定、扩增与保存。

4.聚合酶链反应(PCR)　对于已知的基因,可通过 PCR 反应直接从染色体 DNA 或 cDNA 上高效、快速地扩增出目的基因片段,是最常用的获取目的基因的方法。

二、载体的选择与构建

制备的目的基因必须与合适的载体连接,才能进入宿主细胞进行复制和表达,因此,必须根据实验目的选择适宜的载体。例如,γ 噬菌体载体和柯斯质粒载体主要用于构建基因组 DNA 文库;pUC 系列载体主要用于构建 cDNA 文库和克隆较小的 DNA 分子片段。

三、目的基因与载体的连接

目的基因与载体的连接,即 DNA 体外重组,主要依赖于限制性核酸内切酶及 DNA 连接酶的作用。在进行连接时,应遵循以下几个原则:①实验步骤尽可能简便易行;②在目的基因的两端含有能够被一定的限制酶切割的接点序列,有利于回收插入片段和鉴定;③连接后不改变同的基因的可读框。

根据目的基因末端的性质及质粒载体与目的基因限制酶切位点的性质,可选择黏性末端连接、平末端连接、人工接头连接、同聚物加尾连接等方式来进行目的基因片段和载体的连接。

1.黏性末端连接　选用一种对载体 DNA 具有唯一酶切位点的限制酶(如 BamH I)进行酶切,形成具有黏性末端的线性 DNA 分子。再将目的基因也用同一限制酶作同样处理。然后将这两种经过酶切消化的目的基因和载体 DNA 混合,并加入载体 DNA 连接酶,由于它们具有同样的黏性末端,因此能够退火形成重组体。

2.平末端连接　带有平末端的 DNA 片段一样可以在 DNA 连接酶催化下连接。此外,黏性末端经特殊酶处理,变为平末端,也可进行平末端连接,但是只能用 T4DNA 连接酶。由于平末端连接属于低效反应,其连接效率比起黏性末端连接低得多。

3.人工接头连接　当载体和目的基因上没有相同的酶切位点时,可将用化学方法合成含有特定限制酶酶切位点的寡核苷酸片段(人工接头)连接到目的基因两端,再在该酶的催化下,获得和载体相同的黏性末端,并进行连接。

4.同聚物加尾连接　同聚物加尾连接是利用末端脱氧核糖转移酶(TdT 酶)可催化 dNTP 加到单链或双链 DNA 分子 3 末端的特点,在外源 DNA 片段和载体上加入同聚体(如其中一个 3 端接上多聚 G,另一个 3 端接上多聚 C),然后通过互补同聚体之间的氢键相连,在 DNA 连接酶催化下形成重组 DNA 分子。

四、重组 DNA 导入宿主细胞

体外构建的重组 DNA 分子必须导入合适的宿主细胞中才能进行复制、扩增和表达。

1.宿主细胞的选择应遵循的原则　目前,重组 DNA 技术中使用最为成熟的宿主细胞是微生物,如大肠埃希菌、枯草杆菌、酵母菌等。作为重组 DNA 技术的宿主细胞应该具备以下特性:①具有接受外源 DNA 的能力,易于转化;②表达载体所含的选择性标志物应与宿主细胞基因型相匹配;③限制修饰系统缺陷,如宿主细胞具有针对外源 DNA 的限制修饰系统,则可使转化的外源基因被降解,而降低转化效率;④遗传稳定性高,易于扩增;⑤内源蛋白水解酶缺乏或含量低,利于目的基因表达产物积累;⑥无致病性,从生物安全角度考虑,宿主细胞不能具有感染寄生性。

2.导入方法　将重组 DNA 分子导入宿主细胞时,宿主细胞须经过一些特殊处理,使细胞的通透性发生改变,成为能够允许重组体进入的感受态细胞。在一定的条件下,将重组体与经过处理的感受态细胞混合培养,使重组 DNA 进入宿主细胞。导入有转化、转染和转导等多种方式。把带有目的基因的重组质粒 DNA 引入宿主细胞的过程称为转化。将重组噬菌体 DNA 直接引入宿主细胞的过程称为转染。若重组噬菌体 DNA 被包装到噬菌体头部成为有感染力的噬菌体颗粒,再以此噬菌体为运载体,将头部重组 DNA 导入宿主细胞中,这一过程称为转导,通常也称为感染。转导的克隆形成效率要比转染高出几个数量级。

(1)CaCl₂转化法:将处于对数生长期的细菌置于 $0℃$ 的 $CaCl_2$ 低渗溶液中处理,细胞膨胀成球形,形成感受态细胞,感受态细胞有摄取外源 DNA 的能力,使重组 DNA 进入细胞内。此种方法适用于大多数的大肠埃希菌菌株,因其简单、快速、重复性好而被广泛应用。

(2)电穿孔法:宿主细胞在高压脉冲电流作用下,细胞膜形成暂时性的微孔,可以使重组 DNA 分子进入宿主细胞。该方法操作简单,无须制备感受态细胞,但需要专门的仪器设备。转化效率受电场强度、脉冲频率、脉冲时间等因素的影响,因此,导入前应进行预实验,针对不同的对象,选择最佳条件。

(3)脂质体介导法:带正电荷的脂质体可以通过与重组 DNA 分子上带负电的磷酸基团结合,形成由阳离子脂质包裹 DNA 的颗粒,随后脂质体上剩余的正电荷与细胞膜上的唾液酸残基的负电荷结合,通过两者的融合将重组 DNA 分子导入细胞。脂质体介导法的优点是转染效率高、对细胞生长的影响小。

五、重组 DNA 的筛选与鉴定

重组 DNA 分子导入宿主细胞后,由于受到载体自连、多拷贝插入 DNA、反向连接及各种可能的突变(如插入 DNA 或载体插入 DNA)等因素的影响,并非能全部按照预先设计的方式进行重组和表达,因此,为了分离出含有目的基因的重组子,必须对重组 DNA 分子进行筛选。

1.根据遗传表型进行筛选

(1)利用抗生素抗性基因筛选:抗生素抗性基因筛选是一种使用最为广泛的筛选方法。大多数的载体都带有抗生素的抗性基因(如 Amp[r] 和 Tet[r] 等),当编码有这些抗性基因的载体携带目的基因进入无抗性细菌后,被转化的阳性细菌获得抗生素抗性基因而存活,未被转化的宿主细胞不能存活。

(2)抗性基因插入失活筛选:在含有两个抗性基因的载体中,如果目的基因插入到其中一个基因导致其失活,这样得到的宿主细胞便可以在含另一抗生素的培养基上生长,而不能在两种抗生素都加入的培养基上生长,这样就可以用两个分别含有不同药物的平板对照筛选出含有重组 DNA 分子的菌落。例如,pBR322 质粒载体具有 Amp' 和 Tet' 抗生素抗性基因,在这两个基因之间有几个常用的限制酶的酶切位点,便于外源基因插入。如用 BamH I 限制酶切割,则外源基因插入后,会造成 Tet' 失活。这种重组 DNA 分子导入宿主细胞后,只能在含有氨苄西林的培养基上生长,而不能在含有四环素的培养基上生长。而在含有氨苄西林和四环素的培养基上都能够生长的细菌只能是未插入目的基因的空载体。

(3)β-半乳糖苷酶显色反应筛选:β-半乳糖苷酶系统是利用宿主细胞和重组细胞中 β-半乳糖苷酶活性的有无,表现出营养缺陷互补,从而通过直观的显色反应进行重组 DNA 分子的筛选。营养缺陷是指丧失合成一种或一些生长因子的能力。如果宿主细胞属于某一营养缺陷,则在培养这种细胞的培养基中必须加入该营养物质才能生长。如果进入这种细胞的重组 DNA 分子中含有一个能表达该营养物质的基因,就能实现营养缺陷互补,使重组细胞具有完整的系列代谢能力,培养基中即使不添加该营养物质也能生长。

例如,pUC 系列载体带有一个来自大肠埃希菌 DNA 的 β-半乳糖苷酶基因(lacZ 基因)的 N 端编码序列(无活性)。而宿主细胞含有 β-半乳糖苷酶 C 端编码序列(无活性),两者之间可以互补(成为 α 互补),产生具有活性的 β-半乳糖苷酶,从而使宿主细菌在 β-半乳糖苷酶诱导剂 IPTG 和底物 X-gal 存在下形成蓝色菌落。

如果外源 DNA 片段插入到 pUC 载体中,就会破坏 N 端编码序列,产生无 α 互补功能的 N 端片段,也就不会产生 α 互补,因此产生的菌落是白色的。据此,仅仅通过目测即可轻易地识别和筛选出可能带有重组 DNA 分子的菌落。

2.根据重组 DNA 的结构特征进行筛选

(1)凝胶电泳检测:从分子质量上看,带有插入片段的重组 DNA 分子大于空载体,因此可以通过凝胶电泳进行分子质量检测。分子质量小的在电泳时迁移率较大,而重组 DNA 分子迁移率较小,在凝胶中位于后方。该法操作简单、快速,是分离、鉴定和纯化 DNA 片段的常用方法。

(2)限制性内切酶图谱鉴定:重组 DNA 分子由于插入了目的基因,会改变载体 DNA 的限制性内切酶图谱,因此对初步确定是带有外源性 DNA 片段的重组体菌落,挑选少量菌落进行小量培养。然后进行快速抽提得到重组 DNA,用限制性内切酶进行酶切和凝胶电泳分析,就可以判定是否有目的基因的插入。

(3)PCR 鉴定:如果已知目的基因的长度和两端的序列,就可以设计合成一对引物,以小量抽提得到的重组 DNA 为模板进行扩增,通过 PCR 产物的电泳分析可以确定是否有目的 DNA 的插入。此法除具有灵敏、快速的优点外,还可以检测目的基因的完成性。

(4)核酸分子杂交鉴定:利用碱基配对的原理进行核酸分子杂交,是鉴定基因重组体的常用方法。核酸分子杂交的方法有原位杂交、Southern 杂交和斑点杂交。

(5)DNA 序列分析鉴定:DNA 序列分析是最后确定分离的 DNA 是否是特异的外源性插入 DNA 的唯一方法,也是最确定的方法。

六、外源基因的表达、分离与纯化

重组 DNA 技术的主要目的是要使目的基因在某一细胞中得到高效的表达,产生具有生物学活性的多肽或蛋白质。外源基因在受体细胞内的表达,受到复制、转录(转录后加工)、翻译(翻译后加工)等多种因素的制约,还与表达载体的结构和表达体系有关。基因表达体系包括表达载体的构建、受体细胞的建立、表达产物的分离和纯化等,可分为原核表达体系和真核表达体系。

1.原核表达体系 原核生物基因表达具有以下特点:①原核生物只有一种 RNA 聚合酶;②其基因表达是以操纵子为单位;③转录和翻译是偶联、连续进行的;④原核基因一般不含内含子,缺乏转录后加工系统;⑤表达调控主要在转录水平。大肠埃希菌表达系统具有培养简单、生长迅速、经济而又适合大规模生产的特点,是当前采用最多的原核表达体系。

2.真核表达体系 真核表达体系有酵母、昆虫及哺乳类动物细胞。酵母菌是最理想的真核生物基因表达系统,其主要优点是:①基因表达调控研究比较清楚;②遗传操作相对简单;③具有蛋白质翻译后加工和修饰系统;④可将外源基因表达产物分泌到培养基中;⑤不含毒素,对人体和环境安全。

第十三章　蛋白质组学技术

蛋白质组一词,源于蛋白质与基因组两个词的缩合,意指"一种基因组所表达的全套蛋白质",即包括一个细胞或一个组织或一个机体的基因所表达的全部蛋白质。蛋白质组学是指应用各种技术手段研究蛋白质组的一门新兴科学,正如基因草图的提前绘制得益于大规模全自动毛细管测序技术一样。蛋白质组学研究将借助于高通量双向电泳(two-dimensional electrophoresis,2-DE)进行蛋白质的分离,再由专业计算机软件进行图像分析,然后通过质谱(mass spectrometry,MS)技术及蛋白质数据信息处理技术对凝胶上的蛋白质进行分离与鉴定。从而阐明生物体全部蛋白质的表达模式与功能模式,从整体的角度分析,鉴定细胞内动态变化的蛋白质的组成、结构、性质、表达水平和修饰状态,从而了解蛋白质之间、蛋白质与大分子之间的相互作用与联系,揭示蛋白质的功能与细胞生命活动的规律。

第一节　蛋白质印迹技术

一、蛋白质印迹技术的原理

Western 印迹又称为免疫印迹,是 20 世纪 70 年代末至 80 年代初发展起来的一种蛋白质测定技术,其集凝胶电泳分辨率高和固相免疫测定的特异、敏感、无须对靶蛋白进行放射性核素标记及固相膜保存时间长的诸多优点,使混杂在样品中的微量抗原得到检测,或从多克隆抗体中检测出单克隆抗体,还可对转移到固相膜上的蛋白质进行连续分析。

二、蛋白质印迹技术方法特点

Western 印迹操作步骤包括以下几步。

1.蛋白质样品的制备　根据细胞的类型和待测蛋白质的性质,选用不同的方法裂解细胞,使细胞内的蛋白质呈溶解状态,同时又要尽可能地减少细胞释放出的蛋白酶对蛋白质的降解作用,有时需要使用蛋白酶抑制剂。在 Western 印迹中制备蛋白质样品的方法主要有两种,即直接用加样缓冲液裂解细胞或制备细胞蛋白质提取液。当然,经过纯化后的蛋白质也可作为 Western 印迹的样品。

2.十二烷基硫酸钠-聚丙烯酰胺凝胶电泳　蛋白质的电泳分离是重要的生物化学分离纯化技术之一。电泳是指在直流电场作用下,带电粒子向着与其电荷相反的电极移动的现象。根据所采用的支持物不同,有琼脂糖凝胶电泳、淀粉凝胶电泳及聚丙烯酰胺凝胶电泳(polyacrylamide gel electrophoresis,PAGE)等。其中,聚丙烯酰胺凝胶电泳由于无电渗作用、样品用量少、分辨率高、凝胶机械强度大、重复性好及可以通过调节单体浓度或单体与交联剂的比例而得到孔径不同的凝胶等优点而受到广泛的应用。含多种蛋白质的样品通过同一孔径的凝胶时所受阻力不同,导致移动的速率不同从而可使蛋白质分离,此即分子筛效应。除此之外,PAGE 还存在电荷效应和浓缩效应,因而具有较高的分辨率。

十二烷基硫酸钠-聚丙烯酰胺凝胶电泳(sodium dodecyl sulfate-polyacrylamide gel electrophoresis,SDS-PAGE)的分离原理则仅根据蛋白质的分子量的差异,因为 SDS-PAGE 的样

品处理液中含有 SDS 和 β-巯基乙醇(β-mercaptoethanol,β-ME)或二硫苏糖醇(dithiothreitol,DTT),β-ME 或 DTT 可以断开蛋白质分子半胱氨酸残基之间形成的二硫键,破坏蛋白质的四级结构。SDS 是一种阴离子表面活性剂,其可断开分子内和分子间的氢键,从而破坏蛋白质分子的二级及三级结构,并与蛋白质的疏水部分相结合,破坏其折叠结构,电泳样品加入样品处理液后,经过高温处理,使 SDS 与蛋白质充分结合形成 SDS-蛋白质复合物,在强还原剂 β-ME 存在时,蛋白质分子内的二硫键被打开而不被氧化,蛋白质也完全变性和解聚,并形成棒状结构,稳定地存在于均一的溶液中。SDS 在单体浓度为 0.5mmol/L 以上时,蛋白质和 SDS 就能结合成复合物;当 SDS 单体浓度大于 1mmol/L 时,它与大多数蛋白质平均结合比为 1.4g SDS/1g 蛋白质;在低于 0.5mmol/L 浓度时,其结合比一般为 0.4g SDS/1g 蛋白质。由于 SDS 带有大量负电荷,当其与蛋白质结合时,所带的负电荷大大超过了天然蛋白质原有的负电荷,因而消除或掩盖了不同种类蛋白质间原有电荷的差异,均带有相同密度的负电荷,此时各种蛋白质分子本身的电荷完全被 SDS 掩盖,远远超过其原来所带的电荷。蛋白质-SDS 复合物的形状为长椭圆棒,不同蛋白质的 SDS 复合物的短轴长度基本是恒定的,约为 18A,而长轴的长度则与蛋白质分子量大小成比例,这样的蛋白质-SDS 复合物在凝胶中的迁移率,不再受蛋白质原有的电荷和形状的影响,而取决于椭圆棒的长轴长度,即蛋白质或者亚基的分子量的大小。

当蛋白质或者亚基的分子量在 15~200kD 时,电泳迁移率与分子量的对数呈线性关系。若用已知分子量的一组蛋白质作图绘制标准曲线,在同样条件下检测未知样品,就可从标准曲线推算出未知样品的分子量,此方法也可用于蛋白质混合组分的分离和亚组分的分析,当蛋白质经 SDS-PAGE 分离后,设法将各种蛋白质从凝胶上洗脱下来,除去 SDS,还可进行氨基酸顺序、酶解图谱及抗原性质等方面的研究。

3.蛋白质的电转移　用于 Western 印迹的固相支持物有多种,如硝酸纤维素膜、聚偏氟乙烯膜等。

在低离子转移缓冲液的环境下,大多数带负电荷的蛋白质会与硝酸纤维素膜发生疏水作用而高亲和力地结合在一起,虽然这其中的机制还不是十分清楚,但由于硝酸纤维素膜的这个特性,而且易于封闭非特异性结合,从而得到了广泛的应用。根据被转移的蛋白质分子量大小,需选择不同孔径的硝酸纤维素膜。因为随着膜孔径的不断减小,膜对低分子量蛋白质的结合就越牢固,通常采用 0.2μm 和 0.45μm 两种规格的硝酸纤维素膜,转移大于 20kD 的蛋白质采用 0.45μm 的膜,小于 20kD 的蛋白质则用 0.2μm 的膜。从膜的质地上来看,最重要的指标就是单位面积上能够结合的蛋白质的量,硝酸纤维素膜的结合能力主要与膜中的硝酸纤维素的纯度有关,采用 100% 纯度的硝酸纤维素,可保证最大的蛋白质结合量(80~150μg/cm²),也大大减少了非特异性的结合,降低杂交背景,故无须高严谨度的洗脱步骤。其次,膜的强度和韧性也是需要考虑的因素,常规的硝酸纤维素膜比较脆,漂洗一两次就会破损,不能反复使用。

PDVF 膜结合蛋白的效率虽然低于硝酸纤维素膜,但由于其稳定、耐腐蚀使它成为蛋白质测序理想的用品。聚偏氟乙烯膜与硝酸纤维素膜一样,可以进行各种染色和化学发光检测。聚偏氟乙烯膜在使用之前必须用纯甲醇进行浸泡饱和。

硝酸纤维素和聚偏氟乙烯膜是靠疏水作用结合蛋白的,还有一类膜是根据离子交换的方式结合生物大分子的。由二乙氨乙基修饰的纤维素制成的二乙氨乙基阴离子交换膜同样可以作为蛋白质印迹的固相支持物。二乙氨乙基可以有效地结合阴离子基团,包括那些高于其等电点的蛋白质。二乙氨乙基膜可以用于蛋白多糖、病毒和酶等研究。还有一种离子交换型膜是羧甲基修饰的纤维素膜,它可以结合蛋白和多肽分子及其他的一些带正电荷的样品。结合的多肽分子可以从羧甲基修饰的纤维素膜上洗脱下来,用于氨基酸序列分析或微测序。

蛋白质电转移装置是将凝胶与硝酸纤维素膜相贴后夹于 Whatman 滤纸、多孔垫料及塑料支架之间,借塑料支架将凝胶与膜放到带有铂电极的电转移槽中,由于蛋白质带负电荷,故凝胶置负极一侧,硝酸纤维素膜置正极一侧。接通电源后,凝胶中的蛋白质由负极向正极转移至膜上。

转移结束后,可将凝胶用蛋白质染料检查转移是否完全。阴离子染料是最常用的,如氨基黑 10B,其优点是脱色快、背景低,检测极限可达到 1.5μg。考马斯亮蓝虽然与氨基黑有相同的灵敏度,但脱色慢、背景高。硝酸纤维膜可用丽春红染色以显示蛋白质转移的情况,并根据蛋白质分子量标准进行定位,也可在室温中干燥,使蛋白质与膜结合牢固后进行免疫学反应。丽春红在检测后容易从蛋白质中除去,以便进行随后的氨基酸分析,但溶剂系统中的甲醇可引起硝酸纤维素膜的皱缩或破损。

将分离的蛋白质很好地从 SDS-PAGE 凝胶上转印到固相膜这一过程中,转膜缓冲液的组成对蛋白质与膜和探针的结合起着决定的作用。在电泳转印时,缓冲液的导电性决定了转膜效率,因此必须考虑转膜缓冲液的离子强度。从 SDS-PAGE 凝胶到硝酸纤维素膜的转移通常采用三羟甲基氨基甲烷-甘氨酸系统作为转膜液,其中甲醇既可从 SDS-蛋白质复合物中除去 SDS,还具有疏水作用,增加蛋白质与硝酸纤维素膜的亲和能力,但同时甲醇也可能在凝胶孔中引起还原反应,限制一些蛋白质的转移,以及引起蛋白沉淀或变性,影响转移效率,因此准确加入甲醇的量(通常 20%,V/V)和控制转膜时间很重要;还应避免凝胶长时间浸泡在转移缓冲液中,短时间用转移缓冲液漂洗凝胶会提高转移效率。另外,还应注意转移缓冲液的 pH 要远离目的蛋白的等电点,以避免蛋白质在凝胶中的沉淀而影响蛋白质转移到膜上。通常低离子强度的转膜液由于产生较高的电场强度能提高转移效率,而高离子强度的转膜液能提高大分子蛋白质的转膜效率。

4.靶蛋白的免疫学检测　将靶蛋白转移至固相支持物(如硝酸纤维素膜)后,即可对其进行检测,检测基于免疫学反应原理,主要过程包括以下步骤。

(1)封闭:硝酸纤维素膜除与蛋白质结合外,还可与作为检测试剂的特异性第一抗体发生非特异性结合,从而使 Western 印迹的背景提高,因此需要对硝酸纤维素膜上的潜在结合位点进行封闭处理,应用较多的封闭剂是脱脂奶粉,还有凝集素、牛血白蛋白、血红蛋白、酪蛋白等,使用时应注意这些封闭剂各自的特点,如牛血白蛋白含有碳氢化合物,用外源凝集素作探针时会增加背景;用血红蛋白封闭会对膜产生"负染",因此,常用 5%脱脂奶粉或牛血清白蛋白在室温封闭 1~2 小时。过高浓度的封闭液会使封闭剂在膜上封闭了蛋白质的位置,而影响蛋白分子与抗体的结合,一般封闭剂的有效浓度不应超过 5%,吐温-20 的浓度不超过 0.3%。

(2)靶蛋白与第一抗体反应:抗体是目前蛋白免疫印迹技术中最常用的标记探针,也是影响免疫印迹成败的主要因素之一,是由抗原分子中可被抗体识别的表位(抗原决定簇)性质决定。由于在 SDS-PAGE 中蛋白质是变性的,因此只有可识别变性表位的抗体才能与抗原结合,多克隆抗体含有与变性表位抗原结合的位点,且可结合于同一抗原分子上,产生比单克隆抗体更强的信号,所以多克隆抗体是免疫印迹中使用最广泛的抗体。多克隆抗体血清一般含有高浓度的特异性抗体,使用时往往可作高倍稀释,使之在不降低灵敏度的情况下,减弱非特异性背景。

单克隆抗体只与一个抗原表位结合,因此是鉴定抗原分子中某一特定区域的最佳工具,常用于检测抗原分子中一段氨基酸序列的存在及来源,适合用于研究多肽链的加工或小段蛋白质结构域的作用。许多单克隆抗体不能与变性抗原反应,因其识别的表位依赖于抗原蛋白天然折叠所形成的空间结构。免疫印迹中最好能使用混合单克隆抗体,其是由一组能与特定的变性表位结合而不出现交叉反应的单克隆抗体组成的,兼具多克隆抗体和单克隆抗体的优点,特异度强,灵敏度又高。单克隆抗体或多克隆抗体均可用于免疫印迹,但两者各有优缺点(表13-1)。

表 13-1　抗体的种类特性

特性	单克隆抗体	多克隆抗体	混合单克隆抗体
特异性	最好,但有交叉反应	较好,有一定背景	强
信号	较弱	较强	强
优点	特异性好	可识别变性抗原	信号强,特异性好
缺点	多数不能识别变性抗原	有时背景较深	

(3)靶蛋白与第二抗体反应:第二抗体一般是针对第一抗体的免疫球蛋白,可用放射性核素或非放射性物质进行标记。目前通常使用碱性磷酸酶或辣根过氧化物酶作为标志物标记第二抗体。

(4)显色:AKP 可催化底物 BCIP 与氮蓝四唑发生反应,产生深蓝色化合物,显示出蛋白质所在的位置。HRP 催化底物 3,3′-二氨基联苯胺与 H_2O_2 反应产生棕色的条带。另一种检测辣根过氧化物酶的方法是增强化学发光法:辣根过氧化物酶在 H_2O_2 存在下,氧化化学发光物质鲁米诺(氨基苯二酰一肼)使其发光,并使光强度增加 1000 倍,经 X 线胶片感光,显示蛋白质所在的位置及含量。

第二节　双向凝胶电泳

双向电泳是一种分析从细胞、组织或其他生物样本中提取的蛋白质混合物的有力手段,是目前唯一能将数千种蛋白质同时分离与展示的分离技术,其具有高分辨率、高重复性和兼具微量制备的性能。

一、双向凝胶电泳的原理

双向电泳技术由 O'Farrell 等人于 1975 年建立。双向电泳技术包括蛋白样品制备、等电聚焦、在平衡液中平衡胶条和 SDS-PAGE 电泳等步骤。2-DE 是利用蛋白质的带电性和分子量大小的差异,通过两次凝胶电泳达到分离蛋白质的技术。第一向电泳是依据蛋白质的等电点不同,通过等电聚焦将带不同净电荷的蛋白质在 pH 梯度介质中外加电场作用形成分离的蛋白质区带。第一向等电聚焦完成后,将凝胶包埋在 SDS-PAGE 凝胶板上端,依据蛋白质分子量的不同,在垂直或水平方向进行 SDS-PAGE,即第二次分离。电泳结果形成了分离的蛋白质点,所得蛋白质双向图谱中每个点代表样本中的一个或数个蛋白质,根据 Cartesin 坐标系统,从左到右显示的是等电点的增加,从下到上显示的是分子质量的增加。

1.样品的制备　样品制备是双向电泳的第一步,其成功与否是决定双向电泳重复性和分辨率的关键因素之一。由于双向电泳所分析样品的多样性,目前尚没有一种通用的制备方法适用于各种样品。但均遵循尽可能多地使细胞或组织中的蛋白质溶解,打断蛋白质之间的非共价键结合,使样品中的蛋白质以分离的多肽链形式存在;避免蛋白质被修饰而得到错误的关于其等电点的信息;避免蛋白质在提取过程中的降解和丢失;尽量去除脂类、核酸、盐等干扰物质;蛋白质样品与第一向电泳的相容性。

样品的制备包括蛋白质的溶解、变性、还原及去除蛋白质杂质等。样品制备量的多少、溶解得好坏、还原是否完全等都将在很大程度上影响蛋白质分离的结果。

蛋白质的溶解常采用含有 8mol/L 尿素、4%[3-(3-胆胺丙基)二甲氨基-1 丙磺酸]、50~100mmol/L DTT 和 40mmol/L Tris 的样品溶解液。样品溶解得不好会减少分离到的蛋白质数量,同时会造成等电聚焦时某些蛋白质的沉淀,从而减少转移到第二向电泳的蛋白质数量。有些蛋白质如膜蛋白、核内蛋白本身的溶解性差,需加入一些增溶剂如 2mol/L 硫脲。样品还原的好坏也很重要,一般采用 DTT 作还原剂,但 DTT 本身带有电荷,在等电聚焦时会迁移到 pH 范围之外,从而使某些蛋白质的二硫键重新配对,溶解度降低,重新沉淀出来。采用非离子还原剂如磷酸三丁酯可改善这一问题。由于使用了强变性剂如尿素等,一般来说蛋白酶的活性会降低,但为了保持蛋白质不被蛋白酶水解,需加入一些蛋白酶抑制剂,如苯甲基磺酰氟、EDTA、胃蛋白酶抑制剂、胰蛋白酶抑制剂等(表 13-2)。如果样品中含有核酸、脂类、多糖、有机小分子、盐等物质,也会干扰双向凝胶电泳的结果,因此应根据情况作适当的纯化除杂质处理。

表 13-2　常用蛋白酶抑制剂

蛋白酶抑制剂	受抑制的蛋白酶
PMSF	丝氨酸蛋白酶、胰凝乳蛋白酶、胰蛋白酶等
苯甲脒	丝氨酸蛋白酶
EDTA/EGTA	金属蛋白酶
胃蛋白酶抑制剂	酸性蛋白酶(胃蛋白酶、组织蛋白酶 D、凝乳酶、血管紧张肽原酶)
胰蛋白酶抑制剂	丝氨酸蛋白酶(血浆酶、血管舒缓素、胰蛋白酶、胰凝乳蛋白酶)

2.第一向电泳——等电聚焦电泳　等电聚焦是 20 世纪 60 年代建立的蛋白质分离技术,其基本原理是利用蛋白质或其他两性分子等电点的不同,在一个稳定的、连续的 pH 梯度中进行分离和分析。等电聚焦具有分辨率高(0.01pH 单位)、抵消扩散作用、可使浓度较低的样品达到高度浓缩等优点,不仅可以用来分离两性大分子,还可以通过测定等电点来鉴定蛋

白质。根据建立 pH 梯度的原理不同,可以分为载体两性电解质 pH 梯度和固相 pH 梯度 (immobilized pH gradients,IPG),前者是在电场中通过两性缓冲离子建立 pH 梯度,后者是将缓冲基团作为凝胶介质的一部分,分辨率比前者提高一个数量级。根据电泳方式的不同,等电聚焦可分为管状、薄层、垂直和水平等电聚焦。目前广泛应用的是 IPG 水平等电聚焦。根据支持介质的不同,等电聚焦可以分为以下三种方法。

(1)等电点-道尔顿双向电泳(isoelectric point-dalton,ISO-DALT):此系统是在聚丙烯酰胺凝胶中进行,载体两性电解质在外加电场作用下形成 pH 梯度。使用载体两性电解质的 ISO-DALT 可自由决定等电聚焦电泳规模和 pH 梯度曲线,而且对仪器设备要求不高、费用较低,被广泛应用于蛋白质组学研究。其主要缺点是 pH 梯度不稳定,存在阴极漂移,上样量低,重复性差,不利于不同批次实验及不同实验室间进行图谱比较。

(2)固相 pH 梯度-道尔顿双向电泳(immobilized pH gradients-dalton,IPG-DALT):如果第一向电泳使用丙烯酰胺和固相化的两性电解质共聚,可形成具有 pH 梯度的凝胶,这种方法称为 IPG-DALT 系统。IPG 胶的制备主要是利用不同 pK 固定化电解质的组合可配制不同 pH 范围的凝胶。目前通常采用的胶条厚度 0.5mm、宽 3mm,长度也有不同规格,如 3cm、11cm、13cm、18cm 等。有不同的 pH 范围,分宽、窄两类,宽的 pH 3~10,窄的 pH 4~7,pH 6~11 等。一般来说宽 pH 胶带的分辨率相对差一些,用于初筛;而窄 pH 胶带分辨率较高,上样量也大一些,一般用于蛋白质更精确的分离和分析。对一些等电点偏酸或偏碱的特殊类型蛋白质,可采用一些特殊的 IPG 胶带。目前有商品化的 IPG 胶带及等电聚焦的自动化仪器,它们自动化程度较高,重复性好,而且一次电泳可以同时进行多条胶带的等电聚焦。完成第一向电泳后,被分离的蛋白质就按照等电点的差异分布在 IPG 胶带的不同位置上。IPG-DALT 基本上克服了 ISO-DALT 系统的缺点,是目前主要和常用的方法。它具有很多优势:IPG 的出现解决了 pH 梯度不稳的问题;可以制作线性、渐进性和 S 形曲线,范围或宽或窄的 pH 梯度,聚焦准确,精度高,梯度分辨率可以达到 0.001pH,目前在一块胶上最多可分离 10000 多个点,没有阴极漂移及碱性蛋白丢失的现象;蛋白上样量大,可以提高低丰度成分的分辨效果;分离结果的重复性好,便于实验室内部及实验室之间数据比较和合作。

(3)非平衡 pH 梯度电泳(non-equilibrium pH gradients electrophoresis,NEPhGE):主要用于分离碱性蛋白。如果聚焦达到平衡状态,碱性蛋白会离开凝胶基质造成丢失,且鉴于分辨率、重复性的限制及 IPG-DALT 分离碱性蛋白的优势,NEPhGE 电泳已不用于分离碱性蛋白质。

3.IPG 胶条的平衡 由于第一向电泳的缓冲液系统与第二向电泳的缓冲液系统完全不同,因此,胶条由第一向转移到第二向之前,必须进行平衡。平衡的过程分为两步:第一步平衡液的成分主要是 Tris 缓冲液、SDS、DTT、尿素和甘油。平衡的主要作用是使第一向胶条上的蛋白质变性。平衡液中的尿素和甘油可以增加溶液的黏度,减少由固相化的两性电解质造成的电内渗。SDS 用于变性蛋白质,使蛋白质带上负电荷,这对第二向 SDS-PAGE 来讲是十分重要的。DTT 是为了在蛋白质与 SDS 充分结合的同时,二硫键也得到还原;第二步的平衡液是用碘乙酰胺代替 DTT,这一步是用来烷基化蛋白质所带的自由巯基。IPG 胶条的平衡目的主要是进行蛋白质的烷基化及让电泳介质达到与第二向 SDS-PAGE 相同的缓冲体系。

4.第二向 SDS-PAGE 与经典的 SDS-PAGE 完全一样,根据蛋白质分子量的大小选择合适的凝胶浓度。

二、凝胶上蛋白质的检测

双向电泳后对蛋白质的检测方法有多种,其灵敏度和分辨率有差异,主要根据上样量的多少及样品的进一步分析要求等加以选择。

1.考马斯亮蓝染色 考马斯亮蓝染色是经典的蛋白质染色方法,具有染色过程简单、所需配制试剂少、操作简便、无毒性、染色后的背景及对比度良好、与下游的蛋白质鉴定技术具有良好相容性等特点从而得到了非常广泛的使用,对一般的检测分离都可以应用此方法。但是其不足之处在于灵敏度低,灵敏度只有银染的1/100,对于低丰度蛋白难以显色。考马斯亮蓝染料有 R-150、R-250、R-350、G-250 等,其中 R-350 最灵敏。但其缺点在于胶与胶之间的重复性差且由于胶本身的差异而难以控制。近年来,通过应用胶体染色颗粒,胶本身可不被显著着色。其原理是通过在染色过程中形成胶体颗粒和染料之间的平衡,染料进入胶内与蛋白点结合,胶体颗粒则被阻挡在胶外,因此胶本身不被染色,这与传统的考马斯亮蓝染色相比灵敏度要高接近一个数量级,局限在于它的检测灵敏度和线性动态范围比较小。

除了以考马斯亮蓝为基础的染料染色技术外,还有大量的蛋白质染色技术,多数是有些特殊性能,只有少数一些沿用至今,早期最常用的是氨基黑 10B、萘黑 12B、氨基黑等染色以其快速的染色脱色至今仍然被选择性地应用。

2.银染色 银染法的特点相对于考马斯亮蓝染色来说,灵敏度高、分辨率好、应用广泛。银染法是通过将胶浸泡于含银离子的溶液内,然后洗掉胶面上非紧密结合的金属离子,加入某些试剂使与胶内蛋白结合的银离子形成金属银来显色。但其不足之处在于步骤非常复杂、繁多,而且银染存在"雪崩"效应,染色深浅与蛋白质的量不成比例,因此不便于蛋白质组图谱分析。银染还常常造成蛋白质末端封闭,不利于蛋白质的序列分析。

双向电泳后分离的蛋白质常规检测和定量的普遍方法是考马斯亮蓝染色和银染。新的染色方法,如荧光染色、负染法、放射自显影法等不断出现,新方法的出现,都是从提高蛋白检测的灵敏度,增加与下游质谱鉴定的兼容性这两个方面进行改进。

3.荧光染料染色 荧光染色在定量的准确性、灵敏度及与蛋白质识别和鉴定的现代下游技术的相容性等方面超越了传统的染色技术如考马斯亮蓝染色法和银染。它的灵敏度可与最好的银染法相媲美,与质谱检测和 Edman 测序有很好的兼容性。SYPRO Red、SPYRO Orange 和 SYPRO Tangerine 3 种染料可一步检测 SDS-PAGE 胶上的蛋白质,只需 30~60 分钟,且无脱色步骤,可检测到 4~8ng 量的蛋白。但不足之处在于试剂价格较贵。

4.其他染色法 放射自显影法是测定蛋白质在某种变化中的放射性,这种方法灵敏度极高,还可以用于蛋白质作用过程的动态研究,但是需要有特殊设备,成本昂贵,而且容易在测定过程中带来放射性污染。

负染法与银染法类似,金属离子与蛋白质相结合才能被检测到,脱色过程非常简单,只要加入 EDTA 就可以很容易的脱色,这种方法的缺点是灵敏度不高,而且有重金属离子的污染。目前使用的负染方法有氯化钾、氯化铜、氯化锌、乙酸钴、氯化镍和锌-咪唑等。常用的只有氯化钾、氯化铜和氯化锌三种,其中,氯化铜的染色灵敏度略高,氯化钾的灵敏度则远低于考马斯亮蓝染色法。氯化锌法是目前灵敏度最高的负染方法。

三、双向凝胶电泳图像分析

通过 2-DE 得到的蛋白质分离图谱呈满天星状，需要经过图像扫描仪、密度仪、电荷组合装置，可把得到的蛋白质图谱转换为以像素为基础的、具有不同灰度强弱和一定边界方向的斑点数字信号，再经过计算机处理，去除纵向和横向的曳尾及背景底色，就可以给出所有蛋白质斑点的准确位置和强度，得到布满蛋白质斑点的图像，即所谓"参考胶图谱"。2-DE 图像分析软件包括图像采集、斑点检测、背景消减、图像内及图像间的比较，从而获得生理与病理状态下蛋白质斑点的上调、下调、出现或者消失的信息。分子扫描仪可以使消化蛋白质及其产物转移到聚偏氟乙烯膜上面同步进行，然后应用特种 MS 扫描，获得肽质量指纹图谱与数据，这些数据可以充分诠释 2-DE 图谱。现已用于人血浆、大肠埃希菌蛋白质组等的分析。

蛋白质组研究的主要困难是对用双向凝胶电泳分离出来的蛋白质进行定性和定量的分析。最常用的方法是先把胶上的蛋白印迹到聚偏氟乙烯膜上后再进行分析，确定它们是已知还是未知蛋白质。现在的分级分析法是先做快速的氨基酸组成分析，也可先做 4~5 个循环的 N 末端微量测序，再做氨基酸组成分析，结合在电泳胶板上估计的等电点和分子量，查对数据库中已知蛋白质的数据，即可做出判断。

四、双向凝胶电泳方法的特点

2-DE 具有相对简便、快速、高分辨率和重复性等优点，是蛋白质组学三大关键核心技术之一，也是唯一能同时将上千种蛋白质同时分离和展示的方法，是目前分析复杂组分蛋白质分辨率最高的工具，因此受到人们的广泛关注。2-DE 为疾病的诊治及了解发病机制提供了新的手段，例如，在肿瘤的研究中，寻找与肿瘤发生、发展和抗药性有关的蛋白。2-DE 还可应用于临床诊断、病理研究、药物筛选、新药开发、食品检测、甚至物种鉴定等方面。

虽然双向凝胶电泳技术在目前仍然是蛋白质组研究不可替代的分离方法，但有很多问题是现有的技术无法解决的，主要有：①低丰度蛋白质点的分离与检测问题，人体的微量蛋白质往往还是重要的调节蛋白，但当前的技术还不足以检出拷贝数低于 1000 的蛋白质；②极酸或极碱性蛋白质的分离问题，目前可获得的 IPG 胶条，最多能分离 pH 3~12 的蛋白质，偏离该范围的蛋白质无法分离，因此就没有能够将所有蛋白质分离；③极大（>200kD）或极小（<10kD）蛋白质的分离；④难溶蛋白质的检测，这类蛋白质中包括一些重要的膜蛋白质；2-DE 目前无法完全自动化，操作过程仍然比较烦琐。

第三节 生物质谱技术

质谱仪最初主要用来测定元素或放射性核素的原子量，随着离子光学理论的发展，质谱仪不断改进，其应用范围也在不断扩大，到 20 世纪 50 年代后期已广泛地应用于无机化合物和有机化合物的测定。现今，质谱分析的足迹已遍布各个学科的技术领域，在固体物理、电子、冶金、原子能、航天、地球和宇宙化学、生物化学及生命科学等领域均有着广阔的应用。质谱技术在生命科学领域的应用，更为质谱的发展注入了新的活力，形成了独特的生物质谱技术。

一、生物质谱的基本原理

质谱是指样品分子离子化后,根据不同离子间的质量、电荷比值(质荷比,m/z)差异进行分离,测定各种离子谱峰的强度而实现分析目的的一种方法,其分析过程需要借助质谱仪来完成。

质谱分析的基本原理是将样品分子(或原子)在离子源中离子化成具有不同质量的单电荷离子,先后经过电场和磁场的偏转,使同一质荷比而速度不同的离子聚焦在同一点上,用检测系统进行检测得到不同质荷比的谱线(质谱图),通过对谱线的分析可获得分析样品的分子量、分子式、分子结构等信息。

质谱仪由进样装置、离子化源、质量分析器、离子检测器和数据分析系统组成。离子化源和质量分析器是最核心的部件。根据离子化源的不同,有电子电离、化学电离、快离子轰击电离、场电离等不同类型,但目前应用于蛋白质分析的是采用所谓"软电离"的方法,即样品分子电离时,保留整个分子的完整性,不会形成碎片离子。然而蛋白质样品被电离,会产生大量的碎片离子,使结果无法解释,这也是质谱技术虽然出现已久,但并未应用到生物大分子研究的重要原因。

二、生物质谱技术

现在生物大分子研究中主要应用的"软电离"方法是电喷雾离子化(electrospray ionization,ESI)和基质辅助的激光解吸离子化(matrix-assisted laser-desorption ionization,MALDI)。根据质量分析器的不同又可分单聚焦质谱、双聚焦质谱、飞行时间质谱(time of flight mass spectrometry,TOF-MS)、四极杆质谱等。离子化源与质量分析器有不同的组合方式,如 ESI 离子源一般与四极杆、离子阱质量分析器相匹配,而基质辅助的激光解析离子化源通常与飞行时间质谱相结合,即组成所谓的基质辅助的激光解吸电离飞行时间质谱仪(matrix-assisted laser-desorption ionization time of flight mass spectrometry,MALDI-TOF-MS)。目前在蛋白质组研究中,以 ESI 质谱仪和 MALDL-TOF 质谱仪最为常用。

1.电喷雾质谱技术 美国 JohnFenn 研究组报道了他们应用电喷雾质谱技术首次成功地进行蛋白质分析,从此使电喷雾质谱技术进入了用于生物大分子研究的时代。电喷雾过程可被分为 3 个阶段:液滴形成、液滴萎缩和气态离子形成。溶剂由泵输送,经不锈钢毛细管流出。由于溶液被输送至一带高电压的电喷雾毛细管尖端,溶液中的离子会在表面累积,并沿低场方向被吸出,形成 Taylor 锥,如果所加的电场足够高,使静电力超过表面张力时,锥被抽成细丝,经过"发芽"过程,产生带电荷的液滴,在毛细管出口发生喷雾,产生带强电荷的液体微粒,所被称为"电喷雾"。当带电液滴沿压力梯度向质谱仪的分析器迁移时,溶剂从液滴上蒸发,导致液滴体积缩小,表面的电荷密度增大,当达到 Rayleigh 极限时,电荷间的库仑斥力足以抵消,使液滴保持完整的表面张力,液滴发生碎裂,即库仑爆炸,而形成更小的液滴,随着液体微粒中溶剂的蒸发,离子向表面移动。离子的密度增加,最终逸出表面,蒸发进入空间。

2.基质辅助激光解吸质谱技术 激光解吸电离质谱最初用于鉴定分子合成聚合物和热不稳定的生物小分子,至 1998 年有研究者提出使用基质辅助激光解吸电离质谱(matrix-assisted laser desorption ionization-mass spectrometry,MALDI-MS),使激光解吸电离质谱应用于生物大分子分析得到发展。

MALDI-MS 的工作原理为:样品先与基质形成共结晶,当接受紫外激光照射时,因样品被包裹在基质中,激光光束的能量先被基质的发色团吸收,从而保护了样品;接着,这些基质迅速蒸发为气相,将样品分子带入气相。这时,受激的基质分子将质子转移给样品分子,使样品离子化,形成带低电荷的碎片离子,然后在电场中加速,由检测器进行检测。

MALDI-MS 分析生物大分子的关键是首先要使生物分析的生物大分子与合适的基质(一种小分子有机酸)形成共结晶,当激光照射到晶体上时,基质分子吸收能量,并转换成固体的激发能,从而导致固相转移,形成气相分子,此时被分析物与基质分子一起被释放出来,在此过程中生物大分子与基质分子同时发生了质子转移,生物大分子得到离子化。用 MALDI 分析生物大分子的过程中,选择一个合适的基质是很重要的,一般认为基质需具备三种功能:①吸收能量;②使生物大分子彼此分离。生物大分子与极大数量的基质相混合,从而使得原本很强的分子间作用力被削弱,实验结果表明基质分子与被分析物质间的摩尔比在(100~50000):1 间为最佳离子产生值;③使被分析的生物大分子离子化。

MALDI-MS 分析蛋白质的关键是选择合适的基质。首先,基质相当于溶剂,样品分子被基质彼此分开,这种分离削弱了样品分子间相互作用;然后,基质从激光脉冲中吸收能量并转化为固溶体系,激发能产生瞬间相变。离子形成过程有两个临界值:低表面解吸和高本体解吸,给出离子信号。

基质必须满足一些共性:在合适溶剂中溶解性能、对激光吸收性能、合适反应活性。首先,基质必须在蛋白质溶剂中有好溶解性,常用蛋白质溶剂有盐酸水溶液、水,乙氰/乙醇混合物、70%甲酸;其次,必须能很好地吸收激光,以使能量沉积在基质中而非分析物上。另外,基质反应活性必须考虑对蛋白质或其他分析物起共价修饰或氧化作用的基质不能采用。

MALDI-MS 具有质量检测范围宽(已超过 300kD):质量的准确性高(达 0.01%);样品量只需 1pmol 甚至更少;对样品要求很低,能忍耐较高浓度的盐、缓冲剂和非挥发性杂质;分析速度快,分子离子峰强,信息直观等特点。

MALDI 可与连接不同类型的质量分析器的 MS 联用,特别是 TOF-MS。TOF-MS 的分析原理是:样品产生的离子在加速电场的作用下获得相同的动能,基质吸收能量并传递给样品形成离子,溶剂挥发后形成的“固态溶体”进入离子源,激光照射“固态溶体”,经过一个真空无电场飞行管道,较轻的离子速度快,较早到达检测器,较重的离子则较晚到达。理论上,TOF-MS 所测分子质量是无上限的,这决定了它特别适用于生物大分子分子质量的测定。MALDI 还可对样品进行多次激光脉冲,利用现代计算机技术对 MS 信号进行累加,大大提高了信噪比,使 MALDI-TOF-MS 成为灵敏度较高的 MS 仪。

3.快原子轰击质谱技术 Barber 等人在二次离子质谱基础上,用中性快原子代替离子轰击样品表面成功地得到了样品的质谱图,从而产生了一种新的“软电离”质谱技术——快原子轰击质谱,快原子轰击质谱技术(fast atom bombardment mass spectrometry,FABMS)是用快速惰性原子射击存在于底物中的样品,使样品离子溅出进入分析器,这种软电离技术适于极性强、热不稳定的化合物的分析,更加适用于多肽和蛋白质等的分析研究。在快原子轰击质谱中,快原子是通过具有一定动能的离子束在气体碰撞室中与中性原子碰撞并发生电荷交换而获得的。通常获得一张满意的 FABMS 谱图,底物的选择是一个重要因素,如果样品溶于底物,那么可以用底物做溶剂溶解样品,将样品溶液涂于样品靶上进行质谱分析;如果样品不易溶于底物,那么可以选择一种溶剂既能溶解样品,其本身又能溶于底物之中的共溶剂,先将样品溶于共溶剂中,然后将样品溶液滴于已涂有底物的样品靶上再进行质谱分析,为了提高灵敏度,样品应该以分子层形式覆盖于底物表面,底物的主要作用是维持比较长的分析时间和稳定的离子流,因此作为一种底物应满足:①能溶解样品(或与样品溶剂共溶),以使样品分子均匀地分散于底物之中,并保证不断地向底物表面补充被消耗掉的样品;②不与被分析化合物发生反应,如果发生反应,那么应该可以预见反应途径;③在离子源真空条件下具有较低的挥发性;④底物的碎片峰与被分析样品的碎片峰应该易于区别,对样品碎片峰的干扰应最小;⑤对质谱仪污染小,仪器烘烤时易除去。

FABMS 电离技术特别适合于热不稳定高极性化合物,如蛋白质、核酸及糖类等。FABMS 可提供有关离子的精确质量,从而可以确定样品的元素组成和分子式,而 FABMS-MS 串联技术的应用可以提供样品更为详细的分子结构信息,从而使其在生物医学分析中迅速发展起来。

4.放射性核素质谱　放射性核素质谱是一种开发和应用比较早的技术,被广泛地应用于各个领域,但其在医学领域的应用只是近几年的事。由于某些病原菌具有分解特定化合物的能力,该化合物又易于用放射性核素标记,人们就想到用放射性核素质谱的方法检测其代谢物中放射性核素的含量以达到检测该病原菌的目的。

放射性核素质谱是用于放射性核素分析的质谱仪器。气体放射性核素分析质谱计主要分析对象是 $^2H/^1H$、$^{13}C/^{12}C$、$^{15}N/^{14}N$、$^{18}O/^{17}O/^{16}O$、$^{34}S/^{32}S$,主要用于地质学、地球化学、矿物学、医药学、生物化学、临床诊断和农业方面的稳定性放射性核素分析。固体放射性核素分析质谱计,亦称热离子发射放射性核素质谱计,主要分析对象是锂、硼、镁、钾、钙、铷、锶、钐、钕、铅、铀和钚,用于核工业、核地质学研究、环境保护等。

在稳定放射性核素分析中均以气体形式进行质谱分析,因此常有气体质谱仪之称。放射性核素质谱分析仪的测量过程可归纳为以下步骤:①将被分析的样品以气体形式送入离子源;②把被分析的元素转变为带电的阳离子,应用纵电场将离子束准直成为一定能量的平行离子束;③利用电、磁分析器将离子束分解为不同 m/z 比值的组分;④记录并测定离子束每一组分的强度;⑤应用计算机程序将离子束强度转化为放射性核素丰度;⑥将待测样品与工作标准相比较,得到相对于国际标准的放射性核素比值。

三、生物质谱的应用

1.质谱技术在核酸研究中的应用　生物质谱已可对数十个碱基寡核苷酸的相对分子质量和序列进行测定。质谱寡核苷酸的序列分析通常有 3 种方法:①用质谱代替凝胶电泳,对双脱氧法合成的混合寡核苷酸段,采用延迟提取基质辅助激光解吸电离质谱法测定混合碱基 DNA,获得高分辨率的 DNA 质谱图;②分别用外切酶进行部分降解切割寡核苷酸片段,在不同时间内分别取样进行质谱分析,获得寡核苷酸部分降解的分子离子峰信号,通过对相邻两个碎片分子质量进行比较,可以计算出被切割的核苷酸单体分子质量,将其与四个脱氧核苷酸的标准分子量进行对照,就可以读出寡核苷酸的序列;③运用串联质谱直接分析寡核苷酸的序列。

基因库中有一个很丰富的资源即单核苷酸多态性片段,它是一类基于单碱基变异引起的 DNA 多态性,使得在鉴定和表征与生物学功能和人类疾病相关的基因时,它可作为关联分析的基因标志。质谱可以通过准确的分子量测定,确定 SNP 与突变前多态性片段分子量差异,由分子量的变化可推定突变方式。一种快速而经济的方法是利用 DNA 芯片技术和质谱检测相结合,将杂交至固定化 DNA 阵列上的引物进行聚合酶链反应扩增后,直接用质谱对芯片上 SNP 进行检测,该法将所需样品的体积由微升减至纳升,且有利于自动化和高通量的测定,该法既节省时间,又适于高通量分析,有利于特异性基因的定位、鉴定和功能表征。

2.质谱技术在蛋白质组学研究中的应用

(1)蛋白质的序列分析:是通过串联质谱实现的,即在第一级质谱得到肽的分子离子,选取目标肽的离子作为母离子,与惰性气体碰撞,使肽链中的肽键断裂,形成一系列子离子,即 N 端碎片离子系列(b 系列)和 C 端碎片离子系列(y 系列),将这些碎片离子综合分析,可得出肽片段的氨基酸序列。

(2)研究蛋白质的修饰:蛋白质在翻译后需进行修饰,包括磷酸化、糖基化、N 端封闭等。蛋白质一级结构可以通过基因序列演绎,但翻译后的修饰信息却无法从基因序列中得到,而蛋白质的修饰,特别是磷酸化修饰、糖基化修饰对于蛋白质功能的实现是非常重要的。质谱技术可以通过特征离子监测的方法确定磷酸化肽,通过串联质谱确定磷酸化位点。在糖蛋白分析方面,不仅可以通过质谱、蛋白酶解和糖苷酶酶解相结合的方法寻找糖肽,鉴定糖基化位点,还可通过串联质谱分析糖链的组成、结构甚至分支情况。

除此之外,质谱技术还可用于蛋白质三维结构的分析及生物分子相互作用分析。

3.质谱技术在多糖研究中的应用 多糖的免疫功能是近年来研究的热点领域之一,其结构的测定是功能研究的基础。多糖与蛋白质和核酸不同,其少数的分子即可由于连接位点的不同,而形成复杂多变的结构,因而难以用传统的化学方法研究。生物质谱具备了测定多糖结构的功能,配以适当的化学标志或酶降解,可对多糖结构进行研究。采用 MALDI-TOF-MS 可对糖蛋白中的寡糖侧链进行分析,包括糖基化位点、糖苷键类型、糖基连接方式及寡糖序列测定。

4.质谱技术在代谢组学研究中的应用 代谢组学是对病理(生理)刺激或基因改变时生物体系的动态代谢响应的多参数定量分析。即代谢组学是关于生物内源代谢物整体及其变化规律的科学,它的中心任务就是检测、量化和绘制生物代谢组的动态变化规律,并将该变化规律和所发生的生物化学反应过程联系起来。

基于质谱的代谢组学实验一般按样品制备、代谢产物分离、MS 检测与鉴定、数据分析与模型建立划分为四个部分。研究的样品主要是尿液、血清或血浆、唾液及细胞和组织的提取液。色谱与质谱联用不但可以获得差异代谢组信息,还可以得到代谢组分的结构信息,如使用色谱-质谱方法结合主成分分析方法,比较肝炎、肝硬化与肝癌患者的尿液代谢谱的差异,结果发现一组尿液代谢物与肝癌的相关性优于传统单一的甲胎蛋白。

质谱技术在蛋白质组学和代谢组学研究中的广泛应用,提供了有关疾病的更多表型和生理学信息,与其他组学技术的整合分析对于深入认识疾病的发生发展提供了大量基础资料。

第十四章 病毒感染性疾病的分子生物学检验

病毒是由核酸分子(DNA 或 RNA)与蛋白质构成的非细胞形态的简单生命体。病毒感染性疾病是指病毒在人体细胞内寄生和繁殖引起的一类感染性疾病。据统计,超过 70% 的人类感染性疾病都是由病毒引起的,其中乙型肝炎病毒、丙型肝炎病毒、人类乳头瘤病毒、人类免疫缺陷病毒、人流感病毒等是引起病毒感染性疾病最常见的病原体。

感染病毒的检测对于明确病因、判断病情、制订治疗方案等具有非常重要的临床意义。分子生物学检验技术具有快速、准确、特异度高、灵敏度强等特点,在病毒感染性疾病的早期诊断、分型鉴定、疗效监测和耐药基因分析等方面优势明显,已广泛地应用于临床检测。此外,分子生物学检验技术还可对病毒进行定量分析,如乙型肝炎病毒和丙型肝炎病毒定量检验能反映患者体内病毒核酸的复制情况,尤其是荧光定量 PCR 技术能动态检测患者体内病毒核酸载量,了解病情进展,更好地指导制订临床治疗方案,弥补了免疫学方法的不足。

第一节 乙型肝炎病毒

乙型肝炎病毒(hepatitis B virus,HBV)的感染可引起急性、慢性乙型病毒性肝炎(viral hepatitis B,HB),是病毒性肝炎的常见病原体。HBV 慢性感染已成为严重危害人类健康的重大公共卫生问题之一。据世界卫生组织报道,全球约有 20 亿人曾感染过 HBV,其中 3.5 亿为慢性 HBV 感染者。我国是 HBV 高流行区,由于乙型肝炎疫苗纳入新生儿计划免疫,一般人群的乙型肝炎病毒表面抗原(hepatitis B surface antigen,HBsAg)携带率已明显下降,但 HBsAg 携带者仍高达 9300 万人,乙肝患者约 3000 万。每年我国死于肝硬化和肝癌的人数高达 100 多万。乙型肝炎病毒主要通过母婴、血液和性接触等途径传播。近年来,乙型病毒性肝炎发病率呈明显增高的趋势。因此,对 HBV 高效、准确地检测对于乙型病毒性肝炎的诊断、治疗和预防具有重要的意义。

一、乙型肝炎病毒的基因组结构特征

乙型肝炎病毒属于嗜肝 DNA 病毒科,基因组长 3.2kb,是带有部分单链区的双链环状 DNA 分子,是目前已知感染人类最小的 DNA 病毒。HBV DNA 负链能编码全部已知的 HBV 蛋白质,而其正链开放读码区不能编码病毒蛋白。HBV DNA 负链核苷酸序列上含有 6 个开放读码框架(open reading frame,ORF)。其中 S、C、P 与 X 4 个 ORF 是早已公认的;前-前-S 和前-X 是近年新发现的两个编码基因,其编码产物功能还有待研究。

1.S 基因区 S 基因区分为前-S1(Pre-S1)区、前-S2(Pre-S2)区和 S 区,编码病毒颗粒的外膜蛋白。其中,S 区基因编码外膜主蛋白(即 S 蛋白),是乙型肝炎病毒表面抗原(HBsAg)的主要成分;Pre-S2 区基因和 S 区基因共同编码外膜中蛋白;Pre-S1 区、Pre-S2 区和 S 区基因共同编码外膜大蛋白。

2.C 基因区 C 基因区分成前 C 区和 C 区两部分:C 区基因编码乙型肝炎病毒核心抗原(hepatitis B core antigen,HBcAg);前 C 区和 C 区基因共同编码乙型肝炎病毒 e 抗原(hepati-

tis B e antigen,HBeAg)。研究发现,前 C 区是极易发生突变的区域,C 基因突变后,可造成
HBeAg 的分泌水平下降或完全终止,形成 HBeAg 阴性的前 C 区突变株。因此,对 HBeAg 阴
性而抗-HBe 阳性的患者应注意监测血中的 HBV DNA,以全面了解病情及判断预后。

3.P 基因区　HBV DNA 中最大的一个开放读码框架,与其他基因区有重叠,占 HBV
DNA 基因组的 70% 以上序列。P 基因区编码乙型肝炎病毒 DNA 聚合酶(HBV DNA polymer-
ase,HBV DNA P),该 DNA 聚合酶同时具有反转录酶、RNaseH 和 DNA 聚合酶活性。

4.X 基因区　HBV DNA 中最小的一个开放读码框架。X 基因区编码乙型肝炎病毒 X
抗原(hepatitis B X antigen,HBxAg),HBxAk 被认为是一种反式激活因子,与病毒基因的表达
调控及 HBV DNA 的整合有关。X 基因区存在广泛的碱基点替换突变(如 1762A→T、1764G→
A)和高频率的缺失突变(如 1763~1700nt、1770~1777nt),X 基因区突变会抑制 X 蛋白的转
录调控活性,使 HBV 病毒复制水平下降,病毒蛋白合成减少,造成血清标志物下降,甚至不
能检出。

二、乙型肝炎病毒的基因分型检测

HBV 变异率较其他 DNA 病毒更高。一是由于 HBV 复制能力很强,每 24 小时可以复制
10^{12}~10^{13} 个拷贝。在复制过程中必须经过 RNA 中间体的反转录过程,而 HBV DNA 聚合酶
的反转录酶活性缺乏严格的校正功能,容易导致 HBV 发生变异。二是慢性 HBV 感染者由
于长期抗病毒治疗也会诱发病毒基因变异。三是在人体免疫应答或疫苗接种等压力下 HBV
发生变异。变异可发生在 4 个 ORF 中的任何区域内,常见的基因突变区有 S 基因区、前 C
区基因、C 基因区启动子区、X 基因区及 P 基因区。这些变异常引起病毒生物学特性的改
变,如复制缺陷、编码抗原表位改变、前基因组 RNA 包装能力改变等。

1.HBV 的基因型种类　根据 HBV 核苷酸全序列差异≥8% 或 S 区基因序列核苷酸差异
度≥4%,可将 HBV 划分为 A~H 8 个基因型。其中 A 型主要存在白种人中;B 型和 C 型主
要存在于亚洲人群中;E 型主要存在于西非;F 型仅见于中南美洲的土著人中;G 型和 H 型
很少见。我国主要存在 A、B、C、D 四个基因型。HBV 基因型反映了 HBV 自然感染过程中的
变异特点,是病毒变异进化的结果。

2.HBV 基因分型检验的方法　常用 HBV 基因分型检测方法主要有 PCR-限制性片段长
度多态性(PCR-RFLP)分析、线性探针反向杂交法(LiPA)、基因芯片法、荧光定量 PCR 法及
基因测序法(SBT)等。

(1)PCR-RFLP 法:通过 PCR 扩增出不同 HBV 基因型的目标片段,此片段通常为 S 区
基因或前 S 区基因。扩增产物用 3~5 种特定的限制酶进行酶切,将酶切图谱与数据库进行
比较,从而确定基因型。PCR-RFLP 灵敏度高,但酶切位点易受基因变异影响,且对混合感
染或酶切不完全者,可能出现复杂条带,影响分型结果判断。

(2)线性探针反向杂交法:设计 HBV 不同基因型的特异性探针,利用 PCR 及反向斑点
杂交技术,将标记的扩增产物与固相载体上的特异型探针进行杂交,通过杂交信号判断 HBV
基因型。该方法操作较为简便,结果准确,可以检出混合基因型的存在。

(3)基因芯片法:将 HBV 基因型的特异性探针点样到固相载体上,直接与荧光标记的
PCR 扩增产物杂交,通过荧光扫描来判断结果。如在某一种型特异性探针之处出现荧光,即
可确定 HBV 属于这一基因类型。

（4）荧光定量 PCR 法：通过设计不同基因型的特异性引物，采用全封闭管和实时荧光检测技术，分管分通道对 HBV 基因型进行检测。目前 CFDA 注册的 HBV 基因分型检测试剂，主要可以区分出 B 型、C 型、D 型等基因型。荧光定量 PCR 法具有操作简单、对检测设备无特殊要求、结果稳定等优点，在临床上应用最广泛。

（5）基因测序法：该法是 HBV 基因分型检测的金标准方法，结果可靠、准确性高，对于 HBV 基因分型检测而言，基因测序法相较于荧光定量 PCR、基因芯片法等，操作和结果分析都比较复杂，且需要专门的测序仪，所以临床上采用该技术检测 HBV 基因分型的应用不广泛。

3.HBV 基因分型检验的临床意义

（1）HBV 的临床病毒学研究：通过 HBV 基因分型检测，可判断病毒复制活跃程度及突变发生率情况。研究表明，与 HBV-B 型相比，HBV-C 型复制较活跃，不易发生 HBeAg 血清转换；HBV-B 型易产生前 C 区突变，HBV-C 型核心启动子区变异发生率更高，与乙型肝炎发病机制密切相关，可作为肝癌高危指标之一。

（2）HBV 感染治疗药物的选择：HBV 基因型与基因突变之间存在关联。不同的基因型易发生突变的类型可能不同，如 B、C 型患者易产生拉米夫定耐药突变，D 型感染者更易发生阿德福韦耐药突变；B 型以 YVDD 变异为主；C 型以 YIDD 变异为主。而且 HBV 基因型与患者对药物的灵敏度等也有关系，如用拉米夫定抗病毒治疗时，B 型较 C 型有更好的应答；用 IFN-α 治疗时，对干扰素的应答率 C 型明显低于 B 型。通过 HBV 基因分型检测，可指导制订临床治疗方案，实现个体化诊疗。

（3）预测 HBV 感染相关疾病的进展和转归：HBV 基因型与临床转归密切相关，如 C 型感染者较 B 型感染者具有更高的 HBeAg 阳性率，而且 C 型与较重的肝脏疾病发病机制相关，可作为肝癌高危指标之一，B 型与较轻的肝脏病变相关；A 型与肝脏的慢性炎症相关，D 型与急性自限性肝炎相关。

（4）HBV 感染的流行病学调查研究：我国流行的 HBV 基因型主要是 B 型和 C 型，长江以北，以 C 型为主，长江以南，以 B 型为主，D 型主要见于少数民族较多的地区。混合感染的类型主要以 B 型和 C 型混合为主。通过调查不同地区和人群中流行的 HBV 基因型的分布情况，可指导临床选择有效的抗病毒药物及进行病程预测。HBV 不同基因型存在地理区域、种族分布差异，可表现为不同的病毒学和临床特性。因此，研究和检验 HBV 基因型与亚型具有重要的临床意义。

三、乙型肝炎病毒的核酸检测

乙型肝炎病毒感染的实验室诊断主要依赖于血清特异性抗原、抗体和 HBV DNA 的检测。聚合酶链反应（polymerase chain reaction，PCR）是诊断 HBV 感染最敏感的方法，与免疫学检测法相比，PCR 法能更早地反映 HBV 的感染情况，缩短 HBV 感染后的窗口期，而且对一些血清学指标阴性的突变株来说，HBV DNA 测定是监测 HBV 感染唯一可靠的指标。

1.HBV DNA 定量检测方法　　HBV DNA 定量检测的主要方法是荧光定量 PCR 法，其方法重现性好，灵敏度高，特异度高，能准确地反映 HBV DNA 的复制水平。目前临床采用荧光定量 PCR（fluorescent quantitative PCR，FQ-PCR）技术检测 HBV DNA，可以实现核酸提取、PCR 扩增、结果分析等过程的全自动化，该技术在临床应用中占有绝对的优势。

荧光定量 PCR(FQ-PCR)采用全封闭管和实时荧光检测技术,由计算机自动分析定量,可以克服常规 PCR 的两大弊端。根据 TaqMan 探针技术的基本原理,结合 PCR 高灵敏的优点,在 HBV S 基因区设计了特异性的引物和探针,建立了实时定量检测 HBVDNA 含量的方法。在常规 PCR 反应体系中,另引入一条能与 PCR 产物杂交的荧光双标记探针。该探针的5′端标记一个荧光报告基团,3′端标记一个荧光淬灭基团,5′端荧光报告基团吸收能量后将能量转移给 3′端荧光淬灭基团,发生荧光共振能量传递。探针无特异性 PCR 扩增发生时,检测不出 5′端荧光报告基团发出的荧光;有特异性 PCR 扩增发生时,在 PCR 过程中,Taq DNA 聚合酶 5′-3′外切酶将探针 5′端连接的荧光报告基团从探针上切割下来,使其游离于反应体系中,从而脱离 3′端荧光淬灭基团的屏蔽,接受光刺激发出荧光,荧光信号与 PCR 产物的数量呈正比。同时,在 PCR 扩增过程中,引入一系列已知起始浓度的标准品与未知样品同时进行扩增,利用该系列模板 PCR 扩增信号进入相对稳定对数期增长的最下限的循环数与已知浓度对数作回归直线得到标准曲线,由软件计算出未知样品的起始模板浓度。

FQ-PCR 将 PCR 的灵敏度与探针杂交的特异性相结合,在很大程度上改变了传统 PCR 的缺陷,降低了反应时间,简化了样品处理,使整个过程包括血清 HBV DNA 提取在内不超过 2 h;采用闭管检测,不需 PCR 后处理,避免了由于样品间的交叉污染引起的假阳性和环境污染;采用的实时检测技术可连续不断地检测 PCR 过程中荧光信号的变化,避免了传统 PCR 的“平台期效应”,准确性和灵敏度均有提高。

HBV DNA 定量检测结果一般采用 Copies/mL 表示,或用重量单位 pg/mL 或 fg/mL 表示,1pg/mL=283000Copies/mL。现在的趋势是用病毒定量的国际单位(IU/mL)表示,1IU/mL≈5.6Copies/mL。HBV DNA 阴性的标准没有具体的数值,其准确的表达方式是:未检测到或低于检测下限,表示为“<参考值(单位)”。这个参考值的变化根据各医院使用的仪器和试剂不同而改变,以实际检测下限作为参考值。目前,国际建议的 HBV DNA 检测下限是50IU/mL;国产手工试剂检测下限一般为 500IU/mL,进口自动化试剂检测的下限为 20IU/mL。

2.HBV DNA 定量检测的临床意义

(1)HBV 感染者病毒复制水平及传染性判断:HBV DNA 定量检测阳性(大于检测下限),说明乙型肝炎病毒复制活跃,血液中乙型肝炎病毒含量高,乙型肝炎病毒 DNA 传染性强,且传染性与含量的大小呈正比;HBV DNA 正常值定量检测阴性(小于检测下限),说明乙型肝炎病毒复制得到抑制,复制缓慢甚至停止复制,血液中乙型肝炎病毒 DNA 含量低,乙型肝炎病毒 DNA 传染性弱。但 HBV DNA 定量数值只能说明游离在血液中的病毒含量,与病情严重程度没有直接关系,判断肝脏是否有损伤或受损程度应结合临床症状、影像学检查、肝功能系列指标和(或)肝活检等结果综合判断。

(2)抗病毒药物疗效监测:监测 HBV DNA 量的动态变化可为临床用药剂量、用药时间、是否需要联合用药及用药的效果等提供重要的参考依据,是评价抗病毒或免疫增强药物疗效的最客观的指标。对于 HBV 携带者,若 HBeAg 和 HBV DNA 同为阴性,则预后良好,一般不需要药物治疗;若 HBeAg 和 HBV DNA 长期为阳性,则预后差,一般需要药物治疗。

(3)肝移植患者手术前后监测:肝移植是目前肝硬化晚期治疗的唯一方法。86%以上既往 HBsAg 携带者术后血中 HBsAG 会重新出现。检测 HBV DNA 量可观察免疫受损患者的 HBV 感染状况。肝移植后 HBV 感染主要原因是复发,特别是移植前 HBV 复制水平高者,复发的概率更高。定量检测血清(浆)HBV DNA 量,可用于肝移植术后 HBV 复发感染的监测。

四、乙型肝炎病毒的耐药突变的检测

随着抗病毒治疗药物的广泛应用,乙型肝炎病毒耐药变异成为困扰临床医师的重大难题。统计数据显示,我国目前有超过 10 万乙型肝炎患者发生耐药,93.7%的肝病患者长期不能得到有效治疗。在乙型肝炎治疗中,耐药情况一旦发生,原本有效的抗病毒药物抑制病毒复制的能力就会大大降低。同时,耐药会导致病情反复、疾病恶化等不良后果,而药物之间的交叉耐药也会给后续治疗的选择带来极大的困难。

1.HBV 耐药突变的分子机制 核苷(酸)类似物是临床最常用的抗 HBV 药物,通过直接靶向抑制 HBV 多聚酶/反转录酶的活性发挥抗病毒作用,但因其对肝细胞中 HBV 复制的原始模板共价闭合环状双链 DNA(cccDNA)没有直接抑制作用,需长期用药。HBV 在复制过程中,由于其高复制率及校对功能的缺乏,因而具有高变异特性。在长期应用核苷(酸)类药物的情况下,对药物药力适应性强的变异病毒可获得选择性扩增,从而产生耐药性,导致治疗失败,这已成为临床面临的棘手问题之一。

HBV 的耐药类型按发生顺序依次为:①基因型耐药,指 HBV 基因组出现某种特定的突变,这些突变已通过体内外实验证实与耐药密切相关;②病毒学突破,指在基因型耐药基础上 HBV DNA 反跳大于 1 个 Ig10;③临床突破,指在前两种耐药的基础上,出现了 ALT 升高或肝脏组织学损伤加重。随着核苷(酸)类抗 HBV 药物应用人群的增多及使用时间的延长,耐药相关病毒变异的形式也将增加。通常依据以下几个特征鉴定耐药相关病毒变异:①变异的产生与正在使用的治疗药物相关;②临床上出现病毒反弹和(或)病情反复;③表型耐药分析能证明变异病毒对治疗药物的灵敏度降低;④可能出现在多个病例;⑤停药后病毒有可能恢复为野生型。

目前临床上最常用的抗 HBV 药物为核苷(酸)类似物,如拉米夫定、阿德福韦等。但长期的用药可诱导 HBV DNA 发生基因变异,从而导致患者对抗病毒药物产生耐药性。其耐药性发生的机制是:核苷(酸)类似物与 HBV DNA P 的自然底物(dNTP)竞争性地与该酶结合,导致 HBV DNA 合成终止,达到抑制 HBV 复制的目的。所以与 HBV DNA P 结合能力的强弱决定了该类药物的疗效。当 HBV DNA P 氨基酸序列发生改变并使其空间构象发生改变时,HBV DNA P 与核苷(酸)类似物的结合能力明显下降,于是就产生了对核苷(酸)类似物的耐药性,发生耐药现象。

在拉米夫定抗 HBV 感染治疗中,变异最常发生在 HBV DNA P 基因的反转录酶编码区。HBV 耐药变异以国际通用的氨基酸单字母加变异位点标记。例如,HBV DNA P 基因上存在 YMDD,代表 4 个氨基酸残基(Tyr-Met-Asp-Asp),其中蛋氨酸(M)变为缬氨酸(V)或异亮氨酸(I)则会引起拉米夫定耐药,表示为 rtM204V/I。

2.HBV 耐药突变的检测方法 目前 HBV 耐药突变的检测主要针对 HBV DNA P 基因 YMDD 突变的检测。检测技术包括基因测序(SBT)、PCR-RFLP、反向线性探针杂交法(Li-PA)、基因芯片法等。不同的方法在灵敏度和特异度等方面各有优缺点。

(1)SBT 法:该法是最直接最有效地检测点突变的方法,可以对单一位点或者多位点变异进行检测。该法结果可靠,是临床上 HBV 耐药基因检测的"金标准",能同时做多种核苷(酸)类药物的耐药分析,准确性高,还能发现新的耐药位点。目前主要采用 Sanger 测序法和焦磷酸测序法检测 HBV 的 YMDD 突变。但因 Sanger 测序法检测 HBV 耐药变异灵敏度较

差,只有当突变株占野生株 10% 以上时才能检测到,而且只能检测一种优势病毒株,对于混合感染不能很好识别,同时,由于成本较高、技术难度较大等原因,未在临床大规模应用。

(2)PCR-RFLP 法:分别设计针对 YMDD 野生型和突变型的特异性引物进行 PCR 扩增,扩增产物用相应的限制酶进行酶切电泳,通过 DNA 的酶切图谱鉴别 HBV 野生株和变异株。常用于拉米夫定、阿德福韦耐药基因变异的检测。该方法具有敏感度高、特异性好、方法简便等特点,但自动化程度低,不能发现新的耐药位点。

(3)反向线性探针杂交法:一种用于拉米夫定和阿德福韦诱导 HBV DNA P 基因突变的检测方法,利用反转录酶基因杂交探针检测野生株、突变株反转录酶编码区内多态性密码子。该法灵敏度优于 SBT 法,且操作简便、快捷,自动化程度高。缺点是对新出现的变异要重新设计新的探针,需要定期更新。

(4)基因芯片法:将 HBV YMDD 野生型和突变型特异性探针点样到固相载体上,直接与荧光标记的 PCR 扩增产物杂交,通过荧光扫描来判断结果。该方法敏感度高、特异性好、方法简便,适合于临床大规模应用。该方法的缺点是不能发现新的耐药基因位点,仅能检测已知位点。

3.HBV 耐药基因检测的临床意义 HBV 出现耐药基因突变后,肝功能恶化的比例显著增高,甚至快速发展为肝衰竭。有研究表明,服用拉米夫定一年约有 20% 的患者产生耐药性,五年约 69% 的患者产生耐药性。因此,HBV 耐药基因检测对于指导临床用药和监测病情等具有重要意义。

通过耐药基因检测,可以判断慢性乙型肝炎患者体内 HBV 是否发生拉米夫定、阿德福韦等抗病毒药物的耐药基因突变,指导临床合理选择抗病毒药物、监测抗病毒药物的药效并及时调整治疗方案。通过耐药基因突变检测可判断 HBV 耐药性强弱。

第二节 丙型肝炎病毒

丙型肝炎是由丙型肝炎病毒(hepatitis C virus,HCV)感染,主要经血或血制品传播的非甲非乙型肝炎。目前全世界约有 1.7 亿 HCV 感染者,我国 HCV 感染者超过 3000 万人,约 60% 的急性丙型肝炎患者转化为慢性丙型肝炎,是引起肝硬化和肝癌的主要原因之一。目前仍无有效的预防方法,也没有可用的疫苗防止进一步传播,危害极大。因此,早期诊断仍是防止病毒传播的有效手段。

一、丙型肝炎病毒的基因组结构特征

HCV 病毒体呈球形,为单股正链 RNA 病毒,基因组长度约 9.6kb,含有单个开放阅读框架(ORF),编码一条由 3010~3033 个氨基酸组成的聚蛋白前体,HCV 基因组编码 3 个结构蛋白和 7 个非结构蛋白,结构蛋白包括核心蛋白和包膜糖蛋白(E1 和 E2),非结构蛋白分别为 P7、NS2、NS3、NS4a、NS4b、NS5a 和 NS5b,包膜糖蛋白分布于病毒表面,NS3 蛋白具有蛋白酶的功能,NS5 蛋白为一依赖于 RNA 的 RNA 多聚酶。

二、丙型肝炎病毒的核酸检测

丙型肝炎的实验室检测技术主要有抗-HCV 检测、HCV RNA 核酸扩增检测、HCV 核心抗原检测三种类型。但抗-HCV 检测存在"窗口期"(平均为 70 天)漏检的问题,而 HCV

RNA在感染1~2周即可在血清中检测到,HCV核心抗原的检测对处于HCV感染"窗口期"的患者有很大价值。因此,丙型肝炎病毒抗原、抗体和RNA的联合检测已成为目前HCV感染诊断的主要指标。

目前临床上应用最广泛的检测HCV RNA的方法是荧光定量PCR法,其基本原理就是反转录聚合酶链反应(RT-PCR)。首先经反转录酶作用,在特异性引物存在下,将HCV RNA反转录为单链的cDNA,再通过PCR将cDNA扩增。通过荧光定量PCR技术,将待测样品和已知拷贝数的对照品一起扩增,通过比较分析检测信号,确定待测样品中HCV的病毒载量。

荧光定量PCR法检测HCV RNA具有早期、敏感和特异等特点,且实现了全自动定量检测。但由于检测的是RNA病毒,要注意防止RNA降解造成的假阴性。临床上为了使HCV RNA的检测规范化,应采取以下相应措施:患者采血后,应及早分离血清(血浆)进行检测,避免反复冻融标本,整个过程应避免RNA酶及DNA酶对标本的降解和对模板的污染。

HCV RNA定量检测结果一般采用IU/mL表示,正常值标准没有具体的数值,其准确的表达方式是:未检测到或低于检测下限,表示为"<参考值(单位)"。目前,国际建议的HCV RNA检测下限是15IU/mL;国产手工试剂检测下限一般为1000IU/mL,进口自动化试剂检测的下限为15IU/mL。

三、丙型肝炎病毒的基因分型

1.HCV基因型种类 HCV基因组序列具有高度变异性。根据不同区域的基因序列变异情况,HCV分为6个基因型(HCV1~6型),100多个基因亚型。基因型以阿拉伯数字表示,亚型则在基因型后加小写英文字母表示,如1b、2a等。各型核酸序列之间相差31%~34%,而亚型序列之间相差20%~23%。差异最大序列集中在E1和E2区,而C基因和一些非结构蛋白基因,例如NS3则相对保守。各区序列保守程度由高到低依次为:5′UTR区>C区>NS3区>NS4区、NS5区>NS2区>NS1/E2、E1>3′UTR区。5′UTR区的序列最为保守,各系变化程度及进化率都很低,可用于区分主要基因型。NS5b区变异较大,易于区分不同病毒株,常被作为亚型区分依据。

HCV基因型分布有显著的地区性差异,欧美国家多数为1型感染,亚洲国家以2型为主,3型次之。我国丙型肝炎感染以1b和2a型为主。

2.HCV基因型检测的方法 目前HCV基因分型的常用方法有SBT法、荧光定量PCR法、基因芯片法和PCR-RFLP法等。

(1)SBT法:直接对HCV的核酸序列进行测序,是HCV基因分型的"金标准"。

(2)荧光定量PCR法:根据不同HCV基因型在某一区段序列的差异,设计一系列型特异性引物,不同HCV基因型可扩增出长度大小不同的片段,以此进行分型。

(3)基因芯片法:将型特异性的寡核苷酸探针固定在经处理的玻片上,荧光标记的PCR产物与之特异结合,杂交后,经过扫描,在相应的特异性探针位置上出现荧光点,根据点位置确定HCV的基因型和基因亚型。

(4)PCR-RFLP法:根据HCV不同基因型某一区段个别碱基的变异直接导致某些酶切位点的改变而进行基因分型。

HCV基因型的各种检测方法都是围绕5′UTR、C-E1和NS5b这三个区来进行的。单独扩增这三个区域中的任何一个区的基因序列,对 HCV 进行基因分型都存在着一些漏诊或误诊的可能性。因此,应根据实验室现有条件及分型的主要目的,选择适合的方法来检测 HCV 的基因型别。

3.HCV 基因型检测的临床意义

(1)预测 HCV 感染者的病情:目前很多研究认为 HCV 基因型是影响病情的主要因素,2、3 型多与重症肝炎有关;1b 型更易引起肝纤维化和肝癌。

(2)预测 HCV 治疗的疗效:研究认为 HCV 基因型是影响 HCV 治疗效果的主要因素。丙型肝炎的抗病毒治疗目前主要是使用 α−干扰素,或与利巴韦林联合应用。不同基因型对干扰素、利巴韦林的灵敏度不同,与 2 型和 3 型相比,1 型尤其是 1b 型,使用干扰素治疗效果较差。主要原因是 HCV 不同基因型的 E2 和 NS5a 编码序列不同,因而所编码的蛋白质不同,可干扰干扰素诱导的 RNA 激活的蛋白激酶的作用,从而降低干扰素的作用。因此,如果在 HCV 抗病毒治疗前,先检测 HCV 基因型,对 HCV 抗病毒治疗有很重要的指导意义。2019 年版的《丙型肝炎防治指南》已将 HCV RNA 和 HCV 的基因型检测列入实验室诊断方法,并规定了不同 HCV 基因型治疗后转阴的指标。

(3)预防 HCV 病毒的传播:HCV 传播的危险因素与基因型有关。例如,HCV 1b 型主要经血液传播,而 HCV 1a、HCV 3a 型主要经静脉注射毒品传播,这是目前 HCV 传播的主要途径。通过 HCV 基因型检测可以了解传播途径,为预防其传播、改进输血方案、疫苗研制提供依据。

第三节 人乳头瘤病毒

人乳头瘤病毒(human papilloma virus,HPV)是一种无包膜病毒,具有严格的嗜上皮性,整个生活周期局限在上皮层。HPV 感染有增生能力的基底细胞,其生长周期依赖于基底细胞的分化,具有高度的组织和宿主特异性及将正常细胞永生化的能力。HPV 可致人类皮肤和黏膜异常增生,引起良性肿瘤和疣,如寻常疣、尖锐湿疣、乳头状瘤等;也可导致癌变,如阴道癌、宫颈癌等,是一种常见的性传播疾病。

感染生殖道的 HPV 可分为两种:低危型和高危型。常见的低危型如 HPV6、HPV11 等,能导致生殖道尖锐湿疣,高危型如 HPV16、HPV18 等感染现已证实具有潜在的致癌性,与宫颈癌的发生、发展有密切的联系,且随着病变程度的加重,HPV16、HPV18 型检出率逐渐升高。但是 HPV 感染是一种自限性疾病,只有同一型别的持续性感染才可能引起宫颈上皮细胞的非典型增生,如自身免疫力低下和(或)没有得到及时治疗可能发展为原位癌。

一、人乳头瘤病毒的基因组特征

HPV 基因组为双链环状 DNA,长 8000bp。HPV 基因组可分为二个区域:早期转录区(E)、晚期转录区(L)和长控制区(long control region,LCR)。

1.E 基因区 E 基因区长约 5kb,分为 E1~E8 开放阅读框,其中 E3 和 E8 不是在所有病毒基因组都存在,尚未发现它们编码病毒蛋白质。E 基因主要编码与病毒复制、转录、调控和细胞转化有关的蛋白质。E1、E2、E5、E6 和 E7 在上皮分化的早期阶段表达。E1 涉及病毒 DNA 复制,在病毒开始复制中起关键作用。E2 是一种反式激活蛋白质,涉及病毒 DNA 转录的反式激活。E5 与细胞转化有关。E6 和 E7 主要与病毒细胞转化功能及致癌性有关,是潜在的致癌基因,分别编码含有 158 个氨基酸残基和 98 个氨基酸残基的病毒原癌蛋白,在持续性 HPV 感染中高水平表达。E2 表达产物负性调节 E6 和 E7,保持细胞的分化和成熟。E4 表达产物能溶解细胞骨架蛋白,出现挖空细胞改变。

2.L 基因区　L 基因区长约 3kb,编码 2 个衣壳蛋白即主要衣壳蛋白 L1 和次要衣壳蛋白 L2,在上皮分化的终末阶段表达,组装形成病毒衣壳,从细胞中释放完整的病毒颗粒,与病毒的增生有关。该区含有 HPV 基因组 DNA 的复制起点和 HPV 基因表达所必需的调控元件,以调控病毒的转录与复制。不同 HPV 亚型的 L 区 DNA 序列变异很大,为亚型分型的重要标准之一。

3.LCR 基因区　LCR 基因区位于 E 基因区与 L 基因区之间,长约 1kb。LCR 基因区含有很多病毒 DNA 复制和转录调节所必需的顺式作用元件,负责转录和复制的调控。

二、人乳头瘤病毒的分型

研究证实,HPV 基因型、亚型和变异型共 200 多种,其中 54 种可感染生殖道黏膜。目前已分出 100 余种 HPV DNA,其中 30 多种与宫颈感染和病变有关。根据其致病力的大小分为高危型和低危型两种,国际癌症研究协会对 9 个国家 11 次病例对照研究资料分析,把 HPV6、HPV11、HPV40、HPV42、HPV43、HPV44、HPV54、HPV61、HPV70、HPV72、HPV81 和 cp6108 12 种归为低危型,主要引起生殖道肛周皮肤和阴道下部的外生性湿疣类病变、扁平湿疣类病变和低度子宫颈上皮内瘤样变(CIN Ⅰ),多呈一过性,可自然逆转;高危型主要为 HPV16、HPV18、HPV31、HPV33、HPV35、HPV39、HPV45、HPV51、HPV52、HPV56、HPV58、HPV59、HPV68、HPV73 和 HPV82 共 15 种,主要导致 CIN Ⅱ ~ Ⅲ级病变和宫颈癌的发生,持续高危型 HPV 感染的 CIN Ⅰ 级易进展为 CIN Ⅱ ~ CIN Ⅲ。

三、人乳头瘤病毒的流行病学

HPV 亚型分布存在地域性差异,感染宫颈后其致病性和结果也存在地域性差异。HPV16 是全球 HPV 感染的最主要型别,但其他亚型的感染率却存在较大的地域差异。亚洲地区宫颈癌患者 HPV 检出率由高到低依次为 HPV16、HPV58 和 HPV52,不同于非亚洲地区的 HPV16、HPV18、HPV45、HPV31 和 HPV33。我国最常见的前 5 位 HPV 亚型依次是 HPV16、HPV58、HPV18、HPV52 和 HPV33。有些学者认为 HPV52、HPV58 为亚洲型,日本和中国湖南、广州、香港等地区患者以 HPV52、HPV58 型居多。

近年来,宫颈 HPV 感染有年轻化趋势,年轻女性宫颈癌发病率也有明显上升趋势,以每年 2% ~ 3% 速度增长。另外,HPV 感染对宫颈癌的预后也有影响,有 HPV 感染的宫颈癌患者预后较差。HPV 亚型与宫颈癌组织学分型及临床分期相关,HPV16 在宫颈鳞癌中较为多见,而 HPV18 则在宫颈腺癌中占绝大多数。

四、人乳头瘤病毒的核酸检测

HPV DNA 检测高效、及时和准确,是宫颈病变及宫颈癌筛查的优选方法。目前临床上 HPV DNA 检测及基因分型多采用核酸分子杂交技术、PCR 技术、基因芯片技术、飞行时间质谱技术等。

1.核酸杂交技术　采用核酸杂交技术检测 HPV DNA,具有较强的特异性,并可以分型。

主要包括核酸印迹、原位杂交、杂交捕获等技术。传统的核酸杂交方法灵敏度较差,目前常采用 HC Ⅱ 技术、核酸杂交技术与 PCR 相结合的方法,能获得最佳检测效果。

(1)HC Ⅱ 检测系统:HC Ⅱ 检测系统是一种非放射性分子杂交化学发光信号放大系统,也是目前唯一获得美国 FDA 许可的 HPV 检测方法,可快速准确地检测出 18 种 HPV(包含 13 种高危型 HPV 及 5 种低危型 HPV)。该方法的基本原理是使用特异的 RNA 探针,与病毒 DNA 杂交形成的 RNA-DNA 杂合体被微孔板包被的特异性抗体捕获,耦联有碱性磷酸酶的第二抗体与 RNA-DNA 杂合体结合,碱性磷酸酶使酶底物发光,根据光的强弱确定 RNA-DNA 杂合体的含量。HC Ⅱ 检测系统采用了全长 8000bp 的 RNA 探针及特异性第一抗体,其检测低限为 HPV DNA 0.2~1.0ng/L。

HC Ⅱ 检测系统结果判断标准是 RLU(相对光单位,光信号)/Cut off 值(即域值,域值=三个阳性质控指标的平均值)比值。当比值≥1.0 为阳性,<1.0 为阴性。实验设三个阴性和三个阳性质控指标。如检测结果阴性,则表示未检出 13 种高危型 HPV DNA 或标本中浓度水平在测定方法的检测限度以下;如标本的 RLU/Cutoff 虽<1.0,但接近 1.0,且临床怀疑有高危型 HPV 感染,应该重新采集标本。

HC Ⅱ 检测系统操作简单、标准化,在 DML 2000 系统上判读、分析演绎结果,人为主观因素影响小,结果客观准确,可在不同实验室重复;检测灵活,适用大小样本和微量 HPVDNA 检测;无须基因扩增,降低了实验污染的可能;阴性预测值可高达 99% 以上(指一个妇女 HPV 检测结果为阴性,那么她 5 年内患宫颈癌的概率<1%);较之 PCR 方法,其假阳性、假阴性率均较低。但是,HC Ⅱ 对检测设备要求高,试剂检测费用贵;不能检测出 HPV 某一特定型别和多重感染;有时探针之间存在交叉反应;结果易受个人操作因素的影响。

(2)核酸杂交技术与 PCR 结合法:常用通用引物-PCR 反向线性杂交技术、分子导流杂交技术和 PCR 酶标微孔板杂交技术等。

通用引物-PCR 反向线性杂交检测是根据固相反向杂交原则设计的检测方法,将特异性寡核苷酸探针分别固定在尼龙膜上,形成线条,再与经 GP-PCR 扩增的生物素标记 HPV DNA 序列杂交,加入交联碱性磷酸酶的链霉亲和素,洗涤后加入底物显色即可检测出 HPV 型别。该方法可检测多重感染,特异性与敏感度高、操作简便,对样本的处理要求低,甚至可对福尔马林固定石蜡包埋的标本进行微量检测。但易污染,无法定量。

分子导流杂交技术集 PCR、杂交、基因芯片于一体,基本原理是将探针固定于膜纤维中,使目标分子主动导流穿过固定有探针的薄膜并与互补探针相结合,形成复合物而被固定下来。未被结合固定的分子穿过薄膜后被除去。该方法加速了互补分子之间的相互作用,将杂交时间从几个小时降低至几分钟,比传统杂交法省时几百倍。目前已有产品可以检测 13 种 HPV 高危型和 5 种 HPV 低危型,但无法定量,价格昂贵。

PCR 酶标微孔板杂交检测是将广谱扩增引物、特异探针和免疫酶标技术显色系统联合应用的一种 HPV DNA 检测方法。该方法根据 A 值对 PCR 产物进行鉴定,操作简单、自动化程度高、所需时间少、检测结果客观,具有高度特异度和灵敏度。有文献报道,可以检测到的最少模板量为 4pg(13~76 个 HPV 病毒拷贝),适用于大样本检测和流行病学调查。但该技术不能确定 HPV DNA 型别。

(3)侵染检测技术:侵染检测技术是一种无须进行 PCR 扩增的 DNA/RNA 检测与定量的分析技术。反应体系中包括侵染型探针和信号探针,可分别与目的核酸分子上游和下游互补杂交。但侵染型探针3端的一个核苷酸及信号探针5′游离臂不与目标核酸互补。在杂交过程中,上游侵染型探针3端非互补核苷酸插入下游信号探针与目标核酸分子形成的双链核酸中,使其在该处形成三联体重叠结构,这一三联体重叠结构可被侧翼核酸内切酶识别并切割,切割位点在信号探针第一、二配对碱基之间,得到的切割产物为信号探针的5′游离臂再加上第一个配对碱基。由于侵染型探针熔解温度高于信号探针15～20℃,在一定的反应温度下,侵染型探针可与目标核酸牢固结合,而已被切割的信号探针则与目标核酸解链,让出目标核酸下游位置再结合新的信号探针,再被切割,如此交替进行,切割产物就可随着时间的延长而呈线性增长。切割产物可通过多种方法进行检测,如:凝胶电泳技术、荧光共振能量传递、质谱技术、酶联免疫吸附试验等。由于侵染检测技术扩增的不是目标核酸,而是被切割的信号探针,从而减少了由污染引起的假阳性。目前已有产品能检测出HPV16和HPV18型别。该方法经FDA认证具有无污染、特异性与敏感度高、操作简便、内参设置的优点,但其对样本量要求较高,而且分型能力不足,价格昂贵。

2.PCR技术　PCR技术可以直接检测HPV DNA,采用型特异性引物可进行HPV快速分型,现已成为HPV感染最常用的检测方法之一。目前常用通用引物-PCR(general primer mediated PCR,GP-PCR)和实时定量PCR。

(1)GP-PCR:GP-PCR是依据不同HPV亚型有共同保守序列的特点来设计通用引物,可广谱扩增HPV DNA,具有较高的灵敏度,可以检测出10～400个拷贝的HPV病毒含量。但由于低含量的病毒感染大多数可依靠自体免疫力被清除,不会引起任何临床相关性病变,PCR的高灵敏度可能检测出无临床意义的病毒感染。同时在宫颈高度病变时,由于病毒整合时容易发生目标片段(L1,E1,E2)的缺失或变异,PCR可能存在漏诊宫颈癌患者的风险。

在GP-PCR基础上,建立了巢式PCR法和巢式多重PCR方法检测HPV DNA。与GP-PCR法相比,更进一步提高了检测的灵敏度和多重感染率。

(2)实时定量PCR法:该法可实现HPV DNA定量和快速检测。现有市售产品可以检测E6与E7的mRNA;进行HPV16、18、31、33与45分型;在采用Tm值和Ct值结合进行定性和定量的同时,实现了HPV筛查和定量,减少了每个样本的平行操作,灵敏度高。但受实验方法及引物限定只能单一型别定量或通用定量。该法所需要的设备比较昂贵,而且对于不同种基因型HPV的诊断操作烦琐,不适合于宫颈癌的大规模筛查。

3.基因芯片技术　基因芯片可对HPV进行分型和多重感染诊断。利用通用引物扩增待检样本,再与固定在芯片上的亚型特异性探针进行杂交,显色并判读结果。该方法特异性与敏感度高、操作简便、检测迅速,具备大规模、高效、自动化检测特点,适合高通量HPV筛查。目前已经有不少用于HPV分型检测的商业化基因芯片。但该技术尚存在一些亟待解决的问题,如芯片探针的有效合成、提高特异度及无法定量等。

4.流式荧光液芯技术　流式荧光液芯技术是基于一种多功能流式点阵仪平台,其技术核心是把直径为5.6μm的聚苯乙烯小球用荧光染色的方法进行编码,通过调节两种荧光染料的不同配比获得最多100种具有不同特征荧光谱的微球,然后将每种编码微球共价交联上针对特定检测物的抗原、抗体或核酸探针等捕获分子。目前已有的HPV DNA分型检测试剂盒,其检测范围达26种HPV型别,而且检测过程无须洗涤,灵敏度高,检测低限为6～10copies/mL,杂交仅需15分钟,数字信号,结果客观,阴性阳性对比度大,易于判读。但其样品通量小,成本较高,不适合做大规模HPV筛选。

5.飞行时间质谱技术　首先采用多重 PCR 的方法,对 HPV DNA 进行扩增,然后使用特异性的探针引物与 PCR 产物结合,每个探针特异性延伸一个碱基,最后通过飞行时间质谱技术,根据离子的质量电荷之比(m/z)与离子的飞行时间呈正比的原理,检测探针引物及延伸后产物,根据延伸后产物的有无,判断 HPV 各型别是否存在。该技术的特点是:可进行感染 HPV 精确分型;检测准确性高,准确率可达99%;检测特异度高,特异性可达99%;检测灵敏度高,能检测到的病原体最小拷贝数为10;高通量检测,日检测量可达5000份样本。可作为妇科普查和大规模体检的检测平台。

五、人乳头瘤病毒核酸检测的临床意义

1.早期诊断与预防　HPV 基因分型检测是宫颈癌早期诊断的第一步,90%~95%的宫颈癌与 HPV 感染有关,特别是高危型 HPV。应及早发现高危型 HPV 感染的存在及检测是否为持续性感染,进而根据高危型 HPV 亚型和感染类型判断高危程度,制订防治策略。

2.宫颈癌筛查的有效手段之一　HPV 分型检测与病理检查结果相结合,有助于发现低度病变中易于转为宫颈癌者,有效降低漏检率。HPV 分型检测的应用对宫颈癌筛查、监控、预后及 HPV 亚型危险性评估意义重大,同时也为研究 HPV 各种亚型在宫颈病变中的作用提供数据支持。

(1)HPV 的感染在治疗前后,有可能存在型别的差异,这可以作为医师评估治疗效果的指标。

(2)连续两次 HPV 分型检测显示单一型别的高危亚型的感染,显示宫颈癌发生的可能性增大,应引起极大重视。

(3)HPV 的感染在不同的地区占主要地位的型别有所不同,分型检测有利于各地研究、使用疫苗进行 HPV 感染的预防控制。

第四节　人类免疫缺陷病毒

人类免疫缺陷病毒(human immunodeficiency virus,HIV)是获得性免疫缺陷综合征(acquired immune deficiency syndrome,AIDS)的病原体。HIV 为反转录 RNA 病毒,主要攻击人体 CD4+T 细胞,侵入细胞后与细胞整合而难以消除。根据血清与基因序列的差异,HIV 分为 HIV-1 型和 HIV-2 型。HIV-1 全世界广泛分布,是造成 HIV 流行的主要病毒。HIV-2 显示一种较低的性传播和母婴传播,较 HIV-1 具有更长的潜伏期。

一、HIV 的基因组结构特征

HIV-1 病毒基因组是两条相同的正义 RNA,每条 RNA 长 9.2~9.8kb。两端为长末端重复序列(long terminal repeats,LTR)。LTR 之间为编码区,占整个基因组的93%,包含9个基因,各基因间存在重叠序列,或完全重叠或部分重叠,其排列顺序为:LTR-gag-pol-vif-vpu-vpr-1at-rev-env-nef-LTR。HIV-1 全基因组的 G≡C 含量占42%。

1.LTR 序列　含顺式调控序列,包含启动子、增强子和负调控区,控制前病毒的表达。

2.结构基因　在 HIV-1 基因组中,gag、pol、env 为结构基因,编码结构蛋白。

(1)gag 基因:长约1536bp,编码合成多聚蛋白前体(p55),随后被 pol 基因编码的一种病毒蛋白水解酶裂解,加工为基质蛋白 p17、衣壳蛋白 p24 及核衣壳蛋白 p7。其中 p24 是核

心的主要结构蛋白,具有很高的特异性。

(2)pol基因:长约3045bp,其编码合成的前体蛋白,从N端到C端分别产生蛋白酶、反转录酶和整合酶。其作用是参与病毒复制、多种蛋白质的水解,促进病毒整合入宿主细胞基因。pol基因是反转录病毒中最保守的基因。

(3)env基因:长约2589bp,编码包膜前体蛋白,在病毒包膜成熟过程,前体蛋白gp160经过剪切而成外膜糖蛋白gp120和跨膜糖蛋白gp41。gp41与gp120以非共价键形式相互结合,gp120是病毒体与宿主细胞表面的CD4分子结合的部位;gp41具有介导病毒包膜与宿主细胞膜融合的作用。

3.调控基因 tat、rev、nef、vif、vpr、vpu/vpx 6个基因为调控基因,编码调控蛋白和辅助蛋白。参与HIV表达的正调节和负调节,维持HIV在细胞中复制的平衡,控制HIV的潜伏或大量复制。

HIV-2基因组不含vpu基因,但有一功能不明vpx基因。核酸杂交法检查二者的核苷酸序列同源性为40%~45%。

二、HIV的核酸检测

HIV的检测主要是采用血清学方法,其中Western blot方法是目前最为敏感和特异的HIV检测方法,也是我国对HIV感染的确诊试验。HIV核酸检测作为一种补充,主要用于HIV阳性产妇婴儿的早期诊断和处于HIV抗体窗口期感染者的检测,可进行HIV RNA定量检测。

目前临床上对HIV RNA进行定量检测最常用的方法是荧光定量PCR法,扩增靶核酸一般为gag基因保守区或pol基因整合酶区。HIV RNA定量检测结果一般采用Copies/mL表示,正常值标准没有具体的数值,其准确的表达方式是:未检测到或低于检测下限,表示为"<参考值(单位)"。目前,国际上各指南对HIV完全病毒学抑制的定义是HIV RNA小于50copies/mL,对检测试剂要求的最低检测下限为50copies/mL;而国产手工试剂检测下限一般为1000copies/mL,进口自动化试剂检测的下限为20copies/mL。

三、HIV RNA检测的临床意义

1.辅助诊断 HIV RNA检测可用于HIV感染的辅助诊断,尤其是出现非典型的抗体反应或不确定反应时,HIV RNA的测定可提供非常有用的证据。当RNA测定出现较高拷贝数的阳性结果时(大于1000Copies/mL)提示感染发生的可能性非常大。但是低于最低检测限的结果不能排除HIV感染。

2.早期诊断 在HIV感染的窗口期无法使用抗体检测进行诊断。但在感染早期(1~14天),在抗原峰出现前后通常出现一个病毒载量的高峰,因此早期HIV RNA测定可用于急性感染、窗口期的辅助诊断,或用于血液复查。

3.病程监控和疗效判定 在HIV感染中,血浆HIV RNA定量测定可以独立预测艾滋病临床过程和生存期、监测抗病毒治疗效果和病毒水平。目前,由于缺乏能统一不同定量方法检测值的标准品,不同定量方法结果之间还无法直接进行比较,建议同一患者治疗前后用同一方法进行HIVRNA定量检测。

4.耐药性监测 病毒耐药基因型的检测有助于预测某些药物的治疗效果。在确认病毒变异位点后,与既往耐药或交叉耐药研究比较,间接地估计药物耐药情况,简单快速,费用低。

5.婴幼儿 HIV 感染核酸检测　HIV 感染产妇所生婴幼儿在出生后 18 个月内可应用 HIV 核酸(DNA 或 RNA)检测进行早期 HIV 感染诊断。HIV DNA 检测不受母亲围生期抗反转录病毒治疗和人乳汁中抗反转录病毒药物及婴幼儿预防性抗反转录病毒治疗的干扰而影响早期诊断。另外,考虑母亲血液污染因素,不推荐使用脐带血进行 HIV 核酸检测。

第五节　巨细胞病毒

人类巨细胞病毒(human cytomegalovirus,HCMV),也叫细胞包涵体病毒,属于疱疹病毒科,由于感染的细胞肿大,并具有巨大的核内包涵体,亦称为巨细胞病毒。CMV(巨细胞病毒)可感染人和其他哺乳动物,但具有高度的宿主特异性,人是 HCMV 的唯一宿主。人大多感染过 HCMV,但多呈无临床症状的急性感染或潜伏感染,多数在幼儿期因感染期获得免疫。HCMV 的感染途径主要为接触、输血、宫内和产道等,感染较常见于胎儿、新生儿、孕妇等,孕妇感染可能导致新生儿先天畸形。当机体免疫缺陷或免疫系统处于抑制状态下,极易受 HCMV 感染,如器官移植后接受免疫抑制治疗、恶性肿瘤化疗后、艾滋病患者等。这些患者一旦感染,可能导致较高的病死率。

一、巨细胞病毒的基因组结构特征

HCMV 有典型的疱疹病毒结构,是双链线状 DNA 病毒。HCMV 基因组的结构与 HSV DNA 相似,具有一个长单一序列(U1)和短单一序列(Us)。U1 和 Us 的相连处及两端均有 DNA 重复序列。目前,已知 HCMV DNA 只有一个单向性的 IE 启动子复合体,它可能指导多个基因的表达,E 及 E 基因的转录与宿主细胞的 RNA 多聚酶Ⅱ有关,其表达受靠近启动子的序列调控,此调控可分为顺式或反式调控。

二、巨细胞病毒的分子生物学检验

1.巨细胞病毒的核酸检测方法　临床上检测巨细胞病毒的核酸主要采用荧光定量 PCR 法,具体见乙型肝炎病毒的核酸检测中关于荧光定量 PCR 法的描述。

2.巨细胞病毒核酸检测的临床意义

(1)优生优育:孕妇在孕期中感染 HCMV,容易致胎儿畸形。对于 HCMV 特异抗检测阳性,和(或)特异 IgG 滴度升高 4 倍,或特异的低亲和力 IgG 抗体阳性,则有必要采取孕妇羊水进行 HCMV 的 PCR 检测,以明确是否有现症感染,从而为进一步采取相应的对策提供依据。

(2)器官移植、免疫缺陷患者、抗肿瘤治疗中 HCMV 感染的监测:器官移植后因为免疫抑制剂的使用,免疫缺陷患者和恶性肿瘤患者抗肿瘤治疗造成免疫系统的损伤,一旦感染在平时不会有太大问题的 HCMV,则可能出现严重的后果,导致治疗失败,甚至患者的死亡。采用 PCR 方法,对这些患者进行 HCMV 感染的监测,有助于及时采取临床相应治疗措施,避免严重后果的发生。

(3)抗病毒治疗药物疗效的监测:对血液 HCMV 进行定量测定,有助于 HCMV 感染者进行抗病毒药物治疗后的疗效监测。

(4)早期诊断:采用高灵敏高特异的荧光 PCR 方法检测 HCMV,有助于 HCMV 感染的早期诊断。

（5）鉴别诊断：可用于与其他病原体所致疾病如病毒性肝炎等的鉴别诊断。

（6）病因学研究：可用于死胎、畸胎、流产、低体重儿、婴儿肝炎综合征的病因学研究。

（7）CMV 与肿瘤的关系研究：有研究报道 HCMV 与宫颈癌、睾丸癌、前列腺癌、Kaposi 肉瘤、成纤维细胞癌、Wilm 肿瘤及结肠癌等肿瘤的发生有关。PCR 方法是对特定肿瘤进行流行病学调查及研究 HCMV 与肿瘤发生关系及机制的一个重要手段。

第十五章　细菌感染性疾病的分子生物学检验

在感染性疾病中,除了病毒感染性疾病外,另一大类就是由细菌感染导致的细菌感染性疾病。细菌感染性疾病的分子生物学检验是指利用分子生物学方法对病原菌的特异性生物大分子(DNA、RNA 及特异性蛋白质分子)进行检测,为疾病的诊断、治疗提供信息。与传统方法相比,细菌感染的分子生物学检验在以下各方面显示巨大的优势:①适用于检测不能或不易培养、生长缓慢的病原菌;②通过扩增细菌基因组的保守序列(如 16SrRNA 基因等),可以实现对感染细菌的广谱快速检测;③可以对细菌进行基因分型,有利于病原菌的鉴定及分子流行病学调查;④检测病原菌耐药基因,为细菌感染性疾病的临床诊治、疗效评价提供科学依据等。

病原菌的分子生物学检验技术主要包括 PCR 及其衍生技术(包括 SDA、NASBA、TMA 及 bDNA 等)、定量 PCR、核酸分子杂交、DNA 测序及基因芯片技术等。近年来,脉冲场凝胶电泳、随机引物扩增多态性 DNA 分析、基质辅助激光解吸电离飞行时间质谱(MALDI－TOF－MS)技术及变性高效液相色谱(DHPLC)等一系列新技术也已逐步应用于病原菌的分类鉴定及基因分型。

第一节　细菌感染的广谱分子生物学检验

近年来,微生物基因组学、蛋白质组学等基因研究的深入,以及有关核酸和蛋白质等生物大分子的高灵敏度检测技术的建立,为病原菌的检测提供了新的方法。通过细菌基因组保守序列或特异性蛋白质分子的检测,可以快速、准确地检测病原菌,对于临床细菌感染的及时诊断及有效治疗具有重要意义。下面主要介绍目前应用较为成熟、广泛的 16SrRNA 基因序列分析和基质辅助激光解吸电离飞行时间质谱(MALDI－TOF－MS)等技术在细菌感染的广谱分子生物学检验中的应用。

一、16SrRNA 基因序列分析鉴定细菌

1.16SrRNA 基因结构特征　16SrRNA 基因编码原核生物核糖体小亚基 rRNA(16SrRNA),长度约 1500bp,存在于所有细菌及衣原体、立克次体、支原体、螺旋体、放线菌等原核生物的染色体基因中,不存在于病毒、真菌等非原核生物体内。其序列包含 10 个可变区和 11 个保守区,保守区为所有细菌共有,细菌间无差别;可变区因细菌而异,变异程度与细菌的系统发育密切相关。

2.16SrRNA 基因库序列分析鉴定细菌原理　16SrRNA 基因被称为细菌的"分子化石"。目前,几乎所有病原菌的 16SrRNA 基因测序均已完成,常被选择为细菌分类鉴定的靶基因。16SrRNA 基因作为细菌分类鉴定的靶基因具有 3 个优点。①多拷贝:这使得针对该基因的分子生物学检验具有较高的灵敏度;②多信息:由可变区和保守区组成,可设计保守区的通用引物检测所有细菌,又能利用可变区序列检测特有细菌;③长度适中:长度约为 1500bp,既能反映不同菌属之间的差异,又能利用测序技术较易得到其序列。基于 16SrRNA 基因设计

通用引物,通过 PCR 扩增即可判断细菌的存在与否。通过对扩增产物序列分析,包括测序及对可变区进行分子杂交,可鉴定病原菌种类。目前本方法已应用于新生儿败血症、新生儿化脓性脑膜炎及慢性前列腺炎等细菌感染性疾病的检测。

3.细菌 16SrRNA 基因序列分析鉴定细菌　在利用细菌 16SrRNA 基因进行分类鉴定时,由于某些细菌种间差异较小,即使表型不同的细菌也有着相同的 16SrRNA 基因序列(如大肠埃希菌与宋内志贺菌、炭疽芽孢菌与蜡样芽孢杆菌等),这就限制了 16SrRNA 基因序列分析在临床上的广泛应用。近年来,细菌 16SrRNA 基因也被选为靶基因,16SrRNA 基因区位于 16SrRNA 基因与 23SrRNA 基因之间的区间序列,具有高度变异性及相对保守性。研究证实,16SrRNA 基因区间的进化率要高 16SrRNA 基因 10 倍。因此,16SrRNA 基因区间具有更适合区分不同细菌的特点,它不但可以用于菌种间的鉴别,还可以用来分辨 16SrRNA 基因不能鉴别的非常接近的菌种和种内菌株。

4.存在的主要问题　在利用细菌 16SrRNA 基因进行鉴定时,由于使用的是通用引物,这就要求在实验过程中要严格控制细菌污染,保证各环节的无菌操作,从而提高诊断的准确性和可靠性。此外,标本前处理是鉴定临床标本中病原微生物 16SrRNA 基因的最主要技术难点,如果标本前处理未能去除干扰因素和提取到足量的核酸,将导致实验失败。国内外亦有对体液标本直接进行基因鉴定的报道,但大部分都仅限于脑脊髓液、玻璃体和关节液等干扰因素小的标本。

二、基质辅助激光解吸电离飞行时间质谱技术鉴定细菌

随着基质辅助激光解吸电离飞行时间质谱(MALDI-TOF-MS)技术的不断发展与成熟、数据处理和图谱识别分析软件的开发应用及大型微生物蛋白指纹质谱图数据库的建立与完善,MALDI-TOF-MS 被广泛应用于各种微生物,特别是细菌和真菌的鉴定。

1.MALDI-TOF-MS 技术鉴定细菌的原理

(1)用于细菌鉴定的目标分析物:理论上,任何具有种属特异性的信息都可用于细菌鉴定。适用于 MALDI-TOF-MS 分析的标志物包括 DNA/RNA、蛋白质、脂类、多糖等。目标分析物的选择要综合考虑其特异性、含量丰度,以及在不同生长环境、周期下的变异程序及结构稳定性等。由于蛋白质在细菌体内含量高,种类及结构相对稳定,且大多数蛋白质分子量处于 MALDI-TOF-MS 分析的范围,因此目前多采用蛋白质作为标志物。受管家基因调控且丰度较高的特异性保守蛋白——核糖体蛋白,受外部环境压力影响较小,是基于 MALDI-TOF-MS 进行细菌鉴定的主要标志物。

(2)MALDI-TOF-MS 蛋白质质量指纹图谱:MALDI-TOF-MS 鉴定细菌主要依以下指标。①MALDI 质谱图中一个质谱谱代表一种蛋白质;②不同种类微生物的蛋白质质谱蜂谱(质荷比及丰度)在可检测质量范围内存在差异;③某些质谱峰具有可识别的属、种特异性,甚至存在亚种或血清型差异;④在相同的培养条件及操作下,标志物具有良好的重复性。蛋白质质谱图存在种属特异性及可重视性是基于 MALDI-TOF-MS 的微生物鉴定的基础。一般而言,保守性核糖体蛋白谱差异在属水平较为明显,在种及以下水平这种差异越来越小。进行种内微生物鉴定时,可能导致错误结果。因此,鉴定微生物应充分利用特异性蛋白质(标志物)和非特异性蛋白质信息,实际运用时多依据分子量在 2000~20000 的全蛋白质质谱图,即蛋白质指纹图谱。将受检微生物蛋白质指纹图谱与数据库中已知微生物蛋白质指

纹图谱进行比对,即可得到鉴定结果。

2.MALDI-TOF-MS 技术鉴定细菌的基本过程　进行质谱分析前,一般需对标本进行分离、培养,以富集分析物。根据样品来源及分析成分不同,可采用不同方法分离、富集目标分析物,同时尽可能去除干扰物。菌落样品也可以不经任何处理,直接挑取菌落,涂板用于质谱分析。

3.存在的主要问题　虽然 MALDI-TOF-MS 在向生物鉴定领域显示了巨大优势,但该技术在许多方面仍有待发展。第一,进行质谱分析前对细菌进行分离培养仍是必不可少的步骤,目前的数据分析系统仍难以准确识别微生物混合物;第二,虽然质谱分析本身具有很高的灵敏度,但相对于临床患者样本中的带菌量、样本成分的复杂性,其灵敏度还不足以对临床样本进行直接检测。因此,质谱分析前仍需进行微生物分离、培养,以提高鉴定正确率及重现性;第三,由于种及种以下蛋白质标志物差异越来越小,基于 MALDI-TOF-MS 的微生物鉴定系统的鉴别能力存在一定的局限性,主要表现在微生物鉴定系统对进化过程中某些具有较近亲缘关系的微生物存在交叉或错误鉴定;对大多数菌株不能进行亚种、血清型鉴定;在微生物耐药性、细菌毒力及药物灵敏度检测方面,还存在明显不足;第四,同一鉴定系统对不同种类微生物鉴定的正确率突变较大,需不断完善数据库,提高鉴定重现性。

第二节　结核分枝杆菌

结核分枝杆菌(M.tuberculosis,MTB)简称结核杆菌。早在 1882 年,德国微生物学家罗伯特·科赫就已证明它是结核病的病原体,并因此获得 1905 年诺贝尔生理学或医学奖。结核分枝杆菌可侵犯全身各器官,但以肺部感染最多见。20 世纪中叶以来,各种抗结核药物相继问世,加之人们生活水平的提高和卫生设施的改善,特别是开展了群防群治、儿童普遍接种卡介苗之后,结核的发病率和病死率曾一度大幅下降。20 世纪 80 年代后,由于艾滋病和结核分枝杆菌耐药菌株的出现、免疫抑制剂的应用、吸毒、贫困及人口流动等因素,结核病在沉寂了一段时间后又"死灰复燃",全球范围内结核病的疫情骤然恶化,这给结核病控制工作带来了新的挑战。据 WHO 统计,全世界约每 3 个人中就有 1 个人感染结核分枝杆菌,某些发展中国家的成人结核分枝杆菌携带率高达 80%,其中 5%~10% 的携带者可发展为活动性结核病,每年约有 800 万新病例发生,至少有 300 万人死于该病。中国每年死于结核病的人约 25 万,是其他各类传染病死亡人数总和的两倍多。因此,结核病又成为威胁人类健康的全球性卫生问题,并成为某些发展中国家和地区,特别是艾滋病高发区人群的首要死因。

一、结核分枝杆菌的基因组结构特征

1998 年,英国 Sanger 中心和法国 Pasteur 研究所合作完成了对结核分枝杆菌 H37Rv 菌株全基因组测序工作。结核分枝杆菌基因组大小为 4.4Mb,G/C 高达 65.6%,预测含 4411 个开放阅读框(ORF),其中 3924 个 ORF 被认为编码蛋白质,50 个基因编码稳定的 RNA。所编码的蛋白质,40% 为有功能的蛋白质产物,44% 与基因组其他信息有关(这当中大多是"保守且功能假定的序列",即它们在其他细菌中也存在但其功能未知),还有 16% 完全未知且仅存在于结核分枝杆菌和其他分枝杆菌属中。

2002 年,Camus 等根据新的实验数据对结核分枝杆菌 H37Rv 菌株的基因组进行重新分析和序列比对,又发现 82 个能够编码多肽的新基因,确定了 2058 个蛋白质的功能,预测出 376 个蛋白质与已知蛋白质不具有同源性,是结核分枝杆菌所独有的。

二、结核分枝杆菌的核酸检测

长期以来,结核病的实验室诊断主要依赖涂片染色镜检法和培养法。涂片染色镜检法具有简便、快速、成本低等优点,但其灵敏度较低,受痰中细菌数量影响较大,且容易受到人为等外界因素的干扰。培养法是结核病病原学诊断的"金标准",精确可靠,特异度高,但所需时间较长,一般为 4~8 周,还需要培养箱等设备,且耗费人力资源较多。近年来,随着分子生物学理论和技术的发展,结核分枝杆菌的耐药机制及耐药的分子基础大部分已被阐明,建立了快速检测结核分枝杆菌及耐药基因的方法,为结核分枝杆菌快速药物敏感性试验开辟了一条新的途径。常用的有荧光定量 PCR 技术、基因芯片技术、线性探针杂交法、Xpert 技术、DNA 环介导等温扩增技术等。

1.PCR 技术　PCR 技术具有快速、特异度强和灵敏度极高等特点,可从标本中直接检出结核分枝杆菌 DNA,对不能或难分离培养的结核分枝杆菌尤为适用。但常规 PCR 的产物须经电泳检测,容易交叉污染产生假阳性。

2.荧光定量 PCR(FQ-PCR)技术　FQ-PCR 技术具有灵敏度、特异度高及简便、快速等优点,并且克服了常规 PCR 易污染的缺点,特别适用于难以培养与生长缓慢的结核分枝杆菌的检测。

3.RT-PCR 技术　由于普通的分子生物学检验方法是基于对结核分枝杆菌 DNA 的扩增,对结核分枝杆菌活菌或死菌的检测结果都会是阳性,无法鉴定死菌和活菌。细菌 mRNA 半衰期很短,因此结核分枝杆菌 mRNA 被认为是活菌检测的理想分子标志物。α 抗原 85B(Ag85B)是分枝杆菌 Ag85 抗原复合体的主要组成部分,是一种纤维结合蛋白,在结核分枝杆菌中呈高水平表达。Hellyer 等人以编码结核分枝杆菌 85B 蛋白的 mRNA 为靶序列,利用 RT-PCR 技术检测结核分枝杆菌 mRNA,用于结核分枝杆菌活菌检测。但因其对样本处理要求较高,目前仍难以在临床上推广应用。

4.链替代扩增技术　链替代扩增(SDA)技术是一种基于酶促反应的 DNA 体外等温扩增技术,采用 SDA 技术检测结核分枝杆菌时,以 IS110 和 16SrRNA 基因为扩增靶点,方法特异性较好。

5.线性探针杂交法线性探针杂交法　利用生物素标记的引物,特异性扩增结核分枝杆菌的靶序列,将标记有生物素的扩增产物与固定在薄膜检测条上的特异性寡核苷酸探针反向杂交,加入标记有碱性磷酸酶的链霉亲和素,与杂交产物上的生物素结合,最后加入显色底物,检测结核分枝杆菌。

6.DNA 环介导等温扩增技术　具有快速、简便、准确、特异度高的特点,而且还彻底解决了"气溶胶"的干扰,实现了扩增后不开盖判读检测结果,有效避免了交叉污染,同时还保护了试验人员和环境的安全。由于该方法利用了核酸扩增,因此极大地提高了灵敏度,通过荧光染色直接目测比色就可以得到清晰的反应结果,缩短了结核分枝杆菌的检测时间,不需要长时间的温度循环及 PCR 仪等昂贵的仪器,适合各级医疗、防疫机构,可作为肺结核病患者早期诊断和鉴别诊断的重要依据。应用 NA 环介导等温扩增技术检测结核分枝杆菌时,应同时进行培养并做菌型鉴定、药物敏感试验。

7.基因芯片技术　基因芯片技术检测结核分枝杆菌主要是以结核分枝杆菌 16SrRNA 基因和耐药基因为检测对象。基因芯片由于具有高通量的优势,可以实现对结核分枝杆菌分类鉴定及耐药基因的快速检测,但检测成本较高及仪器设备昂贵限制了其临床应用。

8.Xpert 全自动结核分枝杆菌检测技术　该技术由美国加州一家公司开发,其生产的 XpertMTB/RIF-检测试剂盒运用的是一种全自动核酸扩增与检测技术,该方法以半巢式荧光定量 PCR 技术为基础,能够直接从患者痰液中同时检测结核分枝杆菌及利福平耐药基因 rpoB,整个检测过程自动化,时间不超过 2 小时。2010 年,WHO 认可推荐了 XperiMTB/RIF 检测技术在结核病防治规划中的应用,并于 2011 年发布了相关指导性文件。XpertMTB/RIF 技术被认为是目前最先进的一种检测结核分枝杆菌及其耐药性的方法。

三、结核分枝杆菌耐药的分子机制

结核分枝杆菌抵制药物活性的机制大致有两种类型:降低细胞膜的通透性,产生降解或灭活酶类,药物靶位的改变。首先,结核分枝杆菌被其特有的、高疏水性的细胞壁保护,大大降低了化合物的渗透性,构成了结核分枝杆菌对药物的第一道防线。其次,在结核分枝杆菌中发现了活跃的药物外排系统、使药物降解或失活的酶及与这些功能相关的基因。遗传学的研究表明结核分枝杆菌产生耐药性的根本原因在于基因突变。目前对结核分枝杆菌耐药分子机制的研究主要集中在药物的作用靶位及其相关基因的突变上。

1.利福平的耐药基因　利福平是作用于结核分枝杆菌 DNA 依赖的 RNA 聚合酶 β 亚单位(RNA polymerase Bsubunil, rpoB),从而抑制 mRNA 的转录。结核分枝杆菌对利福平耐药是结核病化疗失败的主要原因,利福平耐药性的检测是判断多重耐药结核病的标志。rpoB 基因是一单拷贝基因,序列高度保守,全长 3543bp。当高度保守核心区域(RRDR)发生突变时,利福平不能与 RNA 聚合酶 l 亚单位结合,抑制转录,96%~98% 的利福平耐药菌株编码 RNA 聚合酶 β 亚单位的 rpoB 基因突变导致细菌对利福平耐药。主要的突变集中在编码 27 个氨基酸的 81 个碱基范围内。其中,以 531 位 Ser→Leu 和 Trp 转换,526 位 His→Tyr、Asp、Asn 和 Pro 的突变最为常见,且以上两个位点的突变是引起高水平耐药的主要原因。除上述两位点外,511、516、518、522 位点也有突变,相对 531 和 526 位较少,且是引起低水平耐药的原因。除突变引起耐药外,细胞壁渗透性的改变导致药物摄入量的减少也是导致耐药的原因之一。

2.异烟肼的耐药基因　结核分枝杆菌对抗结核化疗药物异烟肼(isoniazid, INH)的耐药机制较为复杂,约 92% 的 INH 耐药菌与 katG、inhA 和 ahpC 三个基因突变有关。其中,katG 和 inhA 基因是主要的耐药基因。katG 的丢失或突变导致其编码的过氧化氢-过氧化物酶活性丧失或下降,而 inhA 基因突变减弱了异烟肼对分枝菌酸生物合成的抑制作用。此外,kasA 和 ahpC 基因也与异烟肼的耐药有一定的关系。

(1)katG 基因:katG 基因是过氧化氢-过氧化物酶的编码基因。该基因含 2223 个核苷酸,上游隔 44 个碱基与 furA 基因相连,下游离 cmbC 基因 2794 碱基。katG 基因编码的过氧化氢-过氧化物酶是一种热稳定酶,分子量为 80000。引起异烟肼耐药性的主要原因是 katG 基因的点突变、部分缺失、碱基对插入或 7%~24% 的完全缺失,其突变导致过氧化氢-过氧化物酶活性降低或丧失,阻止异烟肼转换成活性形式,从而导致耐药。katG 基因突变的位点为 315 位 Ser→Thr、Asn、Ile 或者 Arg,463 位 Arg→Leu,还可见 104Arg、108His、138Asn、

148Leu、270His、275Thr、312Trp、381Asp 密码子突变。

（2）inhA 基因：inhA 基因是一种与分枝菌酸生物合成有关的烯酰基还原酶的编码基因。异烟肼进入菌体后，在分枝杆菌过氧化氢-过氧化物酶的作用下氧化脱氢生成亲电子形式，这种形式能与分枝菌酸生化合成途径中的烯酰基还原酶——还原型烟酰胺二核苷酸复合体结合，干扰分枝菌酸合成而发挥抗菌作用。inhA 基因产物为分子量为 32000 的蛋白质。研究发现，inhA 基因的突变率较高的主要在 280 位→Ser4Ala、94 位 Ser→Ala、90 位 Ile→Pro。

（3）ahpC 基因：ahpC 基因即烯酰基还原酶编码基因。它控制解毒酶基因的表达，如过氧化氢-过氧化物酶的编码基因 katG 和烷基过氧化氢酶的编码基因 ahpC 的表达。目前发现 ahpC 基因突变可导致 ahpC 表达增强，突变一般发生在启动子区域，使得启动子的活性提高，进而导致 ahpC 的过量表达。它的过量表达可以补偿因 katG 基因突变而造成的过氧化氢-过氧化物酶活性的损失，为菌体提供额外的氧化保护。一般将 ahpC 基因突变作为 katG 基因损伤的标志。

3.乙胺丁醇的耐药基因　乙胺丁醇是一种阿拉伯糖类似物，作用于分枝杆菌阿拉伯糖基转移酶，抑制阿拉伯糖基聚合人阿拉伯半乳聚糖，影响细胞壁分枝菌酸阿拉伯半乳聚糖——蛋白聚糖复合物形成，发挥抗分枝杆菌作用。结核分枝杆菌耐乙胺丁醇与阿拉伯糖基转移酶的编码基因 embABC 操纵子突变或 emb 蛋白表达增高有关，该操纵子由 embC、embA 和 embB 两个基因组成，其中 embB 基因(尤其是 306 位密码子)突变是耐乙胺丁醇产生的主要分子机制。47%～65%的耐乙胺丁醇菌株与 embB 基因突变有关。结核分枝杆菌 embB 基因约 3246bp，编码糖基转移酶 embB 基因突变使糖基转移酶结构改变，影响了乙胺丁醇和糖基转移酶的相互作用，从而导致耐乙胺丁醇的产生。结核分枝杆菌耐乙胺丁醇分离株 embB 基因突变主要发生在 306 位密码子，其为 Met→Val、Ile、Leu 置换。此外，还有 285 位 Phe→Leu、330 位 Phe→Val 和 630 位 Thr→Ile 置换。

4.链霉素的耐药基因　链霉素是抗结核治疗中常用的氨基糖苷类抗生素，主要作用于结核分枝杆菌的核糖体，诱导遗传密码的错读，抑制 mRNA 翻译的开始，干扰翻译过程中的校对，从而抑制蛋白质合成。链霉素耐药是由于其核糖体 S12 蛋白质编码基因 rpsL 或 16SrRNA 编码基因 rrs 突变所致，80%耐链霉素结核分枝杆菌临床分离株可见 rpsL 或 rrs 突变。rpsL 基因最常见的是 43 位密码子 I。Ys-Arg 的突变，88 位密码子也可发生同样的突变，少数可见 43 位 Lys4Thr 的转变。rrs 基因突变主要集中于 491 位 C→T、512 位 C→T、513 位 A→C 或 A→T、516 位 C→T、903 位 C→G 或 C→A 及 904 位 A→G 的突变。核糖体蛋白 S12 的正常作用可能是维持读码过程中的一些轻微的不准确性。rpsL 基因突变就会导致 S12 蛋白改变，所以需要严格要求核糖体只使用与每一密码子对应的氨酰 tRNA，更准确地表达 mRNA 的每一个密码子，从而抑制链霉素诱导的遗传密码子错误而产生耐药性。Morris 及 Heym 等的研究表明，rpsL 基因突变是链霉素耐药的主要机制。

5.吡嗪酰胺的耐药基因　吡嗪酰胺结构类似烟酰胺，只对结核分枝杆菌有杀灭作用，对其他细菌无抗菌活性。其抗结核分枝杆菌作用的强弱与环境的 pH 密切有关，pH 5～5.5 时抗菌活性最强。吡嗪酰胺通过被动扩散进入结核分枝杆菌细胞内，在结核分枝杆菌细胞内由吡嗪酰胺酶(PZase)将其转化为具有抗结核分枝杆菌活性形式的吡嗪酸，所以 PZase 活性对吡嗪酰胺表现抗结核分枝杆菌活性是必需的。pncA 基因的突变造成 PZase 活性降低或丧失是结核分枝杆菌产生对吡嗪酰胺耐药的主要原因。72%～97%的吡嗪酰胺耐药菌株编码吡嗪酰胺酶的 pncA 基因突变。pncA 基因突变的显著特点就是突变位点繁多且分散,至今报道的已经证实的基因突变形式至少有 175 种,突变位点分散在从基因上游调控序列到基因下游序列宽广的范围内。研究发现突变发生在 3 ~ 17、61 ~ 85 和 132 ~ 142 位氨基酸残基的 3 个区域时,PZase 活性降低或丧失而使结核分枝杆菌表现对吡嗪酰胺耐药。

6.氟喹诺酮类的耐药基因 已用于临床抗分枝杆菌的氟喹诺酮类药物有氧氟沙星、环丙沙星、司帕沙星、莫西沙星、左氧氟沙星、加替沙星。氟喹诺酮类药物的作用靶位是细菌的 DNA 旋转酶,阻抑 DNA 的复制,最终导致菌体死亡。结核分枝杆菌耐喹诺酮主要与 DNA 旋转酶的 A 亚单位和(或)B 亚单位基因突变有关。DNA 旋转酶由 gyrA 和 gyrB 两种基因编码的两个 A 亚单位和两个 B 亚单位组成。gyrA 基因长 2517bp,gyrB 基因长 2060bp。氟喹诺酮类耐药结核菌中,突变大多发生在 gyrA 基因保守区 67 ~ 106 位的密码子区。常见 94 位 Asp→Asn 或 His 或 Ala、90 位 Ala→Val、88 位 Gly→Cys、83 位 Ala→Val 的突变。gyrA 基因突变与药物浓度和结构有关,且导致巾、高度耐药,gyrB 基因突变可能是改变胞内药物的积蓄而表现为低度耐药。

7.结核分枝杆菌耐多药的分子机制 大多数的耐多药菌株是各种药物作用靶分子的编码基因,逐步突变累积所致,而且各种突变之间存在一定的关联,即染色体多个相互独立基因自发突变的逐步累加是结核分枝杆菌耐多药的分子基础。但目前还未发现由单一突变引起的耐多药菌株。耐多药菌株的不断增多和传播,给结核病的治疗带来前所未有的挑战。

四、结核分枝杆菌的耐药基因检测

近年来,结核分枝杆菌(MTB)耐药性问题日趋严重,对其耐药基因的检测在结核病的治疗中有着举足轻重的作用。寻找一种简便、快速、准确的耐药性检测方法成为许多结核科研工作者的重大课题,也是临床实践检验中急需解决的问题。结核分枝杆菌分子生物学检验研究主要集中在结核病的诊断、结核菌耐药性的测定、分枝杆菌菌型鉴定等方面。耐药基因检测的三步骤如下:①DNA 样品的制备;②PCR 扩增已知与耐药性有关的基因片段;③扩增产物的耐药基因分析。结核分枝杆菌耐药基因型鉴定方法不仅能用于细菌基因突变的检测,而且能够确定其突变的部位与性质,是检测基因突变的最可靠的方法。

上述检测结核分枝杆菌核酸的分子生物学检验技术都可以用于检测结核分枝杆菌的耐药基因。只需要将检测的靶序列选定为利福平、异烟肼、链霉素、乙胺丁醇、吡嗪酰胺和氟喹诺酮等药物的耐药基因,如 rpoB、inhA、katG、ahpC、rpsL、rrs、pncA 及 embB 等,检测其突变位点。常用的方法包括荧光定量 PCR 技术、Xpert 技术、基因芯片技术、线性探针杂交法及 DNA 环介导等温扩增技术等。

第三节 淋病奈瑟菌

淋病奈瑟菌(neisseria gonorrhoeae,NG)简称淋球菌,是淋病的病原菌,属奈瑟菌属。NG 革兰染色阴性,是严格的人体寄生菌,寄居在尿道黏膜。淋病的发生主要是通过与淋病患者或 NG 携带者的性接触而引起,也可以经污染的用具的接触而间接感染。男性可引起尿道炎、慢性前列腺炎、精囊炎、副睾丸炎等,女性可引起阴道炎、宫颈炎、子宫内膜炎等,胎儿经过淋病性阴道炎的产道可得淋病性结膜炎、幼女阴道炎等。NG 的慢性感染常是不育症的原因,侵入血液可致关节炎、心内膜炎和脑膜炎等,甚至危及生命。

由于淋病的临床表现缺乏特征性,其确诊主要依靠实验室检查。目前,实验室诊断 NG 感染的方法有:①传统的涂片染色法:该法灵敏度低,在女性患者中检出率仅 50% 左右,也不能确诊;②分离培养法:该法对标本和培养基营养要求高,出结果慢,且阳性检出率受影响因素多,难以满足临床要求;③免疫学方法:无论是荧光法还是酶染法,分泌物标本中的非特异性反应严重及方法的稳定性和条件限制,使推广应用受限。而分子生物学方法敏感、特异,可直接从临床标本中检出含量很低的病原菌,适用于 NG 的快速检测。

一、NG 基因组结构特征

NG FA1090 基因组为环状 DNA,长度为 2.15Mb,其中 G≡C 含量为 52.68%,编码区占总长度的 78%。NG 同本属其他细菌的同源性较低,但与脑膜炎球菌具有 80% 的同源序列。目前已明确功能的 NG 基因较少,对与药物抗性相关的一类基因了解较多,该基因簇占整个基因组的 3%,主要是一类编码核糖体蛋白的基因,另外还包括一些编码外膜蛋白的基因。NG 中没有操纵子这种具有共同启动子的基因簇,每个基因有各自的启动序列,这和铜绿假单胞菌很相似。几乎所有 NG 都含有一至数个质粒,其中 2.6Mda 质粒未鉴定出任何功能,属于隐蔽性质粒。24.5Mda 质粒和大肠埃希菌的 F 因子类似,能在不同菌株间介导自身及耐药质粒的转移。此外,已从少数菌株中分离出多种耐药性质粒。96% 的 NG 中都含有隐蔽性质粒,隐蔽性质粒序列长 4207bp,含有 10 个编码区,包括 cppA、cppB、cppC 和 ORF1-7。其中,cppB 基因除了存在于隐蔽性质粒中以外,在细菌染色体中也有一个拷贝存在。

二、NG 的分子生物学检验方法

NG 的分子生物学检验方法主要包括 PCR 法、实时荧光定量 PCR 法、LCR 法等方法,主要检测 NG DNA。

1.常规 PCR PCR 检测的靶序列包括隐蔽性质粒 cppB 区、染色体基因、胞嘧啶 DNA 甲基转移酶基因、透明蛋白(opa)基因、菌毛 DNA、16SrRNA 基因和 porA 假基因。

(1)胞嘧啶 DNA 甲基转移酶基因:为扩增靶序列,是早期应用于 PCR 的靶点之一,目前已有商业性检测 NG 试剂盒。随着该检测系统的广泛应用,发现以该基因为扩增靶目标的 PCR 灵敏度较低,且存在与脑膜炎球菌、黄热病球菌等发生交叉反应而出现假阳性结果。由于 cppB 基因在某些 NG 菌株中拷贝数较低,可导致假阴性,目前认为 cppB 基因不宜作为 NG 基因扩增的靶位点。

(2)porA 假基因:存在于 NG 中。以 NG porA 假基因为靶基因,采用荧光定量 PCR 扩增该基因 132bp 序列,能在一定程度上克服 cppB 基因的不足,具有较高的灵敏度和特异度。OmpⅢ 和 opa 基因相对于其他靶基因位点发生重组的频率较低,opa 基因多为拷贝基因,有某些菌株可达 11 个该基因位点,以此作为靶基因设计引物可以有效提高 PCR 的灵敏度。因此,采用多个靶基因进行 PCR 检测可提高灵敏度。

(3)16SrRNA:以 16SrRNA 基因为扩增靶序列。由于该序列具有进化上的保守性,比较稳定,且在细胞内含量较高,特异度和灵敏度都较高。现已有商业化的检测试剂盒,是美国食品药品监督管理局(FDA)规定用于检测男女尿液标本的用物,常用于 NG 检测的确认试验。

2.荧光定量 PCR 该技术是目前临床检测 NG 的主要分子生物学方法,荧光定量 PCR

检测 NG 所使用的荧光探针可分为 TaqMan 探针、MGB 探针、双杂交探针、分子信标和双链 DNA 交联荧光染料（SYBR Green Ⅰ）等，灵敏度高，特异度强。

3.LCR　LCR 法检测 NG 的靶基因主要有 opa 基因和 pilin 基因等。灵敏度及特异性均较高，而且操作简便，适用于大规模的性病普查。

三、NG 的分子生物学检验的临床意义

淋病是发展中国家发病率较高的传染病之一，也是目前国内发病率最高的性病。感染 NG 初期，人体常无临床症状，但若得不到及时诊疗，可能会导致严重的泌尿生殖道疾病，尤其是女性患者，常导致盆腔炎或继发不孕不育。因此，淋病的早期诊断对于其及时治疗、防止慢性感染有重要价值。细菌培养是诊断淋病的"金标准"，适合大多数标本的检测，但烦琐费时，易受各个操作环节的影响。因此，临床上采用荧光定量 PCR 法检测 NG DNA，可以解决 NG 感染快速诊断的问题，可广泛应用于：①淋病的快速诊断，尤其适用于泌尿生殖道感染的早期诊断及无症状的携带者的检测；②对分离培养的菌株进行鉴定和进一步分析，提高临床标本检测的阳性率和准确性；③对 NG 菌株进行分子流行病学分析和流行病学调查等；④对疑为 NG 感染的鉴别诊断，为淋病的确诊提供实验室依据。

第四节　细菌耐药基因检测

近年来，随着抗生素的不合理使用及滥用，细菌对抗生素的耐药问题已成为全球抗感染治疗领域的严峻问题。大量耐药性细菌的出现导致治疗失败、感染复发，增加了昂贵抗生素及其他药物的使用等。而新抗生素的使用又使细菌对抗生素的耐药谱不断发生改变，常以多重耐药为主。应用分子生物学检验技术检测细菌的耐药基因具有快速、特异、灵敏的优点，有助于指导临床用药和进行耐药的监控。

一、细菌耐药性产生的机制

细菌对抗生素的耐药有两种情况，一种是天然耐药，即细菌种属所固有的耐药，它是细菌在长期进化过程中，为适应环境而获得的抵抗不利因素的能力。这种耐药由细菌染色体基因决定，代代相传，不会改变，对某一类或者两类相似的抗菌药物耐药。如：大多数革兰阴性杆菌耐万古霉素和甲氧西林、肠球菌耐头孢菌及厌氧菌耐氨基糖苷类药物等。另一种是获得性耐药，获得性耐药是由于细胞与抗生素接触后，由质粒、染色体及转座子介导，通过改变细菌自身结构或对药物的代谢途径，使其不被抗生素杀死，也是最主要的耐药形式。

细菌耐药性产生的分子机制十分复杂，主要包括：①产生灭活酶和纯化酶；②抗菌药物渗透障碍；③主动外排耐药机制；④药物作用靶位的改变；⑤细菌产蛋白保护药物作用靶位而耐药等。

二、细菌耐药基因的分子生物学检验方法

细菌耐药性的检测可以分为常规表型检测（即药敏试验）和耐药基因检测。常规药敏试验首先需要通过培养的方法从临床标本中分离到菌株，而许多生长较慢和不易培养的细菌，是无法通过常规药敏试验检测其药性的。利用分子生物学检验方法检测耐药基因，具有快速、特异、准确等常规方法所无法比拟的优点。临床上检测耐药基因的常用方法如下。

1.PCR　　目前应用最多的检测耐药基因的分子生物学方法是基于 PCR 的一系列方法，检测的靶序列应当是耐药基因的编码区域。具体方法包括 PCR-SSCP、PCR-RFLP、荧光定量 PCR 等。其中以荧光定量 PCR 应用最为广泛，目前已有多种检测结核分枝杆菌耐药基因、金黄色葡萄球菌的 mecA 基因等的荧光定量 PCR 试剂盒应用于临床。

2.核酸分子杂交　　核酸探针所选序列应位于耐药基因的开放阅读框内。核酸杂交特异性好，不需特殊仪器，但方法较烦琐。如用核酸杂交技术可检测出耐万古霉素肠球菌的 vanA、vanB、vanC 与流感嗜血杆菌耐三甲氧嘧啶的 foIH 等耐药基因。

3.基因芯片　　很多细菌耐药机制复杂，常有多重耐药，如结核分枝杆菌、大肠埃希菌、肺炎克雷伯菌等，可采用基因芯片技术在同一载体上进行多个耐药基因检测。目前已有集检测氨基糖苷类、甲氧苄啶、磺胺类、四环类、β-内酰胺类及新的广谱 β-内酰胺类耐药基因等耐药基因于一体的基因芯片技术。该技术不仅可有效地鉴定病原菌，而且由于其明确了被鉴定病原菌的耐药性状，可为临床及时合理选用抗菌药提供参考。基因芯片的高通量特点将使之成为非常好的耐药性检测手段。目前主要存在样品处理和实验操作比较烦琐、价格昂贵等不足。

4.DNA 测序　　DNA 测序对于基因突变引起的耐药特别适用，已广泛用于喹诺酮类药物和抗结核分枝杆菌药物的耐药基因的检测中。如结核分枝杆菌耐利福平基因 rpoB 的扩增和测序。DNA 测序是目前公认的检测耐药细菌基因型的"金标准"，但该方法需要昂贵的仪器，并且操作费时、费用高，目前尚未在临床广泛使用。

三、细菌耐药基因的分子生物学检验的临床意义

1.指导临床治疗用药　　如在耐甲氧西林的金黄色葡萄球菌中检测出 mecA 基因，临床上应首选万古霉素进行治疗。若在金黄色葡萄球菌中检测出高水平的 β-内酰胺酶而无 mecA 基因，则可指导临床用半合成青霉素代替万古霉素。

2.精确控制医院或社区耐药株的流行　　如检测出肠球菌 vanA 基因可有效预报多重耐药肠球菌的信息，而药物敏感试验不能区分该耐万古霉素肠球菌含有 vanA 或 vanB 耐药基因。对生长缓慢或难以培养的微生物，直接测定耐药基因可比培养方法提前发药敏报告，在感染早期即可为临床提供细菌耐药的相关信息并指导用药。如检测出结核分枝杆菌 ropB 基因特定位点的突变即可指导临床不要使用利福平；katG 和 inhA 基因特定位点发生突变，则显示对异烟肼耐药；而 embB 基因第 306 位密码子突变则将导致对乙胺丁醇产生耐药等。

第十六章 免疫分析技术

第一节 核素标记免疫分析

一、概况

标记免疫应用的核素主要有 ^3H、^{14}C、^{32}P、^{131}I、^{125}I 的高灵敏度特点,对体液、细胞受体等超微量的生物活性物质进行有效检测,应用了标记免疫检测和示踪探测技术。

RIA 技术是 1955 年美国科学家 Yallow 和 Berson 创建的,1960 年应用放射性核素标记胰岛素测定获得成功,开辟了标记免疫分析的新纪元。我国起步于 1962 年的胰岛素 RIA 应用,逐步发展起来酶、荧光和时间分辨荧光、化学发光、金标、第五代纳米微磁粒子标记技术。

应用于实验分析的核素通常指 ^{125}I(碘-125)、^{32}P(磷-32)、^3H(氚,又称为氢-3)、^{14}C(碳-14),应用最多的仍是 ^{125}I。把核素的标志物(Ag * 或 Ab *)应用于实验分析,这就是通常指的放射免疫(radio immunoassay,RIA)和免疫放射分析(immuno radiometric assay,IRMA),它们是 20 世纪 70—80 年代在我国发展起来的超微量分析的新技术之一,由于它们把通常的检验 $10^{-3}g$ 量提高为 $10^{-6}g$、$10^{-9}g$、$10^{-15}g$ 量级(即从 mg→μg→ng→pg→fg),因而在研究领域的应用受到关注。主要特点是把放射性核素示踪技术的高灵敏度和免疫学的高特异度相结合,随着单克隆抗体和计算机的普及应用,这项探测技术也发展迅速。

IRMA 技术,反应系统是非竞争性反应,又称为非竞争性免疫分析,这是与 RIA 分析在操作上的区别所在。1986 年 Miles 和 Hales 等建立,用标记抗体作示踪剂,在反应系统中加入过量抗体、待测物(或标准品)与放射性标记抗体进行全量反应,故灵敏度提高。

由于核素自身衰变因素,以及实验流程与特异复合物的分离方法客观存在的影响环节,因此,重复性的控制存在难度较大,所以,实验的批内、批间精密度很重要,尤其应用于临床诊断参考的指标,RIA_{50} 校正曲线应用有一定的帮助。

目前,第五代 RIA 技术采用纳米微磁粒子标记免疫分析,各项技术全面提升,称为与化学发光技术相称的现代标记免疫方法。

二、放射免疫(RIA)

通常用核素 ^3H(氚或氢-3)、^{125}I(碘-125)、^{14}C(碳-14)、^{32}P(磷-32)标记特异抗原(Ag)与特异抗体(Ab),进行免疫复合反应。

标记配体和待测配体(抗原或标准品),对有限量的特异性结合剂(抗体)发生可逆性的竞争结合反应,最终形成的放射性标记复合物与被测配体含量呈负相关,根据质量作用定律和放射性核素示踪原理理论基础而建立。

免疫反应是可逆的反应,符合质量作用定律,能达到平衡,反应式如下。

$$Ag（非标记抗原）$$
$$+$$
$$*Ag（标记抗原）+Ab（特异抗体）\rightleftharpoons *Ag\text{-}Ab$$
$$（标记抗原\text{-}抗体复合物）$$
$$\downarrow\uparrow$$
$$Ag\text{-}Ab（未标记抗原\text{-}抗体复合物）\qquad（式22\text{-}1）$$

标记抗原 $*Ag$ 和其特异抗体 Ab 反应而产生标记抗原-抗体复合物 $*Ag\text{-}Ab$，反应保持可逆的平衡。如果在此反应系统中同时存在未标记抗原 Ag，则因为 Ag 与 $*Ag$ 对于抗体 Ab 具有同样的结合能力，所以当 $*Ag$ 和 Ab 的量保持一定，且 $*Ag$ 和 Ag 的总和超过 Ab 的特异结合部位时，$*Ag\text{-}Ab$ 与 $*Ag$ 复合物的形成将随着 Ag 的增加而相应减少，也就是 $*Ag$ 与 Ab 的结合被 Ag 竞争抑制。$*Ag\text{-}Ab$ 与 $*Ag$ 的浓度就通过测定他们的放射性活度来间接表示。这样，在反应系统达到平衡时，应用适当的措施，将游离部分抗原（Ag 及 $*Ag$）与结合部分抗原（抗原-抗体复合物，Ag-Ab 及 $*Ag\text{-}Ab$）分离，并测定他们的放射性。游离部分放射性活度（F）与结合部分放射性活度（B）就相应地代表了 $*Ag$ 与 $*Ag\text{-}Ab$ 的量。

RIA 反应就可以推导出：

$$Ag+Ab \underset{k_{-1}}{\overset{k_1}{\rightleftharpoons}} AgAb \qquad（式22\text{-}2）$$

（式22-2）中 k_1 为结合速度常数，k_{-1} 为解离速度常数。反应平衡时，式（3）中 K 为亲和常数，推导出：

$$K = \frac{k_1}{k_{-1}} = (AgAb)/[Ag][Ab] \qquad（式22\text{-}3）$$

（式22-3）中 K 为亲和常数，推导出：

$$b/f = (AgAb)/(Ag) = K(Ab) \qquad（式22\text{-}4）$$
$$B/f = K(Ab_T - B) \qquad（式22\text{-}5）$$

（式22-4）中 b/f 为结合抗原与游离抗原的比率；而（式22-5）中 $Ab_T = Ab + AgAb$，即为抗体的总浓度，$Agr = Ag + AgAb$，为抗原的总浓度，B 为结合的抗原浓度。从（式22-5）中导出：b/f 与结合抗原 B 的浓度之间存在着线性关系。以图表示就是众所周知的 Scatchard 图。

在 RIA 实际操作中，不同实验室对同一厂商提供的产品会得到不同的测定结果，除了因实验条件不同，操作人员技术差异所致外，对商品技术参数意义不了解是造成实验偏差的最大原因之一。现以 RIA Scatchard 图 16-1 为例加以说明。从图 16-1a 中可以确定两个有用的参数：①从直线的斜率确定亲和常数 K；②根据 x 轴截距确定抗体结合位点的浓度（Ab_T）。

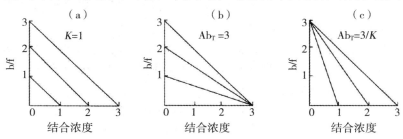

图 16-1　Scatchard 图（条件改变时的变化）

K 和 Ab_T 改变对 Scatchard 图的影响:①从图 16-1a 中可以看到,增加抗体的浓度,使,曲线右移,斜率不变。但是,明显影响到测量范围;②从图 16-1b 中看到,如果亲和常数增大,曲线将以 x 轴的截距为支点,从左向右旋转,斜率变陡。明显影响到测量的灵敏度,使灵敏度增加;③如果亲和常数增大,而抗体浓度按比例下降,曲线以 y 轴截距为支点,从右向左旋转,且逐渐变陡(图 16-1c),使测量范围变小,而灵敏度增加。

三、免疫放射分析(IRMA)

1.基本原理　IRAM 示踪核素与 RIA 同。IRMA 原理为核素标记抗体,以过量的抗体示踪剂(标志物)与待测抗原结合,未结合的标记抗体通过和固相的抗原免疫吸附剂反应而去除,反应体系中放射性与未知抗原浓度呈正相关,通过 γ 射线测量仪检测 cpm(或 dpm),作剂量标准曲线获得待测样品浓度。该技术近年来发展为双位点 IRMA。并在此基础上又有学者报道,标记第 3 抗体法、双标记抗体法和 IRMA-BAS 法等。

IRMA 法质量作用定律如下。

$$(b)_2+\{1+k_\alpha \cdot [L_0]-k_\alpha[B_0]\} \cdot b-k_\alpha[B_0]=0$$

b 为函数的一元二次方程式,在直角坐标纸上,几何图形必是双曲线,b 值随 k_α、L_0 和 B_0 变化,在一给定的 IRMA 中,k_α 为一常数,而 B_0 为过量结合剂,L_0 即待测抗原,b 值随 L_0 值变化,b 随 L_0 变化,L_0 越大,b 也越大。

标记抗体浓度和亲和常数 k_α 对剂量曲线的影响:k_α 相同的抗体,抗体含量越大,曲线欲达到饱和时需要更多的抗原,可测范围越宽。但随游离标记抗体增多,分离时误差概率增大,NSB 升高,应酌情选择抗体最适宜浓度,提高灵敏度。k_α 小时,对过量抗体不易达到饱和,k_α 大时,曲线形状不对称。

免疫放射分析(IRMA)是以过量的标记结合物,如标记抗体与抗原结合建立的方法。以附着在一个固定的支持物上的固相抗体和抗原及标记抗体形成一个"夹心"的结合复合物。这就是双位点 IRMA。其原理可以图 16-2 表示。

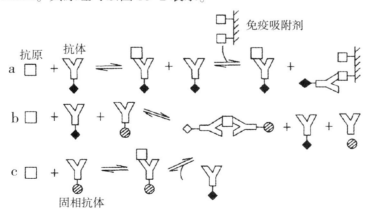

图 16-2　免疫放射量度分析原理图

2.IRMIA 分类　过量标记抗体与待测抗原(或标准品)反应是经典的 IRMA 法,随着发展及实验步骤作以下分类。

(1)双抗体夹心法:固相抗体先与待测物(或标准品)结合,再与标记的另一抗体反应,形成固相抗体–抗原–标记抗体复合物,未结合的标记抗体留在溶液中被倾倒除去,测固相放射性。

$$Sp-Ab_1(过量)+Ag \longrightarrow Sp-Ab_1-Ag \xrightarrow{Ab_2} Sp-Ab_1-Ag-^{※}Ab_2+^{※}Ab_2$$

Ab1、Ab2 分别为抗 1 个抗原上的 2 次抗原决定簇的单抗。

(2)标记第 3 抗体:第 3 抗体法是指抗夹心法中的标记抗体的抗体(双抗),只要标记这个双抗体,即可作为通用示踪剂。

$$Sp-Ab_1+Ag+Ab_2 \longrightarrow Sp-Ab_1-Ag-Ab_2 \xrightarrow{Ab_3} Sp-Ab_1-Ag-Ab_2+^{※}Ab_3$$

(3)双标记抗体法:利用抗原有多个抗原决定簇,在单抗制备上筛选出 3 个以上的特异性 McAb,则其中 1 个涂饰在固相上,其余 2 个作碘–125(^{125}I)标记。特点:比活度、灵敏度、精密度提高。

$$Sp-Ab_1+Ag \longrightarrow Sp-Ab_1-Ag+\begin{matrix}Ab_2\\Ab_3\end{matrix} \longrightarrow Sp-Ab_1-Ag\begin{matrix}Ab_2\\Ab_3\end{matrix}$$

(4)IRMA–生物素–亲和素测定系统:其原理是 1 个抗体 IgG 分子上,可以标记几十个生物素分子,凡有生物素衍生物的反应层就是 1 个放大级,亲和素由 4 个相同的亚基组成,中间经二硫键相连接,亲和素分子的每一个亚基都可结合 1 个生物素分子,故呈四价反应性,从而产生新的放大效应,生物素 IgG 在–20℃存 2 年不失活。

Ab₂ 示生物素抗体　※A示^{125}I标记链亲合素

(5)BAS 在 IRMA 法中作为分离剂:基本原理是多位抗原决定簇的抗原,一方面与生物素单克隆抗体结合,另外又与放射标记的另一个单克隆抗体结合,反应结合后,投入试管内一粒亲和素包的聚苯乙烯珠,在 170 转振荡器振荡 2h,弃上清液,所得珠球用 Tritonx–100 PBS 洗 2 次,检测珠球 cpm。BAS 系统作分离剂克服了多次离心、洗涤的麻烦。

3.RIA 和 IRMA 的标准曲线　经典的 RIA 标准曲线是竞争抑制曲线,是以抑制率与参与反应的相关浓度为剂量曲线的量变关系。

经典的 IRMA 标准曲线,以标记抗体为示踪迹,反应体系中测量的放射性(cpm)强度与待测原为正相关。

RIA 标准曲线的 B_0 管最大放射性(cpm)为 100%结合率,随浓度增大而改变,结合率变小(B),在 B/B_0 呈现规律改变时,则客观反映了实验的成功(即反应试剂合格)。

IRMA 标准曲线与浓度量变关系呈直线(基本直线)则为试剂合格,即实验成立。RIA 和 IRMA 均应作最佳因素水平、条件优选组合。

4.RIA 和 IRIVIA 质控　实验分析的质量控制分为批间和批内精密度或室内和室外质

控。由于放射性核素的衰变和抗原–抗体特异性反应的条件性,以及温度因素,抗体灵敏度随条件因素,探测仪受电压影响灵敏度等综合原因,目前,批间精密度测试与室外质控难以进行,因此,批内精密度测试就显得尤为重要。实验室常应用的方法如下。

（1）对误差的控制与分析:实验室常见误差（系统误差和偶然性误差）,室内质控（指采集标本到发出报告与临床信息反馈）,室间评价（QA）（检测结果可比性）。

（2）常用的室内质控:为 Youden 图、Shewart 图、累加质控图。RCV（routine conditions variance）称为常规条件下的变异。RIA 或 IRMA 实验,常带有阴性、阳性标准血清和标准浓度血清（制品）,作为参与质控的对照品。工作中的几个参数公式将每次分析结果在图中标出,1 个月标 1 次各类均差。RIA 的 CV 在 10%～20%,通常 CV 在 10% 或 15%。

$$\bar{X} = \frac{\Sigma X}{n} \qquad S = \sqrt{\frac{\Sigma (X - \bar{X})^2}{n - 1}} \text{ 或 } S = \sqrt{\frac{\Sigma X^2 - \frac{(\Sigma X)^2}{n}}{n - 1}}$$

$$CV = \frac{S}{\bar{X}} \times 100\%$$

（3）建立本室的正常人参考值:RIA 和 IRMA 商品试剂常附有参考价值,很难在别的实验室或者另一批试剂中重现这些数值,研究资料能与对照组比较分析动态变化和变化的概率,确立其临床意义。建立本室的参考数值是应用这项技术必须做的工作,最常用的是高斯分布曲线,具体步骤与医学统计学介绍的方法相同。

（4）RIA$_{50}$ 和 IRMA$_{50}$ 校正曲线:该曲线是解决每次换算数据在项目固定参考数值时,增强临床应用可比性而设计的。由于试剂盒中的标号浓度仍然是效应剂量、误差变化随批次而变,临床应用参考数（正常人值）不能每次附 1 个不同值作为参考值,所以必须在一定的规范内做处理方能报告临床。IRMA$_{50}$ 曲线是以固定给临床的参考值在曲线中设计为:B$_0$ 表示通常在用参考值,B 表示本次测试值,F 表示本次 RIA$_{50}$、IRMA$_{50}$ 优选区中间值,x 表示本次 RIA、IRMA$_{50}$ 效应值,报告值。

按 B$_0$/（B+F）–B ≈ 曲线中值优区定位点参考值,本批测得数值、校值为参考值的计标。

（5）标记免疫质控专用术语:免疫分析质量控制可分为内部质量控制和外部质量评价两种。内部质量控制通常指一个实验室或一个生产厂家内,进行实验方法的质量控制,如将质控样品重复安排在同一个分析操作员,或者不同分析操作员之间,或者不同方法之间进行互相对比实验;或者指一次测定的批内精密度和偏差;或者一个实验室内的批内精密度和偏差。

1）精密度:是评估随机误差的一种指标,即在同一种测定方法,同一条件下对测定样品进行多次重复所得值的一致性。而免疫分析的精密度是指分析结果的重复性,即对同一样品反复测量其结果的重复程度,故精密度又称为重复性。精密度分为分析内精密度和分析间精密度,常用变异系数来表示（coefficient of variation, CV）,CV 计算公式如下 CV = s/x × 100%,x 是平均值,s 是标准差,免疫分析中要求分析内 CV 小于 10%,分析间 CV 小于 15%。可以将免疫分析中批内 CV（%）与测量的时间（天或周）绘制成图,称为质量控制图用以判断不同批次分析结果的重复性。

2）准确性:是指免疫分析方法测量值和真值的符合程度。有时尽管精密度很高,准确性却不一定好。

常采用测定回收值确定准确性。回收实验测定指在测定样品中加入一定量纯化标准品,通过实验测定后能回收到多少量标准品。在整个分析过程应该测定标准区线内小同浓度标准品(包括标准浓度范围的低值、中值高值)的回收。测定回收常用回收率百分数来表示,计算公式如下。

$$回收率=(实测浓度-样品浓度)/加入标准品浓度×100\%$$

用回收率高低表示方法准确性,回收率低说明方法准确性差,但是对于有些测定方法,回收率恒定在一定范围内,即使回收率低一点,其测量方法也可使用。

3)灵敏性:指免疫分析方法中最小检出量,即待测样品中能够检出物质的最小浓度。确定方法有几种,目前应用的是零标准管结合率法,由零标准管重复测定来确定,即连续测定 10 个以上的零标准管(B_0),B_0 表示零标准放射性活度,T 代表总放射性活度,B_0/T(100%),它们的平均值 x 和标准差 S,按 x-2S 的结合率对应标准浓度,称灵敏性。

4)健全性:又称有效性,在测定健全性的实验中,首先要求待测样品的分子结构、免疫活性必须与标准品相一致,待测样品的浓度或含量可以通过标准曲线而准确确定。测定健全性的方法有:①用一系列不同稀释度的(或不同浓度)待测样品,制作的抑制曲线要与标准曲线相平行;②可采用一个高浓度的待测血清,做一定比例的稀释,再测定血清中某物质的含量,其稀释倍数要与待测样品的含量呈线性关系,可以用直线回归方程 v=a+bx 表示。相关系数应该大于 0.9,值越大表示分析方法的健全性越好。

5)特异性:指抗体与标准抗原(或者待测物)或与结构相类似化合物的结合能力的大小。在生物体复杂的内环境中,许多生物活性物质都有结构很相似的类似物,况且不同动物的抗体特异性有明显不同,同一只动物不同时间所采的抗血清其特异性亦常有差异。抗体特异性检测用交叉反应表示,交叉反应越小,抗体特异性越高。

5.放射性碘(^{125}I、^{131}I)标记　根据碘标记氧化剂的不同碘化不同,分为 Ch-T、电解法、酶促法、碘蒸馏法、次碘酸盐溶液法、连接法、固相氧化剂法等,现简要介绍几项常用方法。

(1)氯胺 T 法(Ch-T)

1)原理:机制尚未完全搞清,认为 Ch-T 溶于水后释放出次氯酸,将 I-离子氧化成 $^※I$、$^※I$,在 pH 7.4~8.0 条件下,与质酪氨酸残基上邻位氢原子发生置换反应,放射性碘标记化合物形成,偏重亚硫酸钠终止氧化反应,分离纯化获得标志物。

此法的原理是将放射性碘离子用氯胺 T 氧化成更活泼的易于反应的碘离子,取代于苯环 3,5 位等具有亲电反应的位置上。

$$CH_3—\langle\rangle—SO_2NNACl+2*I^-\longrightarrow CH_3—\langle\rangle—SO_2NNACl+Cl^-+*I_2$$

2)操作程序:①反应试管(加盖)0.1mol/L PB 缓冲液 50μL;②加入蛋白质或多肽 5μg/5μL;③加入 Na^{125}I 溶液 37MBq/10μL;④加入新配的氯胺 T 溶液 20~50μL(0.5mol/L pH 7.4 PB 液,反应 1~2 分钟);⑤加入新配制偏重亚硫酸钠溶液 40~100μg/50μL(用 0.05mol/L pH 7.4 PB 液,反应 1 分钟);⑥加入 2% KI 溶液 200μg/100μL,稀释放射性碘,减少吸附;⑦取少许反应液点在 Whatman 1$^\#$纸上,正丁醇:乙醇:氨水=5:1:2(V/V)系统中层析,晾干后,放射性分层扫描仪测 3 个峰。反应液在 Sephadex G_{50}柱上进行分离,0.05mol/L pH 7.4 PB 液淋洗,收集 2mL 为第 1 瓶……当第 8~9 瓶时出现第 1 高峰(标记产品),第 2 峰$^※$碘离子,第 3 峰放射性碘酸盐。第 1 峰收集 5mL 左右,加入适量 BBA 和 NaN_3冻存。

$$碘利用率(\%) = \frac{C_1}{C_1 + C_2 + C_3} \times 100\%$$

$$放化纯度(\%) = \frac{C_1}{C_1 + C_2} \times 100\%$$

$$比活度(Bq/\mu g) = \frac{A}{m^\circ}$$

（2）脂过氧化物酶（LPO）法：Marchalonis 为标记免疫球蛋白而建立此法，后来应用于纤维蛋白原、多肽、嘧啶核苷和组氨酸等小分子化合物。

1）原理：脂过氧化物酶与过氧化氢首先形成络合物，将放射性负价碘离子氧化成碘分子，在脂过氧化物酶的催化下将蛋白质碘化。

$$H_2O_2 \xrightarrow{LPO} LPO \cdot H_2O_2 \xrightarrow{2Na^{125}I} LPO + 2NaOH + {}^{125}I_2 \xrightarrow{蛋白质} 2NaOH + 蛋白质 - {}^{125}I$$

2）操作程序：①带盖小试管加入 ${}^{125}I$ 溶液 74MBq（20μL）0.05mol/L，pH 7.4 PB 液 50μL，在电磁搅拌 22℃反应；②加入蛋白质或多肽 5μg/5μL；③加入 LOP 1~5μg（1~5μL）；④加入 1μmol/L 的 H_2O_2 1~10μL，开始反应 1~2 分钟；⑤加入 5μmol/L 半胱氨酸溶液 500μL，终止反应；⑥加入 2% KI 溶液 200μL，混匀；⑦反应混合液在 Sephadex G_{50}，0.05mol/L·pH 7.4 PB 液淋洗收集第 1 峰位产品。

（3）连接标记法和固相氧化剂法：同属于氯酰胺碘化反应类型，各具特点，总的方法相似。

20 世纪 70 年代兴起的基因工程研究，DNA 重组技术和细胞 DNA 合成研究中，${}^{32}P$–核苷酸类，甲基–${}^3H$–TdR 标记的研究应用较多。

6.应用 由于放射免疫（RIA）和免疫放射（IRMA）探测仪的国产化，自动化程度也理想，价格也不贵，同时，试剂也基本国产化，较便宜，所以，对此项工作的开展与普及具有推进作用。作为商品投入市场的有内分泌、肿瘤、白介素和细胞因子等 10 余个种类和 100 多项。

第二节 酶标免疫分析

一、概况

免疫酶是从 20 世纪 60 年代发展起来的一项新技术，由于它比较灵敏，不需特殊设备就可以做研究工作（可以定性分析），所以发展迅速。

免疫酶示踪技术自 Nakane 等建立后改称酶标法（ELA）。1974 年 Voller 等用聚苯乙烯制作微量反应酶标板即酶联免疫吸附技术（enzyme–linked immunosorbent assay，ELISA），在定量分析中广泛应用。

免疫酶显微示踪技术是一种在组织及细胞微观水平上的酶标免疫化学技术，可采用光镜或电镜技术，以经免疫标记的细胞内外的靶分子物质作定性定位示踪观察检出。

EIA 和 ELISA 等技术是因为有 1959 年 Yallow 和 Berson 应用抗原–抗体特异结合的放射性核素（${}^{125}I$）建立了竞争抑制的放射免疫分析（radioimmunoassay，RIA），开创了第一种灵敏的、定量的标记免疫分析方法。这是定量免疫分析发展的一个里程碑，影响了诸多的标记免疫技术创新和发展。

80年代初,非放射性核素标记的免疫分析在放射免疫分析的基础上迅速发展起来,并形成试剂与仪器的商品规模化生产。其中首先发展起来的就是应用酶标记免疫配体的酶免疫分析(enzyme-immunoassay,EIA)。Engvall和Perlman,VanWeeman和Schuur首次建立了非均相的酶免疫分析方法,称之为酶联免疫吸附分析(ELISA),ELISA以后遂成为非均相酶免疫分析(包括竞争法与非竞争法)的统称。Rubenstein等首先建立均相的酶免疫分析,随着酶免疫分析自身的发展,以及酶免疫分析与荧光技术和化学发光技术的结合,又衍生发展出荧光酶免疫分析及增强化学发光酶免疫分析,在酶免疫分析固有的优点上,又进一步提高了灵敏度,加宽了可测定的范围,使酶免疫分析与放射免疫分析相比具有较全面的优点。目前,国外以酶免疫分析为主的非放射性核素标记免疫分析(还有时间分辨荧光免疫分析及胶体标记免疫分析等)。

二、免疫标记示踪酶

在实验中目前最常用的示踪酶有辣根过氧化物酶、碱性磷酸酶(alkaline phosphatase,AP)及葡萄糖氧化酶、β-D-半乳糖苷酶等。其中,根据分子量的大小及酶反应性的特点,在固相或非固相酶标免疫测定时应加以选择。

在免疫酶显微示踪技术中,由于酶标复合物常通过细胞膜进入细胞内与靶分子结合,因此,所用的示踪酶应选择分子量低而酶活性高的酶类。目前最常用的有辣根过氧化物酶、碱性磷酸酶和葡萄糖氧化酶。

在示踪酶的质量选择中,通常需要两个指标:一是RZ比值,二是活性单位。RZ表示酶的纯度,即酶蛋白中活性部分与非活性蛋白最大光吸收密度的比值。如辣根过氧化物酶,其辅基氧化血红素是产生酶活性的部分,在403nm波长下呈最大光吸收,而与酶活性无关的其他蛋白质,在275nm波长下出现一个光吸收值。其光密度比值,即$RZ = OD403/OD275nm$。高纯度的辣根过氧化物酶制剂的RZ应为3.0以上,其RZ比值越小,说明其中含有杂蛋白越多。如$RZ = 0.6$的酶样品中,非酶蛋白的含量为75%,但是在酶复活后,酶的活性下降,而RZ比值并不发生改变。因此,判断酶的质量的另一个指标是分解酶的活性。酶的活性可用焦性没食子酸加以测定。该试剂可作为供氧体,在pH 6.0和20℃时,20s内能形成$1\mu g$红梧酚作为1个活性单位。

目前在实验中已被采用的交联剂,主要是二氟间二硝基苯砜、氰尿酰氯、甲苯二异氰酸、四重氮邻联茴香胺、水溶性碳二亚胺、N,N′-O-苯二马来酰亚胺、过碘酸钠、戊二醛和苯醌等。但其中应用最广泛的仅有过碘酸钠与戊二醛。

三、ELISA技术

1.常规ELISA法程序

(1)包被:免疫反应物抗原、抗体、蛋白质、核酸、多糖等大分子物质具有天然物理吸附能力,将其黏附于固相载体上去,把液相反应变为固相。

(2)缓冲液:电离所带电荷形成一定的电场力,加强免疫反应,分子运动将影响免疫吸附过程,所以选择低离子浓度缓冲液稀释包被而达到控制。

(3)包被物:纯度好,亲和能力强,效价高的可溶物。

(4)浓度:低浓度时留下载体空位增强非特异性反应结合,高浓度时,因携带电荷影响包被效果,包被物通常为大分子,电荷大,若产生互相排斥的电场力,吸附将受影响。排除非特异反应可将与反应无关的物质作一次吸附占位。

（5）洗涤：每一步反应后应洗涤，而且要求洗涤掉全部非特异物和未反应剂，应用 pH 7 tris-Tween-20，或 PBS-Tween-20。清除非结合物和游离酶避免非特异性显色影响结果分析。

（6）底物：常用 OPD-H_2O_2 系统，OPD 液在室温 2 小时内不至变色。H_2O_2 加量过低则影响减弱显色反应，而 H_2O_2 过浓又是辣根过氧化物酶的抑制剂。

（7）终止剂：选用 2M H_2SO_4 终止显色，并变成黄色。

（8）判断结果：①肉眼判读有色和无色，阳性或阴性；②仪器测 ODP/N 值 ≥2.1 阳性，< 1.5阴性，1.5~2.1 为可凝；③定量：标准曲线或换算。

2.竞争性 ELISA　用酶标记抗原（Ag※）竞争性地检测抗原（Ag）。先将抗体（Ab）吸附固相，再加入 Ag※ 和标本 Ag，若标本中 Ag 量大，则与 Ab 形成结合的 Ag-Ab 更多。此时再加入底物显色就会减淡，反之会增强。

3.非竞争性 ELISA

（1）直接法：又称为双抗体夹心法。将已知抗体 Ab 包被在固相上。当待测样品 Ag 与包被抗体结合形成 Ag-Ab 后，再加入 Ab※ 则夹心 Ag 形成 Ab-Ag-Ab※，这就是所谓夹心法。Ab-Ag-Ab※ 越多，测定复合物中酶含量越多，酶促显色越强，Ag 浓度越大，呈正比关系。

（2）间接法：检测样品的抗原（Ag）。使用酶标抗体，又称酶标第 2 抗体（Ab2※），代替直接法中的酶标抗体（Ab※）。将已知抗体固相，加入待测抗原（Ag）形成 Ab-Ag，再加入 Ag 相应的兔或羊抗血清，则形成 Ab-Ag-Ab 复合物，再加入 Ab2※ 抗体则形成 Ab-Ag-Ab-Ab2※ 复合物，Ab2 是针对第 2 次加入的 Ab 反应的结合。当测定特异结合酶促底物显色，阴性标本不会显色。

四、捕获法

抗体捕获酶联免疫吸附试验是利用抗人 IgM（μ 链特异性）抗体包被固相载体，作为"捕获抗体"吸附待检血清中的 IgM，经过洗涤除去血清中 IgG 及其他成分，再加入特异性抗原与"捕获"到的相应 IgM 抗体结合，然后加入酶标抗体和底物显色进行测定。此法不受血清标本中 IgG、RF 及 ANA 等的干扰，常用于检测特异性 IgM 抗体，作为各种传染性疾病早期和新近感染的诊断方法。

捕获法是目前国际上公认的检测 IgM 抗体最好的方法，具有很高的特异度和灵敏度。目前，国际上著名的 TORCH 试剂生产商，如美国雅培、荷兰阿克苏及意大利索林等公司均采用捕获法生产 TORCH-IgM 试剂。

1.捕获法反应原理及特点

（1）原理：见图 16-3。

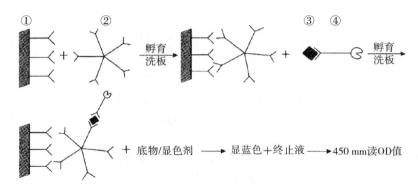

图 16-3　捕获法反应原理

①固相包被抗人 IgM(μ 链);②样本或对照中的特异性 IgM 抗体;③特异性抗原;④抗特异性抗原的单克隆抗体联结辣根过氧化物酶

(2)特点

1)由于使用了抗特异性抗原的单克隆抗体,因此试剂的特异性更高,降低假阳性的出现。

2)由于结合到包被板上的特异性 IgM 抗体为五聚体,有 10 个 Fab 段,相当于 10 个抗原结合位点,这样就起到了一个放大的作用,使试剂的灵敏度提高了许多倍,因而具有高灵敏度的特性。

因此,总的来说,提高了试剂的准确性,是目前国际上公认的先进反应模式。

2.间接法(ELISA)反应原理及特点

(1)原理:包被抗原,酶标二抗(图 16-4)。

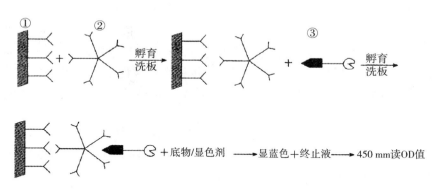

图 16-4　间接法反应原理

①固相包被抗原:②样本或对照中的特异性 IgM 抗体;③酶标记抗人 IgM 抗体

(2)缺点

1)由于受类风湿因子(RF)和其他一些自身抗体的影响容易出现假阳性结果。

2)由于受特异性 IgG 抗体的影响,容易出现假阴性结果。

五、免疫酶标原位杂交技术

免疫酶标原位杂交技术又称酶免疫组织原位杂交法,是将重组核酸分子杂交技术与免疫标记技术结合,在组织细胞原位显示某种特定基因和 NKNA 及其表达,是非放射性标记的新技术。目前仅在少数科研单位进行科研工作。

六、酶标免疫传感技术与应用

酶免疫传感器的灵敏度为 10^{-11} g/mL,简便、快速,可以对各种抗原物质进行检测。这项技术是以酶免疫技术与光电分析技术结合而产生的一种电化强度分析技术,对检测体液中的激素、药物等更为适用。它采用固相和非固相方式,利用酶的化学放大作用,通过酶(标记 Ag 或 Ab)催化生成电活性产物测抗原,通过电换能器,以电信号测定终端。

1.免疫酶标技术应用

(1)免疫酶显微示踪:是组织化学与免疫化学良好结合所发展的一项新技术,又称免疫组织化学或酶免疫定位技术。它将抗原抗体及酶的生物学反应的高特异度,与多功能高分辨的光、电镜及电脑分析系统组合,从微观水平上对组织细胞或病原体内外等细胞分子物质的存在位置进行分步分析。

(2)免疫酶微量分析:可以进行超微量分析(P 级 10^{-12} g)。是 ELISA 的多形式的(直接、间接、双抗、夹心)多功能分析技术,如 SPA-ELISA、SPA 与 IgG-FC 技术,酶免电镜技术,APAAP-EUSA、ABC-ELISA、SP-ELISA 技术,BA-SPA-Dot-ELISA 和酶免疫转印技术(EI-TB),还在聚合酶链反应技术中引进 ELISA 技术而建立 PCR-EISA,其灵敏度高、特异。酶多重免疫测定技术是对半抗原、小分子物质的分析。

2.酶免疫分析的非均相与均相 EIA 分析方法　固相配体是 EIA 中必不可缺的。非均相的 EIA 与均相的 EIA 相比,前者具有较高的灵敏度、宽的动力学范围(即宽的测量浓度)和应用范围广泛普遍等优点。

在非均相的 EIA 中所有的配体(抗体或抗原)都必须是固相配体,以 S 表示固相支持物。E 代表酶,Sb 代表酶的相应底物,P 代表底物在酶的作用下产生的产物。在图 16-5 非竞争法的 1 中,Ab(a)和 Ab(b)分别为 Ag 的抗体,可有以下几种情况:①Ab(a)和 Ab(b)为同一的多克隆抗体;②两者为同一种属不同来源的多克隆抗体或为不同种属的多克隆抗体;③为两株与抗原不同的抗原决定簇产生抗原-抗体结合反应的单克隆抗体,即为配伍良好的一对单克隆抗体;④两者分别为单克隆抗体和多克隆抗体。在前两种情况下,必须在固相抗体与抗原反应结束经洗涤后再加酶抗体结合物进行反应,此即通常所谓的两步法。在第 3 种情况下,抗原可与酶抗体结合物同时加入,即通常所谓的一步法;但即使在该种情况下,仍要通过具体实验,根据灵敏度、标准曲线及可测范围再结合方法可简化的程度而确定一步法和两步法的优劣而有所选择,第 4 种情况,则要通过实验选择分别确定作为固相抗体和酶结合抗体。在非竞争法的 2 中也可以用蛋白 A 或蛋白 G 代替 Ab2(图 16-6)。

非竞争法

Ab（b）E（洗涤弃去）

1. SAb（a）+Ag+Ab（b）E
（分析物）（过量） SAb（a）–Ag–Ab（b）E+Sb→P
（双位点夹心法测抗原）

Ab₂E（洗涤弃去）

2. SAg+Ab₁+Ab₂E
（分析物）（过量） SAg–Ab₁–Ab₂E+Sb→P
Ab₂为抗Ab₁的IgG （测抗体）

竞争法

3. SAb + $^{Ag（分析物）}_{AgE}$ 竞争结合→AgE+SAb –AgE+SAb–Ag
（洗涤除去）
+
Sb
↓
P

4. SAb + $^{Ag（分析物）}_{AbE}$ 竞争结合→Ag–AbE+SAg–AbE
（洗涤除去）
+
Sb
↓
P

图 16-5　非均相固相酶免疫分析的基本设计程序

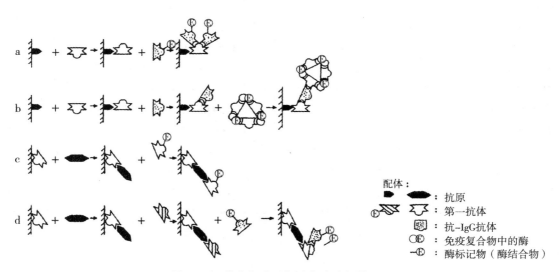

配体：
●▬ ◆▬：抗原
〉〉〉 〈〉：第一抗体
〈图〉：抗-IgG抗体
○E：免疫复合物中的酶
▬E：酶标记物（酶结合物）

图 16-6　非竞争法固相酶免疫分析的图示

图 16-6 中的 c 和 a 分别与图 16-5 中的 1 和 2 相同,是它们的图示。在上述非竞争性的固相酶免疫分析中,可以按照图 16-5 中 1,2 和图 16-6 中 c,a 的加样层次,在第一步抗原或抗体与固相抗体或固相抗原结合后,直接加抗体的酶结合物,形成三层的夹心体系;也可以再增加反应的层次,如图 16-6 的 b 中以非标记的抗 IgG 抗体为桥再加入与抗 IgG 抗体特

异结合的酶-抗酶复合物和如图 16-6 的 d 中,先加入另一第一抗体,再加入酶标记的抗 IgG 抗体,其目的都是增加检测的灵敏度。除此以外,在上述非竞争和竞争的 EIA 中都可引入生物素和亲和素的放大体系。

均相酶免疫分析:虽然已有若干种类,其原理也各异,不同于非均相酶免疫分析有固定的模式和程序,难以标准化和商品化,并多应用于小分子。另外,由于制剂的制备多较为烦琐,其应用普及的程度低于非均相酶免疫分析。其主要原理如下。

酶与半抗原(H)的结合物 H-E 和抗体结合后,酶活力受到抑制。因此,在 H-E 和 H 在与 Ab 竞争的体系中,待测的 H 浓度与剩余的 H-E 呈正相关,即与 H-E 作用于底物产生的显色产物呈正相关,从而测出 H 的浓度。在个别情况下,如苹果酸二脱氢酶与甲状腺素(T_4)结合后,酶活力不是受到抑制而是增强,从与上述相反的关系中测出 T_4 的浓度。

$$\begin{matrix} H \cdot E \\ H \end{matrix} + Ab \text{ 竞争反应} \longrightarrow H \cdot E - Ab + HAb$$

$$\text{酶活性受抑制的} \qquad \text{酶活性不受抑制的}$$
$$H \uparrow \qquad H \cdot E - Ab \downarrow \qquad H \cdot E \uparrow$$

最后,值得一提的是一种被称为酶连接免疫分析的均相免疫分析。它是一种以膜为固相层析基质,不用仪器设备,快速显色的酶免疫层析法。根据显色的高度即可目测判断分析物的量。它的基本原理是将两个酶的作用紧密靠近在一起,第一种酶作用的产物,立即作为紧密靠近的第二种酶的底物,使底物原位被显色成为不溶性的沉积物沉积在层析的基质上。

根据在固相层析基质上与 GOD 相伴的固相抗体或抗原的种类可以进行竞争结合反应,也可以进行双位点结合反应。可以测大、小分子的抗原也可以测定抗体,据报道,已用于测定血清中的吗啡、氨茶碱、苯妥英钠、胰岛素、转铁蛋白、C-反应蛋白及 IgG 等。

由于目前免疫层析法开展得较广泛,这种方法的前景值得探讨。

3.抗体和固相抗体 抗体是酶免疫分析不可或缺的成分,包括固相抗体和抗体与酶的结合物。当然,在 EIA 中,测定抗体时也要用固相抗原;用竞争法测抗原时,也可能要用酶与抗原的结合物。

抗体来源自多克隆的抗血清和单克隆的小鼠腹腔积液。在抗血清中,只有约 30% 的蛋白质是各种类别的 Ig(以 IgG 为主),而 IgG 中又只有 1/40～1/4 能与相应抗原产生特异结合反应。腹腔积液中也含有血清中的各种蛋白质成分,但量较少,特异 IgG 含量高。

对抗体性能的主要要求:具有高的亲和力及高特异度(低交叉反应)。应当提出的是:affinity 与 avidity 虽均译作亲和力,两者的含义并不完全相同。具有高 avidity 的多抗经常具有高的 avidity,而单抗却不完全如此。单抗虽有许多优点,如抗体的无限来源,均一性和特异性等,但也有缺点,如亲和力常较低,必须仔细选用具有高亲和力的单抗。高亲和力的抗体对 EIA 很重要。高亲和力的固相抗体易与抗原结合,而且 S-Ab-Ag 在洗涤中,Ag 不易解离脱落。

从 EIA 的角度而言,抗体必须纯化。因纯化的抗体可以:①使较多量的(相对而言)能产生特异结合反应的 IgG 包被在固相基质上,以提高分析的灵敏度和测量范围;②明显减少抗体酶结合物所需的酶量,并提高酶结合物的酶比活度,减少酶结合物的用量;③降低非特异结合。纯化的方法有:①沉淀法:辛酸法或硫酸铵法;②沉淀法和离子交换柱层析法;③沉淀法和亲和层析法或直接用亲和层析法。方法的选择要根据实验的结果和要求而定。但是,应当注意,最高的纯度并不总是有益的,要注意在纯化过程中可能导致免疫活性或亲和力的下降。

固相抗体是非均相酶免疫分析必不可少的组分,既是抗体,又是最简易有效的分离手段。实际上,酶免疫分析就是在固相抗体技术上发展起来的。固相抗体为抗体与不同的固相介质通过不同的结合方式组成。

理想的固相介质应具备以下的特点:①与抗体有高的结合容量;②能与不同的免疫反应物质结合(如抗原或其他物质如亲和素、链亲和素及蛋白 A 等);③结合牢固,极少解离脱落;④固相化的生物分子很少失活;⑤与抗体结合的方法简便易行、快速、经济,并且适合大规模的操作;⑥形成的固相抗体最好有方向性,即 Fc 段与固相介质结合,结合位点(Fab)面向反应溶液等。实际上,极少固相介质能完全满足上述条件,仅是固相介质和固相抗体发展的方向。

(1)连续相的固相抗体:抗体通过不同的机制联结在无功能团或有功能团的塑料(高分子材料)杯或管的表面。抗体与无功能团的塑料表面通过目前尚未完全了解的非共价吸附或物理吸附构成的固相抗体,因材料及方法经济简便,操作及测定易于自动化,至今为止在EIA 中,用聚苯乙烯板(8×12 孔)或条(12 孔)构成的固相抗体仍是最常用的固相抗体。其主要缺点为抗体结合容量低而且不一致,固相抗体在免疫反应中有较高的脱吸附率而且不均一,从而影响分析的灵敏度、可测范围及精密度等。目前已有带有不同功能集团(如肼基或烷氨基)的连续和高分子固相介质,抗体可以通过化学偶联的方法制成固相抗体,如图 16-7所示,能明显增加抗体的结合容量和均一性及结合的牢固程度,减少抗体在反应时的脱吸附率,提高灵敏度、检测范围和精密度。

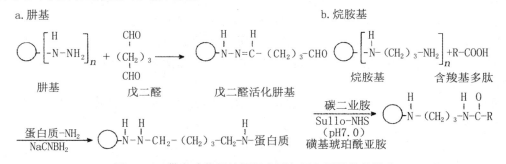

图 16-7　带有功能团的固相介质与蛋白质的共价结合

注:戊二醛也是活化烷氨基最简单的方法,但必须在加蛋白质前彻底洗去戊二醛,以避免蛋白质间的交联。

(2)分散型的单分散相微颗粒固相抗体:固相介质为由单体聚合成的单分散相高分子微球或微颗粒,根据需要并带有能与蛋白质结合的功能团(如-NH$_2$,-COOH,-OH,-CHO 或-NH-NH$_2$等),直径多为数微米大小,比表面积大(面积/体积比)。此种介质与抗体系化学偶联,结合抗体的容量大,更高于上述化学偶联的连续相的固相抗体。由于微颗粒固相抗体均匀混悬于反应溶液中,也不同于连续相固相抗体与反应溶液的界面反应,因此,反应速度快。以上都是此类固相抗体的突出优点。但单纯的微颗粒固相抗体在反应后需要有较快速方便的分离手段(反复离心,手段烦琐,不能采用)。目前,有采用玻璃纤维膜过滤固定微颗粒抗体的方法,如 Abbott 公司生产的 MEIA(microparticle capture enzyme immunoassay)IMx 系列的荧光酶免疫试剂盒。较常用的方法是引入磁性物质,制成磁化微颗粒固相抗体,通过一般的磁板或自动化的磁极进行分离,如 Serono 公司的 Serozyme EIA 试剂盒,DuPont 公司系列的荧光酶免疫试剂盒,Ciba Coming 公司 ACS:180 系列化学发光免疫分析试剂盒等。此类抗体已逐渐被较广泛地应用。

固相抗体技术的发展不仅对 EIA,对所有的免疫分析都是很重要的环节。文献虽报道将聚苯乙烯板或管用直接活化,连接相应的功能团层,用戊二醛或聚合的戊二醛预处理及 γ 射线照射等以改善与抗体结合的功能。但上述方法中,前两者都很烦琐,只能小规模地用于实验室,不适合于规模化应用,而后几种的效果也有限度,都不可能是固相抗体发展的方向。有发展前景并可规模化生产的方法可能是:①用含有定量功能团的塑料成型标准化的连续固相载体(如96孔板或塑料管)及制备化学偶联的固相抗体;②发展微颗粒固相抗体及磁化微颗粒固相抗体。两者各有优缺点。前者,使用方便,容易自动化。后者则较接近理想固相抗体的性质,也易于成批生产,但使分析操作自动化则需要更多的条件。

关于较通用的固相配体:有些抗体或蛋白质作为固相配体在结合作用上有一定程度的通用性,如抗鼠的 IgG,蛋白 G 对单抗而言就是较通用的结合蛋白质;抗相应种属的 IgG,蛋白 A 则是多抗较通用的结合蛋白质;亲和素与链亲和素通过相应的生物素化蛋白质则可成为多种蛋白质的结合蛋白质。用上述物质制成的固相蛋白质可成为较通用的固相配体,既可以节约某些贵重的一抗,又可以起到一定的放大作用。

除上述两类固相载体和抗体外,膜片也是一类应用较广泛的固相载体,包括硝酸纤维素、活化的滤纸片及玻璃纤维膜片等。

硝酸纤维素膜与大多数抗体或抗原的结合接近100%。硝酸纤维素膜多用于免疫酶斑点分析:将待测抗原加于已固化有相应抗体的硝酸纤维素膜,反应后经洗涤,再加相应酶标记的抗体形成 $S-Ab_1-Ag-Ab_2$,E 的复合物,洗涤后加相应底物(一般使用产生水溶性低的有色产物的底物,如适用于 POase 的 TMB 和 4-氯-1-萘酚)即显示出颜色反应,反应快速,用于肉眼的分析。在一个膜片可以同时固定几种配体,同时测定几种待测物质。

随着技术的进展,目前多采用孔径合适的硝酸纤维素条,在上面的不同位置上固定以指示阳性反应的配体(抗体、抗原或合成肽)和指示阴性反应的配体,在硝酸纤维素条下方再连接以含有标记配体(一般用胶体金属标记,如胶体金)的膜条。测定时,只需将测定条浸于待测样品中(尿、血清或全血),通过毛细管作用,分析物在上行过程中首先与标记的配体结合,继续上行至固相阳性配体处,遂被阳性配体所捕获而呈色,显示阳性。这就是免疫层析分析,此种标记的方法实际上已不是酶标记,而是金属胶体标记免疫分析,已广泛应用于 hCG、HBsAg,HBsAb,HCV,HIV,肌红蛋白,毒品及一些病毒等的快速、定性分析中。

玻璃纤维膜可作为微颗粒固相抗体的载体进行免疫酶斑点分析。Dafforn 等以玻璃纤维膜作为 HIV 微颗粒固相抗原及微颗粒固相葡萄糖氧化酶的载体,又作为层析载体,并用连接酶免疫分析的方法将 GOase 与 POase 的作用紧密衔接起来,定性显色测定血中的 HIV 抗体。设计巧妙,值得借鉴。

除了制备固相抗体外,有时要制备固相抗原。如抗原为大分子的蛋白质则其制备方法与抗体基本相同。若为小分子半抗原,则需要先与一大分子的蛋白质联结,再与固相介质的表面进行物理吸附包被。

下面具体介绍目前仍最常用的抗体非共价吸附法包被聚苯乙烯96孔板的方法：虽最常用，但对其了解仍很少，吸附过程为蛋白质与塑料表面非特异的疏水性相互作用，与蛋白质的净电荷和等电点无关。影响包被的因素如下。

1）抗体纯度：要用纯化的IgG，不用稀释的抗血清。前者能提高分析的灵敏度，可选用的IgG包被浓度较宽；后者常影响灵敏度，包被浓度的合适范围窄。

2）IgG的浓度：IgG一般在$1\sim10\mu g/mL$的范围选定。包被体积每孔$100\sim200\mu L$。在此范围内提高浓度可缩短包被的时间。因物理吸附的容量有限，仅约为$1.5ng/mm^2$，浓度过高会在塑料表面单层包被的IgG上形成IgG相互作用的、很不稳定的多层IgG，在免疫反应中脱落干扰免疫反应。

3）溶解IgG的包被缓冲液：缓冲液的种类对IgG与塑料表面非共价键吸附的影响不大。一般常用的缓冲液有：①0.05mol/L，pH $8.0\sim9.5$碳酸盐缓冲液（最常用）；②0.01mol/L，pH $7.2\sim8.5$含0.1mol/L NaCl的Tris-HCl缓冲液；③0.01mol/L，pH $6.0\sim7.2$含0.1mol/L NaCl的PB缓冲液。

在包被缓冲液中不宜含有非离子型的去污剂，如Triton x-100或Tween-20等，因它们同IgG竞争与塑料表面的吸附，阻止或干扰IgG的疏水性吸附。

4）温度：可选择37℃或4℃。37℃可缩短包被时间。一般多选用4℃过夜或37℃ 1小时，然后4℃过夜。包被都在密闭的湿润容器内进行。

5）封闭：因IgG分子位阻的作用，不可能将塑料表面全部遮盖，而留有空位。一般在包被后多用牛血清白蛋白（BSA）进行空位点封闭。常用的浓度为1%，溶于与包被IgG相同的缓冲液中。37℃封闭30分钟，或4℃过夜。封闭液的体积要略大于包被液的体积。

6）保护：吸出封闭液，加入等体积的保护液，吹干，在干燥环境下4℃或-20℃保存。4℃可保存数月，并可耐受37℃的温度达2周之久。

4.酶　酶是具有生物催化作用的蛋白质，其显著的特性之一，是反应的特异性或专一性。一种酶只能催化特定的底物进行特定性反应。酶与其底物反应的机制是：底物（S）与酶（E）结合成中间的复合物（ES），随后分解出产物（P），并释放出酶，如下式所示。

$$E+S \underset{k_2}{\overset{k_1}{\longrightarrow}} [ES] \overset{k_3}{\longrightarrow} =E+P$$

由于酶仅仅将底物转化成产物，酶本身在反应过程中并不消耗，反复起催化作用，产生更多的产物。在EIA中即通过酶反复的催化作用将测量信号放大。

在EIA中必须了解所用的酶反应的基本特性及影响酶反应的各种外部或环境因素，诸如温度、pH、离子强度及其他分子或离子的种类和固相载体等，从而选择最适的反应条件和测定条件，并避免反应受到抑制等。

可用于EIA的酶较多，可根据以下条件进行选择：①酶具有高周转反应值；②酶本身及结合物能稳定保存；③纯度高且易于纯化，价格便宜；④结合物制备方法简易，便宜且酶活力好；⑤样品中无内源性的酶或酶的干扰；⑥有适于检测、灵敏度高、保存稳定且价格便宜的商品化底物；⑦最好一种酶结合物能用于一类以上的酶免疫分析，如普通的酶免疫分析、荧光酶免疫分析和增强化学发光酶免疫分析；⑧与其他酶比较，相对的检测灵敏度较高。

没有一种酶能完全符合上述条件，必须根据条件及要求综合选择。根据目前已有的资料,下面介绍三种比较适用于 EIA 的酶,即辣根过氧化物酶(horseradish peroxidase,POase)、碱性磷酸酶(alkaline phosphatase,APase)及 β-D-半乳糖苷酶(β-D-galactosidase,BGase),并简单叙述一下葡萄糖氧化酶(glucose oxidase,GOase)。

(1)辣根过氧化物酶(POase):又称为过氧化氢氧化还原酶,因制备方法快速简便,价格明显低于其他酶,易与蛋白质偶联,而且呈色性好,是 EIA 中应用最广泛的酶。典型的 POase 是血红素蛋白,即含有亚铁血红素为辅基的结合蛋白质。

POase 将氢供体(hydrogen donor,DH)的氢转移给过氧化氢,遂将还原型氢供体氧化成氧化型氢供体(D)。

$$HOOH+2DH \xrightarrow{POase} 2H_2O+2D$$

还原型氢供体即为用 POase 结合物的 EIA 中所用的无色底物或无色的色原,氧化型氢供体即为终点观察的呈色物质。在 POase 的酶反应中 H_2O_2 和还原型氢供体两者都是酶反应的底物。实际上,这一反应是分两步进行的:首先过氧化氢与酶结合形成活泼的酶底物"氧化剂"。

$$H_2O_2+POase \rightarrow "氧化剂"$$

然后,"氧化剂"与还原型氢供体反应产生显色或荧光的物质 D。

$$"氧化剂"+DH_2 \rightarrow POase+H_2O+D$$

POase 的分子量为 44000,有三种主要类型。EIA 中所用的 POase 以"C"型同工酶为主,POase 的辅基蛋白质为糖蛋白,含糖量 18%~21%。POase 与 IgG 的主要连接方法即将糖类的羟基(-OH)氧化成醛基(-CHO)而与蛋白质联结。

在实际应用中往往用 RZ 值(即 POase 在 403nm 与 275nm 吸光度的比值)达到 3.0 表明其纯度。实际上,RZ 值为 3.0 的所谓"纯"POase 除了 C 同工酶为主外,还含有其他同工酶。同工酶的活性最高,RZ 值约为 3.5。通常可用粗制的 POase 经简单快速纯化的方法得到价格便宜、活力很高的 POase,方法如下:将低价格的 POase 粗品(RZ~1.0)溶解于 2.5mmol/L pH 8.0 的 PBS 中,将此溶液加于用上述 PBS 缓冲液平衡的 DEAE-Sepharose 柱上(5mg 蛋白质/毫升凝胶),不纯物及低活性的同工酶即滞留于柱内,纯的 POase 则直接经柱内流出。收集流出液,用 403nm 及 275nm 测定其光密度(OD)比值,即可得到高 RZ 值(3.20~3.30)的 POase。即使是商品"纯"的 POase 应用上述方法也能将其 RZ 值略为提高。

POase 对污染物很敏感,必须要没有金属污染(甚至包括不能使用金属的加样器)的蒸馏水;通过聚苯乙烯树脂得到的去离子水常影响 POase 的活力;如果不使用 Tween 20,固相酶免疫分析中的聚苯乙烯板也可影响 POase 的活力,POase 对细菌及抑菌剂如 NaN_3 特别敏感;实验室水中的氧,次氯酸及芳香族的氯碳化合物都会影响 POase 的活力。需值得注意的是:H_2O_2 不仅是 POase 的底物,同时又是 POase 的抑制剂。过量的 H_2O_2 对固相 POase 的抑制作用比对游离 POase 更明显。因此,H_2O_2 的浓度对 POase 特别重要,其浓度要维持在 0.01%~0.03%,过高会抑制酶的活力。相反,因 H_2O_2 容易挥发,放置过久引起的浓度降低,又致使 OD 值降低。具体情况下要通过实验确定 H_2O_2 的最适浓度。

POase 显色的底物包括 H_2O_2 及各种无色的氢供体作为色原。氢供体色原的种类较多。各实验室使用有所不同,所得到的结果也有些矛盾。但大多数均能满足酶免疫分析的需要。

对氢供体的要求主要为:氢供体本身稳定,易于保存;产物及呈色性稳定;有足够的溶解度使光散射极小;吸光度高而本底又低;价格便宜及无毒性等。

常用的氢供体有：①邻苯二胺（O-phenylenediamine，OPD）；②四甲基联苯胺（3,3′,5,5′-tetramethylbenzidine，TMB）；③2,2′-连氮-双-3-乙基苯噻唑啉-6-磺酸［2,2′-azino-di-（3-ethylbenzothiazoline-6-sulfonate），ABTS］；④5-氨基水杨酸；⑤邻联二茴香胺；⑥邻联甲苯胺。

目前较常用者为 OPD 及 TMB 两种，现将其配制及应用方法分别列出如下。

OPD：为白色粉末，易于氧化并对光敏感，应在密闭的棕色瓶内在干燥器内 4℃ 保存。使用 OPD 一定要用前配制。将 6mg 的 OPD 溶于 12mL 0.1mol/L 柠檬酸钠缓冲液（pH 约为 5.5）中，完全溶解后加入 100μL，13% H_2O_2。将此溶液，一般为 100～150μL（根据总反应体积）加进酶免疫反应已完成并洗涤后的板孔中，根据实验要求，在室温下反应一定时间后，依序每孔加入 1mol/L H_2SO_4 或 3mol/L HCl 50μL 以终止反应。用 492nm 滤光片测定 OD 值。用后的 OPD 溶液必须弃去，不能再用。

TMB：溶解 5mg TMB 于 1mL 二甲基亚砜（DMSO）或无水乙醇中（如密封保存，于 4℃ 暗处可保存半年）。加上述 TMB 溶液 0.25mL 于 12mL 0.1mol/L 柠檬酸钠缓冲液（pH 5.5）中，再加入 100μL 3% H_2O_2。将此溶液 100～150μL 加于酶免疫反应已完成并洗涤后的板孔中，根据实验要求在室温下反应一定时间后，依序每孔加入 1mol/L H_2SO_4 50μL 以终止反应。用 450nm 滤光片测定 OD 值。

由于 TMB 比 OPD 产生的吸光度值较高（TMB>OPD>ABTS…），TMB 又比 OPD 易于保存，OPD 还可能有致癌的作用，故 OPD 可能将被 TMB 逐渐取代。

除了上述生色底物以外，POase 还有若干种能产生荧光的荧光底物，明显提高检测的灵敏度及测定范围。此外，POase 还与 H_2O_2，发光底物及发光增强剂构成增强光学发光酶免疫分析，明显提高检测的灵敏度。

（2）碱性磷酸酶（APase）：主要存在于动物组织和微生物中。用于 EIA 的 APase 主要来源于牛的肠黏膜和大肠埃希菌，分子量约为 80000，略有不同。两者性质上有所不同，如最佳酶活度的 pH，前者 pH 约为 10.0，后者为 8.0，因此进行酶反应要选用相应的条件。两者都是二聚体的蛋白质，二聚体状态的酶有较高的酶活力。

APase 是水解酶，将不同的磷酸酯水解呈颜色的物质，产生荧光的物质或发光的物质。APase 都是含锌离子的金属酶。Mg^{2+} 能明显增强 APase 在一些缓冲液中的酶活性，如 Tris 缓冲液，能增强酶的活性。

无机磷酸盐对 APase 是强的抑制剂，因此在应用 APase 的 EIA 中应避免使用在免疫分析中经常应用的 PBS 作为反应液和洗涤液，虽然酶的底物是溶于 PBS 以外的其他缓冲液（必须如此），洗涤后仍会有部分无机磷酸盐残存。金属络合剂，如 EDTA 对 APase 也是强抑制剂，有时用作酶反应的终止物。

在 APase 显色的底物中，对位硝基酚磷酸酯（p-nitrophenylphosphate，p-NPP）是常用的底物（如 6mmol/L 的 p-NPP 于 100mmol/L 的甘氨酸缓冲液，pH 约为 10.4，含 $MgCl_2$ 及 $ZnCl_2$ 各 1mmol/L 或 15mmol/L 的 p-NPP 于 1mol/L 的乙醇胺溶液，pH 约为 9.8，含 0.5mmol/L $MgCl_2$），在 405nm（有的方法中用 414nm）波长检测硝基酚。酚酞单磷酸酯是一种较好的底物，在 550nm 波长测定生成的碱性酚酞（pH 约为 10.5），颜色清晰而稳定。Serono 公司所生产的 Serozyme EIA 试剂盒采用 APase 及酚酞单磷酸酯，并利用碱性酚酞在 550nm 与 492nm OD 值为 5 的比例关系，同时在两个波长测量，遂将测量的 OD 范围由 2.0 扩大到 10.0。

4-甲基伞形酮的磷酸酯是一种荧光底物,经 A-Pase 水解后产生 4-甲基伞形酮,为强烈的荧光物质,其可测出的浓度至少要比 NP 低 100 倍,大大提高了酶免疫分析的灵敏度,可以达到 feto-mol(10^{-15} mol)的水平。目前用 APase 的显色酶免疫分析虽少于用 POase 的酶免疫分析,但用 APase 的荧光酶免疫分析却大有前途。

近年来,由于合成并商品化了化学发光物质二氧乙烷稳定衍生物的磷酸盐作为 APase 的酶底物,经 APase 水解后发光产物的发光强度高,稳定并持续时间长,与以 pNPP 为底物的显色结果相比,检测灵敏度可提高 100 倍,灵敏度可达 0.01amol(1amol = $^{-18}$mol)水平。这为 APase 在增强化学发光酶免疫分析中的应用提供了很好的前景。

(3)β-D-半乳糖苷酶(BGase):存在于微生物、动物及植物中。研究最多的应用于 EIA 的 BGase 来自大肠埃希菌。有些以乳糖为唯一碳来源的大肠埃希菌菌株中,其 5% 总蛋白质为 BGase。BGase 含有半胱氨酸,是含游离-SH 基的酶。这种特性就确定了它与抗体最佳的偶联方法。BGase 为一四聚体,分子量为 465000,pI 值为 4.6,pH<3.5 或>11.5 会使四聚体分解为没有活性的单体。纯的 BGase,特别是在没有 SH 基化合物存在的情况下,很快形成分子量更大的聚积物。在含有 100mmol/L 2-巯基乙醇(2-mercaptoethanol,2-ME)和 10mmol/L MgCl$_2$ pH 6~8 的缓冲液中,BGase 有较好的热稳定性。BGase-IgG 的结合物即保存于含 10mmol/L 2-ME 及 10mmol/L MgCl$_2$ 的 0.1mol/L 的 PB(pH 为 7.0)中。

BGase 显色的底物多用邻位硝基酚半乳糖吡喃苷(O-nitrophenyl-galactopyranoside,o-NPG)。BGase 对 O-吡喃苷最佳的 pH 为 7.2~7.7,2-ME 对水解 o-NPG 有促进作用,酶底物储液用含 70μL 2-ME 的 10mL 0.1mol/L(pH 为 7.4)的 PB 稀释。o-NPG 被水解为 405nm 或 414nm 可检测的邻位硝基酚。

4-甲基伞形酮半乳糖吡喃苷经 BGase 水解后,产生发强荧光的 4MU,可能将免疫分析的灵敏度提高到 amol(10^{18}mol)的水平。与 APase 相同,用 BGase 的荧光酶免疫分析很有发展前景。

与 APase 相同,由于合成了二氧乙烷稳定衍生物的半乳糖吡喃苷作为 BGase 的酶底物,使 BGase 在增强化学发光免疫分析中与 APase 处于同样的前景。

(4)葡萄糖氧化酶(GOase):该酶特异作用于 β-D-葡萄糖,反应如下。

$$\beta\text{-D-葡萄糖}+H_2O+O_2 \xrightarrow{GOase} \text{D-葡萄糖酸内酯}+H_2O_2$$

GOase 来源于霉菌,用于 EIA 者来自黑色曲霉,价格比较便宜。分子量为 150000~180000,含糖量约 12%。GOase 对过碘酸钠的氧化作用有耐受作用,不影响其酶活力、免疫性质和热稳定性,过碘酸钠法应是 GOase 联结抗体的较好方法。

因 GOase 作用于葡萄糖产生 H_2O_2,而 H_2O_2 恰是 POase 作用必需的底物,因此已将固相化在膜片上的 GOase 与 POase 结合物用于酶连接免疫分析。

国外文献从相对成本和相对可检测值(即灵敏度),对以上三种酶进行比较(表 16-1)。

表 16-1　三种酶在非竞争性(双位点)酶免疫分析中单体偶联物的相对成本和相对可检测(均以 POase 为 1.00)的比较

酶类	相对价格/mg(a)	相对分子量(b)	相对偶联率(c)	相对成本 $\left(\dfrac{a \cdot b}{c}\right)$		相对可检测值[1]
				呈色	荧光	
POase[2]	1.00	1.00	1.00	1.00	1.003	1.00
APase	34.24	1.92	0.10	650	400	2.00
BGase	25.82	10.57	1.33	200	40(4)	0.043(0.004)

注:1.相对可检测值均为与底物作用 10 分钟的结果,括号内是与底物作用 100 分钟的结果;2.POase 作用 10 分钟及 100 分钟荧光测定的可检测值分别为 10 分钟比色测定值的 1/5 及 1/50,即灵敏度提高 5 及 50 倍;3.该数值代表最佳数值

由表 16-1 可见,从显色的酶免疫分析而言,不论是从成本及灵敏度而言,目前 POase 都是首选的酶,不仅具有很明显的低成本,而且对抗原的最低可检测值比 BGase 和 APase 分别灵敏 40 倍及 400 倍。但从荧光酶免疫分析而言,相对可测值则比较接近,并且 BGase 的可检测值还要低于 POase。若把成本的因素考虑在内,即使是发展荧光酶免疫分析,POase 仍可能是一种有优势的酶。总之,选用酶要根据实际检测的要求、成本及技术条件,如酶的价格,酶结合物制备的成本,质量及难易程度等因素,综合优化选择。

5.酶结合物　理想的酶与抗体的联结方法要求酶与抗体完全(100%)的反应,形成相当固定的结合物,酶或抗体均不失活,结合物稳定,方法简便、价格便宜。目前没有一种方法能满足上述要求,不同方法的联结效率,结合物的相对可测度都有很大差别。需要针对不同的酶和分析的要求选用适宜的联结方法。

第三节　胶体金标记免疫检测与临床

一、概况

胶体金标记免疫法又称金标法,有传统的经典法和现代自动化、大容量、高通达蛋白芯片、液相芯片程控多项式的现代金标法。具有快、准、直观等优点。

胶体金标记技术是利用还原剂将氯化金分子聚合成具有特定大小的胶体金颗粒,生物大分子(IgG 等)包被后,作为一种特异性的探针,在免疫细胞化学研究中广泛应用。胶体金颗粒因其高电子密度及表面能结合生物大分子,以及具有一定颜色等特征,所以,据此可用光镜或电镜对细胞内抗原进行定位、定性研究。

氯化金分子在还原剂作用下,聚合形成金颗粒,颗粒之间因静电作用而相互排斥,使其保持一个比较稳定的胶体状态,故称为胶体金。其特点如下。

1.胶体金为颗粒性标志物,因此具有精确的定位能力,应用于透射电镜不影响对超微结构的分辨。

2.由于金颗粒为圆形、电子密度高、界限清晰,因而,在电镜下很容易辨认。

3.包被后的胶体金颗粒在细胞上的非特异吸附较低。

4.制备方法上,胶体金的制备过程比较容易,只要有准确的试剂浓度、pH 和离子强度,就可获得满意的结果。金颗粒与生物大分子的结合是简单的吸收过程,不是化学反应的结果。

5.采用不同的还原剂及通过其剂量的控制或程序的改变,可以制成不同大小的胶体金颗粒(5~150nm)。小颗粒胶体金的标记能在高分辨水平上进行电镜观察,由于空间位阻小,能更好地结合到抗原的部位。因此,可提高标记的灵敏度和精确定位能力。应用大颗粒胶体金,可在较低分辨率的水平上进行透射电镜或扫描电镜的观察,借以提高观察效率。

6.利用不同大小的胶体金颗粒,同时标记不同的抗体,可获得双重或多重标记效果,可在同一组织细胞内对多种抗原进行定位。

7.胶体金高电子密度使它具有较强的发射二次电子的能力,故可用于扫描电镜的观察。由于胶体金的颜色反应,还可以用光学显微镜观察,并且样品可长期保存。

8.利用金所发射的特征 X 线谱,应用于分析电子显微镜,包括 X 线能谱分析和能量损失谱分析等,可以对被标记的生物大分子行定量的分析。

近年来研究发展很快,金标记免疫层析是一种将胶体金颗粒的肉眼呈色与抗原抗体的特异性反应结合在一起形成的免疫检测技术,其中与层析方法结合称为金标记免疫层析,应用比较广泛。因直观结果或电子程序自动化检出结果简单、快捷、方便而受重视。

1857 年法拉第首先采用还原法从氯金酸溶液中制备出胶体金,1962 年 Feldorr 等介绍了胶体金作为电镜下的示踪物,1971 年 Faulk 等将胶体金技术应用于细胞结构的透射电镜研究中,从而胶体金在免疫化学领域应用。1990 年 Begg 等将胶体金免疫层析技术应用在 hCG 的检测中,即称 hCG-金标记法,以及后来的 β-hCG 免疫金标法和 T-hCG 免疫金标法应用。近年来也在肿瘤多项目和心血管临床团体多项,定量 BNP-NT、CKMB、CTnI、HCY、MYO、D_2 聚体等应用。

二、胶体金标记原理

文献资料较多,本节选择北方免疫试剂所供(郑嘉庚)金标层析部分资料做基础技术部分介绍。

金标记免疫层析的原理包括胶体金的血色技术、层析分离结合抗原抗体及抗原抗体的特异性免疫反应三方面的技术。

以双抗体夹心法检测人绒毛膜促性腺激素(hCG)为例。硝酸膜包被一株单克隆抗体,胶体金标记另一株单克隆抗体。在硝酸膜上加入样本与胶体金标记的单克隆抗体,如果样本中存在 hCG,则在硝酸膜上形成了固相单抗-hCG-金标单抗的三明治复合物。未结合的抗原及金标记抗体均以层析的方式自动去除。最后膜上只有三明治复合物存在。因为固相单抗是接线条式包被的,因此最后的三明治复合物呈现为一条红色的线条(胶体金的颜色)

如果样本中没有 hCG 存在,则不能形成三明治复合物,金标抗体会通过层析效应离开硝酸膜,最后则不能出现红色的线条。

图 16-8 是人绒毛膜促性腺激素金标记免疫层析试纸的原理图。硝酸膜(NC 膜,Membrane)上亦预先包被有捕获试剂,第一条是检测线(抗-hCG),第二条是质控线(羊抗鼠IgG)。金标记单抗则在结合垫上,并粘贴在 NC 膜的下端,上面再覆一层样品垫。在 NC 膜

的另一端粘上吸水垫。这样试纸条就组装完成了。

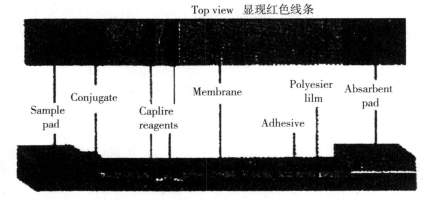

图 16-8　金标条的正视图与三维图

在实验时,样品首先加在样品垫上,样品中的 hCG 与结合在胶体金表面上的金标抗体结合(金标抗体-hCG),并一起向上层析,在流经 NC 膜时,检测线上的抗-hCG 与结合有胶体金颗粒的 hCG 反应形成三明治复合物,并停留在检测线的位置,未结合的金标抗体继续向前流动,流至质控线位置时被羊抗鼠 IgG 捕获(固相二抗-金标抗体),停留在质控线的位置。剩余的样品与金标志物都会继续流向吸水纸。

检测线或质控线捕获到金标抗体后,会呈现出红色的线条。如果是阴性标本,则只有质控线显色,如果是阳性标本,则检测线与质控线同时显色。

有时候,金标记免疫层析试纸会装在一个塑料卡内,制成层析卡。

1.塑料外壳,或称为卡座,提供结构上的压紧。

2.背衬板,一般预刷有粘胶,以方便将其他材料粘接在一起。

3.样本垫及加样口,样品加入的位置。

4.(金标)结合垫　预置胶体金标记的抗原或抗体。

5.硝酸纤维素膜(NC 膜)　预置蛋白包被形成的检测线与质控线。

6.吸收垫　放在硝酸膜上端,以帮助层析。

以上均以双抗体夹心法例。如果改变实验设计,可以实现双抗原夹心法、竞争法、间接法与捕获法等反应模式。

三、胶体的制备技术

某一种或几种物质分散到另一种物质中所组成的体系叫作分散体系。按分散相质点的大小不同,可将分散体系分为三类。

1.离子分散体系(溶液)　分散相为小分子或离子状态。溶液具有高度稳定性,无论放置多久,分散相颗粒都不会因重力而下沉,不会从溶液中分离出来。

2.胶体分散体系　分散相颗粒在 $1 \sim 100nm$。胶体分散体系外观透明不混浊,在普通显微镜下看不见它的分散相粒子,不易受重力影响沉降,但其中的溶胶粒子有聚结变大的倾向,即具有聚结不稳定性。

3.粗分散体系　分散相粒子较大,用肉眼或显微镜即可看见,不稳定,极易因重力而自动沉降,外观混浊不透明。两种性质:丁铎尔现象和布朗运动。

4.温度影响　温度对溶胶稳定性的影响一般不大。但总的趋势是,当温度升高时,吸附能力减弱,溶剂化程度降低,溶剂化层变薄,胶粒聚结,不稳定性增加。

5.浓度影响　溶胶浓度增大时,粒子间距离缩小,引力增加,容易聚结而发生聚沉,所以,制备比较稳定的溶胶要有一定的合适浓度。

四、胶体金标记蛋白质

为了开发、优化单一标记的胶体金结合物,研究人员通常需要反复进行标记条件选择,一般需要达到 50 次以上。这些调试应该包括所有可以改善胶体金结合物的灵敏度、交叉反应及潜在稳定性的技术参数。典型的测试应包含但不应仅限于抗体工作缓冲液、盐度、表面活性剂、颗粒大小、封闭剂、总蛋白浓度、结合物工作缓冲液及结合物的浓度等。而标志物的最好检测方式是应用于小批量的测试条成品中。

1.胶金结合蛋白的原理　胶体金颗粒与蛋白质有 3 种常见的结合方式,赖氨酸、色氨酸和半胱氨酸这 3 种氨基酸在胶体金连接作用中发挥着重要的作用。

(1)电荷力:正常的金颗粒由一个负离子层包围。在离子结合过程中,所有蛋白质正离子都会紧密地结合在颗粒表面上。使用柠檬酸制作金颗粒时,颗粒会与赖氨酸等氨基酸结合。

(2)疏水作用:酪氨酸(或色氨酸)具有高度疏水性,可通过疏水作用与金颗粒表面结合。这也是结合颗粒长时间接触含有洗涤剂的缓冲液后反应性降低的原因。

(3)金硫键:是由金和硫共用一对电子而形成的牢固连接。金可与蛋白质中半胱氨酸残基结合。因此,应避免使用硫柳汞等含硫缓冲液或防腐剂。

对胶体金与蛋白结合的影响因素最主要的是 pH,在接近蛋白质的等电点或偏碱的条件下,两者容易形成牢固的结合物。如果胶体金的 pH 低于蛋白质的等电点时,则会聚集而失去结合能力。除此以外,胶体金颗粒的大小、离子强度、蛋白质的分子量等都影响胶体金与蛋白质的结合。

2.对蛋白质的要求　待标记蛋白质要用双蒸水或低浓度 NaCl 透析除盐,高速离心去除蛋白质中的沉淀与聚合物。

虽然诊断产品中大多数抗体标记采用 IgG 抗体,标记一般不存在问题。同时 IgM、IgE、IgA 抗体也可以成功标记上胶体金。但鼠源性单抗中,IgG1 亚型成功率高,而 IgG3 亚型被证实有难度。

将抗原标记胶体金则比较复杂,标记的成功与否取决于蛋白的氨基酸组成,疏水性,是否有聚合物等。

3.标记 pH 选择　当溶液 pH 低于蛋白质的等电点时,蛋白质带正电荷,胶体金带负电荷,两者极易静电结合形成大的聚合物。标记之前须将胶体金溶液的 pH 调至待标记蛋白质的等电点略偏碱。因为胶体金溶液的 pH 可能损害 pH 测定计的探头,因此,一般用精密的 pH 试纸测定其 pH 即可。

对于一个慢速反应,反应物如何搅拌不是引起产物形状畸变的理由,但对于制金过程,反应在几秒内就已经发生,反应器中的反应物必须在反应发生前就达到浓度均一。因此,快速搅拌此时就显得格外必要,一定要有特别的搅拌装置来对反应器中的液体物料进行搅拌。

小量生产时,常用特富龙搅拌子搅拌,因为特富龙搅拌子不会与化学试剂发生有害反应。但要注意搅拌子和反应容器接触点处会因摩擦造成金属暴露。量大时一般使用搅拌器,通常也应是特富龙材质。

在使用磁力搅拌时有涡旋现象产生。有人认为这是一种错误的搅拌方式,因为此时液体在很狭窄的区域转动,而不是在整个反应器内回流。反应器直径越大,涡旋有害效应越明显。在小容量反应器中,譬如 500mL,即使有涡旋现象,生产的胶体金质量也不会太差。但在其他情况下,譬如当生产规模达到 4L,涡旋的影响就很大了,所得金质量会很差,颗粒变大,并且偏心率很大。

固定在马达上的机械搅拌器能带来更好的搅拌效果。搅拌器上要装备素流片以免搅拌时形成涡流。

反应器中要实现均匀一致的混合,取决于几个重要因素:反应器直径,搅拌子直径,素流片厚度,旋转及搅拌速度。用有色染料作为示踪物,可以建立染料浓度与时间的关系方程,然后将各种搅拌速度和各种搅拌子组合进行试验,选择染料达到均一分散所需时间最短的组合条件为最佳条件,用于组合选择。

在反应物混合均一后,搅拌速度应当降低,否则高速的搅拌会使金颗粒碰撞形成大颗粒。因此,推荐在反应起始快速搅拌混匀反应物,随后慢速搅拌,不要形成湍流。

4.反应温度　经典的还原法是将柠檬酸三钠加入到沸腾的氯金酸溶液中,然后保持沸腾 15 分钟。加热通常使用电力加热板。

已经发现电热的方式对胶体金有不良影响,因为这种方式下反应器底部会产生细小气泡,这些气泡立即脱离加热面,加热面上随即出现短暂的干点,处于这些干点处的金颗粒将失水,从而丧失保持其稳定性所需的一些特性。

油浴恒温器对保持温度的均一性效果更好,因为反应器是置于一个恒温器内。

反应结束后如果有颗粒漂浮在液体物料表面,就表明所得胶体金的质量可能不好。

5.胶体金的稳定性　溶胶的稳定性介于小分子离子溶液和粗分散系之间,胶体颗粒变大以致超出胶体范围而从介质中沉淀出来的现象叫聚沉。影响溶胶稳定性的主要原因有 3 点。

(1)胶粒间的相互吸引力。当胶粒相距很近时,这种吸引力可能导致胶粒合并变大。

(2)胶粒及其溶剂化层(溶剂是水就是水化层)的带电情况。一种溶胶的各个胶粒都带有相同的电荷。同性电荷相斥,双电层越厚,胶粒带电量越大,排斥力越大,越能阻止胶粒合并聚结,溶胶越稳定。

(3)胶体界面的溶剂膜,当两固体间夹有一厚层液体时,这层液体膜有一个反抗两固体接近的排斥力。两个胶粒要进一步接近,只有克服它们之间的溶剂化膜的斥力才有可能,因此,溶剂膜的斥力是使溶胶稳定的原因之一。

6.电解质的聚沉效应　电解质可以使溶胶聚沉。各种电解质的聚沉能力可用聚沉值来表示,聚沉值越小,聚沉能力越大,聚沉值从实验中得出如下的离子价规则。

(1)电解质负离子对带正电的溶胶起主要聚沉作用,正离子对带负电的溶胶起主要聚沉作用。

(2)同价离子聚沉能力几乎相等,不同价离子的聚沉能力随离子价的增加而显著增加。

电解质使溶胶聚沉是由于电解质与胶粒带相反电荷的离子的作用,中和了胶粒所带的一部分电荷,使胶粒电荷量减少,扩散层缩小,溶剂化层变薄,两个胶粒间便可以更加接近。

可以用以下方法测定蛋白与胶体金结合的最佳 pH:①取若干 1.5mL 的试管,分别加入 1mL 胶体金;②用 K_2CO_3 将 pH 分别调为 3、4、5、6、7、8、9、10;③取 96 孔培养板,按 pH 从高到低分别将蛋白加入孔中,混匀;④每孔分别加入 20μL 浓度为 10% 的氯化钠溶液,混合,室温下放置 10 分钟;⑤观察胶体金颜色变化,记录保持红色的最低 pH。

7.标记蛋白最适稳定量的选择　以目测法确定胶体金与待标记蛋白质用量比例,将标记的蛋白质逐级稀释后(由 5~45g,另设对照管),各取等体积顺序加入一系列装有 1mL 胶体金的试管中,5 分钟后,在上述各管内分别加入 0.1mL 10%氯化钠,依表 16-2 顺序进行。

表 16-2　蛋白最适稳定量选择实验

管数	1	2	3	4	5	6	7	8	9	10
胶体金(mL)	1	1	1	1	1	1	1	1	1	1
蛋白质(μg)	5	10	15	20	25	30	35	40	45	50
10%NaCl	0.1	0.1	0.1	0.1	0.1	0.1	0.1	0.1	0.1	0.1

以没有加入蛋白质的管为对照管,当分别加入 0.1mL 10%氯化钠后,混匀静置 2 小时以上观察结果。未加蛋白及加入蛋白量不足以稳定胶体金的试管,即呈现由红变蓝的聚沉现象,而加入蛋白量达到或超过最低稳定量的试管则胶体金的红颜色不变。其中含蛋白量最低的试管即含稳定 1mL 胶体金的必需蛋白量。在此基础上再加上 20%即为稳定所需蛋白质的实际用量。

8.蛋白质的胶体金标记　当蛋白质的最适稳定量及标记的最佳 pH 被确定以后便可进行标记。在磁力搅拌下,将蛋白质溶液缓慢加入胶体金溶液中,加入蛋白质时应逐滴加入,1mg 的蛋白质大约 5 分钟加完。然后继续加入 5%的牛血清白蛋白(BSA)使其终浓度为 1%,或加入 3%聚乙二醇(PEGMW20000)使其终浓度为 0.05%,以封闭胶体金未结合蛋白的位点。

9.胶体金标记蛋白质的纯化　纯化的目的是除去其中未标记的蛋白质,未充分标记的胶体金及在标记过程中可能形成的各种聚合物。超速离心法是简单及常用的纯化方式,举例如下。

(1)将胶体金溶液选用 5000r/min 4℃离心 15 分钟,吸出上清,弃去沉淀,以去除大的聚合物。

(2)12000r/min 4℃离心 0.5 小时左右,弃上清,将沉淀以原体积的 0.02mol/L TBS pH 8.2(内含 1% BSA,0.05%叠氮钠)溶解,重复离心 2~3 次,沉淀溶于原体积的 1/10 TBS 中。4℃保存备用。这一步主要是去除未标记的蛋白质及过小的颗粒。

(3)为了得到颗粒均匀一致的胶体金试剂,上述粗提制剂还可用 10%~30%蔗糖或甘油溶液作密度梯度离心,分带收集不同大小颗粒的胶体金标记蛋白制剂。

不同粒径的胶体金蛋白标志物离心所用转速是不一样的,一般粒径越小,转速越大。离心纯化时所用转速可以参考表 16-3。

表 16-3　胶体金蛋白标志物离心时所用转速

胶体金颗粒直径(nm)	蛋白质	时间(min)	转速(r)
3.0	CARIgG	60	30000
5.0	CARIgG	50	25000
10.0	RAMIgG	50	19000
15.0	SPA	40	17000
20.0	SPA	40	13000
25.0	SPA	35	12000
40.0	IgG	30	10000

注:GAR IgG=羊抗兔 IgG,RAM IgG=兔抗鼠 IgG,SPA=葡萄球菌 A 蛋白

10.凝胶过滤法　凝胶过滤是纯化胶体金蛋白质结合物的最好方法。过滤的胶体金颗粒比较均匀,不容易凝集,而离心方法转速高,时间长,胶体金颗粒沉淀容易凝集,用凝胶过滤克服了这一弱点。凝胶过滤时胶体金溶液用牛血清白蛋白作稳定剂。具体操作过程举例如下。

(1)将浓缩好的胶体金以 1500r/min 离心去掉大的聚合物。吸出上清待过柱。

(2)柱高 34cm,直径 1cm 加样体积为柱床体积的 1/10。

(3)丙烯葡聚糖 S-400(Sephacryls-400,Pharmacia,Sweden)装柱后用 0.02mol/L pH 8.2 TBS 平衡层析柱(pH 7.4 者用于标记的 SPA),平衡好后,吸取上清胶体金液体加入层析柱内,加样时请注意不要破坏 S-400 的界面。

(4)用 0.02mol/L pH 8.2 TBS 洗脱,先行滤出的液体有少量微黄不透亮的液体,紧接着是浓度高、红色而透亮的胶体金,注意颜色的变化,如红色变淡、变黄立刻停止收集。Sephacryls-400 也可以用 Sepharose-4B 或 6B 代替。

五、硝酸膜(NC 膜)包被蛋白质

在免疫层析检测中,蛋白质固着于 NC 膜作为待测样本的捕获试剂。由于检测结果完全取决于捕获试剂在膜上达到良好的吸附效果,因此,蛋白质在膜上均一、良好的吸附对检测结果非常重要。

硝酸纤维素膜材料被大多数层析诊断产品系统选用。虽然也有人尝试使用市场上的其他材料如尼龙膜和 PVDF 膜,但仅获得有限的成功。这里有因素、有成本、使用局限性、新的化学和工艺知识要求,也有使用硝酸膜已知经验的惯性等原因。

NC 膜作为层析用膜的优点包括成本低,毛细流动稳定,高蛋白结合能力,处理相对容易,同时又拥有不同的吸水速率和表面活性组分的产品。它的缺陷包括:批内、批间重复性差,保质期问题,易燃性和易损性,同时性质受湿度等影响较大。

1.蛋白与膜的结合原理　蛋白与膜的结合原理,已知的结合力包括疏水作用力/H 键/静电作用力等,确切的结合原理并不明确,主要有两种假说。

(1)两者靠静电作用力结合,然后靠 H 键和疏水作用来维持长时间结合。

(2)两者靠疏水作用结合,然后靠静电作用来维持长时间结合。

两条假说,都表明其结合过程分为两步,首先结合和后面长时间结合。由于结合原理的不明确性,导致这方面的工作非常依赖实践经验。

2.硝酸膜的特性　在快速诊断检测中,NC 膜有 3 个方面的特性是与蛋白质的结合相关的:①NC 膜的孔径;②膜的后处理;③膜的类型。

目前没有一种 NC 膜作为最佳 NC 膜适合于任何快速检测反应。不同类型的 NC 膜与蛋白质的结合能力差别较大,这就意味着任何一个新产品的开发可能必须重新筛选膜。

硝酸膜的孔径是重要的性能参数,决定了可供蛋白质结合的表面积及样本通过试纸移动的毛细流速。这一参考通常有孔径与流速两种表示方式。比如用孔径表示时是 8μm,用流速表示时是 135s。因为膜的孔径是非均一的,膜孔径的说法实际上是沿用了一直以来的一个形象称呼。而且不同膜生产商采用不同的测量方法,两个相同标称孔径的 NC 膜其实际孔径可能差异显著。所以对于层析用膜来说,更常用后者。以秒为单位的流速定义为,每 4cm 膜,水的层析时间是多少秒。换算情况大致为:8μm＝135s,6μm＝180s。

随着膜孔径减小,膜的实际可用表面积递增,膜结合蛋白的量也递增。估量表面积的参数为表面积比率(实际可用表面积与所用膜平面积的比率)。另外,膜孔径越小,层析速度也越小,那么,金标复合物通过 T 线的时间也就越长,反应也就越充分。因此,膜孔径越小灵敏度越高。

但膜孔径减小同时也减慢了跑板速度,增加了非特异性结合的机会。所以,要按照试验结果挑选适合实际项目的膜,找到合适的平衡点。

在配合读条机的情况下,要求喷线均一,跑板速度达到要求,线条位置一定。这些因素对层叠工艺、切条工艺和装盒工艺有较高要求。自动化操作是缩小工艺差异的关键。

六、反应模式设计

1.夹心法　夹心法包括双抗体夹心法与双抗原夹心法。其中以双抗体夹心法更为多见,因为抗体的标记技术已经比较成熟,所以,双抗体夹心法模式的研发难度要相对低一些。

夹心法的特征是阳性标本呈现质控与检测的双线,阴性标本显示质控单线。一般是以检测线的有无来作为阴阳性标本的区分(图 16-9)。

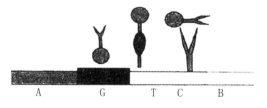

图 16-9　双抗体夹心法反应

如图 16-9 所示,A 为样品垫,G 为金标结合物垫,T 为检测线,C 为质控线,B 为吸收垫。测试时 A 端滴加待测标本(含 Ag),通过层析作用,待测标本向 B 端移动,流经 G 处时将金标抗体复溶,若待测标本中含待测抗原,即形成金标抗体-抗原复合物(Ag-Ab-Gold),移至 T 区时,形成金标抗体-抗原-抗体复合物(Ab-Ag-Ab-Gold),金标抗体被固定下来,在 T 区显示红色线条,呈阳性反应,多余的金标记抗体移至 C 区被第二抗体捕获,呈现红色质控线条。

目前使用双抗体夹心法的项目有乙肝表面抗原、e 抗原,肿瘤标志物甲胎蛋白(AFP)、癌胚抗原(CEA)、早孕(hCG)及排卵(LH)等。

图 16-10 是结核抗体的双抗原夹心法。除了抗原与抗体的位置对调外,在质控线上包被的是羊抗兔 IgG,金标结合物垫上除了金标抗原外,还有金标的兔 IgG。在检测时,金标兔 IgG 与羊抗兔 IgG 结合形成质控线。因此,质控线的出现与结核抗原抗体反应是没有关系的。

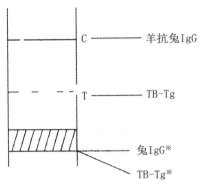

图 16-10　结核抗体的双抗原夹心法

2.竞争法　低分子量化合物(药品、毒品及环境中化学污染物)检测用胶体金试剂的研制不能采用夹心法,因为用这些分子量不到 1000 的化合物免疫动物后大多只能得到单一位点的抗体,即便是能得到数株,之间也会存在较大的交叉反应而不能同时使用。采用免疫学的方法检测这些化合物只能使用竞争实验方法。

竞争法模式下,胶体金颗粒标记的是抗体,NC 膜上的检测线喷涂的抗原或抗原与载体蛋白质偶联物,质控线喷涂的为二抗。

竞争法的模式如图 16-11 所示,G 处为金标抗体,T 处包被抗原,C 处包被第二抗体,测试时待测标本加于 A 端,若待测标本中含有待测抗原,流经 G 处时结合金标抗体并将之饱和。当混合物移至 T 处时,因无游离的金标抗体与膜上标准抗原结合,T 处无棕红色线条出现。金标抗体复合物流经 C 处,与该处的第二抗体结合出现质控线。若标本中不含待测抗原,金标抗体则与 T 处膜上的标准抗原结合,在 T 处出现红色的线条。

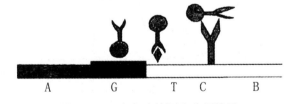

图 16-11　竞争法检测小分子抗原

竞争法的特征与夹心法相反,阳性标本呈现出质控单线,阴性标本则呈现出检测与质控双线。Cutoff 值的设置,可以是以检测线是否显色来区分,也可以以检测线的显色浅于质控线来区分。后者能提高灵敏度,但目测判断会困难一些。

竞争实验用 NC 膜多采用层析速度稍慢型的。

目前已开发出检测尿样中毒品的多种胶体金检测试剂,如吗啡、海洛因等。

3.间接法与捕获法　许多微生物感染的检测试剂,按照间接法原理设计。此类微生物感染检测试剂检测线喷涂的为相应的微生物抗原或重组抗原,胶体金标记的是抗 μ 链或抗 r 链,可检测人血清中存在的 IgG 或 IgM 类抗体。

如果在硝酸膜上包被抗 μ 链,用胶体金标记抗原,则组成捕获法。

在设计捕获法时,使用双层金标垫。即单加一层鼠抗人 IgG 胶体金标志物,它可以与质控线的羊抗鼠 IgG 结合,从而使质控线呈色。

4.反流免疫层析法 在间接法测抗体时,为了消除待测血清标本中大量的非特异性 IgG 与特异性 IgG 竞争结合金标记抗人 IgG,降低了试验灵敏度,有厂商开发出反流免疫层析法。

反流免疫层析测试卡分成可左右折叠的两部分,右面中央纵向贴有 NC 膜条为膜上包被有抗原线 T,E 处为与蛋白结合的有色染料,F 处为吸水材料;左面中央开有观察窗口 B,C 处固定有金标记羊抗人抗体,A、D 处为吸水材料。测定时先将缓冲液加在 D 处层析至 C 处使金标物复溶,然后将标本加在 E 处使其与染料一起在膜的层析作用下向 F 端移动,若标本中有待测抗体存在,则与膜上抗原结合形成抗原抗体复合物,待有色染料延伸至膜上标记线 G 处时,在 F 处加缓冲液,合上测试卡,A 的强大吸水作用使膜上液体反向流动,标本中非特异性 IgG 及无关物被洗回 E 处,随后而来的金标羊抗人抗体与抗原抗体复合物结合,出现棕红色线条。无棕红色线条出现则表明血清中无特异性抗体。该法有效地排除了非特异性抗体对测试的干扰。

5.饱和层析法检测小分子 在竞争法检测小分子时,有检测线为阴性,无检测线为阳性。这种判定方式与夹心法相反,也不符合非专业人士的习惯。为了方便非专业客户使用层析试剂,研究人员开发出饱和层析法。这种方法目前尚无公认的命名(图 16-12)。

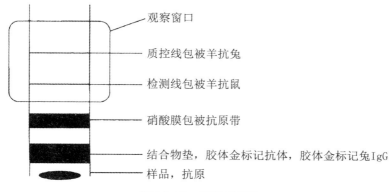

图 16-12 饱和层析法

如图 16-12 所示,对于阴性样品,结合物垫上的金标单抗向上层析,先遇到硝酸膜上预包被的抗原带,这些金标单抗将全部被抗原带捕获,从而没有单抗能被检测线上的羊抗鼠捕获,因而检测线是空白的。对于阳性样品,样品中的抗原能结合一部分金标单抗,这些单抗将不会被硝酸膜上的包被抗原带捕获,因而能继续向上移动,直到检测线被羊抗鼠捕获,因而检测线是红色的。因为硝酸膜包被抗原带在观察窗口外,因而窗口中可见的是阴性一条线(质控线)、阳性两条线(检测线与质控线)。

七、金标记应用相关技术

1.液相免疫测定 将胶体金与抗体结合,建立微量凝集试验检测相应的抗原,如间接血凝一样,用肉眼可直接观察到凝集颗粒。利用免疫学反应时金颗粒凝聚导致颜色减退的原理,建立均相溶胶颗粒免疫测定法,可以直接应用分光光度计进行定量分析。

(1)金标记流式细胞术:胶体金可以明显改变红色激光的散射角,利用胶体金标记的羊抗鼠 Ig 抗体应用于流式细胞术,分析不同类型细胞的表面抗原,结果胶体金标记的细胞在波长 632nm 时,90°散射角可放大 10 倍以上,同时不影响细胞活性。而且与荧光素共同标记,彼此互不干扰。

(2)斑点免疫金染色法:是将斑点 ELISA 与免疫胶体金结合起来的一种方法。将蛋白质抗原直接点样在硝酸纤维膜上,与特异性抗体反应后,再滴加胶体金标记的第二抗体,结果在抗原抗体反应处发生金颗粒聚集,形成肉眼可见的红色斑点,此称为斑点免疫金染色法。此反应可通过银显影液增强,即斑点金银染色法。

(3)斑点金免疫渗滤测定法:斑点金免疫渗滤测定法原理完全同斑点免疫金染色法,只是在硝酸纤维膜下垫有吸水性强的垫料,即为渗滤装置。在加抗原(抗体)后,迅速加抗体(抗原),再加金标记第二抗体,由于有渗滤装置,反应很快,在数分钟内即可显出颜色反应。

(4)用其他标志物代替胶体金进行免疫层析:免疫层析并不一定使用胶体金。目前可见的还包括胶体硒标记、彩色乳胶标记和磁颗粒标记。

(5)金标记免疫层析的定量测定:胶体金免疫层析试纸要实现定量检测可以分为 3 种类型。第一种是通过试纸条的颜色与比色卡比较,结果可以分为阴性、弱阳性、阳性与强阳性。也有与质控线颜色深浅比较的。第二种方式是将检测线设计成只能结合已知一定量的分析物,任何过量的分析物将会和下一条检测线结合,产生一种条带梯度。或者应用不同亲和力抗体形成多条检测线。最终是检测线的数量判定阳性的强度。第三种类型是应用反射的光密度计测量显色带的颜色强度,将颜色强度转化为数字指标。这其中的代表是 Roche 公司生产的用于急性心肌梗死诊断的肌钙蛋白和肌红蛋白的 GICA 试剂及匹配的简便测读器 Cardiac Reader,其精密度和准确性均符合定量测定要求。

2.银增强显色技术 要用肉眼在清晰背景的白色膜条上发现金产生的信号,其敏感度则要受到使用者能力的局限。使用银来增强金标记强度是一种有价值和前途的技术,它可获得增加 100 倍的检测灵敏度。这种间接的增强技术有望在 pg/mL 的范围内对待分析物进行检测。

八、胶体金免疫标记技术检测与临床

1.现代胶体金免疫标记多项定量分析 项目包括 CKMB、CTn-1、Myo、NT-pro BNP、D-二聚体、CRP 等。

本技术用电脑程序仪与配套程序的金标记抗原-抗体反应显色法模板,可自动快速检测血清中的抗原抗体特异复合物。应用电子磁卡、扫描条码等自动化程控技术,进行自动定量分析,快、准、稳,可观察反应色线。

2.多项检测 完成更新后点击"关闭"退出"检测项清单"界面,即可运行 RELIA Ⅱ 检测系统进行相关项目的检测。

3.传统金标法应用 经典(传统)金标法在 CEA、PSA、hCG、AFP 等应用广泛,其技术操作相同。以下例举 CEA、PSA 金标法。

(1)癌胚抗原(CEA)金标快速检测:本品以胶体金作为指示标记,交联抗-CEA 单克隆抗体,与血清中 CEA 结合,形成双抗体夹心一步法,是当前国际上最简便、最理想的诊断方法。

1)标本收集:取静脉血 1~2mL 于干净容器中分离血清标本,如不及时测定可置 4℃ 冰箱储藏,超过 3 天应加入 0.1% 硫柳汞防腐,不可使用冻干血清。

2)使用方法:将测试条有箭头或颜色标志线一端插入装有血清标本的容器中,插入深度不可超过标志线,约 10s 后取出平放,20 分钟内观察结果。

3)结果判定:①阴性:测试条上端仅有一条红色对照线,而下端无检测线出现,表明 CEA 含量低于 4ng/mL,为正常;②阳性:测试条上、下两端先后出现红色线,表明 CEA 含量已高于 4ng/mL。为阳性,提示患者应尽快做进一步检查;③无效:测试条上、下两端均无红色线出现,表明试验失败或失效。

4)说明:本测试条在 30 分钟后显示的结果无临床意义。

5)储存条件与有效期:室温 4~20℃ 冰箱贮存,有效期一年半。

6)注意:①试纸条从冰箱取出后,先充分复温再打开包装使用;②铝箔复合包装袋内有干燥剂,不得内服。

(2)前列腺抗原(PSA)金标快速检测:本品以胶体金作为标志物,交联抗-PSA 单克隆抗体,与血清中 PSA 结合,形成双抗体夹心一步法,是当前国际上最简便、理想的诊断方法。

1)标本收集:采取静脉血 1~2mL 于干净容器中分离血清标本,如不及时测定可置 4℃ 冰箱储藏,超过 3 天应加入 0.1% 硫柳汞防腐,不可使用冻干血清。

2)使用方法:将测试条有箭头或颜色标志线一端插入装有血清标本的容器中,插入深度不可超过标志线,约 10s 后取出平放,20 分钟内观察结果。

3)结果判定:①阴性:测试条上端仅有一条红色对照线,而下端无检测线出现,表明 PSA 含量低于 4ng/mL,为正常;②阳性:测试条上、下两端先后出现红色线,表明 PSA 含量已高于 4ng/mL。为阳性,提示患者应尽快作进一步检查;③无效:测试条上、下两端均无红色线出现,表明试验失败或测试条失效。

4)说明:本测试条在 30 分钟后显示的结果无临床意义。

5)储存条件与有效期:4~20℃ 贮存,有效期两年。

6)注意:①试纸条从冰箱取出后,先充分恢复室温再打开包装使用;②铝箔复合包装袋内有干燥剂,不得内服。

第四节　荧光、时间分辨荧光免疫分析

一、概况

传统的荧光示踪(经典荧光免疫分析)和现代的荧光免疫分析(时间分辨荧光免疫分析)的应用,形成了传统免疫荧光分析和现代免疫荧光分析的技术门类之说。

1950 年 Coons 合成异氰酸盐(荧光染料),标记抗体行小鼠组织切片染色,开创了免疫荧光技术,又称为荧光抗体技术,由于将抗原(Ag)-抗体(Ab)的反应特异度和荧光的灵敏度结合起来,因此,广泛应用于医学、生物学、生物分子学、生物化学、免疫学中。它分为传统的免疫荧光技术和现代的免疫荧光技术。

1.传统免疫荧光技术　用异硫氰酸荧光黄(FIPC)、罗丹明(RB200)标记特异抗体(Ab)对组织切片、细胞细菌、病毒和液体物质作固相荧光染色,荧光显微镜下分析荧光状态、分布。该技术及流式细胞仪和荧光偏振光分析仪,从20世纪40年代至今仍广泛用于临床诊断和基础研究。

2.现代免疫荧光技术　现代荧光技术的应用发展十分广泛,如蛋白质、DNA、细胞膜受体、细胞内物质、复合抗体、亚细胞分子的标记、CD系统、IL系统、Re系统等。

仪器先进,如荧光激活细胞分类仪、单克隆荧光技术电子计算机图像显示仪、荧光自动化分析测试仪。现代免疫荧光技术在标记与探测上,稀土元素螯合抗体标记Eu的灵敏度高(μg至ng水平)。此外,还有竞争性可磁性固相荧光、双位点免疫荧光等。

以20世纪80年代在普通荧光标记基础上发展的新技术——时间分辨荧光技术(TR-FIA)是以稀土离子(镧系元素)标记抗原或抗体、细胞、核酸探针的新技术。

3.几种常用的荧光素

(1)异硫氰酸荧光黄(fluorescein isothiocyanate,FITC):异硫氰酸荧光黄为黄、橙黄色或褐黄色结晶粉末,分子量389.4。最大吸收光谱490~495nm,最大发射光谱是520~530nm,黄绿色荧光。溶于水、乙醇,性质稳定,低温干燥环境中可保存多年。

分子中带有异硫氰酸活性基团($-N=C=S$),标记时与蛋白质分子赖氨酸的侧链氨基($-NH2$)起反应,共价链形式结合较为稳定。IgG分子有86个赖氨酸残基,标记时可标记上15~20个荧光素。

(2)四乙基罗丹明(rhodamine B200,RB200):本品为褐红色粉末,不溶于水,易溶于乙醇和丙酮。分子量为580,最大吸收光谱570nm,最大发射光谱595~600nm,呈明显橙色荧光。本品性质稳定,可以长期保存。

RB200是磺酸钠盐,其磺酸基不能与蛋白质直接结合,需要先将RB200与过氯化磷作用,变成磺酰氯后,再与蛋白质结合。在此过程应调pH至8.5,因pH低于8.5内与PCK易化合产生盐酸,使蛋白酸化变性,有碍于标记效果。常用于对比染色或双标记配合分析使用。

(3)四甲基异硫氰基罗丹明(tetramethyl-rhodamine isothiocyanate,TRITC):本品是RB200的衍生物,为紫红色粉末,性质稳定,可长期保存。分子量是443,最大吸收光谱550nm,最大发射光谱是620nm,呈明显的红色荧光。由于TRITC的激发峰与荧光距离较大,因此有利于选择滤光系统,常用于免疫荧光双标记技术。

由于TRITC本身可通过异硫氰基与蛋白质结构螯合,因此较RB200使用方便。其标记蛋白质的位置与FITC相同。

(4)FITC(异硫氰酸荧光素):Ⅰ、Ⅱ两种构体,前者荧光率高,与蛋白结合稳定。

4.镧系螯合物　某些三价稀土镧系元素如铕(Eu^{3+})、铽(Tb^{3+})、铈(Ce^{3+})等,与螯合剂结合后,经激发光激发后,可发出具有特征性的荧光。其中以Eu^{3+}应用最广。

5.荧光标记抗体

(1)FITC标记法(透析袋内渗透标记法)

1)将FITC溶于0.5mol/L pH 9.2的碳酸盐缓冲液中,使FITC的终浓度为8~10mg/mL。

2)将待标记的抗体(IgG,10~20mg/mL)装入透析袋内,4℃条件下,用0.15mol/L NaCl透析2天,其间换液3次。然后,改用0.05M,pH 8.5的碳酸盐缓冲0.9%氯化钠溶液,继续透析 4~5 小时。最后,再用 0.05M,pH9.2 的碳酸盐缓冲 0.9% 氯化钠溶液透析 2 小时。

3)将该透析袋置于上述的 FITC 溶液中透析,使荧光素 FITC 与抗体 IgG 结合。FITC 的最终浓度是 0.1mg/mL,体积是透析袋内 IgG 溶液体积的 10 倍。在 4℃ 条件下,透析 14~16 小时。

4)终止荧光素标记反应,改用 0.02mol/L pH7.0 的磷酸盐缓冲液,在 4℃ 条件下,继续透析 2~3 小时,过滤,保存备用。

(2)RB200 标记法:RB200 标记过程分为两个阶段,第 1 阶段是制备可与蛋白质结合的 SO_2Cl 残基染料,第 2 阶段是标记抗体蛋白质。

第 1 阶段:取 RB200 0.5g 和 PCI5 0.1g 置乳钵中,迅速搅匀,加入无水丙酮 5mL,混合 5 分钟后,形成紫褐色溶液。然后,过滤或离心以除去不溶性杂质,澄清部分即为 SO2CI 化的 RB200。

第 2 阶段:取待标记 IgG(10~20mg/mL)与 0.5M pH 9.5 的碳酸盐缓冲液以 1:2(v/v) 的比例混合,然后加入 SO_2Cl 化的 RB200,每 50~600mg IgG 中,加入 0.1mL SO_2Cl 化的 RB200,边加边搅拌。取相当于 IgG 蛋白量的 1/2 的活性炭加入标记溶液,继续搅拌 1 小时。然后,离心,4000rpm,30 分钟。离心后,取上清部分,装入透析袋中,透析 4 小时。最后,用 40% 的饱和硫酸铵沉淀 1 次,弃上清,沉着物溶于少量缓冲液中,再透析脱盐。以上操作均应在 4℃ 条件下进行。

6.记抗体的纯化　纯化的目的在于清除未结合的游离荧光素和结合荧光素过多的抗体。

(1)去除游离的荧光素

1)透析法:将荧光素标记的抗体装入透析袋中,先用流水透析 10 分钟,然后用 0.01M,pH 7.1 的磷酸盐缓冲液或 0.9% 氯化钠溶液透析 1 周左右,其间每天换液 3 次,直到外透析液在紫外灯下不发射荧光为止。

2)Sephadex G25 滤过法:制备 Sephadex G25 洗脱柱,柱高 2.5cm×25cm,1 次可滤过 15mL。选用 0.01M 或 0.005M,pH 7.1 的磷酸盐缓冲液平衡。样品进入柱床后,很快显示出两个颜色相同的移动带,其中快速移动带是由未标记的蛋白和标记的蛋白组成的,而慢速移动带是由游离的荧光素组成的,两带之间为缓冲液。因此,应收集快速移动带,即可去除游离的荧光素。

(2)去除过度标记的抗体蛋白:抗体蛋白质每结合 1 分子荧光素,就可增加 2 个单位的负电荷。因此,结合荧光素越多,标记蛋白质的负电荷越强。依据这一原理,采用离子交换层析法,可分离各种离子化的高分子物质。离子交换剂的分离机制是由于各种蛋白质的等电点不同,在不同的 pH 和离子强度的溶液中,能够可逆地吸附和解离,因此可将其分离。

离子交换剂经浸泡处理后,装柱,用缓冲液平衡 24 小时后,加入标记样品,然后,通过逐步增加洗脱液的离子强度进行洗脱。未结合荧光素的抗体带负电荷少,因此,首先被洗脱下来,而过量结合荧光素的抗体部分带负电荷多,最后被洗脱下来,中间被洗脱下来的部分是荧光素标记适当的抗体部分。常用的离子交换剂有 DEAE-Cellulose 和 DEAE-Sephadex A_{50}。

一般说来,经过透析袋内渗透标记的荧光抗体比较均匀,过量结合的抗体较少,可以不通过离子交换层析法进一步纯化,而采用其他标记方法标记的,则必须经过此步纯化过程。

(3)去除特异性交叉反应的标记抗体:某些非特异性的微量抗原,在用特异性抗原免疫动物时,被带入动物体内,诱导产生了相应的抗体,这些抗体也会引起交叉荧光反应,因此,需采取一些措施,消除这些抗体的影响。常用的方法如下。

1)组织制剂吸收:用动物脏器组织制成干粉或匀浆,与标记的抗体混合,吸收掉与同种脏器组织成分有交叉或额外特异性反应的标记抗体。常用的组织制剂是肝粉。

2)颗粒性抗原交叉吸收:由于特异性抗原与非特异性抗原之间有共同抗原,所引起的交叉反应用组织制剂吸收不能消除,因此可用颗粒性共同抗原直接吸收标记抗体。

3)免疫吸附剂吸收:对于可溶性共同抗原所引起的交叉反应,可采用免疫吸附剂吸收。免疫吸附剂是以不溶性基质,通过一定的化学反应与可溶性抗原或抗体连接,形成稳定的不溶性复合物,利用此复合物特异地吸附抗原或抗体,然后,再通过一定条件的溶液,使抗原抗体复合物解离,从而洗脱出免疫纯的抗原或抗体。常用的免疫吸附剂是纤维素和琼脂糖。

7.标记抗体的鉴定

(1)抗体的含量及特异性测定:一般说来,抗体浓度越大,标记抗体在应用时特异性就越高,非特异荧光越少。测定抗体的含量常采用双向免疫扩散试验。抗体效价在1:(16~32)者即为理想的抗体浓度。测定抗体的特异性常采用免疫电泳法。在紫外灯下,由特异性抗原和抗体形成的沉淀线可发出荧光。

(2)荧光素与蛋白质结合比率(F:P)的测定:将荧光标记抗体稀释到一定浓度。即 OD_{280} 在 1.0 左右时,测定 OD_{495} 或 OD_{515} 的值(荧光素的吸收峰)及 OD_{280} 的值(蛋白质的吸收峰),然后通过下列公式计算 F/P 比值。

$$PITC:F/P \text{ 比率} = \frac{2.87 \times OD_{495}}{OD_{280} - 0.35 \times OD_{495}} \quad RB280::F/P \text{ 比率} = \frac{OD_{515}}{OD_{280}}$$

F/P 也可以用克分子比值表示。意指平均每 1 克分子蛋白质上结合荧光素的克分子数。计算公式如下。

$$F/P \text{ 克分子比值} = \frac{色素(\mu g/mL)}{蛋白(mg/mL)} \times \frac{160000 \times 10^3}{390 \times 10^6} = 0.14 \times \frac{色素(\mu g/mL)}{蛋白(mg/mL)}$$

F/P 比值越高,表明结合到抗体分子上的荧光素越多;反之,F-P 比值越低,结合到抗体分子上的荧光素越少。在进行固定标本染色时,一般采用低 F/P 比值的荧光抗体,而对于细胞染色,则常采用高比值的荧光抗体。

(3)荧光素标记抗体的效价测定:常采用检测抗核抗体的方法测定荧光素标记抗体的效价。具体方法:将抗核抗体阳性血清按 1:10、1:40、1:160、1:640 稀释,然后分别将此不同稀释度的抗核抗体阳性血清加入涂有细胞的玻片上,将此玻片置湿盒中,37℃;温育30分钟,然后用磷酸盐缓冲液冲洗,再将不同稀释度的荧光素标记的羊抗人 IgG(1:4~1:250)分别加入标本片,然后置湿盒中,37℃;温育30分钟,用磷酸盐缓冲液冲洗,用荧光显微镜观察,凡能显示最清晰明亮的阳性细胞核,而非特异性荧光最弱的最高血清稀释度即为使用效价。

(4)荧光抗体的保存:标记抗体完成之后,应注意两个问题:一是防止抗体失活,二是防止荧光素脱落和猝灭。为此,应该置低温条件下保存(-20℃),并且应该少量分装,避免反复冻融。0~4℃可保存 1 年左右。保存时,应滤过除菌,并加入 0.1%~1% 的 NaN_3 或 0.01~0.02 的硫柳汞防腐。

二、免疫荧光和时间分辨荧光

1.免疫荧光原理　荧光素是共轭双键体系化学结构的化合物,当接受紫外光等照射,由低能量级的基态向高能量级跃迁,形成电子能量高级的激发态。当从激发态恢复至基态时,发出荧光。

免疫荧光技术是以荧光素示踪抗体(或抗原)的免疫复合反应,利用荧光物质在吸收光子后极短时间内($10^{-8}\sim10^{-9}$s)液化分子放出波长大于激发光波的可见光,当被检物质的反应体系中,特异结合点荧光反应的强弱,由荧光显微镜、流式细胞分析仪、自动化电子成像分析。通常用荧光素标记抗体,称为荧光抗体技术;其次是用荧光素标记抗原(因抗原的结构和理化性质多样性而条件随之而变不常用)称为荧光抗原技术。

荧光偏振免疫分析技术(FPIA)已应用于测激素、肿瘤标志物、肝炎病毒标志物、妊娠、维生素和多种治疗药物浓度(具体方法见本书技术与方法部分)。

2.时间分辨荧光原理　时间分辨荧光(time-resolved fluorescence,TRF)测定技术是选用镧系元素或其螯合物对反应物分子进行标记,代替传统使用的放射性核素,酶标大分子荧光底物和发光底物,通过对镧系元素结合荧光的定量测定实现对反应物的定量测定。DELFI-A™免疫分析系统就是依据 TRF 技术所开发的一套实用现代化医学免疫分析系统。

标记特点:采用镧系元素(如铕)进行标记,较生物素 AE 及碱性磷酸酶更优。

3.发光原理　见图 16-13。

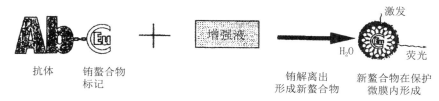

图 16-13　发光原理图

4.检测原理　标记离子的荧光激发光波长范围较宽,发射光谱峰范围窄,是类线光谱,有利于降低本底荧光强度,提高分辨率。

激发光和发射光之间有一个较大的 Stokes 位移,有利于排除非特异荧光的干扰,增强测量的特异度。

标记离子螯合物产生的荧光强度高,寿命长,有利于消除样品及环境中荧光物质对检测结果的影响。

通常情况下,稀土离子自身荧光信号极微弱,因此在免疫复合物中加入酸性介质,使稀土离子自免疫复合物中解离出来。在酸性介质中所包含的 β-二酮体、三辛基氧化膦、Triton X-100 等与稀土离子形成一种微囊。微囊在 340nm 被激发时,可以产生长寿命的极强的荧光信号,约为原来荧光强度的 100 万倍,通过时间分辨荧光仪分析检测。这种分析方法又称为解离-增强时间分辨荧光免疫分析法(dissociation enhanced lanthanide fluoroimmunoassay,DELFIA™)。

特点:标记点更多,检测更灵敏,对蛋白质活性影响更少。

用生物素、酶等大分子标志物,须通过一系列化学反应来检测,其过程受影响因素较多。用原子直接标记,避免了各种不利因素的影响;不影响被标志物的空间立体结构,保证其稳定性。

用原子标记能更准确地定量检测 DNA,RNA。

5.检测应用——内分泌科检查　甲状腺系列，包括 T_3、T_4、FT_3、FT_4、TSH、TBG、TG。

三、时间分辨荧光免疫分析

1.镧系元素荧光免疫标记　时间分辨荧光免疫分析（time-resolved fluorescence immuno-assay，TRFIA）是现代标记免疫分析的现代技术之一，所以，在研究报道镧系离子螯合物荧光的发射机制、特点，DELFIA 荧光增强液的作用原理及免疫复合物反应原理，发展趋势与展望的相关资料很多。

时间分辨荧光免疫分析是继酶免疫分析、发光免疫分析之后，于 20 世纪 80 年代初问世的又一种非放射性标记免疫分析方法。它与传统荧光素标记完全不同，TRFIA 所用的标志物是镧系离子，目前应用最多的主要是"解离-增强镧系荧光免疫分析（dissociation-enhanced lanthanide fluoroimmunoassay，DELFIA）"。因其具有超灵敏度，标志物制备十分简单，稳定性高，在低温条件保存 3 年以上不失活，又加之标准曲线剂量宽，操作方便，自动化程度高，还集中了其他免疫分析的优点。

镧系元素离子中的 Eu^{3+}，Tb^{3+}，Sm^{3+}，Dy^{3+}，Ce^{3+} 均为三价。在时间分辨荧光免疫分析中，制备标志物最常用的是 Eu^{3+}、Tb^{-3+} 和 Sm^{3+}，其中又以 Eu^{3+} 标记抗体或抗原应用最广。经典的标记荧光抗体所采用的异硫氰酸荧光素，激发波长和发射波长的荧光光谱位移较小，仅28nm，由于激发光谱和发射光谱常有部分重叠，故测量荧光强度时不可避免地产生干扰。又加之血清样品中非特异性荧光物质的存在，本底荧光干扰相当严重。这是经典荧光标记抗体不能用于标记免疫分析的主要原因。镧系元素离子在游离状态下的荧光信号是很微弱的，当与某些配位体形成螯合物时，分子内分子间能量传递，从而极大地增强了荧光强度。

在配位化学中，根据自旋对称性匹配的要求，有机分子吸收光能后，电子跃迁发生在自旋相同的电子振动能级之间；此外，电子跃迁还应满足轨道对称性匹配的要求。分子吸收光能后电子被激发到与激发光光能相应的单重激发态，高能级的单重激发态寿命很短（10^{-10} ～ 10^{-6}s），一般很快地以非辐射方式迁移到低能级单重激发态，然后以辐射方式降至基态并发出一个荧光光子。由于分子势能面的交叉，也可引发电子在单重激发态与三重激发态之间的跃迁（系统间能量传递）。三重激发态寿命较长，因而从三重激发态衰减到基态而发出的磷光具有较长的寿命（10^{-5} ～ 1s）。当此分子作为配体与某一镧系离子络合，而且镧系离子的振动激发态能级低于配体激发三重态能级时，能量便可通过分子内能量传递过程传递给镧系离子，使镧系离子激发并发出镧系离子的特征荧光。

镧系离子螯合物的荧光发射机制决定了其独特的荧光特性：①Stokes 位移大：通常荧光物质的光谱分为激发光谱和发射光谱两部分。激发光谱曲线的最大吸收波长和发射光谱的最大发射波长之间的差，称为 Stokes 位移。普通荧光物质荧光光谱的 Stokes 位移较小（如荧光素的 stokes 位移仅为 28nm），因此，激发光谱和发射光谱通常有部分重叠，互相干扰严重。镧系离子在游离状态下的荧光信号是很微弱的，当与配位体形成配合物后，分子内分子间发生能量传递，从而极大地增强了荧光强度，Stokes 位移约 290nm，很容易对激发光和发射光进行波长分辨，排除激发光干扰；②荧光寿命长：镧系离子螯合物的荧光不仅强度高，而且半衰期也很长，介于 10～1000μs，常用的 Eu^{3+}-β-NTA 的荧光衰变时间为 714μs。而一般的荧光基团如若丹明、异硫氰酸荧光素的荧光衰变时间很短，只有 1～100ns，样品中蛋白质的自身荧光也很短，为 1～10ns。相比之下，镧系离子螯合物的荧光衰变时间比后两者长 5～6 个数量级。这样,用时间分辨荧光仪测量镧系离子螯合物的荧光时,在脉冲光源激发后,可以适当地延迟一段时间,待血清、容器、样品管和其他成分的短半衰期荧光衰变后再测量,这时就只存在镧系离子螯合物的特异性荧光,即通过时间分辨,极大地降低了本底荧光,实现了高信噪比;③激发光波长范围宽而发射光波长窄:镧系离子螯合物的激发光光谱带较宽,最大波长在 $300\sim500\text{nm}$,可通过增加激发能提高灵敏度,而发射光谱带很窄,甚至不到 10nm,可采用只允许发射荧光通过的滤光片,进一步降低本底荧光;④在测量时间内可反复激发镧系离子螯合物产生荧光并进行计数测量,使得镧系离子螯合物的荧光具有高度的可检测性,也相当于大大提高了标志物比活度。

基于上述特点,TRFIA 具有很高的分析灵敏度、宽阔的测量范围、优良的分析精密性,成为方法学上最具优势的非放射免疫分析技术之一。

2.DELFIA 免疫反应原理 DEIFIA 是 Wallac 公司在 20 世纪 80 年代初建立的 TRFIA 体系。目前常用的有两种方法,即双位点夹心法和固相抗体/抗原竞争法。①双位点夹心法:本方法通常是采用针对被测物上不同抗原决定簇的两株单克隆抗体,一株(Ab_1)采用异硫氰酸苄基二亚乙基三胺四乙酸铕($DTTA-Eu^{3+}$)为双功能螯合试剂标记,另一株(Ab_2)包被在聚苯乙烯微孔板的固相载体上。实验时,先向预包被有过量抗体的固相聚苯乙烯微孔板板孔中加入校准品或样品,再加入 $DTTA-Eu^{3+}$ 标记的过量抗体,经过一段时间的温育反应,形成固相-Ab2 Ag-Ab、-$DTTA-Eu^{3+}$ 免疫复合物,然后弃去反应液,充分洗涤板孔,再向板孔中加入时间分辨荧光增强液,振荡混匀 $5\sim10$ 分钟,Eu^{3+} 从复合物上完全解离下来,并与增强液中另一种螯合剂结合,在协同剂的作用下,形成一个 Eu^{3+} 包裹于其内部的微胶囊(胶态分子团),它在激发光作用下能发射出很强的荧光信号,所以再用时间分辨荧光测量仪测量各板孔计数,其计数大小与待测抗原的含量呈正比。该法用于测定蛋白质类大分子化合物;②固相抗体/抗原竞争法是针对一些小分子半抗原化合物,因其分子质量小,连接蛋白后的特异性抗原决定簇单一,加之小分子半抗原化合物又不能直接进行固相包被,如多肽、甲状腺激素类和一些药物等,都必须经过化学耦联剂与载体蛋白质进行共价键结合,然后可包被聚苯乙烯微孔板上,制成固相抗原。所以,其测量原理为限量固相抗体/抗原与 $DTTA-Eu^{3+}$ 标记抗原/抗体和样品中的待测抗原竞争性结合,样品中的抗原浓度越高,固相抗体/抗原结合的 Eu^{3+} 标记抗原/抗体量就越少;反之亦然,即固相抗体/抗原上的荧光信号强度与样品中的抗原浓度成反比。

3.DELFIA 荧光增强液的作用原理 与 DELFIA 体系相对应的是其特有的荧光增强体系。在中性或接近中性 pH 条件下,DTTA 与 Eu^{3+} 具有足够的螯合稳定性,而在酸性条件下,$DTTA-Eu^{3+}$ 又能将螯合的 Eu^{3+} 迅速、彻底地释放出来。DELFIA 荧光增强液(fluorescence enhancement solution,FES)便是酸性性质的溶液,Eu^{3+} 解离后能迅速(<5 分钟)与 FES 中的配体螯合并进入胶束状的疏水内核。$DTTA-Eu^{3+}$ 本身荧光极弱,而在荧光增强液的作用下,可使 Eu^{3+} 荧光得以成千万倍地放大。这是 DELFIA 能实现超灵敏分析的主要原因。DELFIA FFIS 主要由 β-二酮(β-NTA)、协同试剂、非离子型表面活性剂和缓冲试剂组成。在多种 β-二酮中,β-NTA 与 TTA 对 Eu^{3+} 的荧光增强效果较好。但对于 Tb^{3+} 和 Dy^{3+} 等具有更高共振激发态能级的镧系离子,其荧光增强需采用三重激发态能量较高的配基。

DELFIA FES 中,TOPO 协助饱和 Eu^{3+} 剩余的配位位点,并与 β-二酮一起在 Eu^{3+} 周围形成较完整的疏水性屏蔽层,从而防止水分子对 Eu^{3+} 荧光的淬灭。胡继明等在对 Sm^{3+},β-二酮-TOPO 荧光体系的研究中发现,TOPO 不仅能通过取代水分子的方式防止荧光淬灭,而且能作为能量供体将能量传递给 β-二酮,从而在 Sm^{3+}·β-二酮-TOPO 体系中既存在 β-二酮直接受激后由 β-二酮向 Sm^{3+} 的能量传递,又存在 β-二酮接受 TOPO 的能量后由 β-二酮向 Sm^{3+} 的能量传递。通过 TOPO 与 β-二酮的这种协同作用,Sm^{3+} 荧光得以进一步增强。

表面活性剂 Triton x-100 在 DELFIA FES 中形成胶束,使疏水的 β-二酮、协同试剂同处于胶束的疏水内核,增强了螯合体系的稳定性,并进一步避免了水分子引起的荧光淬灭。由上述三种主要试剂形成的 DELFIA FES 具有对镧系离子(如 Eu^{3+})的快速解离能力、高效的荧光增强效果和优良的贮存稳定性,高效的荧光增强和很低的荧光本底(200~400cps)为 DELFIA 高灵敏分析提供了前提。

另一方面,FES 的使用也为解离增强技术的运用带来了两点局限:①测量前需要一个解离增强步骤,测量只能在液相中进行,因而该体系不适用于 Dot bolting、DNA 测序、免疫层析等原位分析方法;②不正确的操作可能造成污染。但是,DELFIA 出现的污染一般只发生在荧光增强步骤。实验证明,即使是在中国这样的稀土大国,只要正确操作,一般不会造成污染。

DELFIA 是目前应用的最成熟、最灵敏的时间分辨免疫分析体系之一,但人们仍有希望建立更多更优的类似检测体系,所以对 TRFIA 还有更广泛的研究。

4.TRFIA 研究状况

(1)双标记 TRFIA:不同镧系离子在增强液中经激发,所发射的荧光波长不同,荧光寿命差异也很大,因此时间分辨荧光测量仪可很方便地将镧系离子的荧光信号区分开。而在免疫分析中,常需要同时测定两种或两种以上的待测物。为此,需用不同的镧系离子分别标记两种或两种以上待测物的抗体,在测定孔内同时完成多种组分的定量分析。Hemmila 首先提出以双标记技术同时检测血清 LH 和 FSH。用于双标记的元素组合主要有 Eu^{3+} 和 Tb^{3+} 及 Eu^{3+} 和 Sm^{3+}(检测 TSH 和 T_4 等)。有学者同时利用 Eu^{3+} 和 Tb^{3+} 组合及 Eu^{3+} 和 Sm^{3+} 组合检测血清中 AFP 和 CEA,结果显示前一种组合优于后者。

(2)酶促放大 TRFIA:将酶分子的高效信号放大作用与镧系离子配合物荧光检测的高灵敏度结合起来,可建立酶促放大 TRFIA。其原理和常规方法完全不同。该方法以碱性磷酸酶催化底物 5-氟水杨酸磷酸酯(FSAP),从酯键位水解脱去磷酸根,产物是 5-氟水杨酸(FSA)。FSA 和稀土离子 Tb^{3+} 在 EDTA 的作用下生成 $FSA-Tb^{3+}-EDTA$ 三元复合物。结合后的 Tb^{3+} 在紫外光激发下可发出很强的荧光信号。不必加增强液即可在时间分辨荧光仪上直接测量 T_3^+ 的特征荧光。目前,碱性磷酸酶、葡萄糖氧化酶、黄嘌呤氧化酶和 β-半乳糖苷酶均已用于建立酶放大 TRFIA,其中以碱性磷酸酶为标志物、以 5-氟水杨酸磷酸酯为底物的荧光检测体系对碱性磷酸酶的检测下限达 2×10^{-18} mol/L;Diamandis 等利用该体系建立了 PSA、TSH 和 P53 蛋白等多种待测物的超灵敏 TRFIA。同时,以酶为初始标志物的镧系离子荧光检测体系也被应用于核酸杂交和 Southern Blots 等原位分析。

建立以酶为初始标志物的 TRFIA,往往要求酶反应产物有效增强某一体系的荧光,而该酶反应产物进入该体系前体系并不发出荧光。由于可供选择的能与体系其他组分配合后发出强荧光的酶反应产物相对有限,基于这种原理建立一个适于商业化的酶促放大 TRFIA 系统难度很大。

（3）以配基标记的 TRFIA（直接固相测定法）：TRFIA 最显著的特点是以长寿命荧光作为检测信号，从而使特异荧光有效地区别于不同来源的背景荧光，显著地改善了免疫分析的灵敏度。TRFIA 的标志物可以采用镧系离子或可以与镧系离子形成荧光螯合物的配基。以镧系离子（如 Eu^{3+}）为标志物的 Wallac DELFIA 是一个十分成熟、完善的体系，但解离—增强原理使其荧光测量需要一个解离—增强步骤，不能应用于原位分析，并存在镧系离子污染的可能。以配基为标志物的 TRFIA 排除了上述问题，因而从原理上，配基标记的 TRFIA 显得更加优越。

同样，应用于 TRFIA 的配基标志物应具有优良的可检测性、较小的分子体积、良好的亲水性、足够的螯合稳定性和在温和条件下连接免疫试剂的能力。目前，常用的标志物配基可大致分为四类，分别为：①"桶"或"穴"形的多单元螯合分子；②β-二酮；③含氮芳杂环多胺多羧基衍生物；④芳香环上羟基/羧基取代的多胺多酸衍生物。

加拿大多伦多大学 Diamandis 等创立的 Cyberfluor FIAgen 是典型的以配基为标志物的 TRFIA 体系。该方法以 Eu^{3+} 螯合物配基 BCPDA 为标志物，通过检测其与过量 Eu^{3+} 形成的螯合物产生的荧光进行定量测量。由于 BCPDA 的可检测性不够理想（$\sim 10^{-11}\,mol/L$），FIAgen 需要在生物素—亲合素信号放大的基础上，采用 $SA-(Tg)_{3.3}-(BCPDA)_{480}$ 作为信号生成试剂，使荧光信号得以成万倍地放大，这在一定程度上弥补了 BCPDA 检测灵敏度的不足。

同普通有机荧光分子（如 FITC）相比，以 BCPDA 标记蛋白质存在一种截然相反的荧光现象；对于前者，随蛋白质分子上 FITC 标记数的增加，荧光强度的增加幅度小于荧光分子 FITC 的增加幅度，即表现出"内滤效应"。而以 BCPDA 标记蛋白质分子时，随着 BCPDA 标记数的增加，标记蛋白质荧光强度的增加幅度大于蛋白质分子上 BCPDA 的增加幅度，显示出与内滤效应截然相反的"津贴效应"。Diamandis 等认为这是蛋白质上某些氨基酸残基参与 Eu^{3+} 配位的结果。另一种可能的原因是，随着蛋白质上 BCPDA 标记数的增加，蛋白质分子上空间彼此接近的两个 BCPDA 共同螯合同一个 Eu^{3+} 的概率增高，由于 $Eu^{3+}(BCPDA)_2$ 具有比 $Eu^{3+}-BCPDA$ 高得多的荧光量子产率，从而产生"津贴效应"。

FIAgen 的荧光直接测量方式使其能应用于原位分析。由于 FIAgen 使用过量的 Eu^{3+} 测量 BCPDA，这使得 FIAgen 从根本上避免了镧系离子的污染问题。然而，FIAgen 的分析灵敏度缺乏进一步提高的潜力，其需要使用特制板条为固相，荧光测量前需对微孔内表面进行干燥；免疫反应完成后还需约 0.5 小时的温育使 $SA-(Tg)_{3.3}-(BCPDA)_{480}$ 与生物素反应。这些问题限制了 FIAgen 的广泛应用。除了 FIAgen TRFIA 的 BCPDA 外，近年来还发现了一些具有更佳可检测性的标志物配基，其中 β-二酮是应用的比较成功的一种。β-二酮具有良好的激发光吸收能力，能与镧系离子较稳定地螯合，其与镧系离子的配合物往往存在由配基到中心离子的高效能量传递，因此，这类配合物可望达到很高的荧光量子产率。这些特点使 β-二酮成为 TRFIA 标志物配基设计的主要选择之一。随着其他具有更佳综合性能的标志物配基的出现，标志物配基在 TRFIA 及其他生化分析中的应用将显示出日益广阔的前景。

（4）共荧光增强技术：共荧光指某些离子能增强镧系离子配合物荧光的现象。共荧光增强液（Co-fluorescence enhancement solution，CFES）为测定镧系离子提供了一种更灵敏的方法。例如：$Sm^{3+}-YTA-Phen$ 和 $Tb^{3+}-TTA-Phen$ 两个体系的荧光均很弱，当两者混合后前者荧光得到很大增强，而后者荧光减弱；在这一体系中，$Sm^{3+}-TTA-Phen$ 配合物为荧光分子，

Sm^{3+} 为荧光离子；Tb^{3+}–TTA–Phen 配合物为增强分子，Tb^{3+} 为增强离子。CFES 中增强离子也多为镧系离子，有时也用非镧系离子，如 Y^{3+} 或某些碱土金属离子。增强离子一般有稳定的外层电子构型；某些外层电子排布无此特点的离子（如 Tb^{3+}），由于其配合体系中存在价态波动，电子在离子的 4f 能级和其配位体（如 TIA）的外层轨道之间存在跃迁，从而使 Tb^{3+} 的 4f 轨道处于稳定的半充满状态，也能很好地起到增强离子的作用。

增强离子在电子构型上的这种共性决定了其具有较高的 4f 或 4d 能级，当这些离子与激发三重态能级较低的配体形成配合物时，配体吸收的光能无法通过增强离子的高能级耗散，当增强分子与荧光分子紧密接触时，增强分子吸收的能量便通过某种方式（共振能量传递或激光转移）传递给其相邻的荧光分子，荧光分子受到激发而发出荧光。因而，除了增强离子、荧光离子和配体的各相应能级必须具有良好的匹配外，共荧光产生的另一前提是作为能量传递中间体的增强分子与作为能量受体的荧光分子之间必须存在紧密接触，这可以通过共沉淀、形成悬浮微粒和将两种分子处于同一胶束等方式实现。其中，采用胶束方式比较有效并且容易控制。对于以胶束分散的共荧光增强体系，胶束的大小和数量对共荧光增强效果产生明显影响。当体系中胶束过多或胶束体积不足以容纳多个配合物分子时，将失去共荧光效应。

与 DELFIA 的 FES 一样，目前最有效的 CFES 也由 β–二酮、协同试剂和表面活性剂组成。CFES 一般也要求 β–二酮的一侧为氟代烷基，但氟代烷基碳链过长或 β–二酮带有大体积的芳环均不利于配体间的能量传递。在 DELFIA FES 中运用的十分成功的 β–NTA 用于CFES 效果并不理想。CFES 中协同试剂一般采用 N–杂环路易斯碱。DELFIA FES 中的 TO-PO 对 CFES 增强分子和荧光分子之间的能量传递有很大的阻碍作用。CFES 中表面活性剂浓度必须远远低于其临界胶束浓度。杨景和对 Tb^{3+}（Sm^{3+}，Dy^{3+}，Tm^{3+}）–BPMPHD–CTMAB共荧光体系进行研究后指出，增强分子在 CFES 体系中不仅仅作为能量供体，而且起到"能量绝缘壳"的作用，并推测该体系分子间能量传递以电偶极共振方式进行。有学者则认为，共荧光现象是由于增强离子使配体的排列从无序变为有序，从而形成了类似晶态的固熔体，加强了从增强分子向荧光分子的能量传递，并指出能量传递的方式为电子迁移。

通过多个配体形成异多核螯合物是共荧光增强的另一种机制。中国学者们已合成了以磺基水杨酸为配体的固体异多核螯合物 $\{Na_3[TbLa_2(C_7H_3SO_6)\cdot(H_2O)16]n\}$。同不含 La的螯合物 $Tb(OH)(C_7H_4SO_6)$–H_2O 相比，异多核螯合物的荧光得到了显著增强，其激发光谱吸收强度增加了一倍，最大激发波长紫外光 12nm（356～344nm）；La 对 Tb^{3+} 荧光的增强是由于配体受紫外光激发后由单重激发态弛豫到三重态的量子效率的提高，使得异多核螯合物中的配体的三重态与 Tb^{3+} 的振动能级更为匹配。

基于上述原因，镧系离子在 CFES 中具有更佳的可检测性，共荧光增强可明显改善DELFIA 的分析灵敏度。1994 年 McConway 等使用低亲和力抗体通过 CFES 使 TSH 的分析灵敏度从 0.2mIU/L 提高到 0.04mIU/L。

采用高能级三重激发态配基配制的 CFES 可同时增强多种不同镧系离子的荧光，由于这些镧系离子荧光可以方便地通过时间/波长分辨加以区分，因而 CFES 为多元待测物免疫分析的实施提供了一个选择。1992 年 Xu 等报道了以 PTA 为能量供体的 CFES 在四种待测物免疫分析中的运用。此 CFES 对 Eu^{3+}、Tb^{3+}、Sm^{3+}、Dy^{3+} 的检测下限分别达 0.035pmol/L，

0.34pmol/L、7.9pmol/L 和 46pmol/L，与该四种离子相对应的四种待测物的分析灵敏度分别为：TSH,0.1mIU/L；17-α-OHP,2nmol/L；IRT,2μg/L；CK-MM,4μg/L。

然而，由于 CFES 的高度灵敏度，CFES 的配制对原料（尤其是增强离子）纯度的要求极高，否则难以制备低本底的 CFES。一般尝试使用国内外多种不同来源的高纯增强离子，其纯度仍不能满足 CFES 配制的要求。另外，CFES 的两个组分需分别贮存，使用时将两组份按严格比例混合，操作稍显繁杂。采用直接荧光增强方式实施多元待测物的 DELFIA 仍然是大多数工作者的选择。

（5）均相 TRFIA：均相免疫分析具有快速、操作简单并且易于自动化的优点，因而一直是免疫分析领域研究的热点。均相免疫分析的定量依据一般是免疫反应前后标志物信号的改变。为实现高灵敏分析，这种信号的改变必须达到相当高的程度。另外，均相免疫分析体系还必须具有足够的抵抗样品基质干扰的能力。镧系离子配合物荧光检测的高度特异度及其对周围环境变化的高灵敏度，为建立灵敏、健全的均相 TRFIA 提供了可能。

目前，以镧系离子配合物为标志物的均相 TRFIA 主要基于两种原理，即配合物荧光共振能量传递（FRET-TRFIA）和荧光淬灭。对于前者，免疫反应使检测信号增强；而后者，免疫反应使检测信号减弱。

Mathis 等以 TBP-Eu^{3+}（trisbipyridine-Eu^{3+}）和别藻蓝蛋白（APC）为标志物建立的荧光共振能量传递 TRFIA 是目前比较成功的均相免疫分析体系之一。对于蛋白类待测物的分析，该方法分别以 TBP-Eu^{3+} 和 APC 标记两种针对待测物不同抗原位点的抗体。当两种标记抗体与待测物发生免疫反应，使 TBP-Eu^{3+} 和 APC 相互靠近到一定距离时，TBP-Eu^{3+} 吸收的激发光能量可通过非辐射方式传递给 APC，发出 APC 特征波长的荧光（~665nm）。由于 APC 接受的能量来源于 TBP-Eu^{3+} 的共振能量传递，因此 APC 发出的荧光具有很长的荧光寿命，可通过时间分辨方式同样品荧光或 APC 直接受激产生的瞬时荧光相区别。TBP-Eu^{3+} 与 APC 之间高效的能量传递作用（9.5nm,50%）、APC 的强荧光量子产率（<70%）及双波长荧光检测方式，使得这一均相 TRFIA 体系具有灵敏、强健的特点，并能通用于蛋白质和小分子待测物的分析。该方法要求使用两种标志物分别进行标记，由于目前还没有成熟的定位标记技术，随机标记在一定程度上影响了该方法的分析灵敏度，并为方法的建立和优化带来了一定困难。Wallac 公司采用强荧光的 Tb^{3+} 配合物作为能量供体，以若丹明衍生物为能量受体，建立了具有类似特点的均相 TRFIA 体系，以该体系对人血清 β-hCG 进行分析，分析灵敏度达 0.43ng/mL，标准曲线线性上限为 200ng/mL。

另一种均相 TRFIA 基于免疫反应引起的镧系离子配合物荧光淬灭现象。Hemmila 等采用一荧光配合物标记 T$_4$，标记 T$_4$ 与样品或标准中的 T$_4$ 竞争结合限量抗 T$_4$ 抗体，由于标记 T$_4$ 的配合物荧光能被结合抗体有效淬灭（~80%），荧光强度与样品中的 T$_4$ 浓度成正相关；在 50~300nmol/L 的浓度范围，该方法对 T$_4$ 的分析具有良好的精密性（CV<5%），测量值与 RIA 测量值高度相关。Takalo 等在随后的文章中披露了该工作所用标志物的结构。Lus 等采用包裹在稳定脂质体内的 BCPDA 作为信号生成体，建立了血清雌三醇的均相 TRFIA：血清雌三醇与蜂毒素标记的雌三醇竞争结合限量抗雌三醇抗体，与抗体结合的标记雌三醇失去对脂质体的溶胞作用。因此，体系中雌三醇含量越大，游离的标记雌三醇越多，溶胞作用越强。溶出的 BCPDA 与过量的 Eu^{3+} 形成荧光配合物，荧光强度与体系雌三醇浓度呈正相关。Okabyashi 等采用类似的方法建立了生物素的均相 TRFIA。

第五节　自动化免疫分析技术

免疫检验自动化是将免疫学检验过程中的取样、加试剂、混合、温育、固相载体分离、信号检测、数据处理和检测后的仪器清洗等步骤由计算机控制,实现仪器自动化检测分析,提高检测分析效率,增加测定精密度。

自动化免疫分析技术一般使用一种或两种免疫分析技术,包括酶联免疫分析技术、生物素-亲和素技术、化学发光分析技术、荧光偏振免疫测定技术、时间分辨荧光免疫测定技术、电化学发光技术等,实现自动化检测同时,保障了检测结果的可靠性、精确性和准确性。自动化免疫分析可应用于免疫球蛋白及其片段、单个补体成分、细胞因子及其受体、细胞黏附分子及其配体、微生物抗原成分及相应抗体、血液中多种凝血因子、酶及同工酶、小分子激素及多肽、肿瘤标志物、药物及成瘾性药品(毒品)等检测。

自动化仪器的设计中主要采用五点技术指标来保证检测微量样本、小分子多肽或蛋白质的敏感性及准确性。①检测抗体必须具有高特异度和高亲和力;②通常采用磁性微球作为固相载体,增加反应面积;③通常使用生物素-亲和素包被、酶-发光底物、酶-荧光底物、元素-化学发光和元素-荧光系统等放大抗原抗体的反应信号;④结合计算机软件系统自动处理分析信号及数据转换;⑤人工智能化的设计,自动检测及校对功能。

一、自动化免疫比浊分析技术

免疫浊度分析属液相沉淀反应,其基本原理是可溶性抗原、抗体在特定的电解质溶液中特异结合,形成小分子免疫复合物(<19S),在增浊剂(如 PEG、NaF 等)的作用下,迅速形成免疫复合物微粒(>19S),使反应液出现浊度,当一定波长的光线照射这些免疫复合物颗粒时,光线强度发生改变。根据检测器的位置及其所检测光信号的性质差异,免疫浊度分析可分为散射比浊法和透射比浊法。

1.散射免疫比浊分析

(1)基本原理:散射比浊法是将免疫测定和散射比浊原理相结合的一种微量、快速、自动化分析体液中特定蛋白质的免疫化学分析技术。其基本原理是一定波长的发射光通过溶液时遇到抗原-抗体复合物粒子,光线被粒子颗粒折射,发生偏转,在发射光 5°~96°方向上所检测的散射光强度与复合物的含量呈正比,且光线偏转的角度与发射光的波长及抗原抗体复合物颗粒大小和多少密切相关。散射比浊分析法是免疫比浊分析中最常用的方法。

(2)技术要点

1)散射颗粒与散射光:悬浮在反应溶液中固体或胶体粒子都是散射中心,当入射光通过时,如果颗粒直径小于入射光波长的 1/10,散射光强度在各个方向的分布均匀一致,称为Rayleigh 散射;颗粒直径大于入射光波长的 1/10 到接近入射光波长,随着颗粒直径增大,向前散射光强于向后散射光,称为 Debye 散射;当颗粒直径等于或大于入射光波长,向前散射光远远大于向后散射光,称为 Mile 散射。在自动散射检测过程中,形成颗粒大小不等的抗原-抗体不溶性复合物,但大多数蛋白质分子的波长比光的波长要小得多(5~10nm),因此只产生 Rayleigh 散射,在散射比浊分析检测中多采用 Rayleigh 原理。该原理下提示所用的光源功能和波长及光线折射后的散射夹角的最佳搭配是提高检测灵敏度的关键。

2）反应物含量与散射浊度：抗原-抗体结合反应中，遵守典型的 Heidelberger 曲线，即当抗体量恒定时，抗原与抗体结合，形成免疫复合物的反应与散射信号响应值的上升呈正比。当抗原量与响应值上升至一极限值时，若再增加抗原量，已形成的抗原-抗体复合物会发生溶解而使散射响应值迅速下降。因此，基于抗原-抗体结合反应进行散射浊度分析时，一定要保持抗体过量，维持抗原-抗体复合物的相对不溶解性，保证测定的散射信号值在散射信号响应值曲线的上升臂部位。

（3）定时散射比浊分析

1）基本原理：定时散射比浊分析基于免疫沉淀反应，由于抗原抗体反应开始后的极短时间内，反应介质中散射信号变动很大，此时根据获取的峰值信号计算出的结果会产生一定的误差，因此在测定散射信号时推迟几秒钟用以扣除抗原抗体反应的不稳定阶段，从而将这种误差影响降至最低。故在抗原-抗体反应时，给出预反应时间，即抗原抗体反应开始 7.5～120s 第一次读取散射光信号，而大多数情况下于 120s 后再测定第二次读数，将第二次测定信号值扣除第一次信号值为待测抗原的信号值，并通过计算机处理转换为待测抗原浓度。

2）方法技术要点：抗原过量检测，定时散射比浊分析中采用了两项措施以保证检测所获信号峰值是由被检抗原产生。①抗体过量：确保每一检测项中抗体结合抗原的能力达到相应待测样本正常血清浓度的 50 倍以上，以保证在异常状态下的高浓度抗原均能与抗体形成复合物而产生特异性散射光信号；②对抗原过量进行阈值限定：在预反应时间段中先加入检测患者的 1/10 的样本与抗体反应，当预反应时间段内抗原-抗体复合物的光散射信号超过预设阈值，提示该待测样本浓度过高，反应不再继续进行，将待检样本进一步稀释后重做，如散射光信号未超过预设阈值，提示该样本浓度符合设计要求，继续进行第二时间段的全量样本测定，以避免检测中出现因抗原过量导致的不准确检测。

3）定时散射比浊分析的局限性：尽管定时散射比浊分析是目前应用中一种较为先进的方法，但该反应仍然存在一些检测准确性的问题：①预反应阶段与抗体反应的仅为少量抗原，因此预反应阶段的信号变动仅占全反应阶段的信号变动的极少部分，此信号值的扣减对最终的结果计算影响不大；②该方法是采用间接抗原过量检测，实际上在反应末端并没有进行真正的抗原过量检测。在实际检测中，如遇到特殊样本或含量较低的样品时，可能会有一些不准确的结果出现。

（4）速率散射比浊分析

1）基本原理：速率散射比浊分析是抗原-抗体结合反应的动态测定法。速率是指在抗原-抗体结合反应过程中，每一单位时间内两者结合的速度。其基本原理是将各单位时间内抗原-抗体复合物的形成速率与复合物颗粒产生的散射信号联系起来，在确保检测体系抗体过量的情况下，抗原抗体反应速率峰值大小与抗原浓度呈正相关。

2）方法技术要点：为确保整个反应过程中抗体过量，以准确检测样本中抗原含量，必须进行抗原过量检测。抗原过量检测的基本原理是，抗原抗体反应过程中，在规定时间内反应介质中的抗体应将待测抗原全部结合，无游离抗原存在，此时再次加入已知的相应抗原，该抗原与剩余游离抗体结合再形成复合物，而出现第二个速率峰值信号，由此可证明第一次速率峰值信号全部由待测抗原产生；若再加入已知相应抗原后不出现第二速率峰值信号，则说明反应介质中已无游离抗体存在，可能因待测标本中抗原浓度过高，致反应介质中抗原量大于抗体量，第一速率峰值信号可能仅由部分的待测抗原产生，其测定结果有不准确因素，提示应将待测样本进一步稀释,重新进行检测,以获取全部抗原的真实浓度,保证检测的准确性。

(5)散射比浊分析方法学评价:免疫浊度法操作简便,易于自动化,无放射性污染,适于大批量样本检测。散射比浊法是目前临床应用较多的一种方法,本法自动化程度高,具有快速、灵敏、准确、精密等优点,精密度以速率散射比浊法最佳,为 1%～5%,批内不准确性小于3%,批间不精密度小于6%,其检测可达到 μg 级。散射比浊分析中采用抗原过量检测方法,保证了结果的准确性。但仪器和试剂价格比较贵,对抗体的质量要求很高。目前在特定蛋白测定领域中最具,代表性的系统有以下两种:①自动速率散射比浊法:Beckman-Coulter 公司 ARRAY360 特定蛋白系统和 IMMAGE 特定蛋白分析系统。速率散射比浊测定的是抗原-抗体反应的第一阶段,其最大优点是快速、灵敏度高,不易受本底散射信号干扰,可检测微量样品;②定时散射比浊法:Dade-Berhing 公司的 BN-100,BN-Prospec,BN-Ⅱ 特定蛋白系统。以上两测定系统是目前检测体液中特定蛋白的首选推荐系统,其特异度、灵敏度都符合临床检测的要求,且检测范围较宽。

2.免疫透射比浊分析　透射比浊法是一定波长的发射光通过一定体积溶液时,由于溶液中抗原抗体复合物粒子对光线的反射和吸收,引起透射光的减少,在抗体过量的情况下,测定的光通量和抗原抗体复合物的量成反比。透射比浊中,测量的是透过不溶性复合物到达探测器而未被散射或吸收的光线,其反应的是光路方向(0°)透射光强度和被测溶液中微粒浓度的关系。

(1)基本原理:检测体系中抗体过量的情况下,待测样品中的抗原在反应介质中与相应的检测抗体发生抗原抗体反应,形成可溶性复合物,在 PEG 的作用下,抗原抗体复合物形成加速,且稳定性增加,反应介质的浊度发生改变,利用分光光度计测定光线被吸收的量,而待测样本的抗原含量与吸光度呈正比,与光通量成反比。

(2)技术要点

1)溶液中存在的抗原抗体复合物分子应足够大。

2)溶液中抗原抗体复合物的数量要足够多。

3)透射比浊是通过溶液中免疫复合物颗粒使透射光减弱的原理来定量检测抗原,检测时间较长。

4)检测抗体一般为亲和力高的抗体,且要求检测中抗体过量。

(3)方法学评价:透射比浊法灵敏度比单扩法高 5～10 倍,CV 小于 10%,操作简便,结果准确,且能用全自动或半自动生化分析仪进行检测,常用于生化指标的测定。本法的不足在于:①抗体用量较大;②溶液中存在的抗原-抗体复合物分子应足够大,分子太小则阻挡不了光线的通过;数量要足够多,如果数量太少,溶液浊度变化太小,对光通量影响不大;若光度计的灵敏度不高,微小的浊度变化不易影响透光率的改变,因此灵敏度较散射比浊法低;③透射比浊测定在抗原-抗体反应的第二阶段,检测需在抗原抗体反应达到平衡后进行,耗时较长。

3.免疫浊度分析的临床应用　免疫浊度分析法主要用于检测血浆、体液中的特定蛋白系列,如免疫球蛋白 IgG、IgA、IgM、κ 链、λ 链、免疫球蛋白亚类(补体 3、补体)血浆蛋白如前白蛋白(PA)、白蛋白(ALB)、α_1-抗胰蛋白酶(α_1-AT)、β_2-微球蛋白(β_2-MG)、转铁蛋白(TRF)、铜蓝蛋白(CER)、结合珠蛋白(HP)、C-反应蛋白(CRP)、载脂蛋白 ApoⅠ、ApoB、脂蛋白(a)、类风湿因子(RF)、尿微量蛋白系列和某些治疗性药物浓度等。特定蛋白成分的定量检测,可为临床诊断、疗效观察和预后分析提供依据。

二、化学发光自动免疫分析

1.化学发光免疫分析原理　　化学发光是指伴随化学反应过程产生光的发射现象,其发光反应绝大多数属于氧化反应。化学发光免疫分析(chemiluminescence immunoassay,CLIA)是一种化学发光反应与免疫反应相结合的非放射标记测定技术。化学发光免疫分析根据所采用的标志物的不同可分为发光物标记、酶标记和元素标记化学发光免疫分析三大类。

CLIA 是以发光物质代替放射性核素或酶作为标志物,如吖啶酯,发光物质在碱性反应体系中氧化并释放大量自由能,产生激发态的中间体,该激发态的中间体由最低振动能级回到稳定的基态的各个振动能级时产生辐射和能量,能量则形成发射光子($h\gamma$),产生发光现象。检测发光信号,通过计算机分析系统获得被测物质浓度。CLIA 分析系统中包含了化学发光反应和免疫反应两个系统,即在抗原抗体特异性反应过程中,伴随有化学反应过程而产生光的发射现象。化学反应系统中以化学反应为基础,化学发光的首要条件是吸收了化学能而处于激发态的分子或原子必须能释放出光子或者能将能量转移到另一个物质的分子上并使这种分子激发,当这种分子回到基态时释放出光子。化学发光是化学反应过程中所产生的化学能使分子激发产生的发射光。因此,化学发光反应过程中产生足够的激发能是产生发光效应的重要条件。

化学发光反应可在气相、液相或固相反应体系中进行,以液相发光在免疫学检测中最常应用。液相化学发光反应主要包括三个反应过程,即反应生成中间体;化学能转化为电子激发能,使中间体变成电子激发态;激发分子辐射跃迁回基态。在自动化化学发光免疫分析仪的设计中,最常采用的是化学发光物质的氧化发光,其光量子的强弱直接代表氧化反应强弱的程度。

2.化学发光免疫分析中的标志物及类型　　化学发光免疫分析所使用的标志物根据其参与的化学反应不同分为三类。

(1)直接参与发光反应的标志物:这类标志物在化学结构上有产生发光的特殊基团,在发光免疫分析过程中直接参与发光反应。通常这类物质没有本底发光,在反应中能用于检测低浓度或微量浓度的样品。最常用的标志物主要有吖啶酯类,包括吖啶酯Ⅰ、吖啶酯Ⅱ和吖啶酰胺Ⅲ,是一类发光效率很高的发光剂。

(2)以催化反应或能量传递参与发光的酶标志物:这类酶标志物一方面催化发光反应或作为一种能量传递过程中的受体,另一方面其本身又直接参与发光反应。通常使用的是酶标记抗体。由于检测反应中形成的抗原-酶标记抗体复合物上的标记酶作用于其反应底物,反应产物进一步作用于发光物质产生化学发光。被测样品的含量和发光效率的强弱与酶催化反应后形成产物的量密切相关。

1)辣根过氧化物酶(HRP):碱性环境下,HRP 对鲁米诺和过氧化氢的反应起催化作用。HRP 标记的抗原或抗体与被测样品结合成抗原-抗体复合物后,再加入鲁米诺作为发光底物,在 HRP 和 H_2O_2 的作用下,鲁米诺发光,其发光强度取决于酶标记抗原抗体复合物含量的多少。

2)碱性磷酸酶(AP):化学发光反应中,经免疫反应形成抗原-AP 标记抗体复合物后,

AP 作用于其发光底物环 1,2-二氧乙烷衍生物-AMPPD,AMPPD 是 AP 的直接化学发光底物,其分子中发光基团为芳香基团和酶作用的基团。在 AP 的作用下,AMPPD 的磷酸酯基发生水解,脱去一个磷酸基而生成不稳定的中间体 AMPD-,此中间体经分子内电子转移生成为一分子的金刚烷酮和一分子处于激发态的间氧苯甲酸甲酯阴离子而产生化学发光,在这种二级动力学反应的一定时间内,AMPPD 的生成与分解达到动态平衡时,可产生持续稳定的发光。

(3)以能量传递参与氧化反应的非酶标志物:这类标志物作为化学发光反应的催化剂或能量传递过程中的中间体(或受体),不直接参与化学发光反应。这类反应中参与能量传递反应的标志物含量与免疫反应中抗原-抗体复合物形成的量呈正比关系,并直接与反应底物产生的光子强度相关,该体系中的发光物质在激发态与基态的活动越强,产生的光子就越多,其发射光的强度与被检测物的浓度呈正相关。最常用的有三联吡啶钌标志物。该系统由三丙胺(TPA)和三联吡啶钌[RLI(bpy)2+]N 羟基琥珀酰胺酯(NHS)组成,吡啶钌标记抗体,TPA 参与氧化还原反应。其发生氧化还原反应产生光子的过程需在电极表面进行,其光子信号的强弱与免疫反应中形成的吡啶钌标记抗原-抗体复合物的量呈正相关,复合物越多,参与氧化还原反应的吡啶钌越多,光子信号越强。

3.化学发光免疫分析的类型　根据发光免疫分析所采用的发光反应体系的不同和标志物不同,可将发光免疫分析分为:①直接化学发光免疫分析(CLIA),其标志物为吖啶酯类;②化学发光酶免疫分析,反应中使用辣根过氧化物酶(HRP)标记 Ag 或 Ab,在反应终点再加入鲁米诺类物质产生发光反应;③微粒子化学发光免疫分析,反应中使用碱性磷酸酶(AP)标记 Ag 或 Ab,其作用于发光底物三氧乙烷,由其在激发态与基态的动力学变化中产生发光反应;④电化学发光免疫分析,采用三联吡啶钌 NHS 酯在电极表面发生氧化还原反应产生发光。

(1)基本原理

1)直接化学发光免疫分析:是用化学发光剂(如吖啶酯)直接标记抗体(抗原),在与待测标本中相应的抗原(抗体)发生免疫反应后,形成固相包被抗体-待测抗原-吖啶酯标记抗体复合物,这时只需加入氧化剂(H_2O_2)和 pH 纠正液(NaOH)使溶液成碱性环境,吖啶酯在不需要催化剂的情况下分解、发光。由集光器和光电倍增管接收,记录单位时间内所产生的光能,光信号与待测抗原的量呈正比,可从标准曲线上计算出待测抗原的含量。

2)化学发光酶免疫分析:是用参与催化某一化学发光反应的酶,如辣根过氧化物酶(HRP)或碱性磷酸酶(AP)来标记抗体(或抗原),在与待测标本中相应的抗原(抗体)发生免疫反应后,形成固相包被抗体-待测抗原-酶标记抗体复合物,洗涤后,加入底物(发光剂),经酶催化和分解底物发光。由光量子阅读系统接收,光电倍增管将光信号转变为电信号并加以放大,再把它们传送至计算机数据处理系统,计算出测定物的浓度。根据标志物不同,临床常见的化学发光酶免疫分析系统主要有辣根过氧化物酶标记的化学发光免疫分析和碱性磷酸酶标记的微粒子化学发光免疫分析。

微粒子化学发光免疫分析:最常用的是双抗体夹心法,标记酶为碱性磷酸酶(AP),以顺磁性微球作为载体包被第一抗体,利用磁性微球能被磁场吸引,在磁力的作用下发生力学移动的特性,迅速捕捉到被测抗原。当加入待测标本后,标本中的抗原与磁珠抗体形成复合物,在磁力作用下,促使该复合物快速地与其他非特异性物质分离,使抗原-抗体结合反应的时间缩短,测定时间减少,降低了交叉污染的概率,此时再加入碱性磷酸酶标记的第二抗体,形成磁珠包被抗体-抗原-酶标记抗体复合物,经洗涤去掉未结合的抗体后,加入 AP 的发光底物 AMPPD,AMPPD 被复合物上 AP 催化,迅速地去磷酸基团,生成不稳定的中间体 AMPD,AMPD 快速分解,从高能激发态回到低能稳定态时,持续稳定地发射出光子(hγ),发射光所释放的光子能量被光量子阅读系统记录,通过计算机处理系统将光能量强度在标准曲线上转换为待测抗原的浓度。

3)电化学发光免疫分析:是化学发光免疫分析中的新一代标记免疫分析技术,其原理是在电极表面由电化学引发的特异性化学发光反应。分析中常用双抗体夹心法,反应中生物素标记的抗体与标本中抗原结合形成抗原-抗体复合物,再与三联吡啶钌或其衍生物 N-羟基琥珀酰胺(NHS)酯标记的二抗结合形成生物素抗体-抗原-钌标记抗体复合物,加入亲和素化的顺磁性微粒后,形成亲和素微粒-生物素化抗体-抗原-钌标记抗体复合物,生物素-亲和素微粒双抗体夹心复合物在检测反应池中,与碱性溶液中的三丙胺(TPA)反应,该反应中磁性微粒被电极板下的磁铁吸附而留在电极板表面。在加压的阳性电场条件下,复合物上的吡啶钌与 TPA 发生氧化还原反应,NHS 与 TPS 两种电化学活性物质可同时失去电子发生氧化反应,由激发态回到基态的过程中发射光子(hγ),这一过程中在电极表面的循环反应产生多个光子,使光信号增强。由于该技术中使用了"链霉素亲和素-生物素"放大系统,使检测的灵敏度更高。因此电化学发光免疫分析的检测范围很广泛,检测灵敏度达 pg/mL 水平。

(2)技术要点

1)标志物的制备:通常以血接偶联和间接偶联两种方法制备标记结合物。直接偶联是标志物与被标志物直接偶联,包括碳二亚胺法、过碘酸盐氧化法和重氮盐偶联法等。间接偶联是标志物与被标志物之间通过"桥"联结成结合物,包括琥珀酰亚胺活化法、O-(羧甲基)羧胺法和戊二醛法等。

2)发光剂的选择:根据实际需要和客观条件限制选择发光剂,由发光剂的结构性质选择相应的标记方法。

4.发光分析技术评价 发光分析技术具有自动化程度高、灵敏度高、特异度强的特点,且其精密度和准确性也均可高于 RIA。由于发光分析技术的检测灵活、快速,检测试剂稳定并易于质量控制,目前已趋于替代 RIA 而成为免疫检测中最广泛使用的分析技术。

(1)直接化学发光免疫分析:吖啶酯直接化学发光免疫分析简单快速,发光迅速,不需催化剂,只要在碱性环境中即可进行;背景噪声低,保证了测定的灵敏度;但吖啶酯发光为瞬间发光,持续时间短,因此,对信号检测仪的灵敏度要求比较高。

(2)化学发光酶免疫分析:属酶免疫测定范畴,其通过酶促反应增加了发光信号,提高了检测方法的灵敏度,其检测水平可达 pg/mL 水平,且重复性好。微粒子化学发光技术较酶免疫分析法有更高的灵敏度,更宽的线性测定范围,更快的检测速度,因此更利于对微量样本的临床分析。

(3)电化学发光免疫分析:由于三联吡啶钌在电场中因不断得到三丙胺提供的电子,可周而复始地发光,持续时间长,信号强度高,容易测定,容易控制,也确保了该方法的高检测灵敏度和稳定性。

5.发光分析技术 在临床免疫检测中的应用发光分析技术目前已广泛用于内分泌激

素、肿瘤标志物、心肌标志物、病毒标志物、治疗性药物浓度、骨代谢指标等微量物质的检测。

三、荧光免疫自动化分析

荧光免疫自动化分析是将抗原-抗体结合反应与荧光物质发光分析及计算机技术有机结合的一项自动化免疫分析技术。该发光反应体系中,存在不同波长的激发光和发射光,其波长的 Stokes 位移越大,发射光的特异度越强。根据抗原-抗体反应后是否需要进行固相分离,分为均相和非均相两类。非均相荧光免疫测定主要有时间分辨荧光免疫测定;均相荧光免疫测定主要有荧光偏振免疫测定。

1.时间分辨荧光免疫测定(time resolved fluorescence immunoassay,TRFIA) 是以抗原-抗体反应与荧光物质发光和时间分辨技术相结合的近代荧光光谱技术。采用镧系元素铕等标记抗体或抗原,利用时间分辨荧光计测量法排除样品中非特异荧光的干扰,提高检测方法的特异度和灵敏度。

(1)基本原理:TRFIA 技术利用镧系元素螯合物的荧光寿命长,Stokes 位移大,荧光强度高等独特的荧光特性,在背景荧光已经降到很低时再开始检测特异的阳性信号,确保检测信号特异度的同时,应用解离-增强原理进一步增加了该检测的灵敏度。

1)非特异性荧光与镧系元素荧光:检测样品中含有的各种蛋白质和化合物通常可产生非特异荧光(自发荧光),但这些荧光寿命短,一般为 $1\sim10ns$,最长不超过 20ns,它们与普通荧光素发射的荧光均属于短寿命荧光,构成了 TRFIA 分析中的背景荧光。

镧系离子铕(Fu^{3+})、钐(Sm^{3+})、镝(Dy^{3+})等荧光具有寿命长($10\mu s\sim1.0ms$)、荧光强度高等特点,其荧光寿命比背景荧光长 $3\sim4$ 个数量级。所以应用荧光的时间分辨技术很容易将稀土螯合物的荧光与背景荧光进行区分。TRFIA 中多用 Eu^{3+} 和 Tb^{3+} 为示踪物,尤以 Eu^{3+} 最为常用。目前通常利用具有双功能基团结构的螯合剂连接抗原/抗体分子与镧系元素,形成稀土离子-螯合剂-抗原/抗体复合物。待测抗原与固相载体上包被的抗体结合后,加入铕螯合抗体,形成双抗体夹心复合物,在酸性增强剂的作用下,复合物上的铕解离形成新的微粒,于 340nm 激发光照射下,游离出的铕螯合体可发射 613nm 的荧光,经时间分辨荧光信号接收仪接受其信号强度,由计算机系统换算成待测物质的浓度单位。

2)时间分辨信号原理:普通物质荧光光谱分为激发光谱和发射光谱,在选择荧光物质作为标志物时,必须考虑激发光谱和发射光谱之间的波长差,即 Stokes 位移的大小,如果 Stokes 位移小,激发光谱和发射光谱常有重叠,相互干扰,影响检测结果的准确性,而镧系元素的荧光光谱有较大的 Stokes 位移,最大可达 290nm,激发光谱和发射光谱间不会相互重叠,加上其发射的光谱信号峰很窄,荧光寿命长,铕的荧光寿命可达 $730\mu s$,在每个激发光脉冲过后采用延缓测量时间的方式进行检测,提高了检测的精密度。

3)解离增强原理:被镧系元素标记的抗体或抗原形成的复合物在弱碱性反应液中经激发后的荧光信号较弱,必须再加入一种增强液使其形成具有高强度荧光的稳定螯合物,该增强液使 Eu^{3+} 抗体-抗原复合物的 pH 降低至 $2\sim3$,以利于 Eu^{3+} 从复合物上完全解离下来,游离的 Eu^{3+} 被增强液中的另一种螯合剂所螯合,在协同剂等其他成分的作用下,与增强液中的 β-二酮体生成一个 Eu^{3+} 在其内部的保护性胶态分子团,这是一个新的具有高强度荧光的稳定螯合物,它在紫外光的激发下发射很强的荧光,信号的增强效果可达上百万倍,该步骤称为解离增强技术。该技术又称为解离增强镧系元素荧光免疫分析,这是目前在时间分辨荧光免疫分析中应用最多的一种分析系统。通过该技术的应用,使 TRFIA 的检测下限可达 5×10^{-14} mol/L,大大提高了检测灵敏度。

（2）技术要点

1）抗体的纯化:高特异度和高纯度的抗体是制备高质量荧光抗体的前提。

2）荧光素的标记:选择适当的标记方法,标记过程中尤其需要注意温度和 pH 的设定。

3）荧光标记抗体的纯化和鉴定:可采用透析法或凝胶过滤法去除游离荧光素,采用离子交换法去除过度标记蛋白。对于荧光标记抗体一般要求抗体效价在 1：（16~32）；要求荧光素（F）和蛋白质（p）结合比率的重量比（即每毫升标记抗体中荧光色素的微克数与抗体蛋白毫克数的比值）在 1~3.5 为宜,摩尔比（每毫升标记抗体中荧光色素的摩尔数与抗体蛋白的摩尔数比值）在 1~3 最合适,且一定范围内,F/P 比值越大其荧光强度越大,但非特异性荧光增加；吸光度比以 0.3~0.95 为宜,该值越高,提示抗体上结合的荧光素分子越多。

2.荧光偏振免疫测定（flourescencepolarizalion immunoassay,FPIA）　是一种均相荧光免疫测定方法,采用抗原抗体竞争反应原理,利用荧光物质在溶液中被单一平面的偏振光（波长 185nm）照射后,可吸收光能而产生另一单一平面的偏振发射荧光（波长 525nm）,该荧光强度与荧光标志物质在溶液中旋转的速度成反比,分子越大,转动速度越慢,荧光强度越强。

（1）基本原理:FPIA 分析体系采用均相竞争法,以荧光素标记的已知 Ag（药物分子）与标本中的待测 Ag 共同竞争相应抗体,形成标记抗原-抗体复合物,待测抗原-抗体复合物,游离标记抗原。标记抗原-抗体复合物分子量大,旋转比游离标记抗原慢。在激发光照射下,大分子复合物吸收的偏振光最多,发出的偏振荧光强；小分子游离抗原旋转快,其偏振荧光弱。标本中抗原浓度越低,形成的标记抗原-抗体复合物越多,游离的标记抗原越少,偏振荧光越强；标本中抗原浓度越高,形成的标记抗原-抗体复合物越少,游离的标记抗原越多,偏振荧光越弱,偏振荧光强度与待测标本抗原浓度成反比。

（2）技术要点:FPIA 分析中需要注意:①FPIA 的结果好坏取决于荧光素标记的好坏、激发态荧光的平均寿命、抗原的相对分子量和复合物的特性等因素；②用空白校正或除蛋白剂对标本进行预处理,除去干扰成分,可提高 FPIA 灵敏度。

3.荧光酶免疫分析　是以碱性磷酸酶为标记酶,以反应管作为固相载体,以 4-甲基伞形酮磷酸盐（4-MUP）为酶反应荧光基质,4-MUP 在碱性磷酸酶的作用下分解,脱磷酸基团生成 4-甲基伞形酮,其在 360nm 激发光的照射下,发出 448nm 荧光,最终根据经荧光计数仪记录所产生的荧光强度来计算所测物质的浓度。

4.荧光免疫分析评价　TRFIA 可排除检测体系中的非特异性荧光干扰,具有高的检测特异度和灵敏度,但由于检测的特殊性,需要注意:①TRFIA 中用的酸性增强液易受环境、试剂、容器等镧系元素污染,使本底升高,故所用试剂和器材应尽量防尘；②TRFIA 所用载体最常用的是聚苯乙烯96微孔板,但不同厂家生产的微孔板,所产生的荧光有很大差异,应选择应用。

FPIA 技术是简便的均相测定方案,易于实现自动化快速分析,具有灵敏度高、线性范围广和精确度好等特点,是目前临床治疗药物监测中最常采用的方法之一,其检测灵敏度低于非均相时间分辨荧光免疫分析法,为 μmol/L 或 ng/L,但通常不适宜分析大分子物质,最适合用于分析血清或尿液中小分子药物浓度。

荧光酶免疫分析使用 AP 和 4-MUP 的化学反应作为放大系统,故其灵敏度达到或超过

RIA 水平,可用于各种抗原抗体的检测,如病毒抗体、细菌及毒素抗原、激素、肿瘤标志物、变应原、心肌损伤指标和凝血因子等多项指标。

5.荧光免疫分析在临床免疫检测中的应用 由于 TRFIA 的高特异度和高灵敏度,环境的低污染性,自 20 世纪 70 年代以来,特别是随着对镧系稀土元素离子的认识和了解,使解离增强镧系元素荧光免疫分析检测的应用范围越来越广,蛋白质多肽类激素、肿瘤标志物,如 IgE、HBsAg、HBsAb、铁蛋白、甲状腺素、促甲状腺素,催乳素、卵泡激素、CEA、AFP 等均可用该法进行测定。但由于其反应在固相载体上进行,检测时需在反应板上集中进行,不能随机急诊检测是其唯一的不足。

FPIA 作为一种定量免疫分析技术,常用于小分子物质,如药物的检测。其最早用于测定抗生素(如庆大霉素)、抗癫痫药苯妥英钠、类固醇激素、儿茶酚胺、5-羟-3-吲哚乙酸、地高辛等浓度。近年来也用于对血清或尿液中抗原药物,如叶酸、维生素 B_{12}、成瘾性药物大麻、可卡因、利多卡因、阿片、免疫抑制剂 FK506、环孢素、新抗生素类等定量分析。

四、发光免疫分析技术的质量保证

1.校准程序 仪器在使用前,均应按各仪器制造厂的标准对光路通道、流路通道、采样针探测界面等进行校准以保证仪器处于正常的工作状态。

2.定标程序 每个检测项目在进行临床标本检测之前,必须通过用校正品的定标测试程序,以保证检测使用的试剂药盒具有可靠性,从而保证检测结果的准确性。

3.自动控制 仪器能自动识别按照程序设置的检测标本的倍数稀释,以保证检测时反应管中保持最佳抗原-抗体反应浓度,操作者应按照最佳标准选择参数。

4.自动系统 仪器能对试剂缺少、样品耗材缺少或仪器故障等情况进行监测并及时报警,对操作者进行提示,操作者应注意观察提示,及时补充耗材。

5.正确采集标本 自动化免疫分析中应较全面地了解这些指标的临床应用价值与疾病发生发展间的关系和标本采集中的影响因素等,以更好地利用这些病理生理指标为疾病诊断和协助治疗提供服务。

第十七章　自身免疫性疾病的免疫学检测

自身免疫性疾病(autoimmune disease,AID)是由某些原因造成免疫系统对自身成分的免疫耐受破坏,自身抗体和(或)致敏淋巴细胞损伤相应的组织器官引起的疾病,表现为组织器官的功能障碍。与感染性疾病符合微生物的郭霍原则相似,自身免疫性疾病亦需满足很多标。

第一节　系统性自身免疫性疾病

一、系统性红斑狼疮

系统性红斑狼疮(systemic lupus erythematosus,SLE)是以多系统、多脏器受累为临床特点,产生抗核抗体(anti nuclear antibody,ANA)等多种自身抗体为其免疫学特点的一种慢性、炎症性结缔组织疾病。SLE 发病高峰在 15~40 岁,以育龄期妇女多见,男女之比为 1:(5~10),各地患病率不完全清楚,美国为(14.6~50.8)/10 万,我国约为 70/10 万人。

1.病因与发病机制　病因与发病机制尚不完全清楚,可能为内外因素作用于遗传易感个体,导致机体免疫系统紊乱而发病。

2.临床表现

(1)一般表现:全身乏力不适、发热、体重下降、厌食、精神萎靡。

(2)皮肤:特征性皮损为颊部红斑、盘状红斑、鳞屑性斑丘疹。

(3)骨、关节与肌肉:关节痛/关节炎是 SLE 最常见的表现,几乎所有关节均可累及,多表现为游走性关节痛。

(4)肾脏:肾脏受累是 SLE 常见的临床表现,影响 SLE 的远期预后。通常经尿常规检查发现肾脏受累。

(5)肺脏:胸膜炎/胸腔积液是 SLE 肺部最常见的临床表现,常为少量至中量,极少出现大量胸腔积液。

(6)心血管系统:心脏受累包括心包炎、心肌炎、心内膜炎、冠状动脉病变。心包炎为心脏受累的常见表现,可为 SLE 的首诊症状。

(7)神经精神系统:SLE 神经精神系统受累临床谱广泛,几乎囊括了所有神经系统、精神系统表现。

(8)血液系统及单核吞噬细胞系统:血液系统可表现为贫血、白细胞减少、血小板减少。

3.实验室检查

(1)一般实验室检查:血常规检查可有贫血、白细胞减少、血小板减少;尿液分析可示蛋白尿、血尿和细胞、颗粒管型;病情活动期血沉可增快,CRP 在 SLE 一般正常。

(2)蛋白质电泳和补体:50%的患者有低白蛋白血症,30%球蛋白升高,尤其是 γ-球蛋白。疾病活动期补体水平常降低,与补体消耗和肝脏合成能力下降有关,单补体成分 C3、C4 和总补体溶血活性在疾病活动期均可降低,检测补体裂解产物更能反映补体消耗情况。

（3）自身抗体

1）ANA：临床上所说 ANA 检测实际上是指用间接免疫荧光法（IIF）进行总抗核抗体检测，常见荧光图形有 5 种：①均质型：抗 DNA 组蛋白复合物抗体的表现形式；②膜型：提示抗双链 DNA（ds-DNA）抗体阳性；③颗粒型：代表针对可提取性核抗原的抗体，可提取性核抗原（extractable nuclear antigen，ENA）为非组蛋白或小分子 RNA 蛋白多肽复合物；④核仁型；⑤着丝点型。

2）抗 DNA 抗体：包括抗单链 DNA 抗体和抗 ds-DNA 抗体。抗 ds-DNA 抗体检测方法包括 IIF、放射免疫分析法（RIA）、酶联免疫吸附法（ELISA）、胶体金法。以马疫锥虫或短膜虫为底物的 HF 法是目前国内外临床常规检测抗 ds-DNA 抗体最常用的方法，具有特异度强、简易方便等优点；RIA 法重复性好、可定量、灵敏度较高，但特异度差。

3）抗 ENA 抗体：ENA 是指可用 0.9%氯化钠溶液或 PBS 提取的核抗原，抗 ENA 抗体包括抗 Sm 抗体、抗 UIRNP 抗体、抗 SSA 抗体、抗 SSB 抗体等，检测方法有对流免疫电泳法、免疫双扩散法、免疫印迹法和免疫沉淀法等。

4）抗磷脂抗体：是一组与含有磷脂结构的抗原物质发生反应的抗体，如抗心磷脂抗体。抗磷脂抗体目前检测方法包括：①ELISA 法检测抗心磷脂抗体；②凝血试验检测狼疮抗凝物质；③梅毒血清学凝集试验。

二、干燥综合征

干燥综合征（Sjogren's syndrome，SS）是一种淋巴细胞浸润外分泌腺体造成的慢性外分泌腺炎，多累及泪腺，出现眼干，累及唾液腺而出现口干。伴有类风湿关节炎（RA）、系统性红斑狼疮（SLE）、系统性硬化（SSc）等疾病的称为继发性干燥综合征；没有潜在疾病的称为原发性干燥综合征。

依使用的诊断标准不同，原发性干燥综合征国外的患病率为 0.5%~1%，女性与男性的比例是 9：1。中国的患病率大约是 0.3%。SS 有两个发病高峰，一个是 20~30 岁，一个是 50 岁中期绝经期后。大约 20%的 RA 患者合并继发性 SS。

1.病因与发病机制　SS 的发病机制与遗传因素、环境因素、神经免疫内分泌网络均有关系。

2.临床表现

（1）口腔症状：由于颊黏膜干燥，使食物下咽困难。此类患者往往有猖獗龋。

（2）腺体外系统性表现：腺体外表现可以分为非内脏表现（皮肤、关节、肌肉）和内脏表现（肺、心、肾、胃肠道、内分泌、中枢和周围神经系统）。皮肤表现包括与冷球蛋白血症或者高球蛋白血症相关的紫癜。关节炎呈对称性分布，类似于 RA 和 SLE。肌痛及肌无力也常出现。间质性肺炎和气管支气管干燥是 SS 肺累及的最常见的表现。SS 患者可以出现心包炎和肺动脉高压。肾脏损害常见间质性肾炎，常通过激发试验检出。间质性膀胱炎在 SS 患者中常见，可以很严重。胃肠道表现包括由于口干和食管功能障碍造成的消化不良。SS 患者常出现甲状腺功能减退。SS 患者出现淋巴瘤的概率是普通人群的 40 倍。神经系统表现见于 20%的 SS 患者，包括中枢神经系统受累、颅神经损伤、脊髓病变和外周神经病变。

3.实验室检查

（1）一般实验室检查：SS 患者血清中可以有 ANA 和类风湿因子（RF），还可以有多克隆性免疫球蛋白增高。RF 是针对免疫球蛋白 IgG Fc 段的抗体,现在的检测方法包括乳胶凝集法和酶联免疫吸附法。使用间接免疫荧光方法检测,采用鼠肝或者 Hep-2 细胞作为底物,约 90% 的 SS 患者可以出现 ANA,但是其核型既可以有均质型,也可以有斑点型,没有哪一种核型在 SS 有特异性。在 SS 中的 ANA 的靶抗原尚未阐明,但是其中斑点型 ANA 最常见的靶抗原是 SSA 和 SSB。现在检测 SSA 和 SSB 抗体的方法主要有欧盟点印迹法和免疫印迹法,还有对流免疫扩散法。对流免疫扩散法阳性率低,而且无法区分 60kD 和 52kD 的抗 SSA 抗体,但是它是最特异的抗 SSA 和抗 SSB 抗体的检测方法。免疫印迹法检测抗 SSA,可以有 60kD 和 52kD;有文献认为,52kD 主要见于 SS,而 60kD 主要见于 SLE;免疫印迹法检测抗 SSB 抗体,可以有 45kD、47kD 和 48kD。欧盟公司的自身抗体诊断试剂是得到广泛国际认可的试剂,其点印迹方法检测抗 SSA 和 SSB 抗体,同样存在无法区分抗体亚组分的缺陷,临床使用中应注意结合临床判断抗体的价值和意义。

此外,SS 患者还可以有一些 SS 靶组织抗原的抗体。抗 α-胞衬蛋白抗体是 2000 年左右发现的 SS 相对特异性抗体,当时认为是 SS 特异性抗体。随后的研究发现,原发性 SS 和继发性 SS、类风湿关节炎、SLE 等疾病都可以出现抗 α-胞衬蛋白抗体,其阳性率依次为 73%、40%、29.5%、19.5%,所以其并非 SS 特异性抗体。其后有学者提出抗 β-胞衬蛋白抗体可能是 SS 特异性抗体,但是国内外对其研究尚少,尚难定论其在 SS 诊断中的价值。近年来,有一些文献发现,抗毒覃碱 M_3 受体是 SS 的特异性抗体,有文献使用转染了人 M_3 受体蛋白的细胞系作为底物,采用间接免疫荧光法检测抗 M_3 抗体,发现抗 M_3 受体抗体是 Ss 特异性抗体,特异性达到 95% 以上。但是抗 M_3 抗体检测中重要问题是其重复性较差。最近还有文献提出 M_3 抗体的线性表位抗体是 SS 的特异性抗体,特异性达到 95%;笔者实验室的初步试验表明,抗 M_3 抗体特异性没有文献报道的那么高,约为 85%。不同实验室结果差异的原因可能与患者的种族、诊断标准、试剂来源等有关。还有一些器官特异性抗体,如抗泪液中蛋白 lipocalin 的抗体,文献报道是 SS 的特异性抗体,但是仅仅是小样本研究,尚待进一步证实。国内报道抗腮腺导管抗体在 SS 诊断中有一定价值,值得进一步研究。但是一般说来,器官特异性抗原的抗体在系统性自身免疫性疾病中往往不是特异性抗体,可能与局部器官损害有关。还有学者报道,并发肾小管酸中毒的 SS 患者常出现抗碳脱氢酶抗体。

(2)生化检查:SS 约 30% 可以出现间质性肾炎、远端肾小管酸中毒(Ⅰ型),轻症患者不出现血 pH 降低,而尿酸化功能障碍,尿 pH 升高,多大于 6;血 pH 增高仅见于重症患者,呈酸中毒;还可以出现尿液浓缩功能障碍,尿比重降低。SS 患者由于远端肾小管泌氢障碍,远端小管腔内外 H^+ 梯度缺陷,H^+ 泵缺陷、远端小管的 Na^+-H^+ 交换障碍,使 H^+-K^+ 交换增加,尿钾排出增多,出现低钾血症;由于 Na^+-H^+ 交换障碍,Ca^{2+} 被动用作为基盐造成尿钙丢失过多,血钙浓度降低,刺激甲状旁腺分泌,而 PTH 又可以抑制肾小管对磷的重吸收,出现低钙低磷血症,容易产生骨矿化障碍,导致软骨病发生;由于尿钙排出增加及尿中枸橼酸浓度下降,可以导致钙盐在肾脏的沉积而出现结石或者肾的钙化。

对于轻症肾小管酸中毒,可以经由氯化铵负荷试验而检出。可以采用三日法:口服氯化铵 0.1g/(kg·d),连用 3 天。第 4 日测定患者 CO_2CP 及尿液、血液 pH。阳性标准为血 pH 及 CO_2CP 下降,而尿 pH>5.5。也可以采用一次法,一次服用氯化铵 0.1g/kg,服药后 3~8 小时内每小时测定尿标本 pH,>5.5 为阳性反应。应该注意,氯化铵负荷试验不能用于有明显酸中毒的患者,对患有肝病,特别是肝功能不良者,易诱发肝性脑病,应该改用氯化钙负荷试验。

三、类风湿关节炎

类风湿关节炎(rheumatoid arthritis,RA)是一种经典的自身免疫应答介导的慢性炎症性关节疾病,它可以造成对称性、破坏性小关节为主的关节炎症,最终造成关节变形和残疾。其关节炎病理的显著特点是滑膜关节炎;而其关节外病理特点是血管炎。类风湿关节炎的危险因素包括女性、高龄和阳性家族史。

类风湿关节炎在欧洲和北美洲白种人中的患病率是0.5%~1%;而中国患病率在0.33%左右,日本大约为0.2%;非洲的患病率则更低;美国印第安纳人群中的患病率为5.3%~6.8%。多数学者认为,类风湿关节炎是在一定的遗传背景基础上,在某些未知感染等环境因素作用下致病。

1.病因与发病机制　类风湿关节炎发病和HLA-DRB1特定的亚型有关,如HLA-DRB10401、0405、0404等。对其发病机制的一般看法是,致病抗原被抗原提呈细胞表面的HLA-DR分子呈递,结合T细胞受体,形成HLA-抗原-T细胞受体三分子复合物而激活T细胞,从而活化下游的细胞因子,导致类风湿关节炎发病。近年的研究表明,B细胞在类风湿关节炎发病中也有重要作用,它不仅产生致病性自身抗体,也有呈递抗原、促进T细胞活化的作用,清除B细胞对类风湿关节炎有治疗作用也支持这一观点。

2.临床表现

(1)关节系统:RA患者可以有多发性、对称性关节肿胀、疼痛,患者典型的关节表现包括近端指间关节的纺锤样软组织肿胀;掌指关节半脱位;手指尺侧偏斜;PIP过伸、远端指间关节DIP过屈的天鹅颈畸形;PIP过屈、DIP过伸的纽扣花样畸形。

(2)其他系统:RA患者可以出现皮肤、眼、肺、肾、神经系统等多系统受累。

3.实验室检查　RA的实验室检查包括疾病活动性指标及疾病特异性抗体检测。

(1)RA的疾病活动性指标:包括ESR(血沉)、CRP(C-反应蛋白)、血清淀粉样蛋白A(SAA)、IL-6等。

(2)RA相关的自身抗体

1)类风湿因子(RF):RA的诊断标准需要类风湿因子(RF)。RF是抗正常人免疫球蛋白IgG Fc段的抗体,它分为IgM型、IgG型和IgA型。RF是抗人IgG分子Fc片段上抗原决定簇的特异性抗体。为抗IgG的自身抗体,与变性IgG、热聚合IgG和IC都有较强的亲和力,主要为19S的IgM,也可见7S的IgG及IgA。可分为IgM-RF、IgG-RF和IgA-RF等。一般说的RF是指IgM-RF。如同时存在两种类型的RF,一般仅见于RA。高滴度的IgA-RF常与关节外表现有关。类风湿因子能与人或动物的变性IgG结合,而不与正常IgG发生凝集反应。

检测:最初是用致敏绵羊红细胞凝集试验(Rose-Waaler法),目前最常采用IgG吸附的胶乳颗粒凝集试验、比浊法,但此法的灵敏度和特异度均不高,而且只能检出血清中的IgM型RF。IgG型和IgA型RF则需要用放射免疫法(RIA)或ELISA法等检测。RA中RF的灵敏度为70%左右,特异度为88.5%左右。持续高滴度RF常提示RA疾病活动,且骨侵蚀发生率高,常可伴有皮下结节或血管炎等全身并发症,提示预后不佳。

2)AKA(抗角蛋白抗体):1979年Young等发现RA血清中有一种能与鼠食管角质层反应的抗体,并对RA具有特异性,命名为AKA。1989年Vincent等提出应将AKA更名为抗角质层抗体更为恰当。AKA 可以在 RA 发病以前若干年出现,所以有早期诊断价值。

检测:取 Wistar 大鼠食管中下 1/3 段做冷冻切片,厚 $4\mu m$,加 1∶20 稀释血清,湿盒内 37℃ 孵育 30 分钟,PBS 漂洗,吹干,加 1∶20 稀释的荧光素标记羊抗人 IgG,37℃ 孵育 30 分钟,漂洗,荧光显微镜下观察。结果以角质层出现规则的线状或板层状荧光为阳性。AKA 在 RA 中的阳性率为 41.3%,特异度为 97.8%。

3)APF(抗核周因子):是 1964 年 Nienhuis 在 RA 血清中发现的一种抗人颊黏膜细胞质内角质蛋白颗粒抗体,荧光显微镜下在胞质内呈一个或多个大小不等的圆形或椭圆形颗粒,其对 RA 的特异度随血清稀释倍数的增加而增加。

检测:刮取人颊黏膜细胞混匀,PBS 洗涤 3 次后涂片,每片 400～1000 个细胞,加 1∶10 稀释血清,室温下孵育 90 分钟,PBS 漂洗,加 1∶20 稀释的荧光素标记羊抗人 IgG,室温孵育 30 分钟,洗 3 次。以 1∶1 含 $0.5\mu g/mL$ 溴化乙啶甘油/PBS 液封固进行核复染色,荧光显微镜下观察结果。核周胞质中出现圆形或椭圆形荧光颗粒者为阳性。APF 可以在 RA 发病前出现,所以有早期诊断价值。APF 阳性率为 50.0%,特异度为 95.7%。但是其缺点是难以标准化。

4)抗 Sa 抗体:抗 Sa 抗体可出现于 RA 未确诊前。检测:从新鲜的人胎盘组织提取纯化 Sa 抗原,将抗原行 SDS-PAGE 电泳,电泳后将抗原转印至硝酸纤维素膜上,先后加血清、辣根过氧化物酶标记的羊抗人 IgG 抗体和底物液显色。凡在蛋白质分子量为 50000 和(或) 55000 区带出现条带者为阳性。抗 Sa 抗体的灵敏度和特异度分别为 48.7%、90%。2004 年,有学者证实,抗 Sa 抗体的靶抗原是瓜氨酸化的波形蛋白。

5)抗环状瓜氨酸多肽抗体(CCP):采用环状瓜氨酸肽为抗原,用 ELISA 法检测类风湿关节炎的抗环状瓜氨酸肽抗体(anti-CCP),灵敏度和特异度均较用直链线性瓜氨酸肽为抗原有明显提高。抗环状瓜氨酸抗体在类风湿关节炎的敏感度为 75%～87.6%,特异度更可达到 94%～99%,且在 70% 的发病 1 年内类风湿关节炎患者血清中可检测到抗环状瓜氨酸抗体的存在,同时抗环状瓜氨酸抗体阳性也可以用来预测 RA 的关节破坏。环状瓜氨酸肽能通过人工大量合成高纯度成品,可以满足各种试验要求,抗环状瓜氨酸肽抗体用 ELISA 法检测,实验结果更客观、准确,易于质控。Anti-CCP 具有与 APF、AKA 一样的早期诊断 RA、评估病情及预后的价值。

6)异质性胞核核糖核蛋白(RA33/36)检测:用 Ehrlich 腹腔积液癌细胞提取的抗原检测抗 RA 33/36 抗体。可以使用免疫印迹法检测,凡在蛋白质分子量为 33000 和(或)36000 区带出现条带者为阳性。也可以采用酶联免疫吸附法进行检测。抗 RA33/36 抗体在 RA 的灵敏度为 35%～45%,特异度为 87%。

四、系统性血管炎

系统性血管炎是以血管坏死和炎症为主要病理特征的一组疾病,其临床表现多样,因受累血管类型、部位、大小及病理特点等不同而各异。

1.病因与病理　系统性血管炎目前病因不明,研究认为主要为感染原对血管的直接损害和免疫异常介导的炎症反应所致。例如病原微生物对血管的直接损伤、病理性免疫复合物形成、补体激活与炎症反应、抗体的直接致病作用、肿瘤细胞介导的免疫损伤等,均参与了该类疾病的发生发展。

2.临床表现　系统性血管炎可以累及体内各种血管,故而临床表现复杂多样,容易误诊漏诊。确诊需根据临床表现、实验室检查、病理活检资料及影像学资料等综合判断,以确定血管炎的类型及病变范围。如出现无法解释的下列情况时,应考虑血管炎的可能:①多系统损害;②进行性肾脏损害,蛋白尿、血尿或血肌酐、尿素氮进行性升高;③肺部受累,出现游移性或固定性阴影/空洞;④合并周围神经病变;⑤不明原因的发热;⑥缺血性或淤血性症状;⑦紫癜样皮疹或网状青斑;⑧结节性坏死性皮疹;⑨无脉或血压增高;⑩不明原因合并耳鼻喉或眼部病变;不同类型血管炎各有其不同的临床特征。

3.实验室检查　系统性血管炎的检查主要包括一般实验室检查、血清炎症指标检测、血清自身抗体检测、脏器功能检查、影像学检查(包括血管造影)及活体组织检查等方面。

(1)一般实验室检查:血常规检查中白细胞及血小板正常或轻度增高,根据病程及病情不同,可有不同程度的贫血。尿常规检查因不同类型血管炎中肾脏受累的程度和类型而不同,ANCA 相关性血管炎往往出现肾脏受累,尿常规提示蛋白尿、血尿和(或)白细胞尿,肾功能受累时也可出现不同类型的蛋白管型或细胞管型。便常规检测无特异性,便潜血提示继发性消化道出血、消化道黏膜病变或肠系膜血管病变可能。

(2)血清炎症指标检测:炎症指标的增高见于多数血管炎病情活动期,包括血沉、C-反应蛋白等,也可见到血清纤维蛋白原、补体等炎症分子非特异性增高。

(3)血清自身抗体检测:已成为部分原发性系统性血管炎的血清特征,有利于疾病诊断、病情活动度判断及估计预后,且不同抗体型别对不同类型血管炎也有一定的提示作用。其中抗中性粒细胞胞质抗体(anti-neutrophil cytoplasmic an-tibodies,ANCA)及抗内皮细胞抗体(anti-endothelial cell anti-bodies,AECA)是近年研究中被认为是最重要的血管炎相关自身抗体。前者多见于韦格纳肉芽肿、显微镜下多血管炎、变应性肉芽肿性血管炎,故这三类小血管受累为主的血管炎目前又通称为 ANCA 相关性血管炎。后者可见于大、中、小血管受累的各类血管炎,其中以川崎病阳性率最高。

1)抗中性粒细胞胞质抗体:目前 ANCA 已成为系统性血管炎的敏感血清学诊断工具,是研究系统性血管炎的热门课题。1985 年发现 ANCA 为诊断部分原发性系统性血管炎的敏感且特异的指标。以乙醇固定的中性粒细胞为底物的间接免疫荧光法(IIF)检测发现,其胞质内特异性荧光着染,称为胞质性 ANCA(cANCA),其靶抗原主要为丝氨酸蛋白酶 3(PR3),同时发现与 cANCA 胞质着染型别不同的荧光染色图形,主要表现为环绕于中性粒细胞核周的着染图形,被称为核周型 ANCA(pANCA),主要靶抗原为髓过氧化物酶(MPO)。目前对 ANCA 的研究日益增多,证实 ANCA 为一个包含众多靶抗原的自身抗体谱,除 PRs 及 MPO 外,弹性蛋白、乳铁蛋白、组织蛋白酶 G、杀菌/通透性增高蛋白(BPI)、天杀青素、溶酶体、β-葡萄糖醛酸酶、α-烯醇化酶、防御素及人溶酶体相关膜蛋白等,它们生理功能各异,且不同靶抗原荧光着染型别也不同,目前将不同于 cANCA 及 pANCA 型别的 ANCA 称为不典型 AN-CA(xANCA)。

目前临床上用于检测 ANCA 的方法主要有 2 种,间接免疫荧光法(IIF)是最原始也是最常用的方法,但是不能区分上述各种特异性抗原,临床上常作为筛选检测。酶联免疫吸附试验(ELISA)作为确证试验进一步区分 ANCA 不同特异性靶抗原,常用直接法或夹心法检测。ANCA 不同型别在疾病诊治中的临床意义一直都是研究的热点。

2)抗内皮细胞抗体:AECA 有 IgG、IgM 及 IgA 多种亚型,目前临床上多以检测 IgM 型为主。AECA 有多种检测方法,采用人脐内皮细胞作为底物,可用 ELISA 法、免疫荧光法、流式细胞仪、免疫印迹法及补体介导的细胞毒试验等检测,目前常用 ELISA 法。但是由于其疾病特异性较差,对于血管炎诊治的临床意义稍逊于 ANCA 检测。

3)其他自身抗体:另外系统性血管炎还可在血清中出现其他类型自身抗体,但较少见,如抗核抗体、抗心磷脂抗体,后者提示可能合并抗磷脂综合征,近期报道系统性血管炎合并抗磷脂抗体的患者出现多发性单神经炎的病例报告。

(4)组织活检:是确诊各种类型血管炎最确切及重要的依据。常根据受累血管及脏器不同行不同部位的组织活检。

五、抗磷脂综合征

抗磷脂综合征(antiphospholipid syndrome,APS)是一种以反复动脉、静脉血栓形成、习惯性流产和(或)血小板减少及抗磷脂抗体[主要为抗心磷脂抗体(ACL)和狼疮抗凝物(LA)]阳性为主要特征的自身免疫性疾病。临床上将单独出现的 APS 称为原发性抗磷脂综合征(primary antiphospholipid syndrome,PAPS),而伴发于系统性红斑狼疮(SLE)或其他自身免疫性疾病、肿瘤、感染等疾病者称为继发性抗磷脂综合征(secondary antiphospholipid syndrome,SAPS)。APS 多见于成年人,儿童亦可出现。因流产是本病的一个突出表现,故女性发病明显高于男性,60%~80%的 PAPS 患者是女性。APS 有家庭聚集现象,但与此相关的 HLA 基因型尚不清楚。

1.病因与发病机制　在实验动物模型中,用病毒多肽、细菌多肽和异质性 β_2 糖蛋白 1(β2 GPI)进行主动或被动免疫,均可诱发多克隆的 APL、LA 及和 APS 相关的临床事件。目前推测感染诱导病理性抗磷脂抗体的产生,但仍缺乏直接证据。

由于高滴度 APL 在无症状患者可持续多年,因此推测血栓形成与即刻的血管损伤或内皮细胞激活有关。在体外,APL 促进白细胞黏附到内皮细胞上;在体内,APL 可导致胚胎吸收,增加创伤诱导的实验性动脉血栓的体积和持续时间。APL 与胎盘中的天然抗凝物——附加因子 V(胎盘抗凝蛋白I)竞争磷脂,使胎盘内血栓形成。蛋白 C、蛋白 S 及抗凝血酶Ⅲ先天性缺乏或因子 V 基因突变可以增加 APL 阳性患者血栓形成的危险。

2.临床表现　APS 的主要表现是反复静脉或动脉血栓形成所致的各种临床症状,以及习惯性流产、早产、死胎等病态妊娠的发生。

(1)血栓形成及其表现:APS 血管性血栓形成的临床表现,取决于受累血管的种类、部位和大小,缺血性脑卒中是动脉血栓最常见的表现,静脉血栓形成以下肢深静脉血栓和肺栓塞最常见,还可表现为肾静脉、下腔静脉、肝静脉、视网膜和颅内静脉窦(矢状窦、海绵窦等)血栓形成。微血管受累可出现肾衰竭和皮肤梗死。

(2)习惯性流产:习惯流产和胎死宫内是 APS 的主要特征之一,以妊娠 10 周后最多,但也可见于妊娠早期。

3.实验室检查

(1)一般实验室检查:APS 中血小板多为轻中度减少,北京协和医院资料提示重度血小板减少亦不少见。APS 患者出现肾小球血栓形成时可有血尿和蛋白尿,严重时可有肾功能改变。血补体减低、红细胞管型尿和脓尿提示狼疮肾炎。如果肝脏出现血栓形成,可以出现转氨酶升高。急性期患者 ESR 和 CPR 可以出现不同程度的升高。

（2）有诊断意义的自身抗体：APL 的结合抗原是磷脂结合蛋白 β_2GPI，而不是磷脂本身。β_2GPI 又称载脂蛋白 H，血浆浓度为 200ng/mL。当 β_2GPI 与带负电荷的表面结合时，发生构象改变，暴露出隐蔽抗原；或者 β_2GPI 分子聚集，使抗原密度增高，从而具有抗原活性。β_2GPI 的抗原性和磷脂结合位点需要第 5 功能区的八肽和二硫键。

1）抗心磷脂抗体（ACL）：ACL 是目前最常检测的 APL，常见 IgG 型和 IgM 型，而单独的 IgA 型很少见。目前多应用标准化的酶联免疫吸附法（ELISA）定量或半定量测定 ACL。国外大多数实验室检测结果：正常值：IgG 型<16GPL（G = IgG；PL = phospholipid）u/mL，IgM 型<5MPL u/mL；低滴度阳性范围：17~40GPL 或 MPL u/mL；高滴度阳性范围：>80GPL u/mL 或 >40MPL u/mL。国内多用阴性（-）、低滴度（+）、中等滴度（++）及高滴度阳性（+++ ~ ++++）来表达 ACL 的实验结果。ELISA 法检测的 ACL 对诊断 APS 灵敏度较高，特异度相对低，常作为筛选试验。有条件可以进一步检测 IgG 抗体亚型，其中高滴度 IgG2 ACL 提示病情严重，预后差。

2）狼疮抗凝物（LA）：因首先在 SLE 患者中发现，且在体外具有抗凝作用而得名。实际上约半数 LA 阳性患者无 SLE；LA 在体内与血栓形成密切相关，而罕有出血倾向。

LA 是一组能延长凝血时间的抗体，抑制磷脂依赖的凝血反应。LA 是一种 IgG 型或 IgM 型免疫球蛋白，在体外能干扰并延长各种磷脂依赖的凝血试验。LA 有异质性，没有一种试验能测定全部的 LA。检测 LA 的筛选试验有活化的部分凝血活酶时间、白陶土凝血时间及 Russell 蛇毒凝血时间等。鉴定 LA 需要 4 步处理过程：①磷脂依赖的凝血筛选试验延长；②加入正常缺乏血小板的血浆不能纠正上述筛选试验中延长的凝血时间；③加入过量磷脂可以缩短或纠正上述筛选试验中延长的凝血时间；④排除其他凝血疾患，如因子Ⅷ抑制剂或肝素。但是，有时应用商品化试剂盒，当混合试验（待测血浆与正常血浆 1：1 或 4：1 混合）不正常，即报告 LA 阳性，尚没有研究评价其正确性。LA 对诊断 APS 有较高的特异度，北京协和医院的资料还提示 LA 与血栓形成的相关性大于 ACL。

近年国内外对抗 β_2GPI 抗体研究很多，其检验方法逐渐标准化，而且大多数学者认为 ELISA 检测的抗 β_2GP1 抗体与 APS 临床事件的相关性更强，但其在 APS 发病中的意义仍有待进一步阐明。因此临床上对于高度怀疑 APS 而 ACL 和 LA 阴性者，应检查 β_2GPI。抗磷脂酰丝氨酸和抗磷脂酰乙醇胺抗体的检测试验亦未标准化。另外，抗凝血酶原、凝血酶调节蛋白及其他凝血蛋白的抗体有时与 APL 伴随出现，一些患者还可有抗内皮细胞抗体。自身抗体介导的高凝状态可能是以相似临床模式为特点的一组疾病。

此外，对静脉血栓闭塞患者应视情况检测蛋白 C、蛋白 S、抗凝血酶Ⅲ和因子 V 和凝血酶原基因突变等。对反复动脉血栓形成者应检测血浆同型半胱氨酸。

（3）其他实验室抗体检查：抗磷脂综合征患者可有 ANA 和抗 ds-DNA 抗体阳性。因为新生儿狼疮是所有自身免疫性疾病的一个潜在的并发症，APS 妊娠期妇女应常规检测抗 Ro/SSA 和抗 La/SSB 抗体。

（4）活组织病理检查：皮肤、肾脏或其他组织活检显示非炎症性血管闭塞。炎症性血管炎提示合并 SLE 或其他结缔组织疾病。

六、系统性硬化

系统性硬化（systemic sclerosis，SSc）是以皮肤硬化、纤维化为特征的系统性结缔组织疾病,除皮肤受累外,还可出现消化道、肺、肾、心等内脏器官受累。

SSc 确切患病率不清,美国南加州的一项随机社区流行病学调查估计,患病率为(19~75)/10 万,但如果包括那些不符合诊断标准,但具有确切 SSc 特性的一些患者,患病率可能高 20 倍。SSc 见于世界各区域、各种族,高发年龄为 30~50 岁,男女比为 1：(3~4),许多病例呈散发性。

1.病因与发病机制　病因与发病机制不甚明了,可能是外源性因素,如一些化学物质(硅石粉尘、硅胶植入物、环氧树脂、芳香烃化合物)、食物、药物(博来霉素、L-色氨酸)作用于机体免疫系统,导致淋巴细胞活化,释放淋巴因子,产生自身抗体,通过免疫复合物、抗体依赖性细胞介导细胞毒作用,淋巴因子活化杀伤细胞等多种机制损伤内皮细胞,导致内源性血管舒张介质(一氧化氮)和血管收缩活性介质(内皮素)失衡而微血管舒缩不稳定,微血管结构破坏,内皮下抗原暴露,进而血小板活化,血小板衍生生长因子、淋巴因子直接作用于成纤维细胞,或通过激活组织中的单核细胞、肥大细胞分泌细胞因子,作用于成纤维细胞,使其增生合成大量细胞外基质,在皮肤和其他组织器官过量沉积。

2.临床表现

(1)一般表现:疲乏、无力、体重下降等慢性疾病特征,发热少见。

(2)雷诺现象:寒冷或情绪等因素而诱发的双手、鼻尖等部位苍白、发绀、潮红三相反应。

(3)皮肤表现:几乎所有 SSc 患者皮肤均受累,从手指开始,前臂、面部、前胸、躯体等部位逐渐受累。

(4)骨关节肌肉:早期可出现关节肿痛,后期由于关节表面皮肤硬化,导致关节挛缩、活动受限。

(5)消化道:主要为食管运动障碍和食管下段括约肌功能受损。

(6)肺:肺受累以肺间质纤维化和肺动脉高压多见,表现为进行性活动性呼吸困难、胸痛和干咳。

(7)肾:肾受累表现为蛋白尿(常<0.5g/24h)、氮质血症及肾性高血压。

(8)内分泌及外分泌:25%的患者伴有甲状腺功能减退。20%~30%的患者并发口干、眼干症状。

3.实验室检查

(1)一般实验室检查:血常规可有缺铁性贫血、嗜酸性粒细胞增多,部分患者白细胞减少;尿常规可有尿蛋白或镜下血尿、管型尿。病情活动期血沉增快。

(2)蛋白电泳和补体:蛋白电泳示球蛋白增高,有高 γ-球蛋白血症;补体水平一般正常。

(3)自身抗体:在自身免疫性疾病中,SSc 的自身抗体谱仅次于系统性红斑狼疮,大部分属于抗核抗体范畴。

1)抗核抗体(anti-nuclear antibody,ANA):以 Hep-2 细胞为底片,ANA 阳性率达 95%,荧光图多为核仁型、着丝点型和斑点型。其中着丝点型很有特征,表示抗着丝点抗体(anti-centromere antibody,ACA);核仁型抗体对应抗原为 RNA 聚合酶Ⅲ、U3RNP、核仁 4-6S RNA 等。

2)抗 ENA 抗体:不同抗 ENA 抗体在各种结缔组织疾病中的阳性率有明显差异,部分有很高的特异度。抗 Scl-70 抗体对弥散性皮肤 SSc 特异,阳性率为 30%~70%。抗 RNP 抗体(抗 UIRNP 抗体)见于 20%的 SSc 患者。其他少见的抗 ENA 抗体包括抗 PM/Scl 抗体、抗 Ku 抗体、抗 Jo-1 抗体、抗 SSA 抗体、抗 SSB 抗体等。

3）其他自身抗体:类风湿因子见于30%的SSc患者。

（4）甲襞微循环显微镜检查:SSc微循环结构异常具有特征性,表现为毛细血管襻动静脉支粗糙扩张、毛细血管襻顶部增宽、血流缓慢,部分区域毛细血管襻环消失。

（5）组织病理:皮肤主要为真皮间质水肿,真皮上层小血管周围淋巴细胞浸润;硬化期,真皮及皮下组织胶原纤维肿胀增生、纤维化,血管内膜增生,血管壁水肿、增厚,管腔狭窄;后期表皮及附属器官萎缩。肺、食管等器官组织主要为间质纤维化;肾主要为血管结构异常、血管内膜增生、管腔狭窄。

七、多发性肌炎和皮肌炎

炎性肌病是一组异质性疾病,分为亚急性、急性、慢性肌肉疾病。它们的共同体征是不同程度的肌无力和肌肉炎症。根据其独特的临床、组织病理学、免疫学和社会学特征可以分为皮肌炎（dermatomyositis,DM）、多发性肌炎（polymyositis,PM）和包涵体肌炎（inclusion-body myositis,IBM）。

DM既可以累及儿童,也可以累及成人,女性比男性更多见。PM多见于18岁之后。IBM更多见于50岁之后的男性。炎性肌病的患病率为每10万人群中有0.6~1个患者。总的来说,DM最常见。IBM是大于50岁的炎性肌病中最常见的。在儿童中,DM最常见,但是儿童PM往往病情严重。

1.病因与发病机制　某些基因和疾病相关,如DRB1 * 0301与PM和IBM相关,HLA DQA10501与幼年皮肌炎相关,肿瘤坏死因子TNF308A基因多态性与DM的光过敏有关。

炎性肌病的发病机制是在一定的遗产易感性基础上,某些病毒感染作为诱因,诱使发病。DM中浸润肌肉的炎症细胞主要是B淋巴细胞和CD4+T细胞。而在多发性肌炎和包涵体肌炎中,主要是$CD8^+T$细胞攻击MHC I类抗原阳性的肌纤维。

2.临床表现　PM和DM患者都有不同程度的肌肉无力,进展比较缓慢,早期累及股四头肌和踝背屈肌导致经常摔跤,是散发性IBM的常见特点。颈伸肌群受累可以导致抬头困难(垂头)。严重患者可以出现吞咽障碍伴间断呛咳、呼吸肌无力。

（1）皮肌炎:DM常出现特征性皮疹,手指背侧和侧面变得粗糙,伴有有裂缝的水平线。在儿童患者,DM表现类似成人,只是肌外累及更常见。儿童DM的常见表现是易激惹、面部发红、易疲劳,有不同程度的近端肌无力。

（2）多发性肌炎:多发性肌炎是慢性进展性亚急性肌病,常累及成人,很少累及儿童。PM表现类似于很多其他肌病,是一个排除性诊断。

3.实验室检查

（1）生化检查:炎性肌病的常见生化异常包括一些非特异性指标异常及肌病特异性指标异常。最敏感的肌酶是肌酸磷酸激酶,活动性肌炎中水平升高可以达到50倍。天冬氨酸和丙氨酸氨基转移酶、乳酸脱氢酶醛缩酶水平也可以升高。虽然肌酸磷酸激酶水平和疾病活动性平行,在某些皮肌炎患者中其水平可以正常。在多发性肌炎患者中,肌酸磷酸激酶水平往往是增高的。轻度白细胞和血小板升高也提示病情活动。

（2）肌电图:肌电图表现为自发性纤颤波增加、复杂重复放电和阳性尖锐波。自发运动单元包含短程低幅多相单元。虽然没有特异性,但这些特点有助于证实活动性肌病。存在自发性放电可以鉴别活动性肌病和皮质激素诱发性肌病,除非两者并存。

（3）肌活检病理：炎性肌病的肌活检常见的病理改变是Ⅰ型和Ⅱ型肌纤维的坏死、再生、肌束周围肌萎缩和血管周围炎症。

（4）自身抗体检查：针对细胞核和胞质抗原、参与蛋白合成（抗合成酶）或者翻译转运（抗信号识别颗粒）的核糖核蛋白的自身抗体，可见于20%的炎性肌病患者。这些抗体是有用的临床标记，因为它们常常和间质性肺病相关。抗组氨酰信使RNA合成酶的抗体、抗JO-1抗体，占所有抗合成酶抗体的80%，似乎特异性提示以下疾病亚型，此疾病亚型包括肌炎、非侵蚀性关节炎和雷诺现象。这些自身抗体在PM和DM发病机制中的重要性和特异性尚未阐明，因为它们不是组织或者疾病亚型特异的，它们仅仅见于不到25%的患者，而且它们确实见于没有肌炎的间质性肺炎患者中。有报道称，抗信号识别颗粒抗体是伴有心肌累及的侵袭性疾病和治疗反应较差疾病的标记抗体，但没有得到证实。其他自身抗体，包括抗Mi-2抗体、抗PM-Scl抗体，可见于DM合并系统性硬化症者，抗KL-6抗体和间质性肺病相关。

这些抗体的常用检测方法包括对流免疫扩散法、免疫印迹法、欧盟点印迹法、酶联免疫吸附法。对流免疫扩散法是最特异的方法，但是灵敏度相对低，而且对检测人员的培训、试剂、设备的要求较高。免疫印迹法是相对灵敏的方法，但是特异度相对低。欧盟点印迹法与之类似。酶联免疫吸附法则是最灵敏的方法，但是对于试剂的纯度要求比较高，检测需要的设备较少，易于在基层医院普及。

八、混合性结缔组织疾病

混合性结缔组织疾病（mixed connective tissue disease，MCTD）是一种临床上有系统性红斑狼疮（SLE）、系统性硬化（SSc）、多发性肌炎/皮肌炎（PM/DM）及类风湿关节炎（RA）等疾病特征，血清中有极高滴度的斑点型抗核抗体（ANA）和抗UIRNP（snRNP）抗体的临床综合征。

1.病因与发病机制　该病病因与发病机制尚不明确，与体液免疫和细胞免疫功能异常、环境因素、病毒感染及遗传背景等多因素有关。MCTD发病年龄为4~80岁，大多数患者在30~40岁出现症状，平均年龄为37岁，女性多见，约占80%。我国发病率不明，但并不少见。

2.临床表现　患者可表现出组成本疾病的各个结缔组织疾病（SLE、SSc、PM/DM或RA）的任何临床症状，然而MCTD具有的多种临床表现并非同时出现，重叠的特征可以相继出现，不同的患者表现亦不尽相同。典型的临床表现是多关节炎、雷诺现象、手指肿胀或硬化、肺部炎性改变、肌痛和肌无力、食管功能障碍、淋巴结肿大、脱发、颧部皮疹及浆膜炎等。

（1）关节：几乎所有患者都有关节疼痛和发僵。

（2）皮肤黏膜：大多数患者在病程中出现皮肤黏膜病变。雷诺现象伴手指肿胀、变粗、全手水肿有时是MCTD患者最常见和最早的表现。

（3）肌肉病变：肌痛是MCTD的常见症状。

（4）心：心脏的三层结构均可受累。

（5）肺：劳力性呼吸困难是常见症状。肺功能损害表现为限制性通气功能障碍及弥散功能障碍。

（6）肾：MCTD患者有肾损害。高滴度的抗UIRNP抗体对弥散性肾小球肾炎的进展有相对保护作用。

（7）胃肠道：胃肠道受累是有 SSc 表现的 MCTD 患者的主要特征，发病率为 60%~80%。

（8）神经系统：中枢神经系统病变并不是本病显著的临床特征，最常见的表现是三叉神经病。

（9）血管：中小血管内膜轻度增生和中层肥厚是本病特征性的血管病变。

（10）血液系统：75% 的患者有贫血和白细胞减少，以淋巴细胞系为主。

（11）其他：发热、淋巴结肿大、肝脾大、干燥综合征等。

3.实验室检查　大部分患者抗 UIRNP 抗体早期即可出现，并贯穿病程始终。抗体滴度可以波动，但和病情活动无关。约 30% 的患者 RF 和抗 RA33 抗体阳性。15% 的患者抗心磷脂抗体和狼疮抗凝物阳性，但其抗心磷脂抗体是非 $\beta2GPI$ 依赖性的。此外，抗单链 DNA 抗体、抗组蛋白抗体、抗内皮细胞抗体也可呈阳性。抗内皮细胞抗体可能与患者肺动脉高压的发生发展、血管闭塞有关。

有研究发现，MCTD 患者的抗凋亡 U1-70K 抗体在抗 UIRNP 抗体中尤为重要。有学者认为，抗 hnRNP-A2 抗体（抗异质的核内核糖核蛋白抗体 A2）也是 MCTD 的特异性抗体。HLA-DR4 与 MCTD 相关联，这亦有别于 SLE 和 SSc。抗 TSI-RNA 抗体可能与 MCTD 的狼疮样表现有关。

第二节　消化系统自身免疫性疾病

一、自身免疫性胃炎

自身免疫性胃炎的描述，最早可以追溯到 1849 年 Thomas Addison 发现恶性贫血（pernicious anemia，PA）。Thomas 发现这类胃炎患者均存在巨细胞性贫血，缺乏维生素 B_{12}（钴胺素）和内因子，予维生素 B_{12} 治疗有效，考虑其胃黏膜损伤可能与营养缺乏相关。1940 年后，因行经口胃黏膜活检或死后尸检的普及，恶性贫血与胃炎及黏膜萎缩关联得以明确。20 世纪后期，随着技术的进步，人们先后发现了针对内因子和胃壁细胞的自身抗体，才进一步明确了萎缩性胃炎与自身免疫之间的关系。

1973 年，Strickland 等根据胃炎血清免疫学检查及胃内病变的分布，将慢性萎缩性胃炎分为 A 型（自身免疫型）与 B 型（细菌引起）两个独立的类型。一般常说的自身免疫型胃炎即指 A 型慢性萎缩性胃炎。

1.病因与发病机制　自身免疫性胃炎北欧多见（2006 年荷兰初级医疗中心血清学证明的萎缩性胃体炎约为 3.4%），我国只有少数病例报道。可同时伴有其他自身免疫性疾病，如桥本甲状腺炎、1 型糖尿病等（此三者同时发生时为自身免疫性疾病 3 型）。患者血清中往往存在自身抗体，如壁细胞抗体（parietal cell anti-body，PCA）和内因子抗体（intrinsic factor antibody，IFA）。PCA 存在于血液及胃液中，其相应抗原为壁细胞分泌小管微绒毛上的质子泵 H^+/K^+-ATP 酶。其亦见于一些不伴恶性贫血的萎缩性胃炎和极少数健康人，在其他自身免疫性疾病中 PCA 的阳性率也较高。主要导致胃壁细胞总数减少，胃酸分泌减少或缺乏。

内因子由胃壁细胞分泌，食物中的维生素 B_{12} 必须与内因子结合才在末端回肠吸收。IFA 存在于患者血清及胃液中，使内因子缺乏，引起维生素 B_{12} 吸收不良，与恶性贫血发病有关，仅见于 A 型慢性萎缩性胃炎伴恶性贫血患者。

恶性贫血具有遗传背景,家庭成员中萎缩性胃炎、低酸或无酸、维生素 B_{12} 吸收不良的患病率及 PCA、IFA 检测阳性率均较高。

近年还发现 Hp 感染患者中也存在自身免疫反应,其血清抗体能与宿主胃黏膜上皮起交叉反应,其机制主要与 Hp 抗原模拟有关,不过欧洲学者通过地区流行病学调查认为 Hp 感染导致免疫性胃炎的比例可以忽略不计。

另外有报道胃 H^+/K^+-ATP 酶特异性 Th_1 T 细胞的激活在自身免疫性/萎缩性胃炎的发生中起至关重要的作用。通过实验动物模型的建立,目前也提出自身免疫性疾病的产生,除了机体产生具有抗某一特异性抗原的抗体外,去除产生免疫细胞的器官也是原因之一。

2.临床表现　一般消化道症状较少,体征多不明显,有时可有上腹轻压痛。恶性贫血患者常有疲软、舌炎及轻微黄疸。

3.实验室检查

(1)胃液分析:自身免疫性胃炎患者胃酸降低,重度者可无酸。

(2)血清胃泌素分析:正常者<100ng/L。胃体黏膜萎缩时可中度升高,伴有恶性贫血者显著升高,可达 1000ng/L 或以上。

(3)自身抗体:血清 PCA 常呈阳性,IFA 阳性率比 PCA 低,但如胃液中检查出 IFA,对诊断恶性贫血帮助较大。

(4)血清维生素 B_{12} 浓度及维生素 B_{12} 吸收试验:正常人空腹血清维生素 B_{12} 浓度为 300～900ng/L,<200ng/L 肯定存在血清维生素 B_{12} 缺乏。Schilling 试验能检测维生素 B_{12} 的吸收情况,维生素 B_{12} 缺乏和内因子缺乏所致的吸收障碍有助于恶性贫血的诊断。

二、自身免疫性肝炎

自身免疫性肝炎(autoimmune hepatitis,AIH)是一种较少见的原因不明的慢性进展性肝脏疾病,以高丙种球蛋白血症、血清自身抗体阳性及组织学表现为界面性肝炎为特征性表现。确诊需除外其他慢性肝病,包括肝豆状核变性、慢性病毒性肝炎、药物性肝病、非酒精性脂肪肝及其他自身免疫性肝病,如原发性胆汁性肝硬化、原发性硬化性胆管炎等。若未予有效治疗,可逐渐进展为肝硬化,最终导致肝功能失代偿。目前 AIH 常用的治疗方案为糖皮质激素单用或联合硫唑嘌呤,其有效应答率超过 80%,有效改善了 AIH 的预后。

1.病因与发病机制　AIH 的发病机制尚不明确,可能与多种因素的共同作用有关,包括遗传基础、诱发因素、多种抗原决定簇的暴露、免疫细胞的激活、效应细胞的扩增等。研究显示,AIH 的易感等位基因位于 DRB1 基因上。不同种族有不同的易感等位基因型,在北美及北欧白种患者为 DRB1 * 030 及 DRBI * 0401,在墨西哥、日本及阿根廷患者为 DRB1 * 0404 及 DRBI * 0405。AIH 的诱发因素包括感染、药物、毒素等。感染因素主要为病毒,包括麻疹病毒、肝炎病毒、巨细胞病毒、EB 病毒等,其中 AIH 与肝炎病毒关系更为密切;药物因素包括酚丁、甲基多巴、呋喃妥因、双氯芬酸、干扰素、米诺环素(美满霉素)、阿托伐他汀等,另据报道,中草药包括总状升麻、大柴胡汤等亦与 AIH 的发病有关。但上述诱发因素与 AIH 的起病在时间上并无明确的相关性。

2.临床表现　AIH 大多数隐袭起病,大部分患者临床症状及体征不典型,部分患者甚至首诊时即已出现肝硬化症状。乏力是最常见的症状,其他常见症状包括食欲缺乏、上腹部不适或疼痛、多肌痛等。肝大是最常见的体征,其他体征包括黄疸、脾大等。部分患者无明显的临床症状和体征,只是在生化检查中发现肝功能异常后才被诊断为 AIH。少数患者表现为急性、亚急性甚至暴发性发作。40%~50%的患者伴发其他自身免疫性疾病,其中以自身免疫性甲状腺炎、Grave 病及类风湿关节炎最为常见。已经进展至肝硬化的患者亦可并发肝细胞癌,但发病率较低。

3.实验室检查

(1)生化指标:生化检查方面,最常见为血清转氨酶升高;高胆红素血症亦常见(83%),但一般小于 3 倍正常值;碱性磷酸酶升高常见,但一般小于 2 倍正常值,大于 2 倍正常值者仅占 33%左右;高丙种球蛋白血症为多克隆性,以 IgG 水平升高为主。

(2)免疫学指标:AIH 患者血清中可检测到多种自身抗体,包括抗核抗体(ANA)、抗平滑肌抗体(SMA)、抗肝肾微粒体抗体(抗 LKMI)、抗可溶性肝抗原/肝胰抗体(抗 SLA/LP)、核周型抗中性粒细胞胞质抗体(pANCA)、抗去唾液酸糖蛋白受体抗体(抗 ASGPR)、抗肝特异性胞质抗体(抗 LCl)、抗肌动蛋白抗体等。根据血清自身抗体谱,将 AIH 分为 2 个亚型。

1)1 型 AIH:标志性抗体为 ANA 和 SMA,但两者均非 AIH 的特异性抗体,其诊断价值远不如 AMA 在 PBC 诊断中的价值;与之相比,抗肌动蛋白抗体对 1 型 AIH 的诊断特异性更高;另外,其他自身抗体,包括 pANCA、抗 SLA/LP 亦有助于 1 型 AIH 的诊断。抗体阳性的标准取决于检测方法,一般将滴度≥1:80 确定为阳性,但在儿童患者,低滴度阳性亦有意义。

2)2 型 AIH:标志性抗体是抗 LKM1 和抗 LC1,在诊断与鉴别诊断中起着非常重要的作用。抗 LKM1 的靶抗原为 CYP2D6(P450IID6),一种药物代谢酶,在少数丙型病毒性肝炎患者血清中亦可出现。

(3)病理学:AIH 的病理学表现以界面性肝炎为主要特征,但并非特异性表现。严重者可出现桥接样坏死、肝细胞玫瑰花结样改变、结节状再生等组织学改变。如同时合并汇管区小叶间胆管的异常,如胆管炎、胆汁淤积等,则提示重叠综合征的诊断(AIH 合并 PBC 或PSC)。随着疾病的进展,肝细胞持续坏死,肝脏出现进行性纤维化,最终发展为肝硬化。

三、原发性胆汁性肝硬化

原发性胆汁性肝硬化(primary biliary cirrhosis,PBC)是一种慢性进行性胆汁淤积性肝脏疾病,其发病率为(40~400)/100 万,北欧地区发病率最高,国内尚无明确的发病率统计。主要受累人群为中年女性,占 90%,发病高峰在 50 岁左右,25 岁以下发病者少见。

1.病因与发病机制　其病因尚不明确,可能为在一定遗传背景下,由于持续性感染(细菌、病毒、真菌等)、环境毒理因素或毒物作用等,导致免疫调节紊乱或自身免疫反应,最终导致胆管损伤。其组织病理学特点为汇管区炎症及免疫介导的肝内胆管的破坏,最终导致肝纤维化、肝硬化及肝衰竭。

2.临床表现　50%~60%的患者在诊断时并无症状,但其中大多数在 2~4 年会进展至出现明显的临床表现。乏力和皮肤瘙痒是最常见的症状。乏力可见于 60%以上的患者,其严重程度与肝病的严重程度无关,亦无确切有效的治疗方法。皮肤瘙痒常发生在黄疸出现之前数月至数年,可为局灶性或弥散性,通常夜间明显,接触毛织品、其他织物或高温可使症状加重。部分患者有可以自行缓解的右上腹不适。长期胆汁淤积使胆汁酸分泌和排泄减少,致脂肪和脂溶性维生素吸收障碍,可出现脂肪泻、皮肤粗糙和夜盲症(维生素 A 缺乏)、骨软化和骨质疏松(维生素 D 缺乏)、出血倾向(维生素 K 缺乏)等症状。疾病晚期可出现腹腔积液、水肿、食管静脉曲张等门脉高压表现。部分患者伴有其他自身免疫性疾病，如干燥综合征、系统性硬化症、类风湿关节炎、甲状腺炎等。PBC 患者肝胆系统恶性肿瘤的发病率增高，但并不像其他导致肝硬化的原因那样高。

体征往往与疾病的分期有关，无症状患者查体无异常发现，随着疾病的进展，可出现皮肤色素沉着、蜘蛛痣、瘙痒和搔抓引起的表皮脱落、黄色瘤、黄疸、腹腔积液、水肿等表现。近70%的患者有肝大，约 35%的患者可有脾大。

3.实验室检查

（1）免疫学指标

1）抗线粒体抗体（anti-mitochondrial antibodies，AMA）：诊断 PBC 的灵敏度为 95%，特异度为 98%。在线粒体膜上共存在 9 种自身抗原（M1~M9），其中 M2 为位于线粒体内膜的丙酮酸脱氢酶复合物的 E2 亚基，M2 亚型 AMA 诊断 PBC 的特异度最高。AMA 的滴度水平及抗原亚型和 PBC 的临床病情无关，在临床症状出现之前数年即可呈阳性，应用药物治疗或肝脏移植成功后，血清 AMA 亦不消失。有极少数患者（<5%）临床表现、生化及组织学均符合 PBC 的诊断，但 AMA 检测阴性，称为 AMA 阴性的 PBC，其自然病程与 AMA 阳性的 PBC 患者并没有显著差异。

2）抗核抗原抗体：包括抗核心蛋白 gp210 抗体、抗核心蛋白 p62 抗体等。最常见的核型表现为核周型和核点型，这两种核型对 PBC 的诊断特异度很高。核心蛋白 gp210 是 210kD 的跨膜糖蛋白，参与核心复合体成分的黏附。AMA 阳性的 PBC 患者中约 20%抗 gp210 抗体阳性，AMA 阴性的患者中该抗体阳性率可达 50%。抗 gp210 抗体诊断 PBC 的特异度达99%，并且可作为 PBC 患者的预后指标，阳性提示预后不良。抗 p62 抗体是 PBC 的另一特异性抗体，在 PBC 患者中阳性率约为 25%。

3）其他自身抗体：除上述特异性抗体外，PBC 患者还可出现抗平滑肌抗体、抗核抗体、抗甲状腺抗体、抗 DNA 抗体等。

4）免疫球蛋白：不论 AMA 阳性与否，几乎所有 PBC 患者均有血清 IgM 水平的升高。

（2）生化指标：大多数 PBC 患者的血清生化指标呈胆汁淤积性改变。在疾病的早期及无症状期即可出现 ALP 升高，且通常是最为明显的实验室异常。GGT 和 γGT 的升高与之平行。血清 ALT 和 AST 水平多正常或仅轻度升高，一般不超过正常值上限的 5 倍。如果血清ALT 和 AST 水平明显升高，则需进一步检查以除外合并其他原因所致的肝病。在疾病的较晚期可出现胆红素（以结合胆红素升高为主）、胆汁酸的升高及血脂异常等。

四、原发性硬化性胆管炎

原发性硬化性胆管炎（primary sclerosing cholangitis，PSC）是一种病因不明的慢性胆汁淤积综合征。在西方国家其发病率为（6~8）/100000，男性患者多见，约占 70%。约80%的PSC 患者合并炎症性肠病，其中绝大部分为溃疡性结肠炎（约占 90%）。相反，炎症性肠病患者合并 PSC 的情况并不多见，发生率仅为 1.2%~5.6%。该病的发病率随地域及种族的不同而存在差异，国内尚无流行病学统计资料。

1.病因与发病机制　PSC 的病因与发病机制尚不明确。目前较公认的观点是在遗传易感的基础上，环境因素诱发了免疫应答的异常，从而导致胆管上皮或同时累及结肠上皮的慢性炎症，最终导致胆汁淤积。感染和毒素是否致病尚存在争议。

2.临床表现　PSC 的发病年龄多在 25~45 岁,亦有新生儿及高龄者发病的报道。男性多见,男女比例为(1.5~2):1。PSC 多起病隐匿,20%~44% 的患者可无症状,或因溃疡性结肠炎筛查肝功能异常而诊断,或因碱性磷酸酶升高行 ERCP 而诊断。最常见的临床症状为黄疸、皮肤瘙痒及右上腹痛。体重下降及乏力亦较常见,多与厌食及小肠吸收不良有关。但对于病情稳定的患者,短期内体重下降应警惕恶性肿瘤,如胆管癌等。因 PSC 发展至胆管癌的概率高于普通人群,为 10%~30%,其发生胰腺癌和结肠癌的概率亦高于普通人群。少数患者(约 10%)可有寒战、高热、右上腹痛、黄疸及肝功能损害等细菌性胆管炎的表现。随着病情的进展,可出现终末期肝病的表现。

病程早期的体格检查通常是正常的。随着病情的进展,可以出现黄疸、肝脾大及肝掌、蜘蛛痣等终末期肝病的体征。

3.实验室检查　PSC 患者典型的生化指标异常为 ALP 升高,GGT 及 5′-核苷酸酶也可相应升高。ALT 及 AST 水平通常也会升高,但很少超过 3~4 倍正常值。胆红素水平可正常,随着病情的进展而升高,以结合胆红素升高为主。晚期患者可以有白蛋白减低及 PT 延长。

PSC 患者血清中免疫球蛋白水平通常升高,以 IgM 升高为主。65%~84% 的患者 ANCA 阳性,35% 的患者抗内皮细胞抗体(anti-endothelial cell antibody,AECA)(为提示血管损害的标志物)阳性,其他常见的抗体包括抗心磷脂抗体及 ANA。AMA 通常阴性。

五、慢性自身免疫性胰腺炎

自身免疫性胰腺炎(autoimmune pancreatitis,AIP)是由自身免疫介导,以胰腺肿大、胰管不规则狭窄为特征的一种特殊类型的慢性胰腺炎。1961 年 Sarles 等首次提出原发性硬化性胰腺炎的概念,1995 年 Yoshida 等正式提出自身免疫性胰腺炎的命名,Ito 等于 1997 年提出 AIP 的诊断标准。随着研究和认识的深入,自身免疫性胰腺炎已经成为慢性胰腺炎的一个独立分型。

1.病因与发病机制　AIP 患者常伴有高 γ-球蛋白血症、血清 IgG 及 IgG4 水平升高,支持其发病机制与自身免疫因素相关。AIP 可与其他自身免疫性疾病共存,常见的有干燥综合征、原发性硬化性胆管炎、原发性胆汁性肝硬化,还有溃疡性结肠炎与系统性红斑狼疮等。这一现象提示胰腺与其他外分泌腺可能存在共同的靶抗原。AIP 患者常可检测到抗核抗体、类风湿因子、抗乳铁蛋白抗体及抗碳酸脱水酶 II(anti-carbonic anhydrase II,ACA II)抗体。乳铁蛋白和 ACA II 分布在胰腺、唾液腺、胆管和远端肾小管等外分泌器官的上皮细胞中。动物实验提示,乳铁蛋白和 ACA II 可能为 AIP 的靶抗原。

AIP 活检可见胰腺导管周围大量 CD4+、CD8+T 淋巴细胞浸润,它们分泌多种细胞因子,增强局部炎症反应,破坏导管上皮细胞和导管内胰岛前体细胞,从而影响胰腺内、外分泌功能。根据 CD4+T 细胞产生的细胞因子不同,进一步分为 Th1 细胞及 Th2 细胞。Th1 细胞可产生 IL-2、TNF-α、INF-γ,介导细胞免疫,激活巨噬细胞吞噬反应及细胞毒性反应。转基因鼠 AIP 动物模型提示 CD4-Th1 细胞与鼠 AIP 的早期发病有关。Th2 细胞产生 IL-4、IL-5、IL-6、IL-10,促进体液免疫及变态反应,可能与疾病进展,尤其是局部 B 细胞的活化有关。

遗传学方面,在日本人群中 DRB10405 DRB10401 单倍体基因型与 AIP 有关。

AIP 的病理特点为胰腺弥散性肿大,伴淋巴细胞和浆细胞浸润的纤维化。胰腺组织病理学见胰腺弥散性淋巴、浆细胞浸润,腺泡萎缩,组织间隙纤维化,并可累及腹膜后胰周组织;由于导管周围伴淋巴浆细胞浸润的纤维化而致胰腺导管壁增厚、狭窄;胰腺钙化和假囊肿少见。当炎症病变主要累及胰头时,胆总管壁和胆囊壁呈弥散性增厚,伴显著纤维化和淋巴浆细胞浸润。不同管径的胰腺静脉闭塞性静脉炎可累及门静脉,伴静脉壁及其周围的淋巴浆细胞浸润和纤维组织增生。局部和腹腔淋巴结肿大(直径>2cm),且有明显的滤泡增生和密集的浆细胞浸润。胰岛周围可有纤维组织包裹,β细胞数量减少,胰岛周围及其内部无或有 CD8$^+$T 淋巴细胞为主的炎症细胞浸润。

2.临床表现　AIP 起病隐匿,患者症状一般比较轻微,缺乏典型的胰腺炎特点。可以有轻度的上腹痛或上腹部不适,伴或不伴有恶心、呕吐、食欲减退、乏力、体重减轻等非特异性症状。部分患者因体检发现胰腺肿大而就诊。因胆总管胰腺段狭窄所致的胆汁淤积性黄疸是 AIP 的特征性表现,近 1/3 的患者黄疸呈波动性,部分患者甚至以胆汁淤积性黄疸为首发症状。AIP 容易合并糖尿病而引起高血糖。体格检查可以发现皮肤巩膜黄染、上腹部轻压痛,少数患者可有浅表淋巴结肿大,部分患者可无阳性体征。

3.实验室检查

(1)血常规嗜酸性粒细胞比例及总数升高。

(2)血淀粉酶升高多数患者血清淀粉酶轻度升高,升高达正常值 3 倍以上者少见。

(3)肝功能表现为胆汁淤积性肝功能异常。

(4)血糖升高。

(5)高 γ-球蛋白血症、血清 IgG 及 IgG4 水平升高。

(6)抗碳酸脱水酶Ⅱ(ACAⅡ)抗体、抗乳铁蛋白抗体、抗核抗体、抗线粒体抗体等多种自身抗体阳性。

(7)部分患者可以有肿瘤标志物 CEA、CA199 升高。

其中,血清 γ-球蛋白升高,IgG 及 IgG4 水平升高,自身抗体阳性对 AIP 具有重要的诊断价值。

六、炎症性肠病

炎症性肠病分为溃疡性结肠炎(ulcerative colitis,UC)和克罗恩病(Crohn's disease,CD)。

(一)溃疡性结肠炎

UC 又称慢性非特异性溃疡性结肠炎,是原因不清的大肠黏膜的慢性炎症和溃疡性病变,主要累及直肠黏膜、乙状结肠黏膜,也可逆行向上扩展至左半结肠、右半结肠,甚至全结肠和末端回肠。

1.临床表现　起病多缓慢、隐匿,往往发病数周甚至数月才就诊;少数可急性起病,常误诊为急性肠道感染性疾病(如急性细菌性痢疾)。多数患者(60%~70%)病程反复发作,发作间期症状可缓解;少数患者(5%~10%)首次发作后病情长期缓解,可持续 10 年之久,这类患者一般都属轻型。也有少数患者(5%~15%)症状持续,病情活动而不缓解。部分患者在发作间期可因饮食不节、劳累、感染、精神刺激等而诱发或加重临床症状。

2.临床分型与分期

(1)根据病变范围分型

1)溃疡性直肠炎(E1):仅累及直肠(炎症范围的远端达到直乙交界处)。

2)左侧溃疡性结肠炎(E2)(亦称远端溃疡性结肠炎):病变范围局限于结直肠至脾区。

3）广泛的溃疡性结肠炎(E3)(亦称全结肠炎)：病变范围延及脾区。

无论从用药频率、住院率或结肠切除术来衡量，结肠炎累及的范围反映了病变的活动性和严重性。UC 结直肠癌的发生与病变累及范围相关。

（2）根据严重程度分型　按照疾病的活动度/严重度，UC 可大致分为 4 型。

1）临床缓解期 UC(SO)：无症状的 UC。

2）轻度 UC(S1)：根据 Truelove 和 Witts 对疾病活动度的经典描述，此型定义为每日血便≤4 次，无发热，脉搏<90 次/分，血红蛋白≥105g/L 和血沉<30mm/h。

3）中度 UC(S2)：Truelove 和 Witts 对此型定义为介于轻型和重型之间的状态。

4）重度 UC(S3)：传统的定义为每天至少 6 次血便，脉搏≥90 次/分，体温≥37.5℃，血红蛋白<105g/L 和血沉≥30mm/h。

（3）根据病程经过分型

1）初发型：指无既往史而首次发作者。症状轻重不等，可转变为慢性复发型和慢性持续型。

2）慢性复发型：临床上最常见。症状较轻，治疗后常有长短不等的缓解期，与发作期交替发生。可转为慢性持续型。有时可被误诊为肠易激综合征。

3）慢性持续型：首次发作后症状持续，亦可出现肠外症状，可有急性加重。与慢性复发型相比，本型结肠受累较广泛，结肠病变倾向于进行性，并发症也较多。

4）急性暴发型：少见。多发生于青少年，急性起病，全身和局部症状均严重，体温可高达40℃以上，水样泻可多至每日 20～30 次，便血量较多，并伴有恶心、呕吐、腹胀、心率增快、脉搏细数、多汗、贫血等全身中毒症状。易合并急性中毒性巨结肠，出现脱水、电解质和酸碱平衡紊乱、消瘦、低蛋白血症；亦易发生肠穿孔，多为数个部位的小穿孔，常引起急性弥散性腹膜炎；还可并发败血症等。本型预后差。

（4）特殊情况：IBD 相关的原发性硬化性胆管炎：5% 的 UC 患者有硬化性胆管炎(PSC)，70%～80% 的硬化性胆管炎患者合并 IBD，而且主要为结肠受累。肠道病变通常十分轻微，而且起病隐匿。几个研究发现合并 PSC 的 IBD 患者比单纯的 UC 患者更易发生"直肠赦免的广泛性结肠炎"和无其他克罗恩病典型表现(如肉芽肿、跳跃分布、瘘管或狭窄)的"倒灌性回肠炎"，且较易出现盲袋炎，同时其肿瘤发生的风险较未合并者高，不同的临床病理学特征和预后提示 UC 合并 PSC 可能是区别于 CD 和 UC 的另一表型。

3.实验室检查

（1）血常规检查

1）贫血：病情严重程度不同，贫血严重程度也不同，原因考虑为慢性出血、铁及其他造血物质缺乏、某些治疗药物(如 SASP)引起溶血、与慢性炎症有关的骨髓造血抑制等。另外，尽管肾功能可能正常，EPO 分泌不足在 IBD 贫血的形成中亦起着重要作用。

2）白细胞计数：大多数患者正常。中重型患者可有轻度升高，有时以中性粒细胞增高为主，严重者可出现核左移及中毒颗粒。

3）血小板：血小板计数可升高，重型患者可大于 $400×10^9/L$。

（2）粪便检查

1）粪便常规：肉眼观以糊状黏液脓血便为最常见，重者粪质极少，少数患者以血便为主，伴有少量黏液或无黏液。镜检可见大量红细胞、脓细胞，还可见嗜酸性粒细胞；急性发作期粪便涂片常见大量多核的巨噬细胞。

2)病原学检查:目的是除外感染性结肠炎,是本病诊断的一个重要步骤。①细菌培养:应反复多次检查,常规培养可排除痢疾杆菌和沙门菌感染。有条件者应进行特殊培养,以排除弯曲菌属、难辨梭状芽孢杆菌和耶尔森菌感染。部分还应进行淋球菌或衣原体的特殊培养;②溶组织内阿米巴滋养体检查:尤其是血性黏液便,反复多次检查,镜检时注意取新鲜粪便,同时注意保温;③粪便集卵:留取每次的全部粪便,进行集卵和孵化,以除外慢性血吸虫病及其他寄生虫感染;④病毒学检查:本病急性发作时,应尽可能用电镜或免疫电镜在粪便中找病毒颗粒,或用免疫学方法找病毒特异性抗原,以排除病毒机会性感染。

(3)炎性指标:CRP及血沉是代表急性炎症反应的标准实验室指标。CRP半衰期短,仅19小时,可以显示炎症活动的连续性变化,高水平的CRP提示疾病活动或合并细菌感染,CRP水平可用于指导治疗和随访。ESR精确度较低,随疾病活动而升高,但与结肠病变的相关性优于与回肠病变的相关性,其他实验室指标(α-酸性蛋白酶、IL-6、sIL-2R、肠渗透率)都有类似作用,但这些参数都缺乏特异性,不足以与肠道感染鉴别。

(4)免疫学检查:60%~70%的UC患者抗中性粒细胞核周胞质抗体(pANCA)呈阳性,约40%的CD患者也可呈阳性,循证医学发现,结合pANCA和抗酿酒酵母抗体(ASCA)有利于鉴别CD和UC。很多研究认为UC活动度与ANCA阳性与否及滴度没有关系,因此监测ANCA对疾病活动及复发的判断没有价值。

(二)克罗恩病

克罗恩病是一种病因尚不十分清楚的胃肠道慢性炎症性肉芽肿性疾病。病变多见于末段回肠和邻近结肠,但从口腔至肛门各段消化道均可受累,呈节段性或跳跃式分布。临床上以腹痛、腹泻、腹块、瘘管形成和肠梗阻为特点,可伴有发热、营养障碍等全身表现,以及关节、皮肤、眼、口腔黏膜、肝等肠外损害。本病有终生复发倾向,重症患者迁延不愈,预后不良。

1.临床表现　起病大多隐匿、进展缓慢,从发病至确诊往往需数月至数年。病程呈慢性,长短不等的活动期与缓解期交替,有终生复发倾向。少数急性起病,可表现为急腹症,酷似急性阑尾炎或急性肠梗阻。本病临床表现在不同病例差异较大,多与病变部位、病期及并发症有关。

(1)消化道表现

1)腹痛:以右下腹及耻骨上区多见,多数呈慢性间歇性疼痛,可为隐痛、钝痛或痉挛性阵痛,伴肠鸣音活跃或亢进。常于进餐时或餐后加重,排便或肛门排气后缓解。有时酷似急性阑尾炎,呈持续性右下腹痛,伴明显压痛和反跳痛。

2)腹泻:每日腹泻2~5次或更多,粪质呈糊状或半流体,亦可为黏液便,常伴有肛门出血,脓血便少见。如结肠受累,可有血便,伴黏液或脓液,有直肠肛门病变时可有里急后重感。如小肠有广泛累及,可有脂肪泻,粪便量多,味臭、油腻。腹泻先是间歇性发作,病程后期可转为持续性,亦可有大便习惯改变,如便秘、腹泻与便秘交替。

3)腹部包块:病程进入亚急性期时可出现肠壁增厚、肠腔狭窄、肠粘连及不完全性肠梗阻,腹部可触及质地柔软、膨胀的肠襻包块。慢性期可出现肠管僵直或形成假瘤征,则肿块质地较硬。肠系膜淋巴结肿大、内瘘形成或局部脓肿形成时亦可出现腹部包块,其边缘一般不清楚,质地中等,压痛明显,粘连多而固定,多位于右下腹部。

4)便血:病变仅侵犯小肠时一般无便血。结肠受累时侵及血管可引起便血。本病血便发生率低于 UC,且出血量一般不多。

5)瘘管形成:是 CD 的临床特征之一,是与 UC 相鉴别的依据。CD 透壁性炎症穿透肠壁全层至浆膜层,与肠外组织和器官相通,即形成瘘管。其发生率国外为 26%~48%,国内较低,为 9.15%。瘘可分为内瘘和外瘘,瘘管形成后,部分患者可无症状,肠道间内瘘形成可导致腹泻加重、营养不良及全身情况恶化。肠瘘通向的组织与器官因粪便污染可引起继发性感染,如膀胱感染、腹腔脓肿。本病为慢性穿透性过程,病变肠道浆膜常与周围组织发生粘连,故游离穿孔较少见,国外游离穿孔发生率为 1%~2%,但一旦发生引起急性弥散性腹膜炎,可危及生命。

6)肛门直肠周围病变:包括肛门直肠周围瘘管、脓肿形成及肛裂,约占 CD 患者的 1/3,尤其多见于结肠受累者。

7)消化道其他部位受累表现:可累及食管、胃、十二指肠,引起相应症状,如吞咽困难、吞咽疼痛、胃灼热、上腹痛、恶心、呕吐等。

8)其他症状:如食欲减退、厌食油腻、腹胀等。恶心、呕吐可为晚期或并发肠梗阻的症状。

(2)全身表现:CD 全身表现较 UC 多见且明显,多见于中重度患者。

1)发热:较常见,由炎症病变和继发感染所致。一般为低至中度发热,病变广泛或继发感染者可有高热,并伴有明显的畏寒或寒战、多汗、心率增快等全身中毒症状。缓解期体温可正常。

2)消瘦:较常见,与厌食、慢性腹泻、炎症消耗、吸收不良或蛋白质丢失有关。

3)贫血:多为轻至中度贫血,少数可为重度贫血。与营养不良、慢性胃肠道失血有关。

4)其他:低蛋白血症、乏力、水肿。儿童或少年期可影响生长发育。女性患者可有闭经,男性患者有性功能减退。

(3)肠外表现:本病可有全身多个系统损害,可伴有一系列肠外表现,包括杵状指(趾)、关节炎、结节性红斑、坏疽性脓皮病、口腔黏膜溃疡、虹膜睫状体炎、葡萄膜炎、小胆管周围炎、硬化性胆管炎、慢性活动性肝炎等,淀粉样变性或血栓栓塞性疾病亦偶有所见。

(4)并发症:肠梗阻最常见,由于肠壁纤维化、肠狭窄及肠粘连导致。其次是腹腔内脓肿,偶可并发急性穿孔或大量便血。直肠或结肠黏膜受累者可发生癌变。肠外并发症有胆石症,是胆盐肠内吸收障碍引起;可有尿路结石,可能与脂肪吸收不良,使肠内草酸盐吸收过多有关。脂肪肝亦常见,与营养不良及毒素作用等因素有关。

2.临床分型

(1)维也纳 CD 分型:按发病年龄(age of onset,A)、病变部位(disease location,L)和疾病行为(disease behaviour,B)将 CD 分为 24 种亚型(表 17-1)。

表 17-1 CD 蒙特利尔分型概要

诊断年龄(A)

　　A1 16 岁或更早

　　A2 17~40 岁

　　A3 40 岁以上

病变部位(L)　　　　　　　　　　　　　　　　上消化道(L4)

　　L1 末端回肠　　　　　　　　　　　　　　　　L1+L4 回肠+上消化道

　　L2 结肠　　　　　　　　　　　　　　　　　　L2+L4 结肠+上消化道

　　L3 回结肠　　　　　　　　　　　　　　　　　L3+L4 回结肠+上消化道

　　L4 上消化道

疾病行为(B)　　　　　　　　　　　　　　　　肛周病变(P)

　　B1 * 非狭窄,非穿透型　　　　　　　　　　　B1p 非狭窄,非穿透型+肛周病变

　　B2 狭窄型　　　　　　　　　　　　　　　　　B2p 狭窄型+肛周病变

　　B3 穿透型　　　　　　　　　　　　　　　　　B3p 穿透型+肛周病变

注:* B1,应视为一种过渡的分型,直到诊断后再随访观察一段时期。这段时期的长短可能因研究不同而有所变化(例如笔者建议为 5~10 年),但应该被明确规定以便确定 B1 的分型

(2)按疾病活动度分型:欧洲共识将临床疾病按活动度分为轻度、中度和重度。多数临床试验以克罗恩病活动指数 CDAD>220 定义为活动性病变,联合 CRP>10mg/L 更为可靠。CDA1<150 作为临床缓解的指标。CD 活动度分级见表 17-2。

表 17-2 CD 活动度分级

轻度 CDAI(150~220)	中度 CDAI(220~450)	重度 CDAI>450
例如:可步行,饮食正常,体重减轻<10%。无肠梗阻、发热、脱水、腹部包块或触痛。CRP 通常高于正常值上限	例如:反复呕吐或体重减轻>10%。按轻度治疗无效,或触及包块。无明显梗阻,CRP 高于正常上限	例如:恶病质(BMI<18),或有明显梗阻或脓肿。经加强治疗后症状持续。CRP 明显升高

3.实验室检查

(1)血液学检查:贫血常见;活动期白细胞计数增高,并发脓肿时可明显升高,以中性粒细胞为主。血小板计数可升高。

(2)粪便检查:粪便呈糊状或稀水样,镜检一般无红细胞、白细胞及黏液。隐血试验常为阳性,病原学检查为阴性。

(3)炎症指标:血沉明显加快,CRP 与 CD 活动性密切相关,可先是炎症活动性连续性变化,研究表明,CRP 升高的患者复发率高于 CRP 正常的患者,CRP>20mg/L 和 ESR>15mm/h,可作为复发的预测指标。异常升高的 CRP 提示合并细菌感染(如脓肿)。其他如 α_2-球蛋

白、α_1-糖蛋白亦可预测复发风险。粪便标志物,如钙蛋白、乳铁蛋白或肿瘤坏死因子与肠面溃疡范围和炎症程度相关,可能对回肠结肠的炎症的存在和随后的临床复发有很高的预测价值。

(4)免疫学检查:ASCA 对 CD 有较高的特异度,但灵敏度不强,ASCA 阳性也可见于白塞综合征、原发性硬化性胆管炎、自身免疫性肝炎和乳糜泻等,这些疾病的患者 ASCA 阳性率可达43%。CD 患者 ASCA 表达水平较稳定,与疾病严重程度、病程无关。最近 Targan 检测了 CD 患者针对几种特异性微生物抗原的免疫反应,OmpC 为大肠埃希菌外膜的穿孔素 C;12 为一段与荧光假单胞菌相关的细菌 DNA 片段,CD 患者中,55%呈抗 OmpC 阳性,50%呈抗 12 阳性。最近 Lodes 等发现,将对结肠炎 C3H/HeJBir 鞭毛蛋白产生反应的 T 细胞转输给免疫缺陷小鼠后能诱导小鼠结肠炎的发生。CBir 鞭毛蛋白血清学反应阳性的 CD 患者为50%,而 UC 患者和正常人分别为 6%和 8%。

第三节　血液系统自身免疫性疾病

一、自身免疫性溶血性贫血

自身免疫性溶血性贫血(autoimmune hemolytic anemia,AIHA)是指各种原因刺激产生抗自身红细胞抗体,导致红细胞破坏,寿命缩短的一种较常见的难根治的贫血,临床特点有贫血、黄疸、网织红细胞增高和直接抗人球蛋白试验即 Coombs 试验阳性。根据自身红细胞抗体作用于红细胞所需的温度可分为 3 大类:温抗体型、冷抗体和温冷双抗体型。

1.病因与发病机制　根据病因可分为两类。

(1)特发性:约占所有病例的半数,发病原因不明。大多年龄较大,女性较多。

(2)继发性:与其他疾病同时存在或先后存在,约占 AIHA 的 55%。多种疾病均能并发自身免疫性溶血性贫血,其中最多见的是慢性淋巴细胞白血病、各种恶性淋巴瘤、全身性红斑狼疮和某些病毒感染。药物中以甲基多巴、嘌呤类似物(氟达拉滨和克拉屈滨)引发为多见。其他如非淋巴系统的肿瘤、良性肿瘤、囊肿、溃疡性结肠炎等较为少见。外伤、外科手术、妊娠可以是激发因素。在婴幼儿中感染引起者较为多见。在老年人中则以慢性淋巴细胞白血病较为多见。由于引起 AIHA 的病因很多都能引起免疫性异常,而且 AIHA 可作为淋巴增生性疾病或系统性红斑狼疮的首发表现。为此,经多方检查诊为原发性 AIHA 者应密切随访。

2.临床表现　本病临床表现多样化,轻重不一。一般起病缓慢,数月后才发现有贫血,表现为全身虚弱及头晕。以发热和溶血为起始症状者相对较少。急性型多发生于小儿,特别是伴有病毒感染者,偶见于成人患者;起病急骤,有寒战、高热、腰背痛、呕吐、腹泻。溶血性贫血严重时,可有休克及神经系统表现,如头痛、烦躁,甚至昏迷。皮肤黏膜苍白、黄疸见于 1/3 的患者。半数以上有脾大,一般为轻中度肿大、质较硬,无压痛。原发性病例中 1/3 有中度肝大,肝质地硬,但无压痛。部分患者有淋巴结肿大。温抗体型 AIHA 患者中约 26% 既无肝脾大,也无淋巴结肿大。温抗体型自身免疫性溶血性贫血发病以女性为多见,尤其是原发性者。从婴儿至老年都可累及,有报道 73%系 40 岁以上女性患者。邢莉民等对近十年来温冷双抗体型 AIHA 患者进行分析,多发生于女性,同 20 世纪 80 年代相比,在同期的

AIHA 中所占比例有所增加(分别为 22.1% 和 17.6%),发病率高于国外报道(分别为 22.1% 和 7.0%),发病年龄小于国外报道。

3.实验室检查 查 AIHA 的一般检查主要用于确定被检查者是否贫血、是否溶血、有无自身免疫迹象或其他原发病。

(1)血常规:贫血或伴有血小板、白细胞数下降,网织红细胞计数升高(再生障碍性贫血危象时可明显降低)。

(2)骨髓:多呈增生性贫血(红系以中幼红为主)骨髓象;再生障碍性贫血危象时可呈再生障碍性贫血的骨髓改变。

(3)抗人球蛋白(Coombs)试验:直接抗人球蛋白试验(DAT)是测定结合在红细胞表面不完全抗体和(或)补体较敏感的方法,为诊断 AIHA 较特异的实验室指标。抗人球蛋白抗体是完全抗体,可与红细胞表面多个不完全抗体的 Fc 段结合,起搭桥作用而使致敏红细胞发生凝集现象。由于免疫血清的不同,可分为抗 IgG、抗补体 C3 和抗 IgG+C3 三种亚型。

(4)酶(胰蛋白酶、木瓜蛋白酶等)处理红细胞凝集试验:方法是酶处理的 Rh 基因型 O 型红细胞与患者血清孵育,发生凝集反应为阳性结果。

(5)冷热溶血试验:模拟患者发病的体外试验,将患者的血液置于冰箱中一些时候,再置于室温中。

(6)血浆或血清:高血红蛋白血症和(或)高胆红素血症。

(7)尿:高尿胆原或高游离血红蛋白或高含铁血黄素。

(8)免疫指标:丙种球蛋白量可升高,C3 水平可下降,可出现抗 O、血沉、类风湿因子、抗核抗体、抗 DNA 抗体等指标的异常。

(9)其他:包括心、肺、肝、肾功能等检查,不同原发病可能在不同脏器有不同表现。

二、特发性血小板减少性紫癜

特发性血小板减少性紫癜(idiopathic thrombocytopenic purpura,ITP)是一类临床上较为常见的出血性疾病,其特点是皮肤黏膜出血、血小板数量减少及寿命缩短,骨髓巨核细胞数正常或增多并伴有成熟障碍。大多数患者血液中可检出抗血小板抗体,但缺乏明确的外源性致病因子,因此又称为特发性自身免疫性血小板减少性紫癜。

1.病因与发病机制 目前 ITP 确切的发病机制尚不清楚,目前主要存在三个方面的研究内容。

(1)细胞和体液免疫异常:调节性 T 细胞是一种 $CD4^+CD25^+$ 并具有免疫抑制功能的 T 细胞亚群,该细胞能抑制自身反应性 T、B 细胞的活化和增生及自身抗体的产生。ITP 患者可能体内由于缺乏调节性 T 细胞,从而使自身免疫反应不能被有效抑制。近年来发现细胞毒性 T 细胞(CTL)和自然杀伤性(NK)细胞通过诱导细胞凋亡,从而在自身免疫性疾病中扮演重要的角色,CTL 的血小板破坏作用可能是慢性 ITP 发病中的一个重要的机制。

(2)近年来,有学者提出 ITP 患者血小板和巨核细胞也存在异常,提示 ITP 不仅表现为血小板数量减少,同时存在功能障碍,并且与免疫功能紊乱有一定关系。研究发现,ITP 患者骨髓巨核细胞存在多种形态和超微结构异常,如空泡形成、线粒体增大等。采用流式细胞术等研究发现,血小板表面分子 CD45、CD14、HLA-DR 等表达异常。细胞内颗粒也有报道存在 P-选择素和糖蛋白异位表达的异常。有研究发现,ITP 患者血小板表面表达 CD62P 增加,血浆可溶性 CD62P 升高或正常,提示 ITP 存在血小板活化,而大量暴露的 CD62P 可能引起自身反应性 T 细胞的活化,自身抗体的产生有可能激活血小板。ITP 患者体内血小板黏附和聚集功能降低,说明血小板功能降低。

(3)感染:人类疱疹病毒 6 型、巨细胞病毒、EB 病毒、EB 肝炎病毒、幽门螺杆菌等,刺激 B 细胞活化增生,产生能与正常组织发生交叉反应的自身抗体,即抗血小板抗体和血小板相关抗体 IgG,从而导致血小板的破坏。

2.临床表现　根据发病机制、诱发因素、临床表现,ITP 分急性和慢性两种,在疾病早期两者很难鉴别,但治疗效果及转归迥然不同。

(1)急性 ITP:多见于儿童,春冬两季易发病,多数有病毒感染史,为自限性疾病。一般认为是急性病毒感染后的一种天然免疫反应,一旦病源清除,疾病在 6~12 个月痊愈。表现为突然发生的皮肤出血,以四肢远端居多,小至针尖状,大者可呈片状瘀斑;黏膜出血常见为鼻出血、牙龈出血。重症者可以出现湿性出血(躯干部位)、口腔血疱、胃肠道出血(便血、咯血)、关节出血、月经增多(已经发育的年长女孩),甚至会出现危及生命的颅内出血。出血程度与血小板计数有关,颅内出血多发生在血小板计数 $<20\times10^9$/L 时。还有些少见的出血,比如结膜出血等,体检时要给予注意。

(2)慢性 ITP:多见于成人,男女之比约为 1:3,一般认为属自身免疫性疾病的一种。起病较缓,以皮肤黏膜出血为主。常呈持续性或反复性发作。出血程度随血小板数目不同而有所变化,一般来讲要轻于急性 ITP,有时甚至在体检血常规异常时才被发现。本病病死率为 1%,多数是因颅内出血而死亡。

无论急性还是慢性 ITP,体检时脾一般不大,个别反复发作者可有轻度脾大,这时更要注意做好排除诊断。

3.实验室检查

(1)血小板:①急性型血小板多在 20×10^9/L 以下,慢性型常在 50×10^9/L 左右;②血小板平均体积偏大,易见大型血小板;③出血时间延长,血块回缩不良;④血小板功能一般正常。

(2)骨髓象:①急性型骨髓巨核细胞数量轻度增加或正常,慢性型骨髓巨核细胞显著增加;②巨核细胞发育成熟障碍,急性型者尤为明显,表现为巨核细胞体积变小,胞质内颗粒减少,幼稚巨核细胞增加;③有血小板形成的巨核细胞显著减少(<30%);④红系及粒系、单核系正常。

(3)血小板相关抗体(PAIg)及血小板相关补体(PAC3):80%以上的 ITP 患者 PAIg 及 PAC3 阳性,主要抗体成分为 IgG,亦可为 IgM、IgA,偶有 2 种以上抗体同时出现。

(4)血小板生存时间:90%以上的患者血小板生存时间明显缩短。

(5)其他:可有程度不等的正常细胞或小细胞低色素性贫血。少数可发现溶血的证据(Evans 综合征)。血浆中血小板 GPIb 裂解片段检测有助于本病与血小板生成障碍性血小板减少症鉴别。

三、特发性粒细胞减少症

循环血液中的白细胞计数 $<4.0\times10^9$/L 时称为白细胞减少。由于中性粒细胞在白细胞中占绝大部分(50%~70%),所以白细胞减少在大多数情况下是因为中性粒细胞减少所致。当周围血中的中性粒细胞绝对计数 $<2.0\times10^9$/L 时为轻型粒细胞减少,凡粒细胞绝对数值成

人$<1.5\times10^9/L$,便称为粒细胞减少症。在临床上,中性粒细胞减少症和粒细胞减少症同义,如果白细胞计数$<2.0\times10^9/L$,中性粒细胞绝对计数(ANC)$\leqslant0.5\times10^9/L$,甚或消失、发病急、症状重,就称为粒细胞缺乏症。引起粒细胞减少症的因素很多,包括原发性和继发性。原发性粒细胞减少包括:婴儿遗传性粒细胞缺乏症、同种免疫性粒细胞减少症、周期性中性粒细胞减少症、慢性特发性中性粒细胞减少症、中性粒细胞减少伴胰腺功能不全、无效粒细胞生成、先天性代谢性缺陷病伴粒细胞减少、先天性白细胞颗粒异常综合征等。这部分病例通常无病因可查,属特发类型,本部分主要对这一类型的疾病进行总结。

1.病因与发病机制　原发性粒细胞减少的病因多为先天性、遗传性、家族性。其中慢性特发性中性粒细胞减少症是一组原因不明的中性粒细胞减少综合征,国内尚无统一的诊断标准,临床主要靠排他性诊断。国外 Papadaki 等检测慢性特发性中性粒细胞减少症患者血清炎性细胞因子后提出,由于体内不明原因低程度的炎症反应,造血负性调节因子增加,内皮细胞活化,致使白细胞生成减少,黏附和移出血管外加速。慢性隐性感染和抗原刺激反应等常导致骨髓成熟障碍,且多伴有浆细胞及组织细胞增生。

2.临床表现　中性粒细胞是人体抵御病原微生物的第一道防线,因而粒细胞减少的临床症状主要是易有反复的感染。患者发生感染的危险性与中性粒细胞计数多少、减少的速率及其他免疫系统受损的程度直接相关。有的粒细胞缺乏症患者单核细胞明显增多,可起重要的补偿作用,从而减轻感染的危险。肺、泌尿系、口腔部和皮肤是最常见的感染部位,黏膜可有坏死性溃疡。由于介导炎症反应的粒细胞缺乏,所以感染的局部表现可不明显,如严重的肺炎在胸部 X 线片上仅见轻微浸润,亦无脓痰;严重的皮肤感染部形成脓液;肾盂肾炎不出现脓尿等。感染迅速播散,发展为败血症,若不及时救治,病死率极高。原发性自身免疫性粒细胞减少通常发生在新生儿,发病率约为 1/10 万。尽管在发病时有严重的粒细胞缺乏$[(5\sim10)\times10^5/L]$,但是通常感染症状不是很严重,并且 95% 的病例在 2~3 岁时会自愈。

3.实验室检查　主要用于排除被检查者是否有其他原发疾病等。

(1)血常规:白细胞减少、中性粒细胞减少、淋巴细胞百分率相对增加。根据中性粒细胞减少的程度可分为轻度、中度和重度。

(2)骨髓:多呈增生性贫血(红系以中幼红为主)骨髓象;再生障碍性贫血危象时可呈再生障碍性贫血的骨髓改变。

(3)骨髓粒细胞贮备功能检测:氢化可的松试验:通过静脉注射氢化可的松,观察中性粒细胞变化,可测定骨髓粒细胞储备功能,对特发性和药物性粒细胞减少进行鉴别。

(4)粒细胞边缘池功能检测:用肾上腺皮质激素后可使骨髓粒细胞释放,以了解骨髓贮备粒细胞的量及释放功能。皮下注射 0.1% 肾上腺素 0.1~0.3mL 后,粒细胞增加至原来水平的 2 倍或达到正常范围,提示"假性粒细胞减少症"。

(5)白细胞凝集素或中性粒细胞抗体检测:免疫性粒细胞减少者的粒细胞表面和血清中可测得粒细胞抗体,通常采用粒细胞凝集试验或粒细胞免疫荧光试验。中性粒细胞抗原NA1 和 NA2 是粒细胞表面 $Fc\gamma III$ 受体上的糖蛋白,对 NA 研究证实抗 NA 抗原的抗体与粒细胞水平成反比。但多次输血者或经产妇亦可呈阳性。

(6)体外骨髓细胞培养:骨髓 CFU-GM 培养基粒细胞集落刺激活性测定可鉴别细胞缺陷或体液因素异常。

四、恶性贫血

恶性贫血是巨幼细胞贫血的一种。本症的特点是呈大红细胞性贫血,骨髓内出现巨幼红细胞系列,并且细胞形态的巨型改变也见于粒细胞、巨核细胞系列,甚至某些增生体细胞。该巨幼细胞亦在骨髓内破坏,出现无效性红细胞生成。好发于北欧斯堪的纳维亚人,我国罕见。可分为特发性恶性贫血和证候性恶性贫血(胃切除后恶性贫血、妊娠恶性贫血等)。

1.病因与发病机制 维生素 B_{12} 属水溶性微量元素。人类不能合成维生素 B_{12},只能从动物食物中获得。食物中维生素 B_{12} 的吸收需要与胃底部黏膜壁细胞分泌的内因子结合。这种内因子-维生素 B_{12} 复合物能防止维生素 B_{12} 在回肠被肠酶破坏或被某些细菌夺取,使维生素 B_{12} 运输至回肠黏膜微小绒毛处(有一种特殊的维生素 B_{12} 受器),被肠黏膜上皮细胞所吸收,而内因子不被吸收。内因子是由分泌胃酸的同一胃黏膜壁细胞所分泌,所以它的分泌与胃酸分泌是相平行的。

恶性贫血的发生原因是维生素 B_{12} 的缺乏,其中特发性恶性贫血是由于患者体内免疫紊乱,产生抗壁细胞或内因子抗体,后者可以和内因子——维生素 B_{12} 复合体或内因子结合,阻止维生素 B_{12} 与内因子结合,使内因子失去活性,导致维生素 B_{12} 吸收障碍。

证候性恶性贫血是由于维生素 B_{12} 摄取量不足、吸收障碍、利用障碍,或需要量增多而引起。如缺乏维生素 B_{12}、叶酸的饮食;40 岁以上的人因胃黏膜萎缩,造成维生素 B_{12} 吸收不良;全素食造成维生素 B_{12} 摄取不足;消化道手术后(胃、回肠或胰腺病变或切除),会因内因子的分泌不足而导致维生素 B_{12} 吸收不良;营养不良者、洗肾患者、早产儿、以羊乳为主食者、空肠切除者、妊娠妇女、慢性溶血症患者、慢性乙醇中毒者等可能存在体内叶酸缺乏;服用化疗药、抗癫痫药、避孕药等影响维生素 B_{12} 的吸收。

维生素 B_{12} 的功能是多样的。在人类的组织中,有两种生化反应需要维生素 B_{12} 的参与:①从高半胱氨酸合成甲硫氨酸的反应,产生的四氢叶酸与 DNA 的合成有关;②甲基丙二酸辅酶 A 转变为琥珀酸辅酶 A,产生的琥珀酸辅酶 A 与血红素的合成有关。维生素 B_{12} 缺乏时,影响上述 2 种生化反应的正常进行,四氢叶酸、琥珀酸辅酶 A 减少,DNA 和血红素合成障碍而导致巨幼细胞贫血。

成年型恶性贫血多数发生在 40 岁以上,发病率随年龄而增高。90%左右的患者血清中有壁细胞抗体,60%的患者血清及胃液中找到内因子抗体,有的可找到甲状腺抗体,恶性贫血可见于甲状腺功能亢进、慢性淋巴细胞性甲状腺炎、类风湿关节炎等,胃镜检查可见胃黏膜显著萎缩,有大量淋巴、浆细胞的炎症浸润。慢性萎缩性胃炎一般分 A 型和 B 型两种。A型发病与免疫因素有关,血清胃壁细胞抗体阳性;B 型发病与免疫机制无关,故血清胃壁细胞抗体阴性。通常认为恶性贫血是 A 型慢性萎缩性胃炎的终末期表现。

有少数幼年型恶性贫血,后者可能和内因子先天性缺乏或异常及回肠黏膜受体缺陷有关。这些患儿循环中存在内因子抗体,但壁细胞抗体只有一半病例可以检测到。本病和遗传也有一定关系,患者家族中患病率比一般人群高 20 倍。70%~95%的病例可发生脊髓后侧索联合变性和周围神经病变,也可先于贫血出现。

2.临床表现 DNA 和血红素合成障碍引起巨幼细胞贫血、白细胞减少、血小板减少,产生乏力、头晕、易倦等贫血表现。部分有全血细胞减少,尤其老年患者,易被误诊为再生障碍性贫血、骨髓增生异常综合征。缺乏维生素 B_{12} 引起如食欲减退、腹胀、腹泻及舌炎等消化道症状,以舌炎最为突出,舌质红、舌乳头萎缩、表面光滑,俗称"牛肉舌",伴疼痛。常伴神经系统表现,如乏力、手足麻木、感觉障碍、行走困难等周围神经炎,亚急性或慢性脊髓后侧索联合变性表现,如无欲、嗜睡或精神错乱。维生素 B_{12} 缺乏尚可影响中性粒细胞的功能。

3.实验室检查

(1)血液检查:红细胞与血红蛋白不成比例下降,红细胞下降的程度超过血红蛋白,常呈大细胞正色素性贫血。平均红细胞容积在 $110 \sim 140fl$,平均红细胞血红蛋白浓度为 $30\% \sim 35\%$。由于大红细胞较多,平均血红蛋白量多增高至 $33 \sim 38pg$,但如同时缺铁,则可以较低。血片中红细胞大小不匀很明显,但以大者居多,正常者和小者亦有;形状很不规则,很多细胞呈卵圆形或各种不规则形。白细胞计数常减少至 $(3 \sim 4) \times 10^9/L$。中性粒细胞分叶增多,4叶以上者多见。血小板计数减少,血小板可变大或形状不规则。

(2)骨髓检查:骨髓有核细胞增生活跃,呈巨幼细胞性增生。粒、红比值明显下降。最突出的变化为巨幼红细胞的出现,幼红细胞比例常大于 40%。可以见到较多畸形的有丝分裂。粒系细胞和巨核细胞也都有巨幼样变化。需要注意的是这类细胞在用维生素 B_{12} 治疗 24 小时后即可消失。

(3)生化检查:血清维生素 B_{12} 浓度明显降低。测定方法常用微生物法及放射免疫法,后者的敏感度和特异度均高于前者,且测定方便。正常值为 $200 \sim 900pg/mL$,低于 $100pg/mL$ 诊断为缺乏。血清铁浓度及转铁蛋白饱和度均增高,治疗后很快降低。血清乳酸脱氢酶(LDH)常增高,血清触珠蛋白浓度降低。

(4)维生素 B_{12} 吸收试验(Schilling 试验):空腹口服 ^{57}Co 标记的维生素 B_{12} $0.5\mu g$,2 小时后肌内注射未标记的维生素 B_{12} $1mg$。收集 24 小时尿,测定排出的放射性 ^{57} 钴。正常人应超过 7%,低于 7% 表示维生素 B_{12} 吸收不良,恶性贫血常在 4% 以下。如吸收不良,间隔 5 天重复上述试验,且同时口服 60mg 内因子,如排泄转为正常,则证实为内因子缺乏,否则为肠道吸收不良。如给患者服用抗生素后吸收有改善,提示为肠道菌群过度繁殖,与宿主竞争维生素 B_{12} 所致。

(5)甲基丙二酸:维生素 B_{12} 缺乏使甲基丙二酰 CoA 转变为琥珀酰 CoA 受阻,使体内甲基丙二酸量增多并从尿中大量排出。

(6)自身抗体测定:血清壁细胞抗体可采用间接免疫荧光法测定。取经过处理的健康大白鼠胃体组织黏膜腺体做抗原标本,用兔抗人 γ-球蛋白或 IgG 标记的异硫氰酸盐荧光素做荧光抗体。正常人阴性,阳性主要见于恶性贫血($90\% \sim 100\%$)和 A 型萎缩性胃炎(B 型阴性)。甲状腺疾病、糖尿病、肾上腺皮质功能减退症及缺铁性贫血亦常阳性。

(7)胃液分析:显示游离盐酸消失,即使在注射组胺或倍他唑后亦不出现。胃液分泌量及所含酶均减少。

第四节　循环系统自身免疫性疾病

一、自身免疫性心肌炎

心肌炎是以心肌细胞坏死、纤维化和心肌组织内炎症细胞浸润为特征的临床常见病。

1995 年世界健康联盟/国际心血管学会和联盟将心肌炎分为 3 类:特发性、自身免疫性和感染性。其中以柯萨奇病毒 B 组和埃可病毒感染所致的病毒性心肌炎在临床上最为多见。在病毒清除后的迁延期或慢性期,机体产生抗心肌组织成分的自身抗体,并且心肌组织内出现大量以单个核细胞为主的炎症细胞浸润,病毒感染后期表现为针对心肌细胞的自身免疫反应,这种感染后心肌持续的免疫损伤就称为自身免疫性心肌炎。

1.病因与发病机制 动物模型显示早期(1 周内)可见病毒性心肌细胞损害,随后(1~7 周)出现单核细胞浸润和慢性炎症。心肌炎启动和持续免疫应答的可能机制是分子模拟,即外来抗原与人体某些组织有着相似的抗原决定簇,由外来抗原激发人体产生的抗体,可以与这些组织产生交叉免疫反应而介导免疫损伤。40%的心肌炎患者可检测到抗心肌组织的自身抗体,许多临床和实验表明,心肌炎和扩张型心肌病均可检测到抗心肌肌凝蛋白、抗心肌多肽自身抗体(抗 ANT 抗体)和抗 β 肾上腺素受体的抗体。

2.临床表现

(1)症状:起病前 1~4 周有上呼吸道和消化道感染病史,暴发性和隐匿性起病者,前驱感染史可不明显。乏力、活动耐力下降、面色苍白、心悸、心前区不适和胸痛为常见症状。重症患者出现充血性心力衰竭和心源性休克时可有呼吸急促、呼吸困难、四肢发凉和厥冷等。有三度房室传导阻滞时,可出现意识丧失和阿斯综合征。

(2)体征:心脏可增大;窦性心动过速,与体温和运动没有明确的关系;第一心音低钝,偶可闻及第三心音。出现充血性心力衰竭时,有心脏增大、肺底部可闻及细湿啰音,心动过速、奔马律、呼吸急促和发绀等;出现心源性休克时,有脉搏细弱、血压下降和面色青灰等。病毒性心肌炎心力衰竭和心源性休克除心肌泵功能本身衰竭外,也可继发于合并的心律失常导致的血流动力学改变。

3.实验室检查

(1)常规检测、血清酶学:白细胞可轻度增高,但核左移不明显;血沉可增快;活动期可有 AST、LDH、CK、CK-MB 增高。此外,血浆肌红蛋白、肌钙蛋白、心肌肌凝蛋白轻链亦可增高,其程度常与病变程度呈正相关。

(2)免疫学检测:往往会发现 T 细胞减少,补体 C3 及 CH50 降低,NK 细胞活性下降,IFN-α 效价增高,IFN-γ 效价降低;抗核抗体、抗心肌抗体、类风湿因子阳性率高于正常。

二、动脉粥样硬化

动脉粥样硬化(atherosclerosis, AS)是动脉硬化中最重要的一个类型,基本损害是动脉内膜局部呈斑块状增厚,病变主要累及主动脉、冠状动脉、脑动脉、肾动脉和其他重要脏器与四肢的动脉,最终导致管腔狭窄甚至完全堵塞,使这些重要器官缺血缺氧、功能障碍以致机体死亡。多见于 40 岁以上男性及绝经期女性。

1.病因与发病机制 病因不明,可能与高血压、高脂血症、糖尿病、吸烟、肥胖等因素有关。

本病病因未完全明确,目前认为本病是多种因素作用于不同环节所致,这些因素称为易患因素或危险因素。主要有:①年龄:多见于 40 岁以上的中老年人,49 岁以后进展较快,但青壮年亦可有早期病变;②性别:男性多见,男女比例为 2:1,女性常见于绝经期之后;③高脂血症:血总胆固醇、低密度脂蛋白(LDL)、三酰甘油、极低密度脂蛋白(VLDL)、载脂蛋白 B100、脂蛋白(α)[Lp(α)]增高,高密度脂蛋白(HDL)、载脂蛋白 A I 和 A II 降低,均属易患因素;④高血压:冠状动脉粥样硬化患者60%~70%有高血压,高血压患冠状动脉粥样硬化者较血压正常者高4倍,且无论收缩压或舒张压增高都重要;⑤吸烟:吸烟增加冠状动脉粥样硬化的发病率和病死率达2~6倍,且与每日吸烟支数成正比;⑥糖尿病:糖尿病患者动脉粥样硬化的发病率较无糖尿病患者高2倍,冠状动脉粥样硬化患者中糖耐量减退颇常见。

较次要的有职业、饮食、肥胖、A型性格、微量元素摄入、遗传。近年有人认为巨细胞病毒感染、炎症也可能与本病有关。

AS的发病机制至今尚未明确。人们先后提出脂质浸润学说、动脉平滑肌细胞增生学说、血栓源性学说、损伤反应学说等假说。近年,炎症学说的提出和建立为AS的研究指明了方向。微生物的感染可能是炎症反应的始发因素。氧化型低密度脂蛋白是炎症过程潜在的诱导剂。高血压、糖尿病、吸烟、肥胖等是AS形成的重要危险因素。在AS患者血浆中检测到抗LDL抗体和LDL-抗LDL免疫复合物,免疫细胞是AS斑块的主要成分,而单核-巨噬细胞在AS损伤的启动和发展中起重要作用,有多种证据表明体液免疫和细胞免疫在AS发生、发展中并存。

2.临床表现　通常在动脉出现严重狭窄或突然阻塞以前,动脉粥样硬化不会出现症状。粥样硬化形成的部位决定了所发生的症状;因此症状可以是心脏、大脑、肾脏或全身其他部位病变的反映。

当粥样硬化导致动脉严重狭窄时,该血管供血区域组织不能获得足够的富氧血液供应。动脉狭窄的第一个症状可能是当供血不能够满足组织需要时出现的疼痛或痉挛。例如,运动时心脏供血不足导致胸痛(心绞痛)的发生;或散步时由于下肢供血不足而出现下肢痉挛性疼痛(间歇性跛行)。典型情况下,这些症状是逐渐发生的,这反映了粥样斑块导致动脉血管的狭窄逐渐加重的过程。然而,当发生粥样硬化斑块破裂时症状发生或加重可以突然出现。

3.实验室检查　患者常有血胆固醇、三酰甘油增高,高密度脂蛋白减低,脂蛋白电泳图形异常,多数患者表现为第Ⅲ型或第Ⅳ型高脂血症。多数患者血糖和HbA1c升高,与糖尿病并存。由于炎症和感染在AS发病中的重要性得到了更深入的认识,一些血清标志物为判断AS的严重程度、预后等提供了实验室指标,包括CRP、CRP的单核苷酸变异、纤维蛋白原、D-二聚体、脑钠肽等。与动脉粥样硬化相关的抗原或抗体如下。

(1)氧化的低密度脂蛋白(OXLDL):在动脉粥样硬化的发生、发展中起多方面的作用,其一是作为抗原引发动脉粥样硬化的免疫反应。动脉粥样硬化斑块部位的CD4$^+$T细胞可对OXLDL产生免疫反应,并有实验证明是Ⅱ型组织相容性抗原(HLA)决定的方式。OXLDL的代谢产物——溶血磷脂酰胆碱也具有免疫原性,与OXLDL共同参与内皮细胞损伤并促使该细胞释放黏附分子,产生免疫炎症反应。在动脉粥样硬化患者和实验动物血清中可以检测到OXLDL抗体。

(2)热休克蛋白(HSP):动脉粥样硬化与其他多种自身免疫及炎症疾病一样,与HSP产生的抗体所引起的免疫反应有关。已经有几种HSP被发现存在于动脉粥样硬化损伤斑块中。HSP在细胞受损伤时合成增加并促进T细胞依赖的抗体产生。有实验证明,用HSP60免疫高胆固醇饮食的兔子后其动脉粥样硬化程度加重,并有实验观察到动脉粥样硬化的严重程度与HSP60抗体含量相关。

（3）β_2-糖蛋白 I b（β_2-GPI）：除了血小板之外，内皮细胞也可以表达 β_2-GPI。诸多炎症反应，包括动脉粥样硬化都可以产生 β_2-GPI 抗体。β_2-GPI 的致病机制仍不清楚，可能与其具有黏附磷脂分子的能力有关。

（4）磷脂抗体：包括心磷脂抗体，与复发性血栓形成及动脉粥样硬化加速进展有关。不同的磷脂抗体可以识别 β_2-GPI 或者氧化磷脂，介导针对细胞膜的免疫反应。

（5）病毒和细菌蛋白：有研究认为动脉粥样硬化的形成与病毒，如单纯疱疹病毒、巨细胞病毒等，以及细菌，如衣原体、幽门螺杆菌（Hp）等感染有关，因而认为动脉粥样硬化是一种感染性疾病。在动脉粥样硬化处的动脉壁上发现了主要感染人类的 I 型单纯疱疹病毒抗原和巨细胞病毒抗原，并发现其主要被动脉粥样硬化斑块上的 $CD8^+T$ 细胞识别。

三、扩张型心肌病

扩张型心肌病（dilated cardiomyopathy，DCM）是一种以心腔［左心室和（或）右心室］扩大、心肌收缩功能障碍为主要特征的原因不明的心肌疾病，也是除冠心病和高血压以外导致心力衰竭的主要病因之一。其临床表现以进行性心力衰竭、心律失常、血栓栓塞，甚至猝死为基本特征，可见于病程中任何阶段，至今尚无特异性治疗方法，预后极差，5 年生存率不及50%。大多数病例可查出抗心内膜的自身抗体，其发病学意义尚不清楚。发病年龄为 20～50 岁，男性多于女性。患者多因两侧心力衰竭而就医。多数患者常因心力衰竭进行性加重而死亡或因心律失常而发生猝死。

1.病因与发病机制　扩张型心肌病以左心室或双心室扩张伴收缩功能障碍为特征，可以是特发性、家族性/遗传性、病毒性和（或）免疫性，病因不明，可能与下列因素有关。

（1）病毒性：近年来病毒性心肌炎增多，尤其柯萨奇病毒对心肌具有侵袭性，心肌炎后心肌纤维化、心肌肥大，最后形成心肌病。

（2）免疫异常：扩张型心肌病可有免疫调节异常，包括对心肌细胞的体液和细胞自动免疫的异常反应，自身清除细胞活性下降及异常的抑制细胞活性。目前很重视将免疫介导的损伤作为扩张型心肌病的病因与发病机制。实验证明，抗心肌自身抗体都是心肌原发性损伤后的自身抗原的继发性产物。自身抗体又引起并持续加重心肌损害，促进心室重构。有的学者甚至提出扩张型心肌病就是由于自身抗体或感染启动性因素侵犯自身免疫所致的进行性心肌损害的结果。心脏 G 蛋白偶联受体家族中的 β_1 肾上腺素能受体与 M_2 胆碱能受体是调节心脏活动的主要受体。近几年发现在扩张型心肌病患者血清中存在抗 β_1 与 M_2 受体的自身抗体，提出自身免疫异常可能与心肌病的发病有关。

（3）遗传因素：目前研究发现本病与组织相容性抗原有关，患者 HLA-B$_{27}$、HLA$_2$、HLA DR、HLA DQ$_4$ 各位点增加，而 HLA DR$_{w6}$ 位点则减少，通过家族调查和超声心动图对扩张型心肌病患者家族筛查证实，25%～50%的患者为家族性，常染色体显性遗传是最常见的遗传方式。

（4）内分泌异常、心肌能量代谢紊乱、微血管痉挛等因素也可能引起心肌细胞坏死而导致扩张型心肌病。

（5）营养不良：门脉性肝硬化并发本病者多于一般人群，生活贫困的居民发病率较高，提示本病与营养有关，机体某些必需氨基酸或微量元素的缺乏，可能是发病因素之一。

2.临床表现　各年龄组均可发病，但以中老年居多，起病缓慢，常以无明显原因的充血性心力衰竭、心律失常、动脉栓塞、猝死为主要临床特征。早期症状轻,当病情发展到一定阶段,表现为充血性心力衰竭,一般先出现左心衰竭,表现为活动后心悸、气短、疲倦无力,渐渐发生夜间阵发性呼吸困难、端坐呼吸,甚至肺水肿。出现右心衰竭症状时,多已进入病程后期,患者出现肝脏增大、有压痛、肝区胀痛、下肢水肿及多浆膜腔积液等。各种心律失常都可发生,为首见或主要表现,并有多种心律失常合并存在而构成比较复杂的心律失常。患者可以反复发生心律失常,有时甚至是顽固的心律失常。高度房室传导阻滞、心室颤动、窦房阻滞或暂停可导致阿斯综合征,成为致死原因之一。扩张型心肌病发生栓塞较常见,约占18%,扩张型心肌病亦可发生猝死,与心律失常及栓塞有关。病程早期很少表现出心脏病体征,当病情发展到一定阶段,表现为充血性心力衰竭体征。

3.实验室检查

(1)生化检查:肌钙蛋白是一种检测心肌损伤的简单、有效的特异的方法,可用于患者的随诊,不受观察者主观影响。有研究表明,随诊中血清肌钙蛋白 T(CTnT)浓度持续升高者左心室舒张末内径增大、LVEF 降低,发生心脏事件的比例显著升高、生存率降低,提示血清CTnT 浓度持续升高预示 DCM 患者预后不良。脑钠肽是慢性心力衰竭的敏感指标,可用于判断病情严重程度和疗效观察。

(2)自身抗体检查:采用 ELISA 法检测抗 β_1 肾上腺素能受体与抗 M_2 胆碱能受体的自身抗体,可作为 DCM 的辅助诊断指标。

第五节　神经系统自身免疫性疾病

一、重症肌无力

重症肌无力(myasthenia gravis,MG)是乙酰胆碱受体抗体(AChR-Ab)介导的、细胞免疫依赖的及补体参与的一种神经-肌肉接头(NMJ)处传递障碍的自身免疫性疾病。病变主要累及 NMJ 突触后膜上乙酰胆碱受体(acetyl-choline receptor,AChR)。临床特征为部分或全身骨骼肌易于疲劳,呈波动性肌无力,常具有活动后加重、休息后减轻和晨轻暮重等特点。

1.病因与发病机制　Patrick 和 Lindstrom 应用从电鳗电器官提取纯化的 AChR 作为抗原,与福氏完全佐剂免疫家兔而成功地制成了 MG 的动物模型,即实验性自身免疫性重症肌无力(EAMG),为 MG 的免疫学说提供了有力的证据。在 EAMG 模型 Lewis 大鼠血清中可测到 AChR-Ab,用免疫荧光法检测 EAMG 的 Lewis 大鼠突触后膜,发现 AChR 数目大量减少,证明 MG 的发病机制可能为体内产生的 AChR-Ab,在补体参与下与 AChR 发生应答,足够的循环抗体能使 80%的肌肉 AChR 达到饱和,经由补体介导的细胞膜溶解作用使 AChR 大量破坏,导致突触后膜传递障碍而产生肌无力。

MG 患者中胸腺几乎都有异常,10%～15%的 MG 患者合并胸腺瘤,约70%的患者有胸腺肥大、淋巴滤泡增生。正常的胸腺是 T 细胞成熟的场所,T 细胞可介导免疫耐受以免发生自身免疫反应,而 AChR-Ab 由 B 细胞在增生的胸腺中产生。在胸腺中已检测到 AChR 亚单位的 mRNA,在正常和增生的胸腺中都能发现"肌样细胞",具有横纹并载有 AChR,因此推测在一些特定遗传素质的个体中,由于病毒或其他非特异性因子感染胸腺后,导致"肌样细胞"表面 AChR 构型发生变化,刺激机体的免疫系统,产生 AChR-Ab,并与 AChR 抗原肽序列(抗原决定簇)结合而引起自身免疫。胸腺激素在正常情况下促进T辅助细胞的分化,但长期过量合成可引起自身免疫反应,可能发生MG;另外,终板AChR抗原免疫原性的改变也是可能的诱发因素。

2.临床表现

(1)女性多于男性,任何年龄组均可发病。家族性病例少见。感染、精神创伤、过度疲劳、妊娠、分娩等可为诱因。

(2)本病大多起病隐匿,首发症状多为一侧或双侧眼外肌麻痹。

(3)主要临床特征是受累肌肉呈病态疲劳,连续收缩后发生严重无力,甚至瘫痪,经短期休息后又可好转;有较规律的晨轻暮重波动性变化。

(4)呼吸肌、膈肌受累可出现咳嗽无力、呼吸困难,重症可因呼吸麻痹或继发吸入性肺炎而死亡。心肌偶可受累,常引起突然死亡。

(5)患者如急骤发生延髓支配肌肉和呼吸肌严重无力以致不能维持换气功能,即为危象。发生危象后如不及时抢救可危及患者生命,危象是MG患者死亡的常见原因。

3.实验室检查

(1)血、尿和脑脊液常规检查:均正常。胸部CT可发现胸腺瘤,常见于年龄大于40岁的患者。

(2)电生理检查:可见特征性异常,3Hz或5Hz重复电刺激时,约90%的全身型MG患者出现衰减反应;微小终板电位降低。单纤维肌电图显示颤抖增宽或阻滞,阻滞数目在MG肌肉中增加。

(3)重症肌无力的血清抗体:至少74%的全身型和54%的眼肌型MG患者有(AChR)血清抗体。

全身型MG患者肌肉AChR-Ab检测阳性率为85%~90%。一般无假阳性。一些眼肌型、胸腺瘤切除后缓解期患者,甚至有严重症状者可能测不出抗体,抗体滴度与临床症状不一致,临床完全缓解的患者其抗体滴度可能很高。

多数患者可测到肌肉特异性受体酪氨酸激酶(MuSK)抗体。达50%的AChR抗体血清反应阴性的患者可检测到抗MuSK抗体。

肌纤蛋白(如肌凝蛋白、肌球蛋白、肌动蛋白)抗体可见于85%的胸腺瘤患者,是某些胸腺瘤最早的表现。1/3此类抗体(StrAbs)阳性的胸腺瘤患者没有MG表现,1/3没有胸腺瘤的MG患者存在这些抗体。在年长患者和比较严重时出现率高。StrAbs很少出现在AChR-Ab阴性的患者,限制了其在诊断方面的应用。StrAbs的主要临床价值是预测胸腺瘤。50岁前发病的StrAbs升高的MG患者60%有胸腺瘤。抗核抗体、类风湿因子、甲状腺抗体也较正常者多见。

二、多发性硬化

多发性硬化(multiple sclerosis,MS)是以中枢神经系统白质脱髓鞘病变为特点的自身免疫性疾病,可能是遗传易感个体与环境因素作用而发生的自身免疫过程。由于其发病率较高、呈慢性病程和具有年轻人易患病倾向,成为最重要的神经系统疾病之一。目前,我国尚无MS流行病学调查资料,但近40年有关MS的病例报道日渐增多,专家已经倾向于认为MS在我国并非少见,但估计我国属于低发病区,与日本相似。

1.病因与发病机制

（1）病毒感染与自身免疫反应：MS 的确切病因与发病机制迄今不明。目前认为 MS 可能是 CNS 病毒感染引起的自身免疫性疾病，分子模拟学说可解释 MS 的发病机制。

MS 作为自身免疫性疾病而被人们认同的经典实验是用髓鞘素抗原，如 MBP 或含脂质蛋白（PLP）免疫 Lewis 大鼠，可造成 MS 的实验动物模型，即实验性自身免疫性脑脊髓炎（experimental autoimmune encephalomyelitis，EAE）。而且 EAE 可以通过 MBP 致敏的细胞系被动转移，即将 EAE 大鼠识别 MBP 多肽片段的激活 T 细胞转输给正常大鼠，正常大鼠也可发生 EAE，证明 MS 是 T 细胞介导的自身免疫性疾病。在 MS 病灶的小静脉周围可发现大量辅助性 T 细胞（CD4+），已证实巨噬细胞和星形细胞的主要组织相容性复合体 Ⅱ 类分子（MHC Ⅱ 类）呈递的抗原可与 T 细胞受体发生反应，并刺激 T 细胞增生，引起一连串相关的细胞反应，包括 β 细胞和巨噬细胞的活化及细胞因子的分泌。

（2）遗传因素：MS 的遗传易感性可能是多基因产物相互作用的结果，MS 具有明显的家族性倾向。

（3）环境因素：MS 的发病率与高纬度寒冷地区有关。

2.病理 MS 脱髓鞘病变可累及大脑半球、视神经、脊髓、脑干和小脑，以白质受累为主，病灶位于脑室周围是 MS 特征性的病理表现，在室管膜下静脉分布区，毗邻侧脑室体和前角。

（1）大体标本：脑和脊髓的冠状切面可见较多分散的脱髓鞘病灶，呈粉灰色，大小不一，形态各异，直径为 1~20mm，最大可达整个脑叶白质，以半卵圆中心、内囊、脑室周围，尤其侧脑室前角最多见。急性期斑块境界欠清，呈暗灰色或深红色，可见局限性轻度肿胀；慢性期陈旧斑块呈浅灰色，境界清楚。我国急性病例脱髓鞘病灶多为软化坏死灶，呈海绵状，形成空洞，与欧美典型硬化斑不同。

（2）镜下所见：急性期髓鞘崩解和脱失，轴突相对完好，轻度少突胶质细胞变性和增生，血管周围可见单个核细胞、淋巴细胞和浆细胞浸润，偶见多核白细胞，炎症细胞浸润常围绕小静脉周围形成血管套，并可见格子细胞和吞噬细胞。早期新鲜病灶只有脱髓鞘而缺乏炎症细胞反应，病灶外观染色较淡，边界不清楚，称为影斑；病变晚期可有轴突崩解，神经细胞减少，代之以神经胶质形成的硬化斑。

3.临床表现 多发性硬化病变在空间上的多发性（即散在分布于 CNS 的多数病灶）及其在时间上的多发性（即病程中的缓解复发），构成了 MS 临床经过及其症状和体征的主要特点。

（1）患者出现神经症状前的数周或数月多有疲劳、体重减轻、肌肉和关节隐痛等。

（2）我国 MS 病例多为急性或亚急性起病，病程中复发、缓解是本病的重要特点。通常每复发一次均会残留部分症状和体征，逐渐积累而使病情加重。

（3）首发症状多为一个或多个肢体无力或麻木，或两者兼有；单眼或双眼视力减退或失明、复视、痉挛性或共济失调性下肢轻瘫、Lhermitte 征。

（4）MS 的体征多于症状，包括肢体瘫痪、视力障碍、眼球震颤和眼肌麻痹及其他颅神经受累。

4.实验室检查

（1）脑脊液检查：为 MS 临床诊断提供的重要证据有可能是其他方法无法取代的。

1）MS 患者 CSF-MNC 正常或轻度增高，一般在 $15×10^6/L$ 以内；约 1/3 的急性期或恶化病例可有轻到中度增多,但通常不超过 $50×10^6/L$,如超过此值则应考虑为其他疾病而不是MS。约 40%的 MS 患者 CSF、蛋白轻度增高。

2)检测 IgG 鞘内合成:①检测 CSF-IgG 指数:约 70%以上的 MS 患者 IgG 指数增高。CSF-IgG 指数表示为:[CSF-IgG/S(血清)-IgG]/LCSF-Alb(白蛋白)/S-Alb。IgG 指数>0.7提示有 CNS 内的 IgG 合成及 MS 可能。测定这组指标也可计算 CNS 24 小时 IgG 合成率,其意义与 IgG 指数相似;②CSF 寡克隆 IgG 显带:MS 患者 CSF 中 IgG 是 CNS 内合成的,是诊断MS 的 CSF 免疫学常规检查。采用琼脂糖等电聚焦和免疫印迹技术,并用双抗体过氧化物酶标记及亲和素-生物素放大系统,可使 OB 阳性检出率达 95%以上。应注意检测 CSF 和血浆必须并行,只有 CSF 中存在寡克隆 IgG 显带而血浆中缺如才支持 MS 的诊断。还需强调,CSF-OB 并非 MS 的特异性改变,Lyme 病、神经梅毒、亚急性硬化性全脑炎(SSPE)、人类免疫缺陷病毒(HIV)感染和多种结缔组织疾病患者 CSF 也可检出 CSF-OB。

3)MS 患者 CSF 可检出 MBP、PLP、MAG 和 MOG 等抗体或抗体生成细胞数明显增多。

(2)诱发电位检查:包括视觉诱发电位(VEP)、脑干听觉诱发电位(BAEP)和体感诱发电位(SEP),据报道 50%~90%的 MS 患者以上试验有一项或多项异常。

三、急性炎症性脱髓鞘性多发性神经病

急性炎症性脱髓鞘性多发性神经病,又称吉兰-巴雷综合征(Guillain-Barre syndrome,GBS),是以周围神经和神经根的脱髓鞘及小血管周围淋巴细胞及巨噬细胞的炎症反应为病理特点的自身免疫性疾病。

1.病因与发病机制　GBS 患者病前多有非特异性病毒感染或疫苗接种史,最常见为空肠弯曲菌(CJ),约占 30%,此外还有巨细胞病毒(CMV)、EB 病毒、肺炎支原体、乙型肝炎病毒(HBV)和人类免疫缺陷病毒(HIV)等。以腹泻为前驱感染的 GBS 患者 CJ 感染率可高达85%,CJ 感染常与急性运动轴索型神经病有关。

分子模拟机制认为,GBS 的发病是由于病原体某些组分与周围神经组分相似,机体免疫系统发生错误的识别,产生自身免疫性 T 细胞和自身抗体,并针对周围神经组分发生免疫应答,引起周围神经髓鞘脱失。周围神经髓鞘抗原如下。

(1)P2 蛋白:常作为诱发实验性自身免疫性神经炎的抗原。

(2)P1 蛋白:用 P1 免疫动物可同时诱发实验性自身免疫性神经炎和实验性自身免疫性脑脊髓炎(EAE)。

(3)P0 蛋白:致神经炎作用较弱。

(4)髓鞘结合糖蛋白(MAG):分布于神经元和轴索的质膜上,尤其在 Ranvier 结及其周围髓鞘,抗原性较弱。

(5)微管蛋白:具有维持神经组织结构、促进神经生长和再生及细胞器转运的功能。

(6)神经节苷脂(GM):在人类神经系统主要有 4 类神经节苷脂,每一种神经节苷脂都含有相同的含四个糖的链,但唾液酸的数目不同。GM1 含 1 个唾液酸,GD1a、GD1b 含 2 个唾液酸,GT1a 含 3 个唾液酸。GM1 可能在免疫介导的周围神经病中起作用。

2.临床表现

(1)GBS 的临床表现

1)多数患者可追溯到病前 1~4 周有胃肠道或呼吸道感染症状或有疫苗接种史。

2）多为急性或亚急性起病,部分患者在 1~2 天迅速加重,出现四肢完全性瘫痪及呼吸肌麻痹。

3）发病时多有肢体感觉异常,如烧灼感、麻木、刺痛和不适感,可先于瘫痪或与之同时出现。

4）有的患者以颅神经麻痹为首发症状,双侧周围性面瘫最常见,其次是延髓麻痹。

5）自主神经症状常见皮肤潮红、出汗增多、手足肿胀及营养障碍。

6）所有类型 GBS 均为单相病程。

（2）GBS 的临床分型:Griffin 等根据临床、病理及电生理表现将 GBS 分成以下类型。

1）经典吉兰-巴雷综合征:AIDP。

2）急性运动轴索型神经病（AMAN）:为纯运动型。

3）急性运动感觉轴索型神经病（AMSAN）:发病与 AMAN 相似。

4）Fisher 综合征:被认为是 GBS 的变异型。

5）不能分类的 GBS:包括全自主神经功能不全和复发型 GBS 等变异型。

3.实验室检查

（1）腰椎穿刺脑脊液:蛋白细胞分离,即蛋白含量增高而细胞数正常,是本病的特征之一。起病之初,蛋白含量正常,病后第 3 周蛋白增高最明显,少数病例 CSF 细胞数可达（20~30）×10⁶/L。约 20% 的病例在整个病程中脑脊液中蛋白一直正常,无蛋白细胞分离现象,尤其见于轴索损害为主的病例。此外,脑脊液和血液的免疫常有异常,脑脊液中可见寡克隆区带,24 小时 IgG 合成率增高。

（2）严重病例可出现心电图异常,以窦性心动过速和 T 波改变最常见,如 T 波低平,QRS 波电压增高,可能是自主神经功能异常所致。

（3）神经传导速度（NCV）和 EMG 检查:对 GBS 的诊断及确定原发性脱髓鞘很重要。发病早期可能仅有 F 波或 H 反射延迟或消失,F 波改变常代表神经近端或神经根损害,对 GBS 的诊断有重要意义。脱髓鞘电生理特征是 NCV 减慢、远端潜伏期延长、波幅正常或轻度异常。轴索损害以远端波幅减低,甚至不能引出为特征,但严重的脱髓鞘病变也可表现为波幅异常,几周后可恢复。NCV 减慢可在疾病早期出现,并可持续到疾病恢复之后,远端潜伏期延长有时较 NCV 减慢更多见。由于病变的节段性及斑点状特点,运动 NCV 可能在某一神经正常,而在另一神经异常,因此异常率与检查的神经数目有关,应早期做多根神经检查。

（4）腓肠神经活检:发现脱髓鞘及炎症细胞浸润可提示 GBS,但腓肠神经是感觉神经,GBS 以运动神经受累为主,因此活检结果仅可作为诊断参考。

（5）相关的自身抗体检测:血清和脑脊液中可以检测到多种髓鞘抗原的抗体,如抗神经节苷脂抗体、抗硫脂抗体、抗微管蛋白抗体等。血清抗神经节苷脂抗体检测在 GBS 的诊断中有重要意义。抗 GM1 抗体、抗 GM1b 抗体、抗 GQ1b 抗体、抗 GD1a 抗体、抗 GaLNAc-GD1a 抗体均可在轴索型 GBS 中检测到。高滴度 GMI IgG 抗体支持 GBS 的诊断,相对特异的为抗 GD1a IgG 抗体。抗 GQ1b 抗体与 MFS 关系肯定,可在大多数 MFS 患者血清内检测到,特异度较高,在 MFS 急性期此抗体增高,缓解后其滴度明显下降,对 MFS 的患者具有重要的辅助诊断价值。

1）抗神经节苷脂抗体:各种亚型存在不同的抗糖脂抗体。20% 的 AIDP 患者有巨细胞病毒感染,感染者 GM2 阳性率约为 20%。CJ 感染后的 AMAN 患者血清中发现高滴度的抗

GM1-IgG 抗体,多有轴索损伤。抗 GM1b 抗体阳性的病例,特别是 IgG 型阳性者,病前多有 CJ 感染,呈暴发性病程,有严重的远端肢体无力,恢复很慢,颅神经和感觉神经受累少见。

2)抗硫脂抗体:25%的 GBS 患者的血清中有高滴度的 IgG 和 IgM 型抗 SGPG 抗体。硫脂阳性的患者大多有感觉障碍。

3)抗微管蛋白抗体:抗 β-微管蛋白抗体可以影响微管蛋白的聚合和分离,但它导致的神经病变可能代表一种继发的免疫反应,而不是明显的因果关系。20%的 GBS 患者血清中出现抗 β 微管蛋白抗体。但微管蛋白抗体在 GBS 的发病中作用的特异度仍不清楚,因为抗微管蛋白抗体在 CIDP 阳性者中比例更高。

第十八章　免疫增生病的免疫学检测

　　免疫增生病是指免疫系统异常增生所致的一组疾病。正常情况下,淋巴细胞受特异性抗原刺激后增生分化,扩增的淋巴细胞克隆受机体反馈机制的抑制。淋巴细胞一旦逃脱机体正常的反馈控制,就会异常增生,这种增生失控的状态是一种免疫病理状态,会引起免疫增生病。

第一节　多发性骨髓瘤

　　多发性骨髓瘤(multiple myeloma,MM),也称浆细胞瘤,因其引起骨破坏而得名。MM 的特点是浆细胞及其全身(B 细胞末期分化恶变)的单克隆增生并生成单克隆免疫球蛋白,这些细胞产生的单克隆蛋白质可以是 IgG、IgA、IgD 和 IgE 类完全的免疫球蛋白或是其片段。

一、病因与发病机制

　　1.病因　多发性骨髓瘤的病因尚不清楚。对辐射、苯及其他有机溶剂、除草剂和杀虫剂的暴露可能是病因之一。在两个或更多个一级亲属的家族及双胞胎中已经报道了多发性骨髓瘤,提示遗传和先天因素可能亦与发病有关。

　　2.发病机制　浆细胞的发育异常是多发性骨髓瘤发生的关键。

　　(1)正常浆细胞的发育与分化:生理状态下,每个浆细胞的免疫球蛋白日分泌量超过1ng,这些细胞仅占骨髓单个核细胞的 1%,产生的 IgG、IgA 能够维持其血清正常水平。

　　正常浆细胞属终末分化细胞,无有丝分裂能力。其膜表面及胞质有多种表达频率与强度不同的分化抗原,如 mIg、CD9、CD10、CD13、CD19、CD20、CD33、CD38 及 HLA-DR 等。

　　浆细胞的前体细胞为增生缓慢的原浆细胞,其在淋巴结中发育、分化过程为:骨髓的新生成熟 B 细胞随血液循环迁移至初级淋巴滤泡后,在树突状细胞呈递的抗原与 Th 细胞分泌的细胞因子的共刺激下被激活,并依次发育为原始中心细胞、中心细胞。此时即形成次级淋巴滤泡,其特点是有生发中心。中心细胞继续分化、成熟,成为原浆细胞或记忆性 B 细胞。B 细胞在这一分化过程中可发生:①免疫球蛋白重链基因类别转换,即由分泌 IgM 变为分泌IgG、IgA;②免疫球蛋白可变区基因发生体细胞突变。

　　原浆细胞产生后,随血液循环"归巢"于骨髓,在黏附分子与白细胞介素6(IL-6)等细胞因子的作用下,进一步分化、成熟为浆细胞。骨髓中的浆细胞常于生存数月后死于细胞凋亡。

　　(2)多发性骨髓瘤细胞的起源与发生:与正常浆细胞不同,MM 细胞形态较幼稚(类似原浆细胞),其免疫球蛋白分泌功能低下(每个 MM 细胞的免疫球蛋白日分泌量仅在 pg 水平)。由于 MM 细胞免疫球蛋白可变区基因存在体细胞突变,故推测其前体细胞应为经过抗原选择并已发生体细胞突变的 B 细胞,即 MM 细胞的恶性转化发生于生发中心内 B 细胞的活化及其向原浆细胞分化的过程中。

　　引起 MM 前体细胞恶变的始动因素尚不清楚。已有的研究表明,c-myc、H-ras 和 Bcl-2

基因在骨髓瘤中表达增强,同时还发现了 ras 突变及肿瘤抑制基因 p53 的点突变。因此 c-myc、H-ras 和 p53 基因可能参加了骨髓瘤的发病机制。此外,流式细胞分析查明在 80% 的患者中出现非整倍体,在 70% 的患者中出现超二倍体,在余下的 10% 的患者中出现低二倍体。采用染色体特异性探针的荧光原位杂交揭示,在 80% 以上的多发性骨髓瘤患者中存在着染色体异常,如染色体 1、11 和 14 的结构改变,以及单体、三体和易位等。这些细胞与分子遗传学的改变最终导致恶性原浆细胞(单克隆性)的形成,并使其具有较强的抗凋亡能力与增生能力。异常的单克隆性原浆细胞形成后,也随血液循环"归巢"于骨髓。

(3)骨髓瘤细胞的增生与分化:骨髓中的单克隆性原浆细胞通过其膜表面黏附分子与骨髓基质细胞、细胞外基质蛋白(如层粘素、纤连素等)相互作用。这种黏附作用至少产生 3 种生物学效应:①介导 MM 细胞在骨髓腔内的迁移与扩散;②刺激基质细胞及 MM 细胞产生大量的细胞因子,如 IL-6、IL-3、粒-单核细胞集落刺激因子(GM-CSF)、巨噬细胞集落刺激因子(M-CSF)等,其中以 IL-6 最为重要;③诱发并转导某些增生与抗凋亡信号。

在 IL-6 等细胞因子网络的调控下,MM 细胞增生、分化,并持续分泌大量无正常免疫活性的单克隆免疫球蛋白(M 蛋白)。因此,IL-6 是 MM 细胞的关键性生长因子。其介导的生长信号除能刺激细胞增生外,尚可抑制 MM 细胞自发性或地塞米松诱导下的凋亡。患者血清中高水平的 IL-6 由 MM 细胞自分泌及骨髓基质细胞旁分泌共同产生。

二、临床表现

本病早期由于瘤细胞较少,无临床症状,这个时期平均为 1~2 年,称为临床前期,在此期间可以出现血沉增快,血中检出 M 蛋白和不明原因的蛋白尿,当瘤细胞的数量达到一定程度时可以出现骨质损伤或骨髓抑制,出现骨痛,特别是背或胸部疼痛及不太常见的四肢疼痛。早期较轻,呈游走性,有时误诊为风湿,后期疼痛剧烈,骨骼可有局部隆起,形成肿块,有时出现病理性骨折。疼痛通常由运动诱发,而且除非改变体位不会在夜间发生。患者的身高由于脊柱萎缩可能缩短几英寸(1in=2.54cm)。造血器官损害主要表现为贫血,骨痛及贫血常作为多发性骨髓瘤的首发症状和就诊原因,随后可以出现大量 M 蛋白及其多肽链引发的临床表现,主要为感染;由高黏滞血症引发的微循环灌流不足,造成头晕、耳鸣、手指麻木、视力障碍等;也可出现肾功能损害,其中感染和肾衰竭是本病的重要死因。

三、实验室检查

多发性骨髓瘤的诊断主要依赖于实验室检查,血液和骨髓细胞形态学检查、免疫学检查、生物化学检查对多发性骨髓瘤的诊断有重要意义。

1.外周血常规　贫血程度轻重不一,为正细胞正色素性贫血。由于免疫球蛋白的异常增高,涂片可见红细胞"缗钱"状,红细胞沉降速率加快,但有 10% 的患者在正常范围。白细胞计数可正常、增多或减少,晚期和化疗后常减少,主要是中性粒细胞减少。约 20% 的患者外周血可出现少量浆细胞,约 10% 的患者可出现幼稚红细胞和幼稚粒细胞。

2.骨髓象　MM 患者骨髓中的瘤细胞常呈灶性分布,通常需要重复穿刺才能获得诊断。MM 患者的骨皮质较薄,骨髓穿刺时阻力可能较小,故穿刺和活检时要加倍小心,尤其是胸骨穿刺更应注意。骨髓瘤细胞在骨髓涂片中的分布不均匀,涂片末梢及骨髓小粒附近多见。显微镜下可见骨髓瘤细胞在涂片上常成堆出现,有的连成一片。瘤细胞大小明显不一,一般为 20~30nm,最大可超过 40~50nm。可见双核、三核浆细胞,部分可为三核浆细胞,核仁明显,多数为1~3个。骨髓活检由于取材量多,对估计瘤细胞数量可能更可靠。

虽然组织学检查最后成为恶性淋巴瘤的诊断的规定方法,但多发性骨髓瘤的诊断往往依靠涂片所见的浆细胞百分数来确定。只是其界限值未统一,一般定在10%~30%。按此标准,约有1/4的骨髓瘤患者开始时的骨髓涂片中的浆细胞数小于10%。

细胞学定性标准通常包括细胞质、核成熟的分化变异、核结构、细胞大小差异、细胞质染色程度,依据这些标准可明确反应性和肿瘤病灶性的鉴别诊断。然而,这些标准有时并不存在。唯有在骨髓瘤浸润中的组织学的异常程度提高,才有较大的诊断可靠性,而使诊断确定在很早期,甚至涂片中见有少于5%浆细胞者亦可确定诊断。采用骨髓穿刺和活组织检查相结合的方法诊断多发性骨髓瘤具有互补性。

电子显微镜的超微结构观察中,瘤细胞的内质网扩大,高尔基复合体发达,线粒体增多,细胞质内有免疫球蛋白形成的包涵体。

3.免疫学检验　　定量测定血清免疫球蛋白有助于明确诊断、判断肿瘤细胞的产物,对病程的监测有价值。多发性骨髓瘤患者必须测定血清及尿中的肿瘤产物和(或)肿瘤相关产物。血清和尿中 Ig 和 β_2-微球蛋白是必须进行的检测项目,其中血清 β_2-微球蛋白的测定有助于确立病程期和病程追踪。有报道称,血清 β_2-微球蛋白<4mg/L 时患者中位生存期为43个月,如血清 β_2-微球蛋白>4mg/L 时患者中位生存期仅为12个月。近期,一些研究人员提出根据 β_2-微球蛋白的浓度进行多发性骨髓瘤的分期,将 β_2-微球蛋白浓度<3mg/L 的患者划归为 I 期;β_2-微球蛋白浓度为 3~5mg/L 的患者划归为 II 期;β_2-微球蛋白>5mg/L 的患者划归为 III 期。血清 β_2-微球蛋白的浓度检测被认为是一个有用的预后判定因素。

血清和尿液免疫电泳有助于证实 γ-球蛋白病和进行免疫球蛋白分类。各种类型多发性骨髓瘤的发生率为 IgG 型 60%,IgA 型 22%,IgD 型 2%,单独轻链型 15% 及无 Ig 者 1%。血清及尿液免疫固定电泳对于多发性骨髓瘤的诊断是十分重要的,此法的灵敏度大约比免疫电泳法高50倍,可用于确定单克隆 γ-球蛋白病的早期诊断。

骨髓瘤患者中40%~70%的尿中有本-周蛋白,是瘤细胞合成的轻链,由于分子小,可经肾小球滤过排出,此蛋白在尿液酸化至 pH 4.5~5.0 后,加热至 50~60℃,蛋白凝固出现沉淀,但继续加热至90℃以上时,蛋白又溶解,故称凝溶蛋白。如蛋白量少,不易检出时,可先将尿液透析浓缩后再检查以提高阳性率,也可将尿液透析后进行电泳。采用本-周蛋白检测尿轻链,其假阴性率较高,如尿轻链量不多,也可能被肾脏分解。

IL-6 是多发性骨髓瘤的重要生长因子,它与浆细胞浸润和预后相关。

4.生物化学检验　　血白蛋白电泳出现 M 蛋白是多发性骨髓瘤的最重要的病理表现,骨髓瘤 M 蛋白区带为窄底高而尖的峰,也称为 M 组分。20%的骨髓瘤患者血白蛋白电泳未能检出 M 蛋白,如轻链型,除有严重肾功能损害,可不出现 M 蛋白,罕见的不分泌型骨髓瘤血清中也无 M 蛋白,孤立性骨髓瘤和髓外浆细胞瘤患者出现 M 蛋白不到30%。

25%~50%的患者血钙增高。血清碱性磷酸酶一般正常,仅在病理性骨折愈合或有肝淀粉样变时可增高。血清白蛋白常减少。血尿酸常增高,尤其是化疗使大量的骨髓瘤细胞破坏,可使尿酸增高。肾衰竭时血清肌酐、尿素氮增高。血清 C-反应蛋白可作为骨髓瘤重要的预后指标,C-反应蛋白≥6mg/L 时中位生存期为21个月,<6mg/L 时为48个月。

5.浆细胞标记指数(PCLI)检查　　PCLI 是指 S 期的单克隆浆细胞的百分率。此法能区分进行性发展中的多发性骨髓瘤、压抑性多发性骨髓瘤(SMM)和不明原因单克隆 γ-球蛋白病。此法的预后价值高,对疾病复发的判断有益。

PCLI通常用骨髓穿刺液进行测定。使用溴脱氧尿苷的抗体,如BU-1,与处于S期的细胞结合后测定。采用荧光标记的免疫球蛋白轻链抗体识别单克隆细胞群。PCLI用玻片上出现荧光的测定方法,比经典的用^{3}H标记胸苷结合的放射自显影灵敏和省时。此外,本法又能测定κ/λ的比值的单克隆的本质。另外,可以选用在G1、S-M和G2期中表达的Ki-67抗原的抗体以观察疾病的活动程度。

PCLI>0.8%的患者提示活动性的多发性骨髓瘤,而≤0.8%者则表示MGUS或SMM。但是,超过1/3的活动性多发性骨髓瘤患者中,其PCLI结果正常。经过治疗的患者出现较低PCLI而复发者的增生指数>2%。PCLI与预后有关;PCLI≥0.8%的患者平均生存期为17个月,相反小于此指数的患者平均生存期为42个月。

对预测整个预后而言,则需用其他行之有效的参数,如血清β2-微球蛋白和骨髓活组织检查。

6.免疫细胞学检查　与成熟B细胞相反,浆细胞及骨髓瘤细胞含细胞质Ig而表面Ig通常不能测到。浆细胞以B-B4为标志物,以高强度的活化抗原CD38的表达为特征。抗原表达的分析可采用流式细胞仪和单克隆抗体相结合的方法,用此法细胞质抗原通过固定和渗透后亦能测定。当单克隆浆细胞群存在疑问时,须进行细胞质轻链抗原表达检查,即疑似骨髓瘤,但无Ig分泌或分泌很少。

B-B4及CD56阳性,细胞质K型而CD19和CD10阴性,细胞质λ型。单克隆浆细胞和骨髓瘤细胞不仅采用细胞质轻链的表达,亦可用CD56表面表达和缺乏B细胞系标志物CD19与良性浆细胞辨别

(1)κ/λ比值>4和<1时。

(2)如果由于浸润程度太小而无法测定单克隆本质时,测定CD19、CD56的表面表达很有帮助,正常浆细胞CD19阳性、CD56阴性,可与约70%的单克隆浆细胞CD19阴性、CD56阳性相区别。一些报道称,约有30%的患者单克隆浆细胞CD19阴性、CD56阳性,因此可以鉴别。

(3)目前尚未建立用表面标志物区别MGUS和多发性骨髓瘤及预后的方法。

(4)多发性骨髓瘤细胞可测出不同发生率的髓性单细胞抗原CD13、CD33、CALLA抗原CD10和CD20,这些是B细胞的系列标志物。但最近研究报告认为,这些抗原,尤其是CALLA抗原,骨髓瘤细胞没有共同表达。为此它们与预后是否有关尚不确定。

因为进行性多发性骨髓瘤伴有骨髓中单克隆浆细胞相应增高,有人分析了Bcl-2、CD40及CD95,作为新的与预后有关的标志物。这些抗原参与细胞的程序死亡的调控,而Bcl-2的表达是程序死亡调控的抑制物,它与浆细胞标记指数及血清β2微球蛋白呈负相关,与CD40及CD95无关。Bcl-2表达是否是预后有关的参数尚待以后的随访证实。

此外,用流式细胞仪进行细胞表面抗原表达分析,对伴有M蛋白的非霍奇金淋巴瘤的鉴别诊断有帮助。

7.分子生物学检查　分子遗传学检查证实癌基因和抑癌基因在多发性骨髓瘤中也可能发生变化。这些癌基因与抑癌基因被认为与生长因子及肿瘤细胞表面黏附分子异常有关。由于分析灵敏度高,分子生物学检查适合于多发性骨髓瘤治疗后最少残余浸润的检查。通过Ig基因重组,株细胞群可用于DNA印迹法或PCR检测。重组基因的存在是B细胞和浆

细胞的重要特征。由于基因重组,每个浆细胞克隆具有 VJ(轻链)和 VDJ(重链)基因。如果浆细胞基因组 DNA 用限制性内切酶消化,并使用 cDNA 特殊探针的 DNA 印迹法杂交,可见一单独的限制性片段条带。相反,多克隆浆细胞在 DNA 印迹法中出现模糊不清的 DNA 片段条带。

PCR 法在检查骨髓瘤残余细胞中比 DNA 印迹法杂交灵敏度高,理论上,PCR 法可在 $10^5 \sim 10^6$ 正常细胞中测见一个肿瘤细胞。

第二节 未定性单克隆丙种球蛋白病

未定性单克隆丙种球蛋白病(monoclonal gammopathyof undetermined significance,MGUS)的特点是血清 M 蛋白的浓度低于 30g/L,骨髓中的浆细胞少于 5%,尿中没有或仅有少量的 M 蛋白,没有溶骨病损、贫血、高钙血症和肾功能不全,M 蛋白的量维持稳定且无其他异常。过去这种病称为良性单克隆丙种球蛋白病,现认为这一名称是误导,因为诊断时并不了解产生 M 蛋白的过程是否会维持稳定和良性,是否会发展成有症状的多发性骨髓瘤、巨球蛋白血症或相关的疾病。MGUS 又称为原发性单克隆丙种球蛋白病。MGUS 这一名称相对科学,充分尊重患者"存在 M 蛋白但没有发生多发性骨髓瘤、巨球蛋白血症或其他相关疾病的证据"的事实。

一、病因与发病机制

MGUS 可与其他疾病同时出现,但难确定两者之间的因果关系。本病病因不明,现认为可能由某一隐匿的感染因素长期刺激致有分泌功能的 B 细胞呈克隆性增生所致,如果这种刺激持续存在,也可发展为肿瘤。本病有家族性趋势,遗传因素可能与本病有关,其发病率可随年龄的增长而明显增高。

MGUS 患者血中 M 蛋白常为 IgG,但也可为其他类型,或尿中出现单克隆性轻链,偶可见双克隆性(IgG+IgA、IgG+IgM)或三克隆性(IgG+IgM+IgA)免疫球蛋白增高。通常增高的 IgG<30g/L,IgA 或 IgM<25g/L。

二、临床表现

一些患者因 M 蛋白作用于血细胞、凝血因子、胰岛素、神经髓鞘及轻链作用于肾小管等,可引起各种相应的症状,但可无局部肿瘤或白血病的表现,某些患者还可表现为 POEMS 综合征。

本病约 1/4 的患者始终无任何症状,1/2 的患者最终因其他无关疾病而死亡,另 1/4 的患者可于 2~20 年后出现多发性骨髓瘤、巨球蛋白血症、淋巴瘤等。

三、实验室检查

MGUS 通常无症状,无溶骨性损害、贫血、高钙血症和肾功能损害,其诊断依赖于实验室检查。血浆 M 蛋白以 IgG 为主,高达 60%,浓度通常不超过 30g/L,少数也可以是 IgA、IgM,一般不超过 15g/L,极少数患者尿本-周蛋白阳性,即使阳性,其浓度不超过 1g/24h。血浆中正常免疫球蛋白浓度大多正常,但约 1/3 的患者可轻度降低。骨髓中浆细胞常少于 5%,至多不超过 10%,形态正常,无核浆发育不平衡、多核等恶变。

第三节　巨球蛋白血症

巨球蛋白血症又称 Waldenstrom 巨球蛋白血症。1944 年由 Jan Waldenstrom 首先报道，是一种以分泌血清 IgM 类免疫球蛋白的淋巴样浆细胞恶性增生、积聚为特征的 B 细胞增生病。

一、病因与发病机制

本病病因未明。部分患者有家族性发病倾向，且同卵双胞胎同时发病，故认为其发病可能与遗传因素有关。本病约 90%的患者有常染色体畸变，但至今尚未发现与本病有关的特异性染色体或基因异常。

IgM 的分子量较大，不能渗出至血管外。血中 IgM 浓度升高可导致血液黏滞性增加、血流减缓、微循环中的供氧量降低，最终发展为高黏滞综合征。血液黏度增加，还使胰腺分泌液黏稠，增加了胰腺炎的发生率。脑部异常增多的巨球蛋白可通过直接毒性效应或高黏滞血症引起局部缺血，改变脑血管的通透性，IgM 和浆细胞样淋巴细胞渗出至脑实质，引起脑白质局部变性，最终导致白质脑病。

此外，单克隆 IgM 蛋白偶然与自身抗原起反应，可引起多种自身免疫性疾病的表现，如单克隆 IgM 可具有类风湿因子样活性，在低温条件下可与 IgG 恒定区结合，形成免疫复合物，激活补体，并形成免疫沉淀，造成组织破坏；单克隆 IgM 也可与血小板发生反应，引起免疫性血小板减少；异常的 IgM 蛋白还可包裹在血小板表面，减少血小板因子 3 的释放而影响血小板的聚集和止血功能；IgM 还具有狼疮抗凝物样活性，与血浆中磷脂结合，引起血管内血栓形成。

少数患者 IgM 为冷球蛋白，在寒冷条件下可发生沉淀（Ⅰ型），或与其他免疫球蛋白（多为 IgG）结合后形成免疫复合物性冷沉着物发生沉淀（Ⅱ型），引起浅表及深部脉管炎、关节痛及各种内脏器官症状。

血液中可见单克隆性 B 细胞增多。增多的单克隆性 B 细胞为 CD5+的 B-1B 细胞亚群，除表达全 B 细胞抗原、cIgM 及 mIgM 外，还表达 CD10、CD11b 和 CD9。

二、临床表现

本病较 MM 少见，诊断时患者的中位年龄为 65 岁，40 岁以下患者所占比例<3%。男性多于女性，约占 60%。起病隐匿，可多年无症状，病情进展缓慢。

与多发性骨髓瘤不同，溶骨性骨损伤、肾功能不全及淀粉样变性等症状在巨球蛋白血症患者中少见。巨球蛋白血症的临床表现较为多样，虚弱、疲劳和出血（特别是口鼻区域渗血）是经常出现的症状。可出现肝脾大、淋巴结病、出血性疾病和神经系统疾病。

此外，患者还可出现视网膜病变、皮肤渗出液、腹泻及吸收不良等胃肠道症状。

有些患者在不同程度上出现上述提及的全部症状，另一些患者的临床表现集中在不同的器官系统，如表现在肝脾大、淋巴结肿大及溶血性贫血伴出血性疾病。

由于血浆黏度增高，血浆与间质间 IgM 的生理分布差别较大，可引起血管内胶体渗透压升高，而且使血浆容量增加，最终导致心功能不全与水肿。部分患者因继发性贫血、血黏度增高、血浆容量增加，可导致充血性心力衰竭。

冷球蛋白血症患者对寒冷异常敏感,尤其冷球蛋白在血中的浓度>20g/L时,温度在22℃以上即可出现症状,如冷性荨麻疹、紫癜、肢端发紫或雷诺现象等。其出现的多发性、瘙痒性皮疹则为IgM与表皮基膜抗原发生反应,形成IgM沉积物所致。

检眼镜检查可以观察到视网膜改变,如静脉呈节段性扩张如腊肠样、视盘水肿、视网膜出血等。少数患者可以发展为中心视网膜静脉闭塞。

三、实验室检查

实验室检查对巨球蛋白血症患者的诊断十分重要。

血白蛋白电泳时M蛋白位于γ区或β与γ区之间,免疫电泳确定为单克隆IgM。75%轻链为κ型。血清IgM浓度为10~120g/L。约80%的患者出现本-周蛋白尿。尿蛋白含量通常不高,其总量多<2g/24h,所以通常需浓缩后进行蛋白电泳。

几乎所有患者血红蛋白减低,为40~70g/L,属中度至严重的正细胞正色素性贫血,白细胞计数正常或减少,分类见中性粒细胞减低,淋巴细胞增多,嗜酸性粒细胞、单核细胞亦轻度增加,血小板正常或减少,有的患者可见全血细胞减少。血涂片可见红细胞聚集呈"缗钱状"及吞噬红细胞存在。

骨髓抽吸物往往细胞过少,但活检则显示细胞过多及淋巴细胞和浆细胞广泛浸润。骨髓象示淋巴细胞样浆细胞呈弥散性增生,细胞形态介于淋巴细胞和浆细胞之间,胞质为碱性,糖原染色见球状阳性颗粒,核内有1~2个核仁。骨髓象易见其他细胞,如淋巴细胞、浆细胞,可见嗜酸性粒细胞和网状细胞增多,嗜碱性粒细胞和肥大细胞散在于异常细胞之间为本病的特征。

其他实验室检查可见红细胞沉降率增快,红细胞抗人球蛋白试验偶见阳性,凝血酶原时间延长,血清尿酸增高、胆固醇降低。

第四节 其他免疫增生病

一、重链病

重链病是恶性浆细胞病的一种,其特征是B细胞-浆细胞恶性增生,但其产生的大量免疫球蛋白仅有重链而无轻链。

重链病的病因与发病机制尚不明了,推测与遗传因素和肠道慢性炎症刺激有关。分子免疫学研究显示,B淋巴细胞染色体编码IgV_H及C_H的基因发生不正常的重排或突变,以致不能合成正常的重链与轻链结合成完整的免疫球蛋白分子。这种B淋巴细胞有的可合成游离的轻链单体,有的则失去合成轻链的能力。

这类疾病极为少见,其中又以α重链病较多见,其次为γ重链病及μ重链病。迄今,δ重链病仅有1例报告,而ε重链病尚无报道。

α重链病于1968年由Seligmann报道,最初见于地中海,后在亚洲和非洲均有发现。发病年龄较轻,20~30岁,可见于儿童及40岁以上人群。常无发热、无浅表淋巴结及肝脾大,有的患者伴严重腹泻、腹痛、体重减轻,有的伴有呼吸道症状、杵状指等,无骨质破坏。约50%的患者血白蛋白电泳结果示α_2或β区有一条不明显的宽带出现。诊断依赖于识别单克隆α重链。尿中重链的数量不多,从未报道过本周蛋白尿。

γ重链病于1964年由Franklin首先报道,世界各国均有发现,多见于美国、欧洲、亚洲、高加索及黑人。多见于中老年人,男性多于女性。常见发热、浅表淋巴结及肝脾大,可伴有自身免疫性溶血性贫血等,骨质多无破坏,软腭部水肿及红斑为其特征之一。血白蛋白电泳结果示宽底条带,尿蛋白通常少于1g/24h,有时可达20g/24h。骨髓和淋巴结可见淋巴细胞、浆细胞或浆细胞样淋巴细胞数目增多。

μ重链病发现较迟,常见于40岁以上人群。常伴有慢性淋巴细胞白血病、淋巴瘤或骨髓瘤等增生性疾病,可有发热、贫血、肝脾大和深部淋巴结肿大,少数患者有骨骼破坏。血白蛋白电泳图未见异常条带。骨髓中可见淋巴细胞、浆细胞和浆细胞样淋巴细胞增多,常见浆细胞空泡形成。

二、轻链病

轻链病(light chain disease,LCD)相对少见,仅占单克隆丙种球蛋白血症的7%左右,我国LCD的发病率约为15%,多见于青壮年,女性稍高于男性。

轻链病常见骨骼和关节疼痛,80%的患者有反复发作的胸骨、腰背、肋骨、脊柱、膝关节及指关节疼痛,部分表现为游走性,多数患者表现为长期、难恢复的乏力、头痛、肺部感染等症状。患者伴有骨压痛,以胸骨、脊柱、髋骨、肋骨等扁骨为主,部分患者出现椎体压迫性骨折。多数患者有不同程度的眼睑、面部水肿和下肢凹陷性水肿。表浅淋巴结、肝、脾大。皮肤有出血性瘀斑,脊髓压迫症状,表现出运动和感觉障碍。

LCD按增生的轻链类型可分为3型:kappa型LCD、lambda型LCD及kappa+lambda型混合型LCD,后者又称为双克隆型,是由于在同一机体内生成两种轻链的细胞株同时恶性增生所致。

LCD尚无统一的临床诊断标准,目前以免疫血清学方法作为诊断LCD的依据。LCD是单克隆丙种球蛋白血症的一种,应注意与其他单克隆丙种球蛋白血症,如多发性骨髓瘤、巨球蛋白血症、重链病等相鉴别。

外周血常规显示60%的患者有贫血、血小板降低,外周血可见幼稚浆细胞,白细胞多数增高。骨髓象示红系增生活跃,90%以上有原始和幼稚浆细胞增生且占15%以上,核染色质粗细不均,可见1~3个核仁,胞质丰富,过氧化物酶和糖原染色均为阴性。几乎所有患者尿蛋白阳性,半数以上有严重蛋白尿(>2.0g/24h),尿本-周蛋白阳性,可达0.2g/24h。血清尿素氮、尿酸、肌酐和转氨酶均可见升高。

血清和尿液蛋白电泳均可在β区出现M成分。血清IgG、IgA、IgM和IgD均正常或降低。免疫电泳显示在β_2区抗原与抗kappa或lambda血清产生过量的沉淀线。

三、冷球蛋白血症

冷球蛋白是血清中一种在低温时可发生沉淀的球蛋白。这种球蛋白的特点是在较低的温度下能从血清中沉淀析出或形成凝冻,但当温度恢复到37=C时,沉淀或凝冻可以再溶解。沉淀和溶解的可逆反应也可在体内发生。冷球蛋白本质上是免疫球蛋白,可为单一的免疫球蛋白,也可以是两种免疫球蛋白的混合物。冷球蛋白在电泳中多数在7区带,偶尔亦可出现在β区带或β与γ区带之间。

冷球蛋白血症分为三类:Ⅰ型(单克隆型)、Ⅱ型(混合型)和Ⅲ型(多克隆型)。

Ⅰ型冷球蛋白血症中冷球蛋白可为IgM、IgG和IgA类,也可为本-周蛋白。含有大量Ⅰ

型冷球蛋白的大多数患者可以没有症状。一些患者有疼痛、紫癜、雷诺现象、发绀甚至溃疡形成,可能为患者的冷球蛋白在相对高的温度下发生沉淀所致。Ⅰ型冷球蛋白血症与巨球蛋白血症、多发性骨髓瘤或 MGUS 有关。

Ⅱ型冷球蛋白血症一般含有 IgM 类 M 蛋白和多克隆 IgG,血白蛋白电泳通常显示正常的图谱或弥散的多克隆高丙种球蛋白血症的特征。常发生脉管炎、肾小球肾炎、慢性感染等,常见紫癜和多关节炎。血清学检查可见肝脏功能异常和丙型病毒性肝炎病毒抗体阳性。

Ⅲ型冷球蛋白血症可见于许多感染和炎症性疾病患者,一般认为这种蛋白没有临床意义。

四、原发性淀粉样变

原发性淀粉样变(AL)患者诊断时中位年龄为 64 岁,仅有 1% 的患者小于 40 岁,以男性多见。目前有关原发性淀粉样变的发病机制尚不明了,本病可为原发性,也可见于 MM、WM 及重链病。AL 患者可能有异常的轻链重新合成或蛋白分解过程,本病的淀粉样蛋白也称为淀粉样轻链蛋白,由免疫球蛋白的轻链可变区及部分恒定区或整条轻链组成,该蛋白形成机制不明,淀粉样蛋白的 λ 链较 κ 链多见。

虚弱、疲劳及体重减轻是常见的症状。伴有心力衰竭或周围神经病的患者常见呼吸困难、足水肿、感觉异常、头晕目眩和昏厥等。1/4 的患者可以触摸到肝脏,5% 的患者发现脾大。紫癜往往发生在颈部、面部和眼。常见踝水肿。约 1/3 的患者患有肾病综合征。一些其他的主要综合征,如腕管综合征、心力衰竭、外周神经病及直立性低血压等也可出现。出现这些症状之一及血清或尿中出现 M 蛋白是淀粉样变的有力指征。

原发性淀粉样变的诊断取决于组织学依据。初步的诊断方法应该是腹部脂肪抽吸术,80% 的患者呈阳性。通常需要做骨髓抽吸术和活检以确定浆细胞增生程度。若皮下脂肪和骨髓活检呈阴性,应当进行直肠活检,亦可采集其他可疑器官组织进行活检。半数以上的患者淀粉样蛋白结果呈阳性。

由于肾功能不全、多发性骨髓瘤或胃肠道出血可致贫血,10% 的患者血小板增多。骨髓中的浆细胞通常中度增多,其中位值为 7%,骨髓中浆细胞超过 20% 的患者不足 1/5。

早期有 80% 的患者出现蛋白尿,50% 的患者出现肾功能不全。血清学检验可见碱性磷酸酶升高,出现高胆红素血症是预后不良的征兆。10% 的患者出现因子 X 水平下降,约 15% 的患者凝血酶原时间延长,60% 的患者出现凝血酶时间延长。

约半数患者血白蛋白电泳可见大小适中的波峰,约 20% 的患者发生低丙种球蛋白血症。免疫固定电泳显示 70% 以上的患者血清和尿中出现 M 蛋白,诊断时血清或尿中发现 M 蛋白的患者几乎占患者总数的 90%。

五、大颗粒淋巴细胞白血病

大颗粒淋巴细胞白血病(large granular lymphocytic leukemia,LGL)是血液中出现较多胞质内有粗大颗粒的淋巴细胞,伴有慢性中性粒细胞减少的慢性淋巴细胞增生性疾病。

LGL 在临床上少见,可分为 NK 细胞型及 T 细胞型。LGL 的病因不明,有人认为 T-LGL 与 HTLV-Ⅰ/Ⅱ 病毒感染有关,NK-LGL 与 EB 病毒感染有关。两种类型的 LGL 表面标记不同,T-LGL 表面 CD3+CD56-,而 NK-LGL 表面 CD3-CD56+,前者 TCRα/β 基因发生重排,后者 TCRα/β 基因不发生重排。

LGL 患者常出现感染、类风湿关节炎及肝脾大等,T 细胞型和 NK 细胞型略有不同。T

细胞型病程进展较慢,患者可有反复感染、类风湿关节炎及中度脾大,肝大较少见,几乎无淋巴结肿大。NK 细胞型的恶性程度明显高于 T 细胞型,患者一般较为年轻,肝脾大为其突出体征,并可累及淋巴结及胃肠道。

T 细胞型患者可见白细胞总数及淋巴细胞减少,中性粒细胞<$5×10^8$/L,但淋巴细胞主要是大颗粒型。尚可出现 Coombs 试验阳性及血小板减少。NK 细胞型患者白细胞增高,白细胞数可高达 $50×10^9$/L,伴贫血及血小板减少。

LGL 诊断的主要依据是血液中出现较多的单克隆性大颗粒淋巴细胞,细胞表面标记的分析也是其诊断及分型的依据。

六、毛细胞白血病

毛细胞是表面有大量绒毛状突起的 B 细胞,光镜下毛细胞的特点是边缘不整齐,呈锯齿状或伪足状,有许多不规则纤绒毛突起,也称"毛发"状突起,但有时不显著,活体染色时更为明显。电镜下可见细胞表面有较多"毛发"状突起。毛细胞白血病是一种毛细胞呈克隆性增生,导致骨髓造血功能障碍及脾大,全血细胞减少的恶性疾病。

毛细胞由晚期 B 淋巴细胞转化而来。其表型为全 B 细胞分化抗原(CD19、CD20、CD22)阳性,mIg 阳性,但 CD21 阴性,且有浆细胞标志 PCA-1。与正常血液中的 B 淋巴细胞不同,毛细胞表达 CD11C、CD25 及 CD103,实验还发现,患者骨髓细胞体外培养时 CFU-E 数目很少,但加入抗 TNF-α 抗体后,CFU-E 数目即可增高,提示毛细胞白血病患者全血细胞的减少可能与毛细胞能分泌某种细胞因子(如 TNF-α)有关。

本病病因不明。男女患病比为 4:1,多见于老年人,有家族性趋势,HLA-A1、B7 基因是本病的易感基因。

常见的临床表现为反复感染、腹胀、无力、消瘦及全血细胞减少而引起的相应症状。脾脏明显肿大,而浅表淋巴结肿大不明显,类似于 B 幼淋巴细胞白血病。

实验室检查常见全血细胞减少,呈正细胞正色素性贫血;白细胞数<$4×10^9$/L,但有一种变异型的白细胞数可达 $200×10^9$/L 以上。血小板多数减少,尤以巨脾患者最明显。骨髓象示红细胞系、粒细胞系及巨核细胞系均受抑制,以粒细胞系受抑制最明显,有 48%~60% 的患者骨髓穿刺出现"干抽"。毛细胞所占的比例与白细胞总数相关。在白细胞减少时,毛细胞常不足 20%。毛细胞的特殊形态在相差显微镜及扫描电子显微镜下观察最为清楚。细胞化学染色显示,95% 的患者的毛细胞呈抗酒石酸酸性磷酸酶阳性,此为本病的另一特征,可帮助诊断。

多数病例表现为一致和独特的 B 细胞表型,即膜表面免疫球蛋白(SmIg)大部分阳性。B 细胞相关抗原 CD19、CD20、CD22 阳性,但 CD21 阴性。CD11c、CD25 强阳性,CD103 阳性,CD5、CD10 阴性。

由于临床上许多疾病均可表现为脾大及全血细胞减少,故毛细胞白血病需与这些疾病进行鉴别。

参考文献

［1］蔡凤,陈明琪.微生物学与免疫学.第4版［M］.北京:科学出版社,2021.

［2］崔巍.医学检验科诊断常规［M］.北京:中国医药科技出版社,2020.

［3］洪秀华,刘文恩.临床微生物学检验［M］.北京:中国医药科技出版社,2015.

［4］贾天军,李永军,徐霞.临床免疫学检验技术［M］.武汉:华中科学技术大学出版社,2021.

［5］李明洁.实用临床检验［M］.沈阳:沈阳出版社,2020.

［6］李玉中.临床医学检验学 高级医师进阶［M］.北京:中国协和医科大学出版社,2016.

［7］李玉中,王朝晖.临床医学检验学［M］.北京:中国协和医科大学出版社,2019.

［8］刘成玉,罗春丽.临床检验基础［M］.北京:人民卫生出版社,2012.

［9］吕厚东,吴爱武.全国高等医药院校医学检验技术专业十三五规划教材 临床微生物学检验技术供医学检验技术等专业使用［M］.武汉:华中科技大学出版社,2020.

［10］吕世静,李会强.临床免疫学检验［M］.北京:中国医药科技出版社,2020.

［11］牛天林,李金凯.现代医学与临床 临床检验学［M］.北京:华龄出版社,2015.

［12］续薇,王传新,等.医学检验与质量管理［M］.北京:人民军医出版社,2015.

［13］邵世和,卢春.临床微生物检验学［M］.北京:科学出版社,2020.

［14］王前,王建中.临床检验医学［M］.北京:人民卫生出版社,2015.

［15］王炜,毛远丽,胡冬梅.临床检验技术与应用 生化检验技术与应用［M］.北京:科学出版社,2021.

［16］王志刚.分子生物学检验技术.第2版［M］.北京:人民卫生出版社,2021.

［17］向延根.临床检验手册［M］.长沙:湖南科学技术出版社,2020.

［18］杨拓.临床检验［M］.北京:中国中医药出版社,2013.

［19］伊正君,杨清玲.临床分子生物学检验技术［M］.武汉:华中科技大学出版社,2020.

［20］张申,胥振国,高江原.分子生物学检验［M］.华中科技大学电子音像出版社,2017.

［21］郑文芝,袁忠海.临床输血医学检验技术［M］.武汉:华中科技大学出版社,2020.

读书笔记